为医坛杰作《创立中国新医学》问世题词：

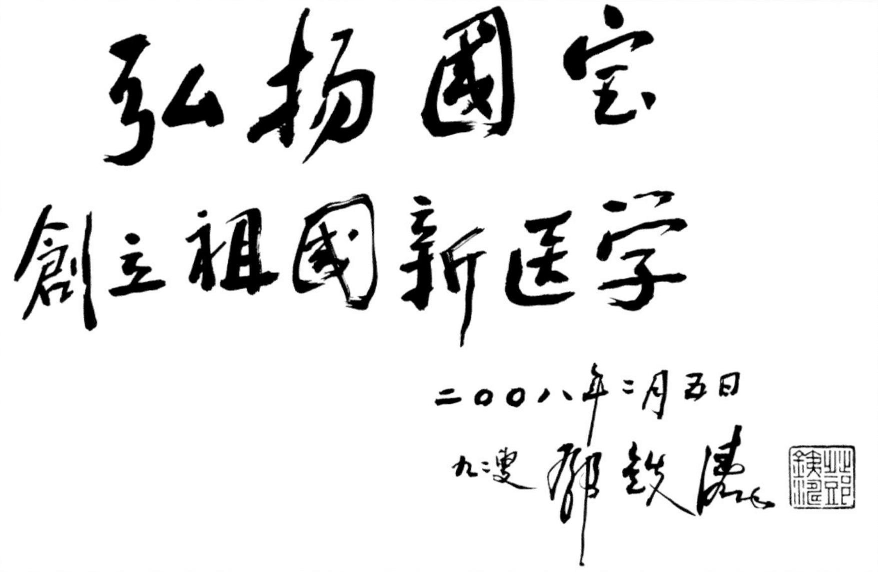
弘扬国宝
創立祖國新医学
二〇〇八年二月五日

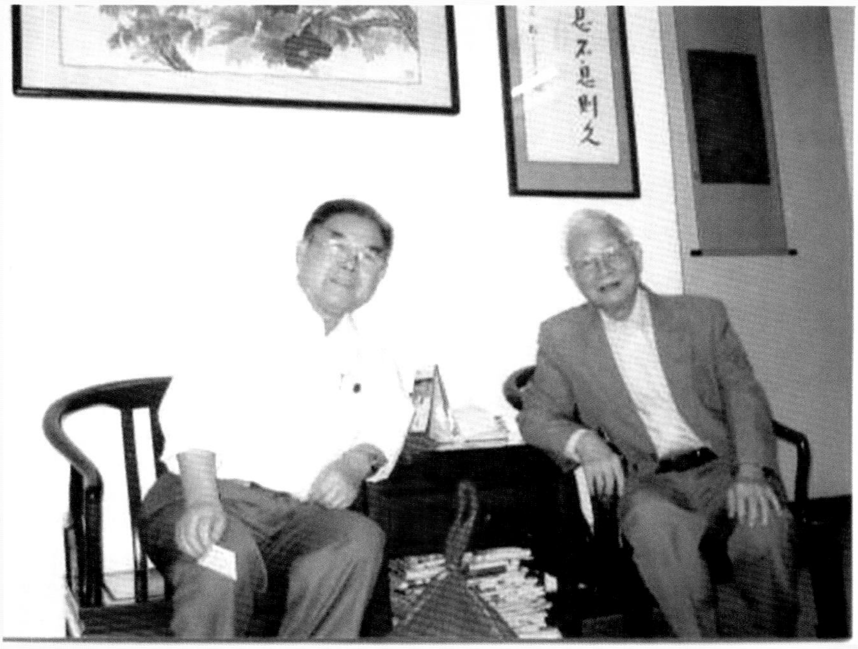

照片为邓铁涛老师（右）与作者近影

国务院总理温家宝同志为中西医结合学会题词：

“实行中西医结合，

发展传统医药学”。

温家宝

2005年3月21日

祝贺《创立中国新医学》出版

发皇古义创新说

弘扬仁术济苍生

广西中医学院

2009年7月

中西医结合专著

创立中国新医学

（新医学原理）

凌国枢　著

凌云峰
陈锦艳　协编
凌云龙

中医古籍出版社

图书在版编目（CIP）数据

创立中国新医学/凌国枢著. －北京：中医古籍出版社，2009.9

ISBN 978－7－80174－779－2

Ⅰ. 创… Ⅱ. 凌… Ⅲ. 中医学－研究 Ⅳ. R22

中国版本图书馆 CIP 数据核字（2009）第 187124 号

创立中国新医学

凌国枢　著

责任编辑　黄　鑫
封面设计　陈　娟
出版发行　中医古籍出版社
社　　址　北京东直门内南小街 16 号（100700）
印　　刷　北京金信诺印刷有限公司
开　　本　787mm×1092mm　1/16
印　　张　23.75
字　　数　530 千字
版　　次　2009 年 10 月第 1 版　2009 年 10 月第 1 次印刷
印　　数　0001～2000 册
ISBN　978－7－80174－779－2
定　　价　32.00 元

内 容 摘 要

《创立中国新医学》是一部旨在创新中医学基本理论，进行中西医结合之初步探讨，创造祖国新医药学的理论著作。为适应中西医结合基础理论教学的需要，又命名为《新医学原理》。作者凌国枢教授、主任医师，从医43年，擅长运用中西医两法结合治病，利用业余时间，结合临床开展科研，笔耕十年，撰成此书。副主编凌云峰，助编陈锦艳、凌云龙。全书共约40万字，分为10个部分，内容摘要介绍如下：

前言与序　前言，主要说明本书的写作宗旨是发展、创新祖国医学的基本理论。一是通过变革提高理论水平，更好地指导临床实践；二是通过变革寻找中西医学的“结合点”，以便完成中西医结合的历史使命。科研构思分两步走：第一步，中医学基本理论要高速向前发展，必须进行变革，重点在于脏腑的变革。笔者于1979年初发表长篇论文《论中医学基本理论的重大变革》，提倡八脏八腑学说，说明中西医脏腑的解剖部位和组织结构基本一致，同时调整重要脏腑的主要生理功能。促进古代中医学（祖国医学—古代宏观医学）发展成为现代中医学（现代宏观医学），完成了第一步，准确找到了“结合点”。第二步，扩大脏腑解剖学的“结合点”，联系病因、证候等不同特点，分别从宏观与微观的角度进行分类，将“中医”和“西医”发展转化为“结合医”；最后把现代中医学归结为“现代宏观医学”，把现代西医学归结为“现代微观医学”。经过概念转换，中西医结合即现代的“中国宏观医学”和“中国微观医学”相结合。中西医结合后建立的中国新模式医学，称为“中国新医学”——“中国结合医学”。

序言和题词　敬请中华中医药学会终身理事、广州中医药大学终身教授、博士导师邓铁涛恩师题词；敬请医药卫生界知名人士为本书赐教作序，衷心感谢。

第一章　绪论　重点介绍祖国医药学发展简史；历代著名医药学家的主要著作及业绩；阐明继承祖国医药学遗产的必要性和重大意义；从“汇通学派”在历史上所起的先锋作用，论证中、西医结合的正确发展方向。由于研究之对象是统一的，研究之目的亦是统一的，只要道路正确，肯定可以结合。合则两利，分则不利。中西医结合是中国两种医学向前发展的必要趋势。正如有识之士预言：“新的世纪是中医的世纪，中西医结合的世纪”。本书介绍现代中医学具有新的三大特点：一、宏观论证；二、整体观念；三、辨证论治。

第二章　脏象学说　介绍脏象学说的形成和发展状况，遵循“没有解剖学就没有医学”的原理，研究发现：《黄帝内经》、《黄帝八十一难经》重视脏腑解剖学，不仅落实了脏腑器官的解剖部位，而且对其形象、性质、重量、长度、内容等特征描述详细。本书恢复了祖国医学亦是以解剖学为基础的原来面目，纠正后世抛开解剖学结构，只讲生理功能、病理变化的错误倾向，找到一个促进中医大步向前发展的“双结合点”。为适应全面指导临床实践的需要，从“奇恒之腑”中挑选、甄别、调整，增加两对新的重要脏腑，即脑髓与脊髓、生殖脏与生殖器，加上原有的心与小肠、肺与大肠、胰（脾）与胃、肝与胆、肾与膀胱、包络与三焦等六脏六腑，形成八脏八腑的核心结构体系。并贯彻落实脏腑的生理功能、病理变化必须与其解剖实体相一致的原则，适当调整各个重要脏腑的主要生理功能。中医学的八脏八腑和西医学的重要脏腑在解剖部位和组织结构上达到一致，为中西医学的全面沟通筑起宽大的桥梁。从此，尽管生理、病理、病因、诊断、治疗、药理、摄生、预防等医学领域的术语不同，都可以在物质性统一（同一）的基础上，互相对照，互相渗透，互相沟通，互相结合，实现中西医结合的重大突破。

第三章　阴阳五行学说　阴阳五行学说原是古代的哲学思想，属于朴素的唯物论和辩证法范畴，在《黄帝内经》时代古人将其引入中医学作论理工具。医学的阴阳学说属于唯物辩证法，其丰富的思维科学内容，在中医理论中应用较为广泛，值得细心学习和领会。五行学说本身就是唯物论，用于说明医学中二种以上事物之间的相互联系，属于“体系间架”的理论。许多依据五行学说制定的治法行之有效，可通过建立“脏腑相关学说”向前发展，逐步改进。

第四章　精神气血学说　医学的精神气血学说是从古代的“精气说”发展而来的。精神气血学说的内涵包括：（1）从中西医结合的角度，明确它们的基本概念。阐明精神气血津液是构成人体最重要的基本物质，属于人体的“基本素质”，可称之为“气质”。故精神气血学说又可称为“人体气质学说”。它体现出人体“基本素质”的强弱以及生命活动、各种生理功能活动的盛衰。（2）从中西医结合的角度阐明“基本素质”的生成及输布。（3）从中西医结合的角度阐明精、神、气、血、津、液的生理功能及其相互联系。它们在人体的生命活动中，在各种新陈代谢的生理过程中起着十分重要的作用。在疾病诊治过程中，观察“基本素质”的盛与衰，对于指导治疗及其预后，具有重要的作用。

第五章　经络学说　祖国医学中的经络学说是针灸疗法、推拿疗法、药帖治疗、穴位注射等多种疗法的理论依据。经络系统包括经脉、经别、络脉、经水、经筋、经穴与皮部等。经中西医结合研究，现已能落实其解剖部位和组织结构：经脉相当于动脉；经别相当于静脉；络脉相当于侧支循环；经筋相当于周围神经系统。但近代尚有两个部分未搞清楚：一是“经水”究竟为何物？二是经穴下的“解剖学小体”究竟为何物？经笔者中西医对照研究发现：一向被历代医家学者忽视的“经水”，其解剖部位和组织结构落实在周围淋巴系统，实质是淋巴管与毛细淋巴管内的“淋巴液”。至于经穴下“解剖小体”的组织结构，则是以神经末梢为主导，包括毛细血管和毛细淋巴管组成的梯队结构。此研究成果由现代西医的研究资料所证实。

第六章　宏观病因学说　介绍中医学的宏观病因学说，包括宏观病因学说和宏观发病学说两部分。第一部分：宏观病因的病邪以“外感六淫”，即风、寒、暑、湿、燥、火为代表，由气象因素作用于人体而引起发病，属于“宏观病因”。西医学古代曾有过“四元说”（即水、风、火、土说），亦属于宏观病因；后借助于显微镜发明，才从宏观转为微观，发现细菌、病毒、原虫、病原体等微生物为病因，属于“微观病因”。笔者通过宏观与微观的病因对应研究，发现二者可统一于“证候”。再联系中医以“辨证论治”为主，西医以“辨因论治”为主；中医用药表面上针对“证候”，着眼于消除各种症状，随之消灭致病因子，特点属“审证求因”，实际上用药亦针对病因；西医以“辨因论治”为主，用药表面上针对致病因子，着手消灭致病因子，随之消除各种症状，特点属“审因求证”，实际上用药亦针对着“证候”。二者殊途同归，都达到治愈疾病的目的。“宏观病因”与“微观病因”通过“证候”进行联系，能够有机结合。再从病因的结合，联系辨证的结合，进而扩展到诊断的结合、治疗的结合、药物的结合、预防的结合；脏腑器官、组织结构的结合、生理功能的结合、病理变化的结合，形成一系列的全面大结合。这就是中国的“宏观医学”（中医学）与“微观医学”（西医学）沟通结合的全过程。中国的“现代宏观医学”和“现代微观医学”相互结合后，产生了“中国新医学”模式。第二部分：在宏观发病学原理中，中医情志因素影响发病，对现代临床有所启发。可以说，古代中医学关于社会、精神因素影响发病的精辟论证，填补了现代医学在此领域的空白！

第七章　防治学说　祖国医学的防治学说包括预防学说及治疗学说。首先重视“未病先防”，防患于未然；其次，强调“既病防变”，遵循“全面诊察，积极治疗”的原则。在宏观治疗学方面，祖国医学总结出许多宝贵的学术经验：如提倡“治病求本”的原则；辨证地运用“治本与治标”的法则；合理使用“正治与反治”的方法；正确处理“扶正与祛邪”的关系；以及重视调整阴阳、气血、脏腑功能，因时、因地、因人制宜的具体治法，都是治疗学说中较为重要的法则。微观医学对“预防为主”的理论亦十分赞成。解放后，它已成为我国医疗卫生工作四大方针之一。进入新世纪，成为医学发展方向的先锋。

第八章　中西医理疾病评析　本章旨在探讨中西医学理论体系结合的关键在于基础理论的结合。理论结合完成之后，必须经过临床实践的检验，才能判断该理论方案是否正确，是否可行。本结合方案经过变革，将中医理论体系转化、创新为“宏观医学”，西医理论体系转化、创新为“微观医学”；中、西医学结合，具体表现为“宏观医理”和“微观医理”相结合。考察中、西临床医学都具有众多分科的特点，而内、外（皮肤）、妇、儿科则是与脏腑病变、外皮病变、生殖病变较为密切相关的基本分科。故本书选择进行结合示范的五种疾病是：内科疾病——脑中风（急性脑血管病），病变脏腑大脑；内儿科疾病——病毒性心肌炎（病毒心悸），病变脏腑心脏；儿科疾病——脊髓灰质炎（小儿麻痹症——软脚瘟），病变脏腑脊髓；妇科疾病——阴道炎症（带下病），病变脏腑女生殖器（阴道）；皮肤科疾病——丹毒（丹毒——三焦流火），病变脏腑三焦（淋巴系统）。以上各科的疾病，依据中西医结合新理论，都可以逐一沟通结合。这初步证明中、西医学可以互相沟通，互相结合。

第九章　论中医学基本理论的重大变革　主要是提供新学说的理论变革依据。

附篇　体表部位名称简释。

序

中西医学相比较，两者无论是在观念形态、取知方法、价值取向、甚至审美意趣等方面均有明显差异。受东西方文化、特别是思维方式的影响，中西医学各走向不同的道路，两者从不同的角度和层面揭示了人体生理病理规律。中医中药历史悠久，具有其独特的理论实践体系和优势，但现代科学飞速发展，中医学在国内的发展相对滞后，在国外却日益受到青睐和欢迎。国人越来越重视对中医理论的研究与创新，中医“治未病”思想在疾病防治中起着良好的指导作用，中医理论促进了现代医学向“生物—心理—社会—环境”模式转变，中西医结合的医学模式代表了新世纪的医学发展方向。爱因斯坦有段名言：“从特殊到一般的道路是直觉性的，而从一般到特殊的道路则是逻辑性的。”中医学形象思维、取象比类，西医学逻辑思维、剖析还原，如何使中西医范式相互取长补短、进一步沟通和融合，近百年来不少有识之士进行了不懈的努力，从中西医汇通至今日的中西医结合，都作了大量的有益尝试。凌老所著《创立中国新医学》超越了以往对中西医理论作简单的技术组合这一阶段，全力以赴“寻找物质的结合点”，使中西医结合的思路与方法有了新的发展。

凌国枢老先生，年七十二，出生于中医世家。五十年代以高分录取中南财大，就读两年后，为了医学志向转而致读广州中医学院。凌老先生作为广西第一批中医主任医师，系桂南中医奇才。从医四十三载，于九十年代任中医院院长，虽行政事务缠身，仍坚持致力于临床诊疗。平素犹耽嗜典籍，勤求古训，医术精湛，实至名归，四方以病来迎者甚众。其遇病施治，不拘泥于古方，中西医两法操纵取舍，无不效验。我等后生每遇疑难杂症请教凌老，医药无所不善。凌老经年撰写医学论文十余篇，并参与编撰《实用中医学》等三本著作，曾获北海市优秀知识分子殊荣。晚年更为中西医结合事业呕心沥血。他树立崇高的志向，潜心著述，寻找中西医结合的物质“结合点”，剖析中西医结合的微义。凡数十万言，历十载而后成《创立中国新医学》。

我曾是凌老先生的学生，与先生有多年深厚的感情。日前获先生赐稿，急切拜读，且惊且羡。其旨在创立新一代中西医结合模式，使我相信中西医结合事业将走向一个新的时代。为彰我师之德才，余不揣愚陋，僭肆为序，诚惶诚恐。

北海市中医药学会会长
北海市卫生局副局长　张　颖
原北海市中医院院长

二〇〇九年一月二十七日

自　　序

牢记“创新是一个民族进步的灵魂”。全力继承、发扬祖国医药学，完成现代中医学（宏观医学）和现代西医学（微观医学）相结合的历史使命，旨在达到创造中国新医学的宏伟目标。

人类认识世界，认识疾病和医药，总是“宏观看得远，微观看得细”。医学科学是研究人类生命过程以及防治疾病，保持身心健康的理论体系。近代将医学模式定为“生物学模式”，医学科学属于自然科学。新观点认为，人类不仅生活在自然环境中，还处于一定的社会环境之中，人类的生命过程及疾病的发生发展，常受到自然和社会诸多因素的影响。因此，医学科学不是纯粹的自然科学，而是自然科学和社会科学的交叉学科。哲学则是社会科学、自然科学及思维科学三者总的概括。思想水平提高了，才能认识到古人起用哲学理论和思维科学的原创思维观点作为祖国医学说理工具是明智而正确的。祖国医学理论不是什么“封建迷信”，而是体现出高瞻远瞩的科学家风范。懂得医学领域里存在有思维科学的丰富内容，这是笔者近日从祖国医学宝库中发掘出的第一件“珍宝”。中医的哲理启发人们认识发病的社会因素和环境因素；思维科学的原理启发人们认识发病的心理因素，懂得如何诊治心因性疾病。故有识之士提出：新世纪的医学模式，应从单纯的“生物学模式”转变为“生物—心理—社会—环境”的新模式。中西医结合的这一重大成果，必然得到全国医学界同仁的赞同和肯定。这是从祖国医学宝库中发掘出的第二件“珍宝”。有识之士又预言：“20 世纪的医学，更多关注的是医疗，但 21 世纪医学将更多地注意预防。20 世纪人们更多追求治病，而 21 世纪更多向往、追求健康。新的世纪是中医的世纪，中西医结合的世纪”。中医提倡“上工治未病”，贯彻“预防为主”的指导思想，解放后将其正式确定为我国医药卫生工作四大方针之一。新世纪的人们体会到首重预防，防治结合，注重摄生保健，向往追求健康的重大意义，能起到指引医学发展方向的先锋作用。故中医和中西医结合代表了新世纪医学发展的正确方向。这是从祖国医学宝库中发掘出来的第三件“珍宝”。

新近发掘出的三大“珍宝”，使科技界、医药界学者认识到，只有在中西医结合的氛围中，才能探测、挖掘到“珍宝”，将祖国医药学评价为“国宝”，当之无愧！而中医的学术水平不是落后，在不少领域，较西医学大大的超前！这坚定了大家热爱中医，走中西医结合的道路的决心。至今，五年一次的“世界中西医结合大会”已举办了三次；中西医结合杂志达到十七种之多；在全国医科大学中，创办中西医结合专业和中西医结合学院的潮流正在复兴。中西医结合成立的“新医人民医院”即将成为代表“中国新医学”的正统（主流）医院。

中西医结合的新世纪，意味着“结合医”（“中西结合医”之简称）成为中国医学科学战线的主力军。“结合医”的主要特征是能掌握和运用中、西医两套医术，既有先进性，又有传统性，知识广博，技术全面。现今“结合医”的人员组成：第一军团，由60年代起系统学习过西医课程的中医大专院校毕业生及部分“学徒班”、名中医传人为主构成。现代管理者都把“中西结合医”归入中医系列，表明“结合医”是近代中医的化身。第二军团，由70年代起学习过中医课程的西医大专院校毕业生及接受过“西中班”、“高研班”培训的西医人员构成。解放后，中国的“西医”利用大规模开展学习中医的机会，从医理到临床，学习了各专科的独特疗法，故能占领较多医疗阵地，逐渐发展成为“结合医”的第二军团。“结合医”的人员多分散在不同的医院之中，其所起的作用以及取得的成绩有目共睹。“结合医”临床诊疗效果较佳，代表了我国人民治疗疾病最大的根本利益。“结合医”既有民族文化特点，又富有现代科技气息。其新理论、新思维和新疗法，代表了我国医学科学发展的新方向。目前，当务之急是采取具体而明智的措施，扶持并复兴中医队伍，扭转与“中西医并重”不相符的局面。但同时必须清醒地认识到：扶持发展“纯中医”和“结合医”都是继承和发扬祖国医学的主要方式。中西医平等结合，既不是消灭中医，亦不是消灭西医，而是弘扬中医，旨在发掘更多的“珍宝”，进而创造中国新医学。

中西医结合的愿望十分美好，但中西医结合的道路相当艰难曲折。回顾本人70年代起参与中西医理论结合探讨的历程。此课题范围大，而难度更大；历经明清时期“汇通学派”的多年探讨，汇而不通；复经解放后若干年大规模研究，仍未能找到“结合点”。既有前车之鉴，何必自找苦吃?！但笔者联想到这项事业关系着祖国医药学的发展兴衰，响应党和毛主席的号召：“把中医中药的知识和西医西药的知识结合起来，创造中国统一的新医学和新药学”。为了响应卫生部1958年的“紧急通知”，笔者读了两年中南财大再转读六年中医专业。怀着国医兴亡，匹夫有责，责无旁贷的意志，抱着“明知山有虎，偏向虎山行”的决心，把科研与临床实践结合起来，深信前辈教导：“滴水成川，聚沙成塔”，细水长流，坚持到老！

万事开头难，走好第一步，既要博览群书，又需“勤求古训”。我决意吸取“汇通学派”前辈的失败教训，寻找新路！受革命导师恩格斯的启发：“没有解剖学就没有医学”。究竟中医讲不讲解剖?！反复研读《内经》、《难经》七、八遍，终于找到“解剖学”作为“结合点”。寻觅到突破口，兴奋之余，我一鼓作气，夜战几年，写成长篇论文《论中医学基本理论的重大变革》（1979年初发表，约5万余字）。经过十多年临床验证，认定此法可行。待到1997年满花甲之年退休之后，退而不休，白天遵循仲景坐堂诊病，晚上效仿悬梁刺股写书。挑灯夜战，寒暑不歇，自勉“一生未得清闲日，古稀仍多未了缘”。我学“中医”，我儿子云峰学“西医”，父子一起探讨中西医结合之道。发扬“愚公移山”精神，坚持笔耕十年，遂于2007年中秋节完稿。漫长岁月，挨更守夜，总算了却平生之心愿！为党和国家奉上一生之心血。从科研、临床角度来考察，本书论述了如何将“古代宏观医学”（祖国医学），发展成为“现代宏观医学”（现代中医学），再经渗透、转化、沟通，最终与“现代微观医学”（现代西医学）相互结合，创新建立中国新医学，特定书名为《创立中国新医学》。为适应中西医结合基础课程教学的需要，故又取名为《新医学原理》。

民族复兴的历史车轮滚滚向前，在21世纪初叶，祖国能够拥有由“宏观医学”和“微观医学”相结合而创立的“中国新医学”，真是难能可贵，大快人心！曾记否，明清以来，多少医家学者，对此梦寐以求！曾记否，数百年来纷争不断，中医是否科学?！依据中西医能够平等结合的社会现实，中国新医学的道路符合“物以类聚，结合双赢”的发展规律。更可喜的是，中西医结合模式极有可能发展成为世界医学一个创新模式。展望未来，“中国新医学”（“中国结合医学”）将大步走出国门，茁壮成长为世界医学的新坛主，更多地造福于全球人民。思前想后，心潮澎湃；“新医”问世，福星诞生。特此为序。

凌国枢

撰于二零零七年国庆节

前　言

祖国医药学是中华民族长期与疾病作斗争的极其丰富的学术经验总结。它具有数千年的悠久历史，是我国优秀文化遗产的重要组成部分，一个伟大的宝库。它为中国人民和世界人民的保健事业，为中华民族的繁衍昌盛作出了卓越的贡献。而明清时期传入中国的西方医药学，随着科学技术的高速发展，反复更新，微观深入，发展很快，在世界医坛中亦处于先进行列。我国拥有两种不同模式的医学，一般简称为“中医”和“西医”，中国人得了病，既可找中医诊治，又可找西医诊治，中西医各有特色，各有所长，形成高效安全，费用低廉的医疗保健，已成为中国人民一种特有的健康享受，为其他国家人民所羡慕。解放后，新中国领导人既重视西医，又扶持中医，提倡中西医结合，号召西医学习中医，研究发展中医，创造我国具有中西结合特色的新医药学。至20世纪八十年代，我国的医学科学领域已出现了西医、中医、中西医结合三支队伍，形成三种学术流派，中西医结合成为崭新的学术流派。

有识之士皆说，“中医好，西医好，中西医结合更好。”中西医结合取长补短，共同提高，发展更快，确实是好。但能否结合，如何结合乃是一个难解的重大课题。三十多年来，有志于中西医结合的专家学者们，在使用两法治病的基础上，进行了许多实验研究，发表了大量学术论文，总结出丰富的临床经验，在科研、教学、临床各个领域都取得丰硕的成果，但在医学基础理论方面，未能达到沟通，中西医有机结合未能完成。内科学是临床各科的基础和代表。从比较权威的医学巨著《实用内科学》半个世纪的版本变化可以看出：该书1952年9月第一版问世，主要介绍现代西医学的内容，至1973年9月第六版修订，正式把“祖国医学辨证与治疗原则”的内容作为第一章列入，1980年第七版继续，……进入新世纪后，2001年6月第十一版没有将中医辨证与治疗原则列入，显示出难以结合的新形势，表明中医十西医≠中西结合医，必须从基本理论和临床诊疗入手实现有机的结合，才能达到目标。这又使人回想起明清时期中西医结合的先行者一汇通学派，不少前辈医家都赞成中西医结合，致力于汇通中西医学。他们分别从生理先行汇通，从病理、药理汇通，从临床先行汇通，尤其是中药、西药同用，所谓“衷中参西”，……遗憾的是，最后都汇而不通，十分可惜，因而有些人便说“洋提琴与土琵琶，拉不出一个调。”可见中西医结合屡遭挫折，困难重重；不少医家学者为此贡献了毕生精力，壮志未酬。

吸取前辈的教训，笔者先从脏腑解剖学研究结合。于1979年2月写成论文《论中医学基本理论的重大变革》（曾获广西科技论文一等奖）提出重点变革脏象学说，主张建立“八脏八腑配十六经脉”为核心的基本理论体系，每一个脏腑都要落实其解剖部位及物质结构，在此基础上调整其生理功能，依据功能与物质相统一的原则，达到生理功能、病理变化与解剖实体相吻合，原理一致。这样有利于提高中医基本理论体系的学术水平，促使其从量变跃进为质变。中医学的脏腑解剖部位得到全面落实，即与西医学的脏腑解剖基本一致，有利于中、西医学各方面的内容互相对照、互相沟通，互相结合，创造祖国新医药学的理想有可能实现。

中西医理能否结合的突破口在于中医学的脏腑有没有解剖学内容。笔者四十年前在医学院校就读时，所用教科书《内经讲义》，以至后来的《中医学基础》、《中医基础理论》，关于脏象学说的概念，都未提"解剖"二字。《黄帝内经》是公认的祖国医学最早的重要经典理论著作。到底《黄帝内经》讲不讲解剖学?！这是个大是大非的问题。经笔者细致研究，反复攻读多遍，发现《黄帝内经》重视解剖学，不是简单地提个概念而已，而是成段、成篇地讲述人体解剖，内容相当丰富，人体重要的脏腑、组织、器官的解剖结果比较准确。甚至有学者认为，《黄帝内经》亦是世界上最早的人体解剖学。关键的问题是，继《黄帝内经》、《黄帝八十一难经》之后，受封建礼教的束缚，汉朝以后的医学著作多不敢继承《内经》、《难经》的解剖学内容，更不敢发展尸体解剖，听之任之，以致误入歧途，难以自拔。今天，笔者必须重申，《黄帝内经》和《黄帝八十一难经》记载有丰富的解剖学内容，不愧是古代宏观医学的经典代表著作。

祖国医学向来重视解剖的说法是有依据的，从殷墟出土的甲骨文来看，早在公元前一千四百年就有目、耳、口、鼻、首等多种人体脏腑器官名称及心病、头痛、肠胃病、蛊病等疾病名称的记载。说明当时人们对五官及脑的组织结构比较重视，而最难搞清楚的，是包括脑在内的各脏腑的解剖结构和生理功能。《黄帝内经》揭示了脑的解剖位置，将脑髓与脊髓的解剖学分界线定在风府穴，相当于枕骨大孔水平线，与现代解剖学的划分完全一致。而在生理功能上，有两种认识：一种是《素问·灵兰秘典论》所说的"心者，君主之官，神明出焉。"一种是《素问·脉要精微论》所说的"头者，精明之府，头倾视深，精神将夺矣。"前者认为"心出神明"，后者认为"首脑主神明"，千余年来前者的观点一直占据主导地位，心为五脏六腑之君主，脑列为奇恒之府。这一"偏差"，造成古代医家多"以心代脑"的观念。本书提出了新的观点，纠正了以往的缪误。

脑、心、肺、胰（脾）、肝、肾、生殖脏；脊髓、三焦、小肠、大肠、胃、胆、膀胱、生殖器等名称，首先就是个解剖学的概念；眼、耳、口、鼻、舌等五官亦是解剖学的概念；新的奇恒之腑"骨"和"脉"同样是解剖学概念；连经络系统的经脉、经别、络脉、经筋、经水都可以找到解剖实体，人体的各部分都有解剖学实体和定位。医学是在解剖学的基础上形成的，正如恩格斯评价说："没有解剖学就没有医学。"西医学如此，中医学亦如此，若把解剖学内容抛开，等于把基础挖掉，任何高度的医学大厦必然会崩溃！解剖学是物质基础，是第一性的；生理学、病理学好比是上层建筑，是第二性的，是物质决定功能，不是功能决定物质。中西医学要结合，首先要将脏腑的解剖实体结构统一、结合，生理功能、病理变化才能相应结合，解决基本理论结合的重大难题，临床学科才能沟通结合。历史上，特别重视解剖学的医学著作，如宋朝宋慈所著《洗冤录集》，把解剖学内容列为第一章。清朝王清任医家所著《医林改错》一书，主要研究脏腑解剖学，特别强调脏腑解剖对医学的促进作用。他说："著书不明脏腑，岂不是痴人说梦；治病不明脏腑，何异于盲子夜行！”

研究中医的宏观病因学说，致病因素以风寒暑湿燥火为代表，属气象变化作用于人体，归纳其特点，称为“宏观病因”。研究西医学的多种病因学说，致病因素涉及物理、化学、生物学等，以细菌、病毒、原虫、病原体为代表，肉眼看不见，侵犯人体致病，归纳其特点称为“微观病因”。宏观与微观相对应，二者统一于证候。中医以“辨证论治”为主，针对证候用药，在消除各种症状的同时，随之消灭致病因子，特点属审证求因。西医以“辨因论治”为主，用药针对病原体，先消灭致病因子，随之消除各种症状，特点属审因求证。宏观病因与微观病因，通过证候相联系与沟通，便能有机结合，解决了辨证、诊断、治疗和预防等环节的结合问题。

新建立的中国医学模式，内容包括微观医学和宏观医学两大部分：“中国微观医学”是以微观学术理论为代表的医学科学，即指中西医结合前的“西医”。它以脏腑、组织、器官的解剖、生理、病理的理论和实验研究为核心，以生理功能特点分系统，以微生物为代表性病因，以细胞学说作微观论证，辨因论治，以视、触、叩、听四诊为诊病手段，以人工合成药物及无菌手术为主要治疗方法。由于广泛吸取现代科学技术新成果，不断更新，高速发展，近年来从显微镜发展为电子显微镜，从X光发展到CT，核磁共振，从直视手术发展到微创手术、器官移植，广泛应用电子计算机理论及技术，从组织细胞学发展到分子生物学、基因工程结构理论，……。越分越细，技术水平越高，这是现代医学一个主要特征，具有代表性，故应取名为“中国微观医学”。“中国微观医学”，虽在古代由西方传入，历经数百年的同化及演变，早已“中国化”。因此，笔者建议，在中西医结合完成之后不宜再使用“西医”这个词，因为这个词体现不出中国医务工作者的劳动和贡献，建议使用“中国微观医学”的名称。

“中国宏观医学”：是我国以宏观学术理论为代表的医学科学。即指中西医结合前的“中医”，属现代宏观医学的范畴。它是以脏腑经络理论为核心，贯穿解剖、生理、病理各个环节，以阴阳五行学说为论理工具，以六淫、情志、饮食等为病因，以望、闻、问、切四诊为诊病手段，以阴阳八纲为辨证基础，以天然药物及针灸、推拿、刮痧等多种传统方法为治疗手段的医学模式。具有宏观论证、整体观念、辨证论治三大特点，是世界传统医学的优秀代表。在中西医结合完成后，改进后的现代中医学已成为中国新医学的重要组成部分，亦不宜单独代表“中国新医学”，对应变换名词，建议使用“中国宏观医学”的名称。

我国实现宏观医学与微观医学成功结合后，将建立一种新的医药学理论体系。宏观医理与微观医理互相渗透，互相沟通，必将促使我国医学科学水平更上一层楼，有效地指导临床实践，取得良好的疗效。两套医疗诊断技术有机结合，既有先进性，又有传统特色；既扬长，又避短，互相补充，互相阐发，理论体系更加完善，引领我国医药技术步入世界医坛先进行列，攀登医学科学新高峰。

新医学模式建立后，不单外部能“扬长”，内部也能“避短”。宏观医学讲“辨证论治”，微观医学讲“辨因论治”，辨因突出特殊性，辨证突出普遍性。相对而言，辨证论治的适应面广，容易有效，但效果未必理想，必须经过反复实践，积累丰富的临床经验。而辨因论治的适应面稍窄，不找到病因难以奏效，但一旦发现微观病原体，针对其杀菌消毒灭虫，效果较佳，故有人把前者说成是“经验医学”，把后者说成是“实验医学”。遗憾的是，临床不少病例难以找到病因，到出院还找不到微观病原体，尤其是基层医院，设备有限，多依靠“经验治疗”。所谓“经验治疗”，亦即对证治疗，属于“辨证论治”的范畴。因此，辨证与辨因不能截然分开，必须相互兼顾。病人入院，找到（或明确）微观病因者，以辨因治疗为主，辨证治疗为辅；找不到（或不明确）微观病因者，以辨证治疗为主，辨因治疗为辅。灵活运用，随机应变，两法结合，可以“避短”。

新医学模式建立后，宏观与微观医学理论都同样重视解剖学知识，统一脏腑器官的解剖部位及结构，进行疾病检查时，宏观医学便可以“避短”，大胆使用现代检测仪器。若缺乏现代科技仪器，宏观医学要想实现“现代化”，“科学化”，更加困难。要进行外科手术，若不熟识解剖部位，开口动手便错。吸取历史教训，千万不能丢掉“解剖学”。从此清醒认识到：“解剖学”不单是中医学和西医学的“结合点”，而且是中医学和各种现代科学技术仪器的“结合点”，属于立交式的“双结合点”。丢失这个关系重大的“双结合点”，中医如何能推广使用科学仪器？中医学如何与各种现代科学技术沟通？中医学如何能大步向前发展？难矣！庆幸两千多年前成书的《黄帝内经》，已记载有丰富的解剖学内容，此乃是医学中之重要珍宝。笔者依据《黄帝内经》中的脏腑解剖理论，几经寒暑，终于寻找到中西医学的“双结合点”，完成中西医结合的历史使命。

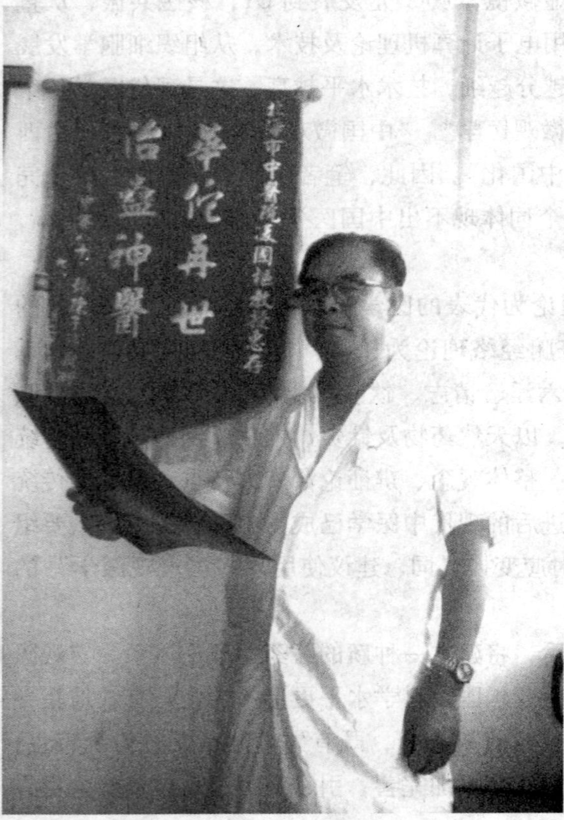

跨入新世纪，中华医学全面复兴，高速发展。今后，坚持贯彻“结合医学”、“宏观医学”和“微观医学”三支力量都要大力发展、长期并存的方针，团结协作，共同提高。展望未来，放眼世界，在《创立中国新医学》完成之后，尚需进一步扩大成果，加强开发研究，争取跨越式发展，以促进世界医学模式的转变，让中西医结合模式进一步发展成为世界医学的创新模式。为全球人民的医疗保健作出应有的奉献。

凌国枢

于二零零七年劳动节

目　录

第一章 绪 论

中国医药学是一门综合的自然科学。它具有数千年的悠久历史，是中华民族长期同疾病作斗争的极为丰富的学术经验总结，是我国优秀文化遗产的一个重要组成部分，一个伟大的宝库。在古代唯物论和辩证法思想的指导下，独特的医药理论体系早在二千多年前便形成了，为中国人民的保健事业，为中华民族的繁衍昌盛作出了卓越的贡献。它是中国人民的瑰宝，对世界医药学的发展也产生了巨大的影响，不愧为世界医学科学史上一颗璀璨夺目的东方明珠。

医学科学是研究人类生命过程以及防治疾病的理论知识体系。新的观点认为：人类生活在自然环境和社会环境之中，其生命过程和疾病发生常受到自然和社会诸多因素影响。因此，医学科学不是纯粹的自然科学，而是自然科学与社会科学的交叉学科。祖国医学具有前瞻性的哲学理论，启发人们认识发病的社会因素及环境因素；思维科学原理启发人们认识发病的心理因素。故有识之士提出：医学科学应从单纯的“生物学模式”，转变为新的“生物—心理—社会—环境”模式。中西医学经过变革、提高，互相结合，完成中西医结合的历史使命，实现创立中国新医学的宏伟目标，亦为世界医学模式的转变作出巨大的贡献。这代表了新的医学发展方向。新的世纪是中医的世纪，中西医结合的世纪。

第一节 中医药学理论体系的形成与发展

中国医药学，历史悠久，源远流长。中医药学著作，浩如烟海，汗牛充栋。三千多年前殷商的甲骨文中，就有了关于疾病和医药卫生的记载。在周代便有四大医学分科，即食医（营养医）、疾医（内科）、疡医（外科）与兽医，并开展了除虫、灭鼠、改善环境卫生等预防疾病活动，建立了相当完备的医事制度。在春秋战国时期，由于社会政治、经济、文化发展速度较快，学术思想随之日趋活跃，形成历史上第一个“诸子蠡起，百家争鸣”文化学术高潮，医学家们全面总结了春秋战国之前和当时的医学成就，编著了我国第一部医学经典著作——《黄帝内经》，创立了中医学宏观的基本理论体系，奠定了祖国医学的理论基础。

《黄帝内经》，简称《内经》，成书于秦汉以前。它系统地阐述了人体的解剖、生理、病理、诊断、治疗、针灸、方药、预防等问题。其内容包括阴阳、五行、人合、运气、脉象、经络、病因、病机、诊法、治则、针灸、方药及摄生等，最多可分为十八类。全书共有十八卷，162 篇，分为《素问》九卷与《灵枢》九卷两大部分，《素问》部分以阐述医学理论为主，内容丰富，理论精深，后世尊称为“医经”。《灵枢》部分论述经络与针灸疗法较多，其内容约占四分之三的篇幅，亦结合阐述医理，后世尊称为“针经”。

《内经》的许多内容大大超越了当时世界医学的水平，在公元十六世纪前，中国医药学一直居于世界医学的先进行列。在古代解剖学方面，关于人体的脏腑、器官的解剖部位、容量大小、尺寸长度的记载，基本上符合人体的客观实际。例如脑髓和脊髓的解剖位置及其分界线在风府穴的水平线（相当于枕骨大孔水平线），与现代解剖学的划分完全一致。食管与肠道的比例是1∶35，与现代解剖学的1∶37非常接近。书中提出“心主身之血脉”，认识到心脏是脉管血液循环的中枢，血液流行在脉管中，“流行不止，环周不休”，“阴阳相贯，如环无端”。对血液循环的认识比英国哈维氏于公元1628年发现血液循环早一千多年。

《黄帝八十一难经》，简称《难经》（成书于公元前5世纪），是一部继《内经》之后，成书于汉代之前的医典，为战国时期名医秦越人（扁鹊）（公元前407~310年）所著。其内容也十分丰富，以问答形式解释医学道理，选择与《内经》有关的八十一个难题，加以注解、补充、发挥，以阐明《内经》的要旨、难点为主题，故命名为《难经》。全书以脏腑、经络为核心，探讨了人与自然、阴阳五行、病因病机、诊法治则及针灸等内容，补充、发挥《内经》的理论观点，并加以扩展、引申。尤其在脏腑解剖及脉学方面，增补了不少新的内容。后世常把《难经》和《内经》冠以黄帝之名，誉为至尊之作。

《神农本草经》（约在公元1世纪成书）共载有药物365种，分为上、中、下三品。是我国第一部药物学经典著作。其中记述有当归调经、黄连止痢、常山截疟、麻黄治喘、海藻疗瘿、水银治疥疮等，临床使用，确实有效。它总结了药物治病的基本规律，奠定了我国药物学形成与发展的基础，为后世药物学的建立提供了全面的启示。它是世界药物学史上，在医理直接指导下使用药物治病的最早记载，古代典籍中还有“神农尝百草，一日而遇七十毒”的记载。说明古代医药学家通过口尝、目察、手摸、鼻嗅等方式了解与探索药物的性能，毫不惧怕药物中毒，这种为探求医药真理而进行自身实验的献身精神，永远激励着炎黄子孙向科学进军！

《伤寒杂病论》又名《伤寒卒病论》，成书于东汉末年，为曾任过长沙太守的著名医圣张仲景（公元150~219年）所作。它在《内经》、《难经》的基础上，总结两汉以前的医学成就，把医学理论与临床实践相结合，“勤求古训，博采众方”，以六经分证为主旋律，具体运用辨证论治的方法，撰写我国第一部理法方药完备的医学经典著作。创立了六经辨证论治纲领和杂病辨证论治体系，为后世医家树立了光辉的典范。它与《内经》、《黄帝八十一难经》及药学经典《神农本草经》一同被誉为祖国医药学四大经典著作。

东汉末年，三国鼎立，战乱频繁，社会动荡。医书竹简在变迁搬运过程中，难免出现脱简佚散现象，造成《伤寒杂病论》一分为二留存后世。伤寒部分由晋代医家王叔和将原书先前部分搜集整理成册，名为《伤寒论》。而原著后半部分是由北宋翰林学士王洙在翰林院的蠹简（残旧存书）《金匮玉函要略方》中整理而来，名为《金匮要略方论》，一般称为《金匮要略》。到了宋代，政府召集林亿等人对医著加以校正，刊行，留传于世。由此可见，古代撰写及保存一部医学经典著作，何其艰辛！医学经典乃是古代医学家为炎黄子孙留下一笔巨大的健康财富。

《伤寒论》分为十卷，共397条文，合计113方。以六经辨证为经，以脏腑辨证为纬，按太阳—阳明—少阳—太阴—少阴—厥阴六阶段的传变发展规律，进行深入的分证论治，首次具体运用了汗、吐、下、和、温、清、消、补八法，创立了外感性疾病理、法、方、药完备的辨证论治体系。

《金匮要略》简称《金匮》，它是我国现存最早的一部研究杂病的辨证论治专著。全书二十五篇，以内科杂病为主，包括外科、妇科等杂病。该书以整体观念为指导思想，运用脏腑、经络、病机与八纲辨证相结合，脉、因、证、治连贯一致的方法，系统论述了四十多种疾病的辨证论治，载方多达二百六十二首。除使用药物汤液治疗外，还采用针灸和饮食调养，并强调加强疾病护理。在剂型上，既有丰富的汤、丸、散、酒等内服药剂，又有熏、洗、坐、敷等外治药剂，尤其是对药物的炮制及配伍，对煎药和服药的具体方法，以及服药后的反应等，均记载详细。由于论理清楚，执法严谨，用方准确，遣药精练，其临床实用价值很高。该书流芳后世，被誉为杂病辨证论治的典范，医方之祖。

《金匮要略》在病因与发病方面，首先提出了“千般疢难，不越三条：一者，经络受邪，入脏腑，为内所因也；二者，四肢九窍，血脉相传，壅塞不通，为外皮肤所中也；三者，房室、金刃、虫兽所伤。以此详之，病由都尽”。特别重视病因学分类，为后世“三因学说”的形成打下了良好的基础。

《伤寒杂病论》是我国最早的一部理论联系实际的临床诊疗专著。名医华佗阅读后连声称赞道：“此真活人书也!”（《补后汉书·张机传》）。晋代名医皇甫谧评价：“仲景垂妙于定方”（《晋书本传·释劝论》）。清代名医喻嘉言高度赞扬：“为众方之宗，群方之祖”。《中国医籍考》评价：“如日月之光华，旦而复旦，万古常明。”《伤寒杂病论》不愧是我国医学宝库中的一颗明珠，中医临床医学的首要经典。后世医家注释、阐发此书的著作甚多，不少医家治病专门使用《伤寒杂病论》的方药，故被称之为“经方派”，或称为“伤寒派”。它的影响还远远超出了国界，对亚洲各国，如日本、朝鲜、越南、蒙古等国的影响较大。特别是日本，历史上曾有专宗张仲景的古方派。直至近代，日本医界还是喜欢使用张仲景的经方。据1979年2月《国外医学》杂志刊载：“今天日本中医界，在实际临床运用的方剂中，《伤寒论》方及《金匮》方仍占大多数。”“日本一些著名中药制药工厂如小太郎、内田、盛剂堂等制药公司出品的中成药（浸出剂）中，伤寒方一般也占60%以上（其中有些明显属演化方剂）。”可见，它对日本中医界有着深远的影响。据21世纪近年的资料：考察日本国的汉方药生产厂家，最著名的有：TSUMURA，KANABO，小太郎汉方制药，帝国汉方制药，三和生药等。尤其在传统中成药生产方面，由于重视“经方”的药剂研制及药物化学成分结构与分析，在保证主要药效的前提下，把含有毒副作用的成分剔除或置换重组，导致其“中成药”出口量跃居世界领先地位。张仲景的家乡，河南南阳还建有仲景墓及医圣祠。解放后，河南建有以仲景命名的中医学院，他的塑像屹立在不少高等医药学府里，他对祖国医药学的巨大贡献永远载入史册，大放光芒。

公元2世纪，汉代名医华佗（公元145～208年）首创使用“麻沸散”进行全身麻醉施行剖腹手术治病。正如《后汉书·华佗传》所记载：“若疾发结于内，针药所不能及者，乃先令以酒服麻沸散，既醉无所觉，因刳剖腹背，抽割积聚；若在肠胃，则断截湔洗，除去疾秽，既而缝合，敷以神膏，四五日疮愈，一月之间皆平复”。这是世界上使用全麻方法进行腹部手术的首创记载。当时没有一套无菌设备及操作，而华佗使用药膏敷帖配合做手术，其成功率可能较高：其一，可协助祛邪杀菌，预防手术感染；其二，可促进术后创口生肌愈合。据现代药理实验证实，中医精制的药膏，不单能够杀菌，连比较顽固的绿脓杆菌，也能消灭。如此看来，不论从古代宏观研究，还是从现代微观探讨，华佗使用的药膏，堪称“神膏”。技术高超，敢于突破，措施周全，难能可贵，华佗不愧为名震中外的东方神医。

华佗还著有《中藏经》及《内照法》，对《内经》的色脉诊及脏腑辨证作了系统的阐述，并加以提高。华佗使用民间验方“蒜齑和醋”治疗胆蛔症（胆道蛔虫症），对缓解胆绞痛有立竿见影之功效，依据中医理论“蛔得辛则伏，得酸则静，得苦则下”，故使用大蒜的辛辣和白醋的酸味，辛酸配合，安蛔效果特佳，华佗家的墙上挂满蛔虫的标本，说明这个简易安蛔止痛法屡用屡验。临床上紧接着给予“驱虫药”顿服，效果肯定。他积极提倡体育锻炼，创造了一套模仿动物动作的锻炼招式，称之为“五禽戏”，用以疏通气血，促进消化，增强体质，延年益寿。华佗是世界上最早提倡体育锻炼的医学专家。作为对祖国对人民作出卓越贡献而医德高尚的医药学家，人民永远怀念他，江苏徐州建有华佗纪念墓，沛县建有华祖庙。后世的医家发挥高超的医术，治好患者的重大、疑难疾病，患者为表示尊敬与感谢，常常送给医家一面“华佗再世，妙手回春”的锦旗，以寄托人们获得再生的谢忱！

从春秋战国到秦汉，祖国医药学高速发展，四大经典著作先后问世，整个理论体系和整套诊疗技术已基本形成。古代医家诊病，都重视脉、因、证、治各个环节，诊病严肃，要求严格，达到理、法、方、药一致的高水平。祖国医药学在世界医林中处于先进行列。加上秦汉时期国力较强盛，政治、经济、军事、文化、科技、艺术、商贾、贸易的发展，随着文化、科技的交流，祖国医药学向亚洲各国传播，尤其对日本、朝鲜影响较大。中医学被尊称为“汉医”、“皇汉医学”，中药称为“汉药”，用数味中药配伍成为的方剂，称为“汉方”。公元562年，《明堂图》等古典医著便传入日本，成为日本针灸学的先导。日本有个专门研究中医药的杂志，称为《汉方の临床》，长期出版，学术水平颇高。中国医药学走向世界，古代先从东方开始。

《脉经》（约280年）为晋代名医王叔和（公元210~280年）所著，它是一部将《内经》的基本理论与临床实践相结合以研究脉学的专著。也是世界上第一部脉学专著，对后世及国外均有较大的影响，被誉为“脉学的准绳”。

《针灸甲乙经》（公元282年）为晋代名医皇甫谧（公元215~282年）所撰。共十卷，128篇，内容包括脏腑、经络、腧穴、病机、诊断、治疗等，载穴总数654个，是我国现存最早的一部理论联系实际而有重大价值的针灸学专著，被尊称为“中医针灸学之祖”。后世的针灸学书籍多在此书的基础上编著而成，该书向来被作为医家必修的教材。1700多年来，它为针灸医生提供了临床治疗的具体指导和理论依据。此书传到国外，受到世界各国的重视。公元701年，在日本法令《大宝律令》中明确规定《针灸甲乙经》等书作为学习医学和针灸学的必修课目。公元1136年，朝鲜政府正式规定以中国医书《针灸甲乙经》等作为学习医学、针灸的必修课程。足见此书在国内外之崇高地位及其影响之深远。

晋代名医葛洪（公元283~363年）著《抱朴子内篇》，总结了当时“烧丹炼汞”的制药技术，促进了制药化学的发展。他在书中云：“丹砂烧之成水银，积变又还成丹硃”。（即中药硃砂）。通过炼丹实验，发现了多种有医疗价值的化合物或矿物药。至今，中医外科普遍使用的“升丹”、“降丹”，正是葛洪在炼丹中所获得的产物。公元六、七世纪，葛洪的炼丹术传到了西欧，成了制药化学发展的基石。英国科学史家李约瑟云：“整个化学最重要的根源之一（即使不是唯一最重要的根源），是地地道道从中国传出去的。”当然，葛洪也属于“整个化学最重要的根源之一”的化学家了。

葛洪还著有《肘后救卒方》，又称《肘后备急方》，简称《肘后方》（公元341年）。记载了他对多种疾病的观察、研究及辨证论治方法。尤其是对多种传染病，如沙虱病（即恙虫病，又称东方立克次氏体病）、天花、肺结核、狂犬病等，从发病证候到传染途径，从寻找病源到防治方法，都有深刻的认识，探讨得十分详细。早在1600多年前，没有显微镜的情况下，靠宏观观察与论证，取得如此卓越的成就，后人尊称他为“传染病学专家”，一点也不过分。

《刘涓子鬼遗方》（公元495～499年）为南齐龚庆宣所著。全书共五卷，是现存最早的中医皮肤外科学专著。内容主要包括外伤、痈疽、湿疹、疥癣等的治疗。在对疔疮痈疽走黄引起的脓毒血症的早期治疗，对外伤性肠脱出的治疗与护理，对切口引流的部位以及消毒手术等方面，有其独到之处。

《雷公炮炙论》（公元588年）成书于南朝刘宋时，为制药大师雷敩所著。它是我国最早的制药学专著。中药通过加工炮制能够明显地提高医药效果，故制药技术的提高与医药学的发展密切相关。该书为膏、丹、丸、散、酒等传统制剂工艺树立了规范，为后世制药学的发展打下了良好的基础。

《诸病源候论》（公元610年）为隋代名医巢元方所著，它是中医学第一部研究病因病机理论和临床证候学的专著。对疾病的证候分类相当详细，多达1720论，在古今中外，实属罕见。

唐代是一个祖国医药学兴旺发达的历史时期。国家设立的太医署已发展成为规模较大，组织比较完备的医药学校和附设医院。由署令丞掌管，下有博士、助教、医师、针师、按摩、咒禁师、药园师、医工、医生、药园生等工学人员达三百余人。太医署分为医疗和药剂两大部分，医部设医科、针灸科、按摩科、咒禁科等四科，医科再分为体疗、疮肿、少小、耳目口齿、角法等科。各科都有不同的修业年限，并有统一的考试办法。开设这样规模的医药学校，在世界医学史上是空前的首创，较之欧洲最早的医药学校还要早几百年。当时的中国医药已成为亚洲的医药中心，并对世界医药产生了巨大的影响，故中医被尊称为“唐医”，中药被尊称为“唐药”。公元541～693年，朝鲜设置博士教授中国医学。公元608年，日本派遣很多留学生到中国来学习医学，并带回不少中国的医药典籍。

唐代高僧鉴真（公元688～763年）应邀赴日本传授中国医药技术和律法，坐风帆东渡，历经六次磨难，最终于天宝十三年（公元754）年到达日本的唐招提寺。据日本医学史记载：“日本古代名医虽多，得祀像者仅鉴真与田代三喜二人而已。”日本汉药店出售的药袋上，曾长时间印着鉴真的画像，以示纪念。近代在鉴真东渡事迹陈列室，还有一张印有“鉴真过海大师”肖像的药袋和写有“开山鉴真和尚传方奇效丸”处方及“奇效丸”的药袋。日本人民尊称他为“药王”、“医药始祖”、“过海大师”、“日本神农”。为纪念鉴真逝世1200周年，1962年我国著名学者，诗人郭沫若曾赋诗赞道：“鉴真盲目航东海，一片精诚照太清；舍己为人传道艺，唐风洋溢奈良城”，讴歌这位传布中医药学使者的高尚精神。1980年初夏，拥有1200多年历史的鉴真大师像，由日本的森本长老等人护送回中国探亲，为中日文化交流点燃了一盏佛殿前灿烂的明灯，象征着中国传统医药学的光芒四射，照亮了美丽的东方，造福于全球人民。

《千金方》为唐代伟大的医药学家孙思邈（公元581～682年）所著。它是唐代以前医药成就的系统总结，也是我国现存最早的医学类书。对研究祖国医药学的发展有着重要的参考价值，确实是“千金难买”。该书分为《千金要方》和《千金翼方》两大部分。

《千金要方》（公元652年）全名为《备急千金要方》，一般称为《千金要方》，共三十卷，分为医学总论、妇人、少小婴儒、七窍、诸风、脚气、伤寒、内脏、痈疽、解毒、备急、诸方、食治、平脉、针灸等，共计二百三十二门，收方五千三百首，内容十分丰富。它有几个突出的特点：其一、重视急证：原书名冠以“备急”二字，就是应急，对付急证、急病之意。所载方药，亦以应急方为主，故称为“备急诸方”。其二、首创“复方”：张仲景著《伤寒杂病论》的体例是一病用一方，强调针对性、正确性。而孙思邈则把“经方”灵活变通，有时用二、三个“经方”合成一“复方”，以增强协同治疗效果；有时则把一个“经方”分成几个“单方”，以分别治疗不同的疾病。为后世形成“同病异治”与“异病同治”的理论打下了良好的基础。这是孙真人在医学理论上的重大建树。其三、收集医药资料广大：《伤寒》、《金匮》载方总数为374首，而《千金要方》已载方5300首，《千金翼方》载药物八百余种，可见古代方药发展相当之快，医药资料收集十分广博。其四、具有时代先进性：《千金方》汇集了许多卓有成效的古法，如用昆布、海藻、鹿与羊的甲状腺内服，治疗瘿肿（甲状腺肿），药物均含有丰富的碘质，故效果特佳。用单味大量槟榔驱治绦虫，因槟榔具有泻下通便作用，故排虫率、杀虫率均较高，直至近代仍沿用该法。孙真人使用中医中药，如防己、细辛、犀角、蓖麻叶、蜀椒、防风、吴茱萸等药防治脚气病，据现代药理分析，这些药物均含有较丰富的维生素B_1；用楮树皮（谷皮）煮汤调粥预防脚气，该药膳亦含有多量维生素B_1。这种防治相结合的优效方案，对于脚气病现代防治来说，也是先进的。据史料记载，欧洲于公元1642年开始对脚气病作研究，而孙思邈于公元600年左右已详加论述，并掌握正确的防治方法，比欧洲早了整整1000年。开创了中医药膳可以防病治病的历史。

《千金翼方》（公元682年）为《千金要方》的补编，全书共三十卷，内容亦很丰富。“要方”与“翼方”密切配合，相辅相成，相得益彰，实有比翼双飞的美意。

总之，《千金方》对后世影响很大，宋代郭恩在《千金宝要》中高度评价《千金方》云：“世皆知此书为医经之宝”。林亿为《千金翼方》作序称道：“唐世孙思邈出，诚一代之良医也”。清代名医徐大椿在《医学源流论》中赞云：“用意之奇，用药之功，亦自成一家，有不可磨灭之处”。《历代名医图赞》称道：“唐孙真人，方药绝伦，扶危拯弱，应效如神”。孙思邈对医药领域贡献很大，曾受唐朝皇帝御封为“真人”。他高寿102岁，人们尊称其为“药王”。陕西耀县人民给他修庙立碑，将把他隐居过的“五台山”改名为“药王山”，山上至今保留着许多关于孙真人的古迹，如“药王庙”、“拜真台”、“太玄洞”、“千金保要碑”、“洗药池”等。公元1962年，我国发行古代科学家纪念邮票，其中便有闻名世界的唐代医药学家孙思邈像。《千金方》传到朝鲜、日本等国，深受人们欢迎，并对朝鲜的东医和日本的汉医产生了深远的影响。

《新修本草》（公元659年）是唐代朝廷组织苏敬等人编著的，为政府颁行的第一部药典。共收载药物844种，详细介绍性味、产地、效用等。包括药图、图经、本草共三部分内容。它亦是世界上最早的由国家制定颁行的药典。

《外台秘要》（公元752年），是唐代一部医学文献汇编大全，由医学文献整理大师王焘（公元670~755年）所著。全书共四十卷，核实为1048门（原编1104门），载方

6000余首。每个门类先论后方，井井有条。尤其是他对每论每方所引的资料，都清楚地注明出处或原著的书名及卷数，使“后之学者，皆知所出”。首创了在医学文献整理上，引文必须详细注明的规矩，防止乱引乱抄，以讹传讹的出现。此一创举，不论对传统医药学，还是现代医药学的健康发展均作出了一定的贡献，将永载世界医药学发展的史册。

《外台秘要》汇编与综述的医学资料，不仅具有广博性，而且具有先进性。该书在全面论述眼病“白内障”的临床表现的基础上，重点论述了先天性白内障和外伤性白内障，系统介绍了“金针拨障术”此一古代独特的医疗手术。解放后，这一技术被从宝库中发掘出来，发展成为“针拨套出术”，现已属于我国中西医结合眼科成果之一。该书记载用竹片夹板固定处理骨折的方法，解放后发展成为小夹板固定，动静结合治疗四肢骨折的优良方法，体现出祖国医学的特色，被广泛推广使用。书中还记载了运用常山，蜀漆等治疗疟疾；羊肝，牛肝治疗夜盲症；昆布、海藻等治疗瘿肿（甲状腺肿）。《外台秘要》对国外亦有较大的影响，如朝鲜的《医方类聚》，日本的《医心方》等书多参考了《外台秘要》的资料。表明该书是古代医学文献资料的巨大宝库。

《经效产宝》（公元847年）为唐代医家昝殷所著，是我国现存最早的产科学专著。全书共三卷，分论妊娠、临产、产后三个时期的疾病、治法和处方。附续编一卷，为周颋传授济急方，李师圣、郭稽中产论并附方，产后十八论并附方，它比最早的妇科学专著《妇人良方大全》（公元1237年）问世早约四百年，说明古人对直接关系着民族繁衍的产科学的重视。

自宋代开始，由于活字印刷术的发明，大批科技医药书籍得以刊印和流传，为祖国医药学的发展、普及和提高创造了更佳的条件。公元1057年，宋朝正式设立“校正医书局”，对经典著作进行重新修订、校正、刊印；刊印出版许多大型的方药书籍。其中有代表性的包括王怀隐的《太平圣惠方》（公元992年）、陈师文等的《太平惠民和剂局方》（公元1151年）、许叔微的《普济本事方》（约公元1132年）、严用和的《济生方》（公元1253年）等。

北宋尚药奉御王惟一于公元1027年铸成针灸铜人。依照十四经脉的分布，确定了全身的穴位。这是世界上最早的医学模型和直观教学工具。表明祖国医学的针灸学科已经从临床向科研、教学领域发展，达到了较高的学术水平。

《小儿药证直诀》（公元1114年），又名《小儿药证真诀》，是我国现存最早最系统的儿科学专著。为宋代著名儿科专家钱乙（公元1032～1113年）所著。古代医家把小儿科称为哑科，形容诊治小儿病最难。该书对小儿的解剖、生理、病理特点作了精辟的论述，对诊断与治疗作了具体的阐明。尤其对麻疹、水痘、惊风、疳积等四大证及吐泻、百日咳等病的辨证论治最为精确。最早记载了“麻疹辨认法”及“天花水痘鉴别法”，还创立了我国最早的儿科病历。它亦是世界上最早问世的儿科学专著，考察欧洲医学，直到十五世纪末年，才有儿科学专著问世，比我国晚了几百年。

《妇人良方大全》（公元1237年），是我国第一部比较完整的妇产学科专著，为宋代名医陈自明（公元1190～1270年）编著。该书共二十四卷，分为八门：前三门论调经、众疾、求嗣，属妇科；后五门论胎教、候胎、妊娠、产难、产后，属产科。对胎、产、经、带四大证均有精辟的论述。尤其对胎儿形成、发育、孕期疾病、分娩和产后护理等，论述极为详细。门下设论，每门列举数十证，计有260余论，论后附方，理法方药连贯一致。对妊娠用药的研究较为深入，陈自明还编写“孕妇禁忌歌”便于记忆，后世受益非浅。正如《四库全书提要》评价云：“自明采摭诸家，提纲挈领，于妇科证治，详悉无遗。”自宋代起，妇产科正式成为专门学科。

《外科精要》（公元1263年）为陈自明晚年之杰作，专门研讨痈疽疮疡之类的外科病证，促进中医外科走上专业化之路，对后世影响很大。后世医家朱丹溪的《外科精要发掘》，熊宗立的《外科精要附遗》，薛己的《校注外科精要》，一脉相承，百花争艳。

《洗冤集录》（公元1247年）简称《洗冤录》，是一部名震中外的法医学专著，为宋代著名的循吏（即清官）宋慈（公元1186~1249年）所著。它亦是全世界最早的法医学专著，比外国最早的法医学著作，即公元1602年意大利出版，由菲德里所编的法医学著作要早三百五十多年。宋慈既为良相，又为良医，谱写了法医学史上光辉灿烂的篇章，作出了史无前例的贡献。当时，法吏部门将该书“奉之为金圭玉皋，鞫狱之指南，辨冤之左券”，将其作为处理死伤案件的法典和依据。对后世更产生了深远的影响，元、明、清三代的法医学著作，大都以《洗冤集录》为蓝本，如元代医家王与的《无冤录》，明代医家王肯堂的《洗冤录笺释》，清代医家曾慎斋的《洗冤汇编》，王又愧的《洗冤录集证》，瞿中溶的《洗冤录辨正》，沈家本的《补洗冤录》等。

《洗冤集录》着重介绍了人体解剖、尸体检验、现场检验、各种机械性死伤原因的鉴定和各种解毒、急救的方法。内容丰富，材料充实，论说简明，分析透彻。书中多处运用了光学、力学、化学的原理，既切合实际应用，又具有较高的科研价值。公元1862年，该书被译成荷兰文；1908年又译成法文；后又译成德文；还译成朝鲜文、日文、英文、俄文等近十种版本，成为世界法医学的楷模。

《四库全书提要》云：“儒之门户分于宋，医之门户分于金元”。到了金元时期，中医出现了“四大家”医学流派，即刘完素，张子和，李东垣、朱丹溪学术争鸣的局面。

金元四大家之首“主火学派”的代表医家刘完素（公元1110~1200年）字守真，河间县人，故又名刘河间。学术上以提倡“火热论”著称，善用寒凉方药，故又称“寒凉派”的创始人。著有《素问玄机原病式》（公元1188年）和《素问病机气易保命集》（公元1186年）。还有《素问要旨论》、《伤寒直格》、《伤寒标本心法类萃》、《三消论》、《宣明论方》等。他对《内经》、《伤寒》研究颇深，提出“六气皆能火化”及“五志过极皆能生火”之说，突出火为病邪的观点，为后世《温病学》脱胎于《伤寒论》而形成一个新的学科打下了良好的基础。他对《内经》运气学说的研究及应用特别重视，积极倡导。所谓运气，即指五运与六气，天有六气（风、寒、暑、湿、燥、火），地有五运（水、火、土、金、木）。具体应用十干（甲、乙、丙、丁、戊、己、庚、辛、壬、癸）配五运，应用十二支（子、丑、寅、卯、辰、巳、午、未、申、酉、戌、亥）对六气，用纪年的干支推定岁气，上半年的气候特点谓之“司天”，下半年谓之“在泉”。再由岁气推定应得的疾病，再定以施治的方法。这种理论在古代受到推崇，尤其是运用推断与气候变化密切相关的外感性疾病。而内伤性疾病以及其它受岁气影响较少的常见病，则应用较少。由于推理复杂，临床上难以掌握，解放后的医著，已很少推广介绍之。

刘河间不但医理精深，而且临床经验丰富，“活人甚广”，以“神医”名扬一时。皇帝赐予“高尚先生”之称号。《河间府志》把他与扁鹊并列云：“郑之有扁鹊，河间之有刘守真，……皆精于歧黄者。”他编著了不少通俗实用的医书流传民间，老百姓往往皆

“置一本”，作为防病治病的指南。其用药大多简便价廉，少用珍奇贵重之品，深受民间的赞扬与爱戴。

张子和（公元1156～1228年），名从政，字戴人，为金元四大家之一。他曾在军旅中当医生，一度被召为太医。精通医理，医术高超。在学术上提倡治病以攻邪为主，认为邪去才能正安。攻邪偏重于汗、吐、下三法，尤喜运用峻烈的泻剂与吐剂，后世称他为“攻下派”的代表人物。《儒门事亲》（约公元1228年）是他的代表作。他的理论依据源于《内经》，“其高者，因而越之；其下者，引而竭之；中满者，泻之于内。”具体来说，凡是风寒、风热等外邪所引发之疾病，邪在皮肤腠理之间者，可用汗法；凡是风痰宿食所发之疾，邪在胸膈或上脘者，可用吐法；凡寒湿痼冷或实热下焦者，可用下法。从下、从上、从汗孔等将病邪排出体外。把生理病理变化与解剖通路相互结合，理论切合实际的论点是正确的。在辨证准确的基础上，大胆运用三法以驱邪，可达到“屡用屡验，以至不疑”的境界。“然余亦未尝以此之法，遂弃众法，各相其病之所宜而用之。”张氏既重视并擅长运用三法，而又不排斥其它治疗方法，“以医闻于世”，享有“神医”之称。

李东垣（公元1180～1251年）名李杲，字明之。他主张“人以胃土为本”，认为“百病皆由脾（胰）胃衰而生。”治病善用温补脾（胰）胃之法，后世称之为“补土派”的创始人。他提出“内伤学说”，论据是：其一，战乱频繁，人民流离失所，造成重大精神情志刺激；其二，饥饱失常，脾（胰）胃损伤，导致中气不足；其三，疲劳过度，全身乏力，导致抗病能力下降。三者结合，内伤发病。他的代表著作《脾胃论》（公元1249年），提出重视“后天之本”，是理论与临床实践相结合的具体总结。其理论依据亦源于《内经》，“人以水谷为本，故人绝水谷则死。”（《素问·平人气象论》）；“有胃气则生，无胃气则死”（《灵枢·本神篇》）。他所创制的名方“补中益气汤”，组方严谨，配伍合理，用药精炼，疗效甚佳，流芳百世，沿用至今。现代医界对中医“脾（胰）胃学说”的研究十分重视，均与“补土派”宗师李东垣所作的贡献密切相关。他还著有《内外伤辨惑论》、《兰室秘藏》、《医学发明》等书，论理精深，经验丰富。明代诸位医药名家，如李时珍、王肯堂、张景岳等对李东垣大师皆给予较高的评价，尊称他为“医中王道”。

朱丹溪（公元1281～1358年），名震亨，字彦修，是继刘、张、李之后的金元四大家之一。他在学术上提倡“阳常有余，阴不足论”和“相火论”。善用滋阴降火方药名震中外。后世尊称其为“滋阴派”的代表人物。代表作是《格致余论》（公元1347年）和《局方发挥》，还有《丹溪心法》、《外科精要发挥》、《本草衍义补遗》等。他所制订的代表方剂“大补阴丸”，在临床上确具有清泻相火，保养阴精之功效，至今仍属滋阴填精之有效名方。“阴常不足”（阴虚）造成相火内动而产生虚火，虚火内炽出现“阴虚火旺”之证，熄灭虚火不宜直用寒凉之剂，必须运用滋阴、养阴、填阴、保阴之品，才能达到滋阴降火、阴平阳秘的目的。朱丹溪的学说理论高深，在国内外均产生了深远的影响。日本医家曾成立“丹溪学社”，专门研究朱氏学说。明代医家方广评价云：“求其可以为万世法者，张长沙外感，李东垣内伤，刘河间热证，朱丹溪杂病，数者而已。然而丹溪实又贯通乎诸君子，尤号集医道之大成者也。”朱丹溪医术高明，治病往往一帖药就见效，故人们尊称他为“朱一帖”、“朱半仙”、“丹溪翁”。

《世医得效方》（公元1337年）为元代医家危亦林所著。将五世所积累的医方和经验心得，编次成书，分为大小方脉、风科、眼科、口齿、咽喉、正骨、金镞、疮肿、针灸等科。书中记载了麻醉药的使用及脊柱骨折悬吊复位术，这在伤科史上是个突出的创举。至英国人达维氏提出此法，比我国晚了六百多年。

《普济方》（公元1406年）为明代朱橚等撰写。载方61700余首，是我国历代以来载方最多的一部方书，共有1960论，分2175类，立778法，附239图。方药发展到明朝，达到了巅峰。

《本草纲目》（公元1578年）为明代医药学家李时珍（公元1518～1593年）编著。该书共五十二卷，约一百万字，收载药物1892种，新增药物374种，附有药图1000余幅，详细阐述药物的性味、主治、用药法则、产地、形态、采集、炮制、方剂配伍法则等内容，并载附方10000余首。该书系统总结了十六世纪以前我国医药学丰富的学术经验，使"本草之学始称集大成，"成为我国药物学的空前巨著，是我国医药学宝库中一份极为珍贵的遗产。亦是世界医药学和植物学划时代的重大著作。李时珍历经二十七年的艰苦调查，核实考证，亲身试验，深入观察，追根究底而写成。该书内容广博，纠正了前人的不少错误，在动物、植物分类学方面有突出的成就。并对生物学、化学、矿物学、地质学，天文学等有关学科也作出了一定的贡献。该书已有四十多种版本，先后被译成朝鲜文、日文、拉丁文，英文、法文、德文等多种文字。世界著名生物学家达尔文称赞它是"中国古代的百科全书"。日本《药用植物》一书赞扬《本草纲目》是"流传至今最著名的中国医药学名著。"李时珍赢得世界人民的崇敬，被列入世界科学伟人的行列。《本草纲目》对世界各国的药物学和植物学发展，产生了深远的影响。

李时珍，字东璧，号濒湖，湖北蕲春县人，家族世代业医。二十三岁开始学医时，曾向父亲表示决心："身如逆流船，心比铁石坚。望父全儿志，至死不怕难。"这种知难而进的精神激励着他虚心向学，日夜攻读，十几年间读了大量古典医籍，复经临床锻炼，医业大有长进。三十八岁被召进楚王府任"奉祠正"兼管良医所事务。三年后，又被推荐上京任太医院判，有机会阅览更多经典医著及历史、地理、文学诗词歌赋，为他撰写《本草纲目》积累了丰硕的素材。李时珍在医学理论方面研究颇深，如对脏腑功能的探讨，在《本草纲目》中提出"脑为元神之府"的新说，敢于纠正"心主神明"之旧说。他还著有《濒湖脉学》一书（公元1564年），系统论述二十七种脉象的体状、相类、主病意义等，并写成七言歌诀，便于诵读记忆。总之，李时珍对祖国医药学作出了空前巨大的贡献，是一位医德高尚，名震中外的伟大医药学家。

《针灸大成》（公元1601年）为明代医家杨继洲所著。共十卷，包括针灸理论、治法、经络、俞穴等内容，它总结了明代以前针灸学所取得的成就。如临床使用的针灸穴位数，从《内经》的365穴位，到《针灸甲乙经》的649穴位，再到《铜人针灸输穴图经》的657穴位，至《十四经发挥》亦是657穴位，发展到《针灸大成》达到667总穴位，至此增加了一倍。

《外科正宗》（公元1617年）为明代医家陈实功（公元1555～1636年）所著。共四卷，论述疾病百余种，每病分列病理、症状、诊断、治法、成败病案，最后列选方剂。书中记载了截肢术、气管缝合术、鼻息肉摘除术、咽喉和食管内铁针取出术、下颌骨脱臼整复术、死骨剔除术、痔瘘手术等。对外科学的发展有较大的贡献。

明代兴起对命门学说的探讨与争鸣，导致"补肾学派"的形成与发展。治病均以温补元气为主，故又称为"温肾派"。其代表人物是张景岳、赵献可等医家。他们对肾及命门的解剖部位和生理功能研究较为深入，在学术上给予后世很大的启示。张景岳的《类经附翼·真阴论》云："命门之火，为之元气；命门之水，谓之元精。"把元气（元阳）与元精（元阴）确认为人体生命活动之根本。这种重视肾与命门的理论，对临床施治具有重要的指导意义。

张景岳，名介宾，字会卿（公元1563~1640年），在学术上提出"阴常不足，阳本无余"以及"人体虚多实少"的论点，治病主张"攻邪先必扶正"。他善用补益真阴元阳之法治病，由于处方中惯用熟地且效果佳，故人们称他为"张熟地"。在《景岳全书》（公元1624年）中，他将传统名方六味地黄丸与附桂八味丸（肾气丸）分别化裁，去掉三泻，增加补肾填精之品，制订出左归丸与右归丸，左归饮与右归饮，形成一系列治疗命门元阴亏损与元阳衰微的优效良方。他悉心研究《内经》，花费了三十年时间，撰写数十万言之巨著《类经》（公元1624年）。将经文重新分类，分为摄生、阴阳、脏象、脉色、经络、标本、气味、论治、疾病、针刺、运气、会通等十二类，共390条，汇分三十二卷。还附有《类经图翼》十五卷，以佐诠释。达到"条理分、纲目举、晦者明、隐者见"的境界，是一部全面整理与诠释《内经》的著作。后世尊称他为"学术中杰士"、"温补派的宗师"。

《医宗必读》（公元1637年），为明代名医李中梓所著。该书明确地把肾与脾（胰）的脏腑功能特点，概括为"肾为先天之本，脾（胰）为后天之本"。执简驭繁，重点突出，抓住本质，总结全面。此举深受后世称赞，对后世医家影响颇深。

《内经知要》（公元1642年）一书亦为名医李中梓所编著。该书仅二卷，选择《素问》、《灵枢》经典中精华的原文，分为道生、阴阳、色诊、脉诊、经络、治则和病能等八类，注解简明。此书深得《内经》要旨、原理，内容精当，备受后世医家所推崇。近代学习《内经》，初学者或进行短期医学经典培训者常采用此书为蓝本。

《瘟疫论》（公元1642年），又称《温疫论》，是祖国医学第一部论述急性传染病的专著，为明代疫病学专家吴有性所著。十七世纪中叶，江浙冀鲁一带疫病大流行，死人甚多。吴有性不顾个人安危，亲自深入疫区，扑灭疫情，经过长时间的观察、比较、验证，"科研开始于观察"，探索出疫病的病源特征、传染途径、发病规律、防治方法，并总结成书，以教导后人。《瘟疫论》云："夫瘟疫之为病，非风非寒，非暑非湿，乃天地间别有一个异气所感。"又云："疫者，感天地之疠气，此气之来，无论老少强弱，……触之即病，邪从口鼻而入。"这种疫邪异气，既"无象可见"又"无声无臭"，"其来无时，其着无方"。在没有显微镜的时代，能够探知发现新的传染源及呼吸道传染的途径，确是难能可贵。他进一步对疫病详加辨证，总结出"九传"的治疫大法，并纳入急症的范畴，主张"急症急攻"，"数日之法，一日行之"，建立系统的辨证论治纲领，创立了完整的"瘟疫学说"。

吴有性通过对疫病的广泛临床验证，发现"异气"有多种多样，各有差异，只有某一种特定的异气，才引起相应的疾病。他认为"为病种种"，"气之不一"，"众人触之者，各随其气而为诸病焉"。提出"一病一气"之说，即是说每一种疫病，都有它特定的一种异气（疫邪，传染源）。这个论点对后世传染病学的发展提供了重要的启示。在众多传染病中，每种传染病（疫病）都可以找到一种特定的传染源（异气，属疫邪）。此一论点形成规律，并为现代医学所接受，启发了现代的传染病学思想。吴有性在宏观医学领域，对急性传染病的防治作出了巨大的贡献，实开世界传染病学史之先河。

对于急性烈性传染病，我国古代较早开展防治。据史料记载，唐代已经开始采用隔离法治疗麻风病，建立专门收治的“疠人坊”，规定在此范围内居住并治疗。公元十一世纪初，就应用“人痘接种法”预防天花；十六世纪已有《种痘新书》问世；十七世纪人痘接种法已传到国外，其医学原理的启示超越国界，成为近代人工免疫法的先驱。

《温病学》是研究四时温病的发生，发展规律及其诊治方法的一门临床学科。其理论源于《伤寒论》，形成于明清时期。温病学派的形成，以金元刘完素的“火热论”为先导。一脉以宋代庞安常的天行温病说为开端，至明代吴有性的《瘟疫论》问世，标志其达到高峰，属于具有强烈传染性的温病范畴。戴天章传吴氏之学，对瘟疫之辨证益加发挥，并立汗、下、清、和、补治疗五法。至余霖著《疫疹一得》，诊治疫疹却有心得。特别是制订出重用石膏的名方“清瘟败毒饮”，抗瘟疫之效果甚佳，倍受后世称赞，沿用至今。另一脉属于外感性而不具有传染性的温病，发展至清代达到高峰。温病大师叶天士著《温热病篇》（约公元 1746 年），首先提出“温邪上受，首先犯肺，逆传心包”的病机说，并创立了“卫气营血”四阶段辨证论治纲领。由表及里，从轻至重，其治疗大法“在卫汗之可也，到气才可清气，入营犹可透热转气，……入血则恐耗血动血，直须凉血散血。”简明扼要，规律性强，对后人颇有启发。名医薛生白著《湿热病篇》，对湿热病证的研究甚为深入，见解独特。名医吴鞠通著《温病条辨》（公元 1798 年），并创立了“三焦辨证”的传变规律及论治方法。该书由上至下，层次分明，逐条分辨，方药完备。名医王孟英著《湿热经纬》（公元 1852 年），他结合自己丰富的临床经验进行温病证治综述，纵横说理，水平颇高，并提出了温病应分为“新感与伏气”两大类辨证论治的新见解。经叶、薛、吴、王等“温病四大家”的发扬，温病学说的发展，达到了新的巅峰。

汇通学派是明清时期出现的一个新的医学流派。它吸取西方医学与祖国医学汇聚而沟通之义，促进医学向前发展。西洋医学传入我国，约始于明·万历年间（公元 1573 ~ 1619 年），后来解剖学、生理学、病理学、治疗学，药物学等逐渐传入国内，尽管当时的西方医学属于欧洲上古时期的医学水平，但与祖国医学相比，仍为逊色，其影响不大。不少医家乐于接受西方医学知识，以彼之长，补我之不足，不分畛域，择善而从，因而形成了汇通学派。代表医家有汪昂、赵学敏、王学权、王清任、陈定泰、王宏瀚、朱沛文、唐宗海、张锡纯等。或汲取其脑说之新，或取其脏腑内景测绘图象之逼真，或取其制药之巧妙。有从基础理论汇通，有以临床验证为准绳，有从中西药物的综合运用而归结。他们胸襟开阔，各取所长，提倡新说，大胆实践。但由于历史条件及智力所限，虽汇而未能通。尽管如此，他们为祖国医学向中西合璧的道路发展，做了有益的尝试，打破了“以经解经”的观念，树立了中国医学发展的新风范。汇通学派诸家在中国医药学发展史上是有一定贡献的。

清代名医王清任著《医林改错》（公元 1830 年）。他非常重视解剖学知识，对传统观念大胆革新，提出：“著书不明脏腑，岂不是痴人说梦；治病不明脏腑，何异于盲子夜行！”亲身到荒郊义冢验证尸体解剖，不怕脏，不怕臭，不畏人言。取得实践资料，绘制成“改正脏腑图”。为探求医学真理，忘我工作，精神可嘉！在“脑髓说”中，大胆论证“灵机记性不在心，在脑。”更新旧的观点是促进医学理论向前发展的先决条件。王氏对生理功能与解剖实体的一致性具有深入的体会。王清任还是中医界进行动物解剖实验研究的第一人。

王清任又是近代活血化瘀学说的奠基人。在理论上，他重点阐明了补气与活血化瘀之间相辅相成的关系。主张分辨瘀血的不同部位给予针对性的治疗。创立了十几个活血祛瘀方剂，如创通窍活血汤治疗头面、四肢、周身的血瘀证；血府逐瘀汤治疗胸中血瘀证；膈下逐瘀汤治疗肚腹血瘀证……又创立补阳还五汤、黄芪赤风汤、急救回阳汤等十多个方剂，在活血化瘀的基础上，重用黄芪，加大补气力量以行血活血，达到去瘀生新之功效。配伍独特，疗效甚佳，成为后世诊疗瘀血疾患的证治准绳。王清任不愧是个医德高尚，在医理研究和临床实践上都获得重大成就的医学家。

民国时期，中医学发展缓慢，遇到历史上最大的挫折。这和当时我国陷入半封建半殖民地的局势密切相关。当局者崇洋媚外，重视西方医学的发展，视中医药学为封建旧医，不但不加重视，反而意欲废止，加以消灭。1929 年，民国当局曾明令取缔中医中药，给其扣上“不科学”的帽子，抛出赤裸裸的罪恶措施。这一罪恶措举，又把西医与中医引入对立，互相排斥的歧途。中医药学面临雪上加霜的绝境。在全国人民和广大中医药人士的奋起反抗下，后来当局者不得不收回成命，但把公开取缔转变为逐步消灭，放任自流，而种种扼杀政策已严重阻碍了祖国医学的发展。

中国具有两种模式的医药学是件好事，是世界医药科学的优势，对人民健康和民族繁衍来说，是值得骄傲的双保险。但问题的关键是，西医与中医是互相团结，互相汇通，互相结合，共同提高，共同发展，还是互相对立，互相排斥，互相诋毁，互相削弱。民国当政者，执行反动政策，妄图以西方医药学代替我国的传统医药学，造成中、西医两支队伍互相攻击，互相倾轧，出现同行如敌国现象，实质便是利用西医消灭中医。当时，西医界中的败类余云岫之流，写出《灵素商兑》十篇，大肆诋毁中医药学，重点攻击《内经》，妄图通过攻破中医药学的理论核心（中坚）而达到全盘否定中医药学理论体系。

在强权压制和大肆攻击与排斥下，中医药发展何去何从?！中医界里相应出现了主张改进中医药理论与中医科学化的倡导者。持改进说的代表医家是恽铁樵，而科学化的倡导者是陆彭年。改进说的论点有三：其一，认为古医书的医理晦涩难懂，须将其诠释明白，使尽人可喻。其二，不同意中央国医馆取消中医病名而以西医病名代替。并起草了“统一当以中名为主”的四点意见书。这在当时大肆反对中医的环境下，不仅是维护中医学术的需要，更重要的是具有维护中医地位的政治意义。其三，改进中医理论，但《内经》不能废除。这是针对余云岫之流对中医理论体系的中坚《内经》的攻击，而横眉冷对写出的《群经见智录》，重点论证《内经》确有精义。

陆彭年同样反对余云岫之流对中医的诋毁与攻击，认为中医治病不仅有效，而且确实有超过西医之处。提出“担任国医科学化之工作者，须有国医旧说根底，且需通晓普通科学，不然即无从化起。”这个见解正确。但其科学化的方法是以现代医学知识为主体，借以解释祖国医学，能解说者，即以现代医学代替之；不能解说者，则据现代医学而否定之。一句话，即以西医来解释中医，一切以西医为准。这样“科学化”，必然导致重西轻中，实质便是否定中医的科学性，只是表面上喊出“科学化”的口号而已。论科学，辩是非，不能看表面口号，要看实质。

解放后，在中国共产党的领导下，百业兴旺，科技兴国，医药卫生事业迅速发展，祖国医药学像枯木逢春，劫后复苏。党提出团结中西医和继承发扬祖国医药学文化遗产的政策，中西医加强了团结。各级政府特别重视对祖国医药学的扶持与发展，遵循《宪法》所作的“发展我国传统医药”的根本性规定，1954年后，全国掀起学习祖国医药学的热潮，国家成立中医研究院，全国各地纷纷成立中医医院，联合诊所。1956年，周恩来总理亲自指示在祖国东西南北成立第一批中医学院（北，在北京；南，在广州；东，在上海；西，在成都），史无前例地把中医药教育提高到大学本科水平。1958年，南京中医学院编著《中医学概论》问世，标志着中医药学理论体系在学术医坛上重新被确认，遵循主席的批示：“中国医药学是一个伟大的宝库，应当努力发掘，加以提高。”每一个省（自治区）都成立了中医学院、中医医院和中医药研究机构。大力培养中医药人材，广泛开展临床实践和科学研究，十几年间，祖国医药学从医理到临床，从科研到教学，都出现欣欣向荣的崭新局面，朝气蓬勃，硕果累累。至七十年代，中西医结合工作进一步展开，全国掀起西医学习中医热潮，“西中班”、“高研班”如雨后春笋，四处出现。全国各地出现大批既懂西医又懂中医的医技工作者，医学领域出现中医、西医、中西结合医三支队伍并存的新局面。为加强对中医药事业的管理和领导，1986年国家成立了“中医药管理局”，全面负责中医药事业的各项工作，以促进祖国医药学在临床、教学、科研、中西医结合等方面取得更加卓越的成就。

中国医药学取得丰硕的成果，对世界医药学产生了巨大的影响，尤其是中医针灸疗法的神奇效果及针刺麻醉的成功，轰动了世界许多国家的医学界，不少国家都派学员来华考察、观摩、留学、培训、合作研究，学术交流广泛。针灸疗法走向世界。而经络的本质到底是什么？这个课题已引起许多国家医学界的关注，被作为世界传统医学的重点项目加以研究。

进入八十年代，中国医药学取得的成果更多。如中医中药对肿瘤及免疫缺陷性疾病、心脑血管病、病毒性疾病、糖尿病等内分泌疾病的神奇治疗，对肾病、肝病、肺病、胃病、胆病的特效治疗，以及对许多奇难杂症的治疗，效果甚佳。这引起了世界各国的进一步重视，中国医药学已成为世界传统医药学的首席代表。我国有一批中医学院升格为综合性的中医药大学，办学规模更大，学术水平更高。而英、美、澳等西方大国亦重视对中国传统医药学的研究与人材培养，先后成立了“中医学院”，招收西医本科毕业的学士，便于他们高起点深入学习和研究中国医药学。这标志着中国医药学已全面走向世界，造福于全人类。

最近，2004年11月13日，第三届国际传统医药大会在中国首都北京召开，以“传统医药与人类健康”为主题，由世界中医药学会联合主办，中国中医研究院承办，共有33个国家约2000余名专家学者与会，有105篇论文在大会或各论坛进行交流。目前，中医中药已在162各国家或地区得到不同程度的应用，在8个国家获得了法定地位，在9个国家被纳入医疗保险体系。步入新世纪，随着伟大的中华民族全面复兴，具有中西医结合特色的，包括宏观医学与微观医学内容的一部崭新的《创立中国新医学》即将问世。

第二节　中医学理论体系的基本特点

(一) 宏观论证

中国医药学历史悠久，早在二千多年前的战国时期便形成了独特的基本理论体系。《内经》和《黄帝八十一难经》成为后世公认最早最全面的医学经典。从历史唯物主义的观点考察，当时的社会生产力水平不高，科学技术水平有限，医学理论是从医疗实践中总结出来的，不是凭空捏造的，没有显微镜问世，看不到细菌和病毒，只能使用“邪气”来解释。细胞学说未出现，人体的免疫抗病功能未清楚，只能使用“正气”或“卫气”来阐明。气候剧烈变化，常常致人感冒，故直观联系气象特征，多属风、属寒、属热，故总结成为“伤风”，“感冒风寒”，“感冒风热”，不可能分辨到底是细菌感染，还是病毒感染，因此，宏观论证是祖国医学理论体系最重要的基本特点。

在古代，哲学理论与观念，不单对社会科学的创立与发展产生巨大的影响，而且对自然科学的形成与发展也提供了重要的理论工具，起着决定性的支配作用。恩格斯在《自然辩证法》中指出：“不管自然科学家们采取什么样的态度，他们总还是在哲学的支配之下。”中国医药学和其它自然科学一样，都不同程度受到哲学观念的支配和影响。中医药学直接引用了气一元论、阴阳说、五行说、天人一体观、对立统一观、动态平衡观等，以阐明中医药学理论的唯物论与辨证法观点。运用当代盛行的系统论、控制论、信息论的方法，揭示了中医药学的科学性。

纵观整个中医药学理论体系，处处充满唯物论与辩证法思想，如阴阳学说、五行学说、脏象学说、精神气血学说、经络学说、宏观病因学说、预防养生学说等。在临床医学上，如诊断、治疗、药物等方面，都显示出不少唯物辨证法的特点。至于方法论方面，中医药学理论使用了比类取象法、科学抽象法、假说与验证法、朴素的控制论、朴素的系统论等。内容十分丰富，下面介绍几个重要的唯物观。

1. 气化物质观

唯物论认为，气是构成物质世界的本原。气的含义一般有两种：一是指天地间最基本、最微细的物质，称之为“气一元论”；二是指人体生命活动所发挥的功能，称之为“气化功能”。

(1) “气一元论”：所谓“气一元论”，简单地说，就是认为宇宙间，万事万物都是由气构成的。如《素问·生气通天论》云：“天地之间，六合之内，其气九州。”整个自然界，有天气与地气，而天气又分风、寒、暑、湿、燥、火等六气；地气又有金、木、水、火、土等五气。《素问·至真要大论》云：“本乎天者，天之气也；本乎地者，地之气也。天地合气，六节分而万物化生矣”。化生万物，便有动物类、植物类、矿物类、……当然也包括人类在内。《素问·宝命全形论》云：“人生于地，悬命于天，天地合气，命之曰人。”将人看作是物质世界运动、变化、发展到一定阶段的产物。人体本身就是物质，这和《自然辨证法》认为“生命是整个自然的结果”的观点是一致的。《素问·宝命全形论》进一步论述：“天复地载，万物悉备，莫贵于人。人以天地之气生，四时之法成。”人体内部有脏腑之气、营卫之气、精气、神气、真气、原气、正气与邪气等。这都是具有一定物质基础的。例如正气与卫气是指人体的抗病功能和免疫功能，微观可找到血中物质“白细胞”，再细分包括“中性粒细胞、嗜酸细胞、嗜碱细胞、大单核细胞、淋巴细胞”等。邪气是指宏观的气象因素，即风、寒、暑、湿、燥、火等“六淫之气”，微观可以找到细菌、病毒、原虫、病原体等致病物质。归根结底，正气与邪气，都是属于物质。

(2) 气化运动是生命活动的基本特征。

气的运动变化称为“气化”。气化运动一般伴随着物质能量的转换。例如，饮食入胃，经过胃肠的消化吸收，精微的营养物质从“固态”经过“液态”，形成水谷精微，随液态载体输送到脏腑、器官、四肢百骸，再转化为“汽态”（气机功能），成为生命活动的基本能量。因此，气化运动的本质，就是人体内部阴阳消长和转化的矛盾运动，升降出入则是气化运动的基本形式，也是人体进行新陈代谢与自然界进行物质交换的具体表现。例如，人体通过肺脏进行呼吸，吸入自然界的清气内含有精微物质氧分（O_2），氧分随着血液循环周流到全身，营养脏腑、器官、四肢百骸，氧分经过气化，转变为生理活动功能，当功能活动完成之后，氧分消耗掉，转变产生碳气（CO_2），再回流到脏腑，经气管、鼻孔呼出体外。人体通过血液循环及气化转变进行不断的新陈代谢，吐故纳新。所以，没有升降出入，生命活动便要停止。正如《素问·六微旨大论》云：“非出入，则无以生长壮老矣；非升降，则无以生长化收藏。”“出入废，则神机化灭；升降息，则气运孤危。”因此，气化运动与生命活动的关系是：气化运动⟹升降出入⟹新陈代谢⟹生命活动，气化运动时刻关系着人体的生与死。俗话说：“无气的人便是死尸。”

2. 形神结合观

形神学说是中医学宏观哲理之一，是辨证唯物思想观念的体现。所谓形，即形体，指人体的物质结构；所谓神，即神气，精神，是人体生命活动外在表现的总称。形神结合观就是形体与精神紧密结合，不可分离的观念。中医学宏观阐述形与神的关系，实际上便是物质与精神的关系。形体是物质，物质是第一性的（本原）；精神是气化功能的表现，精神是第二性的（派生的）。形体是根本，精神是生命活动和生理功能的体现。有形体才有生命，有生命才有精神思维活动。保持形与神相结合，才能达到享受天年，健康长寿。如《素问·上古天真论》云：“故能形与神俱，而尽终其天年，度百岁乃去。”这种“形与神俱”的观念，在哲理解释是“形乃神之宅，神乃形之主。”无形则神无以附；无神则形不能活。形神结合，形神统一，便是生命存在的主要保证。在中医学理论体系里，形神结合观是讲究摄生，重视疾病预防的主要指导思想，又是临床诊断与治疗疾病的重要理论依据之一。换句话说，形与神离散，标志着机体死亡。

3. 脏腑实体观

祖国医学还有一个比较突出，而过去被忽略被歪曲了的特点，就是脏腑实体观。《内经》不少篇章和节段，十分重视人体解剖学问。正如《灵枢·经水篇》云：“若夫八尺之士，皮肉在此，外可度量切循而得之，其死可解剖而视之。其脏之坚脆，腑之大小，谷之多少，脉之长短，血之清浊，气之多少，十二经之多血少气，与其少血多气，与其皆少气血，皆有大数。”这段著名的经文说明，中医学理论讲究解剖学实体。人活着时，可从体表进行有次序的触摸与测量，获得解剖结果；其人死后，可解剖实体进行内景观察，用手触摸与度量，测知内“脏”质地坚硬与松脆，还要用尺度、竹签、器皿等去测量，才知道“腑”库的大小，受纳水谷的数量，脉管的长短度，血液的黏稠度，以及死后血液浓缩的程度（潴留血液与脉管内空间的比例多与少）等，都有一定的数值。这样的解剖，是比较详细的，这样的解剖，不仅包括脏腑、器官，还探测到血脉、骨骼、肌肉等，并不是简单看看而已，运用了解剖工具进行量度，尽管没有现代解剖学那么详细的数据，但其解剖内容与测量方法已相当丰富，解剖数据大致准确。在人体最重要的脏腑系统中，不仅解剖五脏六腑，就连大脑与脊髓这样重要的脏腑亦解剖清楚了。特别是大脑与脊髓的分界线定在“风府穴”水平线，与现在解剖学定在“枕骨大孔”的水平线完全一致。食管与肠管的比例是1：35，与现代解剖学的比例是1：37，非常接近。明确了“心主身之血脉”，认识到心脏是血液循环的中枢，血液在脉管内“流行不止，环周不休”。至于体表部位的解剖学测量，其解剖结果则更加准确。如《灵枢·骨度第十四篇》，整篇都是讲解剖量度内容的。它以人体高度七尺五寸为标准，测量出全身上、下、左、右、头项、躯干、四肢各个部位的尺寸作为“标准正常值”，如“头之大骨围二尺六寸，胸围四尺五寸，腰围四尺二寸。”“两颧之间相去七寸，两乳之间九寸半，两髀之间广六寸半。足长一尺二寸，广四寸半。肩至肘长一尺七寸，肘至腕长一尺二寸半，腕至中指本节长四寸，本节至其末长四寸半。”“此众人之骨度也。”有了正常的骨度标准，才能判断解剖异常的病理变化。总之，在医学领域，不论中医或是西医，缺少解剖学知识是绝对不行的。相对而言，《解剖学》主要靠肉眼观察与测量，属于宏观学科范畴，而《组织学》、《细胞学》多靠显微镜观察，单用肉眼分不清，属于微观学科范畴，古代祖国医学基本上属于宏观医学范畴。同是宏观范畴，祖国医学缺少解剖学是不可能的。若著书说中医学不讲解剖，那便是自己搬石头砸自己的脚，让人笑话。中西医治病都讲究人体解剖的脏腑，脏腑是有形的物质，宏观可见。“脏腑实体观”在中、西医学，其内涵意义皆是相同一致的。解剖学是中、西医学共同的基础，正如恩格思评价云：“没有解剖学就没有医学。”

（二）整体观念

整体观念，古代称为“天人合一”观念，所谓整体，就是事物的统一性和完整性。祖国医学理论，非常重视人与自然界的相互统一关系。人类在能动地适应自然，进而改造自然的斗争中，维持着机体与自然界的统一与协调，才能保持人体的正常生命活动。古人观察到，严寒可以死人，酷暑亦可以导致死人，宇宙间人与各种生物，若不与自然界相适应，必然遭到毁灭。故人类要长期生存在天地之中，必须与自然界相适应，保持统一性。这便是天人合一思想产生的根源。祖国医学同时重视人体自身的统一性与完整性，认为人体是一个有机的整体，构成人体的各个脏腑、器官、组织之间，在功能上是相互联系、相互协调、相互为用的，产生病理变化也是相互影响、相互传变的。局部与整体的关系不可分割，经常保持着密切的联系。这种人与自然界的统一性和人体自身的整体性思想，便称之为“整体观念”。

1. 关于天人合一思想，人与自然界的统一性

天人合一思想，亦称天人一体观，是整体观念的主要内容。它体现为人与自然界的统一性与整体性。自然界中存在着人类赖以生存的必要条件，如果缺乏或改变了这些条件，

人类的生命活动就会受到直接或间接的影响，受到影响刺激后，人体便会相应地作出反应。属于适应性，生理范围的反应；若属于不能适应的反应，超越了生理范围，那便是病理性的反应了。若病理反应达到不可调和，不可恢复平衡的程度，机体便会遭到毁灭，故人体必须长时间保持与自然界的统一性，适应自然环境，减少疾病，才能健康长寿。正如《灵枢·邪客篇》云："人与天地相应也"。

(1) 掌握季节气候变化的规律性，对疾病的防治具有积极的指导意义。在一年四季的气候变化中，一般有春暖、夏热、秋凉、冬寒的气候特点。为适应这一季节气候变化规律，自然界中的生物体，经过长期的锻炼，都产生了适应性的规律变化。如植物体，春暖生机发芽，夏热茂盛成长，秋凉收获果实，冬寒潜藏存种，归纳出"生长收藏"规律。动物类，春暖开始外出生活，夏日成长肥壮，秋凉收敛补充食物，冬寒潜藏蛰伏，亦可归纳为"生长收藏"的适应性规律。人类亦有其适应性规律，比较明显的举措变化便是穿衣与出汗，适当的穿衣与排汗，达到调节体温平衡，与自然界相适应。一般春暖微汗出，夏日多出汗而散热，秋凉汗收减，冬寒少外出，无汗而多尿。《灵枢·五癃津液别论》云："天暑衣厚则腠理开，故汗出；……天寒则腠理闭，气湿不行，水下留于膀胱，则为溺与气"。人体的气血运行亦与季节气候相适应，具体表现在脉象的变化上，春夏偏温热，脉象多浮大，秋冬偏凉寒，脉象多沉细。《素问·脉要精微论》云："春日浮，如鱼之游在波；夏日在肤，泛之乎万物有余；秋日下肤，蛰虫将去；冬日在骨，蛰虫周密。"古人把这些属于生理变异的脉象特征归纳为"春弦、夏洪、秋毛、冬石。"生理变异脉象仍属于正常的脉象，不可不知。

古人归纳了季节气候对人体的影响及人体的适应性生理变化，《灵枢·顺气一日分为四时篇》云："春生、夏长、秋收、冬藏，是气之常也。人亦应之。以一日分为四时，朝则为春，日中为夏，日入为秋，夜半为冬。朝则人气始生，病气衰，故旦慧；日中人气长，长则胜邪，故安；夕则人气始衰，邪气始生，故加；夜半人气入脏，邪气独居于身，故甚也。"这段著名的经文论述，具有"时间生物学"原理，对临床观察病情及选择用药时间，有很好的指导意义。虽然过去曾受到一些无知的人攻击非议，但经过现代科技工作者进行"微量激素的24小时测定"证实，人体微量激素代谢，确实具有此"时间生物学"变化规律。并对于解释何以老年人多在五更天时终世，及孕妇多在此时分娩，具有一定参考意义。之所以能从祖国医药学宝库中不断发掘出宝藏，多数是运用了现代最先进的科技方法进行检验测定，微观实验往往为宏观理论的科学性提供了有力的证据。因此，宏观论证与微观论证相结合，便是创造中西医结合的祖国新医药学的最佳方法。

(2) 掌握地土方域特点，对疾病的防治更加切合实际

祖国地广辽阔，人口众多，物产丰富，山川秀丽。早在二千多年前，古人便把东、西、南、北、中五个方位的地土方域特点，系统地重点地概括出来，因为地土方域对人体的生理、病理有着明显的影响，关系着广大群众的防病治病。"入村随俗"不仅是文明礼貌的生活风俗习惯，也含有一定防病治病的道理。地土方域的内容包括地形地貌、气候特点、体质差异、衣着穿戴、饮食嗜好、风俗习惯等。《素问·异法方宜论》对此加以阐述。一般而言，我国西北方地势较高，气候偏燥偏寒，皮肤腠理多致密，得了外感病，多用发汗法，发汗药用量较大，而我国东南方沿海地区，地势偏低，气候偏湿偏热，皮肤腠理较疏松，多汗出，得了外感病，多用解肌法，发汗药用量要小。

各省市，各地区饮食习惯与嗜好有所不同。在主食方面，北方地区喜欢面食，南方地区喜食大米。在菜肴方面，京菜多珍品，北京烤鸭脍炙人口，最受欢迎。四川、湖南等地喜辣食，“麻辣火锅”风行四时，老幼皆津津有味。江浙一带喜甜食，桂圆肉不仅可作药物，而且成为最受礼遇的美食。西北地区多食牛、羊肉类，其中“羊肉泡馍”形成大众化品牌。广东喜食蛇、狗及家禽，粤菜花色品种特多，驰名中外。东北菜喜欢“大杂烩”，四处都有“饺子王”。沿海十四个开放城市，从北方的大连到南方的北海，都喜欢生猛海鲜，虾、鱼、蟹、蛤，平日满桌飘香，宴客食用鲍鱼，鳖肚、鱼翅、海参等珍品，引人垂涎三尺。四季如春的昆明特别喜欢“过桥米线”，山水甲天下的桂林特别赞尝“桂林米粉”，“上有天堂，下有苏杭”，驰名的食品，还有“小笼包”，若再说鲁菜、闽菜、上海菜、天津菜，“狗不理”包子，……风味特色，数亦数不完。

俗话说“病从口入”，说明饮食，嗜好与疾病的发生有着密切的关系。在饱尝美味佳肴的同时，千万要注意食物的过敏性与刺激性。笔者遇见过特别的案例：如北方人来到北海市，最喜欢尝尝海鲜风味，谁知个别人饱尝大餐新鲜海虾之后，出现剧烈的“过敏性反应”；在雾都重庆，有位南方人为尝试麻辣火锅，勉强饱餐麻辣美食，出现剧烈腹痛，入医院检查发现，患了“急性胰腺炎”；还见到过饮牛奶过多而出现“肠炎泄泻”的病例。总之，对于不习惯的美食或食量过多的佳肴，有时会变成致病的因素，好事会变成坏事，所谓“饮食自倍，肠胃乃伤”，有其道理，千万不可等闲视之。

2. 人体内部是一个有机的整体

人体内部是一个有机的整体，即人体内部的统一性。整个机体由若干脏腑、组织、器官所组成，各个脏腑、组织、器官都有着各自的解剖结构和生理功能，这些脏腑与组织器官之间，通过经络及精、神、气、血、津、液等相联系，共同构成一个有机的整体。各个脏腑、器官的功能活动，又都是整体活动一个组成部分，决定了机体的整体统一性。既往这个有机的整体，是以“心脏”为统帅，以六脏六腑为核心，配属十二经脉，外连四肢百骸。现今发展为以“大脑”为统帅，以八脏八腑为核心，配属十六经脉，外连四肢百骸，脏腑经络体系进一步扩大与完善。大脑与脊髓，一脏一腑，属于现代解剖生理学的中枢神经系统，负责主宰与调节人体的整体活动功能，更加符合医学原理。中、西医在脏腑解剖实体上取得一致性成功，为中、西医学结合产生新的医学模式，奠定了坚实的基础。

人体的局部与整体存在着辨证统一的关系，局部产生病理变化时，往往与全身的阴阳失调和气血盛衰有一定的关系。由于各脏腑器官在解剖、生理、病理方面互相影响，互相关联，诊治疾病时，就可以通过机体的表面，五官、色脉等外在变化，观察、了解、判断内在脏腑的病变，进行合乎规律的辨证论治。这是依据“有诸于内，必形于外”的原理。体现出人体内部的脏腑与外部的器官、组织的统一性、整体性。同样道理，全身的解剖、生理、病理的变化，也可以集中地反映于局部，如中医常用的察舌与切脉，就是通过外表局部诊察，以测知与判断内在脏腑病变的常用诊断手法，也是从若干个局部变化进而了解全身状况的诊断方法。例如妇人妊娠，大多可在寸口局部滑动流利的“如盘走珠”脉象中诊察得知，这是由于妇人妊娠后，胎儿发育长大需要大量的营养物质供应，反射性引起血循环相对旺盛，气血充沛，因而孕妇的脉象呈现滑动流利，偏快一些是有科学依据的。又如小儿急性肾炎，常见感冒之时，出现发热而见“眼睑浮肿如卧蚕”的局部征象，这一风水特别征象，在宏观上可望而知之，病属急性肾炎之类出现的浮肿，再检查小便，微观上出现尿蛋白增加，红、白细胞增加，甚至出现管型等变化，确诊小儿急性肾炎最快捷了。宏观体征与微观检测相结合，诊断疾病准确而可靠。

人体是个有机的整体，治疗局部病变时，必须注意不要停留在“头痛医头，脚痛医脚”的水平，要从整体出发，从调节阴阳气血平衡着手，有时可上病下取，有时则下病上取，有时以左治右，有时则以右治左。正如《素问·阴阳应象大论》云：“从阴引阳，从阳引阴；以右治左，以左治右”。《灵枢·终始篇》云：“病在上者下取之，病在下者高取之”。针灸治疗取穴中，有著名的经传取穴法：“肚腹三里留，腰背委中求，头项寻列缺，面口合谷收”。便是远离病变局部而取穴的优效治法，亦是含有整体观念代表性的学术经验总结。

（三）辨证论治

辨证论治是祖国医学的重要特点之一。它是中医认识疾病和诊治疾病的基本法则，又是中医学对疾病最常见的研究和处理方法。

古代对“证”与“症”一般通用，现代对“证”与“症”的概念已作明确的区分。所谓“症”指症状，是疾病所反映出机体的个别表面现象与特征，即是病人的主观异常感觉或客观的某些病态改变。如发热、恶寒或流涕等，都是感冒常见的症状。而“证”，是指证候，即机体在疾病发展过程中某一阶段出现的各个症状的概括。例如发热重，恶寒轻，流涕、咽痛、咳嗽，舌质红，苔薄黄，脉浮数，属感冒风热证，相当于一个风热感冒的疾病。由于它包括病变的原因，部位，性质以及邪正关系，反映出疾病发展过程中不同阶段的病理变化本质，因而证候比症状更全面，更深刻，更准确，更客观地揭示了疾病的本质。

“证”与“病”的概念也不同，“病”是疾病的总称，概括疾病的全部病理过程。而“证”则是疾病发展过程中某一阶段出现的“证候”，或称“证候群”。清代医家徐大椿说得中肯：“病之总者为之病，而一病总有数证”。

所谓“辨证”，就是将望、闻、问、切所收集到的病史，症状、体征，加上舌象、脉象的佐证，综合分析，辨别清楚疾病的原因、性质、部位、严重程度以及邪正之间的关系，加以归纳、概括，判断出某种性质，某一阶段证候（证）。所谓“论治”，就是研究探讨治疗方法，又称施治，即是依据辨证的结果，确定相应的治疗方法，包括治疗原则，采用方剂，配伍药物等。

中医认识和治疗疾病，是既辨病又辨证，辨病必先辨证，只有从辨证入手，才能正确掌握疾病发展的具体阶段、具体证候，论治方药才能更客观、更贴切、更准确。在既往有关辨病与辨证的争论中，有些西医学者，认为自己是辨病的，不辨证，具有科学性；而把中医说成是单纯的辨证，所以“不科学”，要等着“写祭文”。这些人把中医的“证”，误以为症状的“症”，殊不知这个“证”就是证候的“证”，证候群的“证”。辨证与辨病都是属于科学的。

二十世纪80年代，英国学者 Archle. Cochrane 提出了“循证医学”的概念。这种新兴医学思想模式被誉为信息时代的医学。“循证医学”（evidence - based medicine，EBM）是在信息计算机化的背景下，随着医学研究方法学、医学统计学，临床流行病学，互联网等学科和技术的发展面兴起的。EBM 的应用，使现代的医疗工作方式已逐步从经验医学向循证医学转化。临床流行病学强调以人的整体为研究对象而不是个体，更不是动物。因此，EBM 认为“从临床试验中获取证据，较动物实验具有更重要的意义”。这个观点是比较正确的，尽管人类是属于哺乳动物，但人类与其它哺乳动物已存在相当大的差异，特别是人类大脑皮层的高度发达，思维、记忆、情志、语言精神、感觉的复杂性、高深性、创造性，是任何哺乳动物不可能达到的。因而人体的基因与哺乳动物的基因已发生了极大的差异，许多动物实验的结果，其准确性较之人体实验的结果，差异在增大，可靠性有所下降。所以，笔者认为 EBM 这个观点是比较正确的。这个论点的确立，彻底纠正了西医关于“实验医学具有科学性，实践医学（或称为经验医学）不具有科学性”的观点。笔者认为，实验医学具有科学性，实践医学也具有科学性，有时，实践医学的科学性比实验医学的科学性更强，更准确，更可靠。

关于中医学与“循证医学”的内在联系：

其一，在辨证论治方面：中医学与“循证医学”都十分重视临床证据的搜集。众所周知，辨证论治历来就是中医学最基本的特征之一，至今仍在指导着中医的临床实践。所谓“循证”，便是“辨证”；所谓“临床疗效的真实性及其可应用性”，相当于“论治”，意义基本一致。

其二，在整体观念方面：中医学理论体系最重视整体观念，强调天人一体观以及人是一个有机的整体，这又是中医学的基本特征之一。而从发病学的观点来看，“循证医学”认为疾病便是人体与自然环境之间，以及机体内部各脏腑（系统）之间关系紊乱的综合表现，是患者异常功能状态的整体性反映，相当于中医学的“阴阳失调”。从治疗学的观点看，认为治疗疾病亦从整体观念出发，调节人体的脏腑气血阴阳，消灭病邪或增强人体的免疫力等扶正以祛邪，从而改善患者的整体状况，提高生存质量，相当于恢复阴阳相对平衡。中医学这种通过调节整体的异常功能状态，达到治病目的之方法，与“循证医学”中“以病人最终结局为判效指标“的意见是一致的，可以互相沟通。

其三，在重视古典医著方面：临床诊疗过程中，中医学一直强调古典医著的指导意义。这和“循证医学”所强调的，“用从医学研究文献中所获取系统信息来指导临床决策”有着异曲同工之妙。中医最讲究继承古人的学术经验，再结合自己的临床实践，进一步发扬与提高”。“循证医学”亦能如此重视借鉴古人的学术经验，实在是经过深入探讨，吸收到中医学理论体系的精髓。

此外，“循证医学”还十分强调系统分析，综合集成作用。而中医中药防治疾病的作用机理，便是体现在中医药学理论体系的“整体观念”、“辨证论治”、“重视经典”等固有的特征上。这些都充分说明中医学与“循证医学”在诊疗模式，思维方法学上有着一定的内在密切联系。

“循证医学”创立在 20 世纪 80 年代，当时中国正广泛开展西医学习中医的热潮，也吸引了许多西方医学家重视研究中国传统医药学。英国流行病学专家吸取到中医药学的合理内核和基本模式，结合西方医学现成多个学科的知识，运用电子计算机为手段，在广泛收集信息的基础上，创立了“循证医学”这一最新医学模式，为世界医学科学的发展作出了巨大的贡献。“循证医学”的思想模式从创始起，就与有几千年历史的中医药学形成了共鸣，许多专家认为，这种现代化的医学方法，也许能为人们科学认识中医药铺就一条捷径。因此，循证医学的成功问世，亦给传统的中国医药学一个有力的证明，证明中医药学理论体系是科学的医药学体系。

从中医药学角度对照观察，循证医学的出现，是外国的西医学习了中医之后，从宝库中发掘出来的珍宝。它脱胎于传统的中国医药学，不仅证明传统中医药学具有科学性，而且为传统中医药学向前发展铺设了一条新的道路。不少中、西医学工作者认为，“循证研究是中医药前进的必由之路，尽管不是唯一的发展道路，可以肯定，已铺设了一条康庄大道，对促进中医药学的研究与发展，将起着巨大的鼓舞和促进作用。”

Cochrane 协作网是进行循证研究的重要途径之一，是以已故英国流行病学专家的名字命名的。于 1993 年成立，为最早的循证研究的国际协作组织。1993 年 3 月，世界第十三个 Cochrane 分中心在中国成立，至今已有十四个年头。循证研究在中国医药学界较受重视，因为它与中国传统医药学的模式和思想方法大同小异，异殊同归。

第二章　脏象学说

第一节　概　　述

脏象学说是研究人体脏腑、组织、器官的解剖部位、生理功能、病理变化及其相互关系的学说。现代又称脏腑学说。治病首先关注是何脏腑病变；要确定是何脏腑病变，得靠诊察其在体表之征象。

“脏象”古写“藏象”，藏象二字，首见于《素问·六节藏象论》。所谓藏（脏），是指深藏于体内之内脏组织，是由物质实体构成的；所谓象，是形象与象征，理解形象，认为内脏是有物质成象的，物质成象即是解剖实体。如清代医家张志聪注：“象，像也，论脏腑的形象。”理解象征，是指表现于外面的生理功能与病理现象。形象是解剖实体，象征是生理功能；亦可理解为脏是解剖实体，象是生理功能。总之，解剖与生理功能相结合。这是“脏象”最基本的含义。

脏象学说，是中医学宏观理论体系的核心。它在整个理论体系中占有极其重要的地位，明显体现出中医学理论的特色，对阐明人体的解剖结构、生理现象和病理特征，指导临床实践均具有普遍性的指导意义。脏象学说的变革与发展，标志着中医学理论体系的发展进入一个中西医结合的崭新的时代。

一、脏象学说的形成

脏象学说的形成，是古人在长期的医疗活动中总结出来的。它的主要来源有三个方面：

第一，是古代解剖学知识的奠基。《汉书》中有云：“量度五脏，以竹筳导其脉，知所始终，谓可治病。”清楚地说明研究探讨解剖是为了治病。《灵枢·经水篇》云：“若夫八尺之士，皮肉在此，外可度量切循而得之，其死可解剖而视之。其脏坚脆，腑之大小，谷之多少，脉之长短，血之清浊，气之多少，十二经之多血少气，与其少血多气，与其皆多气血，与其皆少气血，皆有大数”。从《内经》这段著名的经文论述中看出，古代解剖学知识已具有一定的水平，能够依据活体与死亡尸体的标本，两方面对照量度切循，解剖测量的项目不少，解剖的结果基本上正确。这在封建礼教严重束缚的年代，确实是难能可贵的。但以往有些人，讨论脏象，只讲生理功能，不讲解剖实体，推托说古代的解剖是原始的，粗浅的。把解剖实体抛开，只管在生理功能上引申发挥，不顾脏腑器官客观上有没有这种功能，导致后世的脏象学说背离了《内经》解剖实体与生理功能相统一的原理，以至误入歧途。今天，我们经过反复的研究，慎重地重申《内经》创立的中医学理论，是讲究人体解剖的，十分重视人体解剖与治病的关系。尽管历史条件所限，没有现代解剖学那么详细、精确，但宏观上考察，解剖方法多样，解剖目的明确，解剖结果是基本上准确的。

第二，是古代生理病理学知识的积累。古人在长期的生活实践及与疾病作斗争中，观察到不少生理、病理现象。例如，寒潮来临，人体受风寒侵袭，会出现恶风，怕冷，无汗，流涕，鼻塞，咳嗽，喷嚏等症。因肺、气管与鼻通于外界，日久便归纳出肺开窍于鼻，肺主皮毛，主表证的论点。又如农民暑天耕作，口渴难忍，顺手饮些清水解渴，收工时则见腹部疼痛，肠鸣作响，大便稀溏，解了又欲解。日久便归纳出胃肠湿热泄泻之证。古代患了夜盲症，类似于鸡的眼睛，到黄昏以后便看不清东西，故又称“鸡眼盲”，恰当的机会，吃了鸡肝、猪肝、羊肝之类的动物内脏，发现夜盲症消失了，以后便归纳出肝开窍于目之论点……。

第三，是反复的临床实践，总结确定。古代狩猎意外，常见伤筋断骨，初时红肿疼痛，动弹不得，功能障碍，谓之跌打骨伤，采用中草药外敷加内服，效果最佳。认识到药物田七、苏木、乳香、没药，刘寄奴、金银花、大驳骨、小驳骨等具有活血化瘀、消肿止痛、舒筋接骨等功能，形成了新伤调整气血之治疗大法；而跌打外伤，损筋断骨到了后期，加用补骨脂、锁阳、黄精、苁蓉、熟地等补肾药物，舒筋长骨的效果更好，加上这类药物又具有对人体的强壮作用。因此，归纳出“肾主作强”，“肾主骨”，“肾生髓，通于脑”等功能。又如，古人夜多小便，其溺清长者，多属肾虚。服食补肾药物“覆盆子”，从此夜尿减少，睡眠安稳，精神充沛反应灵敏，遂把尿盆翻转放置不用，故得名“覆盆子”。既发现了补肾药物，又归纳出肾脏与脑髓的重要生理功能，还有，服食了补肾药物，耳的听觉灵敏度增加，《内经》归纳出肾与耳的密切关系，如《素问·阴阳应象大论》云：“肾主耳……在窍为耳”。《灵枢·脉度篇》云：“肾气通于耳，肾和则耳能闻五音矣”。后世医家进一步发现，肾气通于耳，其中全赖脑髓的功能调节，如清代王清任著《医林改错·脑髓说》云：“两耳通脑，所听之声归于脑。脑气虚，脑缩小，脑气与耳窍之气不接，故耳虚聋。”王氏归纳出这个论点，与现代解剖生理学的观点是一致的。

二、脏腑的特征和分类

脏腑是脏象学说的物质基础，也是全部内脏的总称。古代划分脏与腑，主要依据以下几方面：一、解剖同一管道，同一系统的脏器，按表里区分，其所在部位表浅的为腑，深藏在内的为脏。如肾与膀胱，胰（脾）与胃，肝与胆等。肾、胰（脾）、肝，属脏；膀胱、胃、胆、属腑。二、是按生理功能特点区分，以藏精为主的属脏，以传化物为主的属腑。如心与小肠，肺与大肠，心肺为脏，大小肠为腑。三、是以经脉相络属关系，互为表里区分，如包络经（手厥阴）与三焦经（手少阳），心经（手少阴）与小肠经（手太阳），肺经（手太阴）与大肠经（手阳明），前者属脏，后者属腑。综合起来，脏的特点是化生和贮藏精气为主，藏精气而不泻，故能满不能实；腑的特点是以传化物为主而不藏，故能实不能满。正如《素问·五脏别论》云：“所谓五脏者，藏精气而不泻也，故满而不能实；六腑者，传化物而不藏，故实而不能满也。所以然者，水谷入口，则胃实而肠虚；食下，则肠实而胃虚，故曰实而不满，满而不实也。”王冰解释云：“精气为满，水谷为实。五脏但藏精气，故满而不实；六腑则不藏精气，但受水谷，故实而不能满也。”心、肝、胰（脾）、肺、肾、包络为脏，胃、胆、小肠、大肠、膀胱、三焦为腑。《内经》医家引入五行学说取类比象，归纳脏腑功能，形成以“五脏”为中心，多一个脏器“包络”，附属于心，谓心主君火，包络主相火，融为一脏看待，形成历史上影响较大的“五脏六腑”之说，实质上，是六脏六腑配十二经脉的总体结构。

历史条件所限，古人对另外一些重要脏腑的解剖部位清楚了，但对其生理功能不够清楚，或意见不一致，只好另外分出特别的一类称为“奇恒之腑”，即脑、髓、骨、脉、胆、女子胞。《素问·五脏别论》云：“脑、髓、骨、脉、胆、女子胞，此六者，地气之所生也，皆藏于阴而象于地，故藏而不泻，名曰奇恒之腑。”古代的学者观察它们在形态上多属于中空而与腑库相似，但在生理功能上则不是水谷化物的排泄通道，而且又贮藏着精髓、精气之类的物质，认为它们似脏非脏，似腑非腑，故命名为“奇恒之腑”。有意把它们作为“五脏六腑”的后备脏腑，留待后世研究清楚之后采用。

依据古代中医理论的原意，考察历代医家的阐发，对照古代与现代关于脏腑的解剖生理学有关内容，经多年研究与探讨中医学理论的发展，以适应指导临床实践的需要，笔者于1979年写成五万余字的长篇论文《论中医学基本理论的重大变革》，已印成专著，曾荣获自治区优秀医学论文一等奖。重点论述脏象学说的变革与发展，提出从“奇恒之腑”的后备脏腑中把脑与女子胞调整立脏，把髓（脊髓）与胆明确立腑，对胰与脾，胞络与三焦等脏腑，均重新确定其解剖部位，然后明确、整调其生理功能，所有的重要脏腑皆明确解剖部位及所联络经脉，构成重要的八脏八腑配属主要的十六经脉，比较完整的脏腑经络体系。

第二节　重要脏腑

一、脑与脊髓

（一）脑与脊髓的解剖部位

1. 脑的解剖部位

脑，即大脑，一般简称为脑，因其由髓样物质构成，故又称为脑髓。脑髓包裹在头颅骨之内，可分为端脑、间脑、中脑、小脑和延髓等五部分。古代的脑，亦称为头髓，《说文》云：“脑，本作㞙，头髓也。”又称为脑髓、髓海。《灵枢·海论》云：“脑为髓之海，其输上在于其盖，下在风府。”清楚地说明脑髓的上界在其盖（指头颅骨的最高点，相当于百会穴的位置）。下界在风府穴水平线，相当于枕骨大孔水平线，与现代解剖学的划分完全一致。可喜的是，中医在二千多年前，便能把脑髓与脊髓准确划分，并与现代完全一致，表明我国古代医家的解剖学水平是不低的。《灵枢·经脉篇》云：“人始生，先成精，精成而脑髓生。”说明脑髓是人体生成较早，较为重要的脏器。成人脑髓平均重量约1400克。人脑最大的特点是大脑皮质高度发达，故成为人体最高的思维与调节脏器，具有精神、情志、思维、意识、语言、记忆、劳动、反应等复杂而精细的功能。据实验资料，人脑的血液供应非常丰富，脑血流量约占心脏博出量的六分之一，即占15%~20%。人脑的重量仅占体重的2%，但脑的耗氧量却占全身总耗氧量的20%~25%。缺氧最快引起脑死亡。现代，脑死亡已成为人体死亡的标志。

大脑发出12对脑神经，与头面部的五官等组织器官直接联系，十二对脑神经是：嗅神经、视神经、动眼神经、滑车神经、三叉神经、外展神经、面神经、听神经、舌咽神经、迷走神经、副神经、舌神经。

大脑的外周有软、硬（硬脑膜又分为两层）等三层脑膜所包裹，膜内夹有丰富的血管，故血运营养特别充足，弹性防震良好，构成“包络”，这一特殊脏器，对大脑起着极好的支持与保护作用。

2. 脊髓的解剖部位

脊髓，简称髓，脊髓位于脊椎管之内，有节段性（这是脊髓与一般的骨髓在解剖结构及生理功能上均有所不同）。呈圆柱形，前后稍扁，最宽处直径仅为1厘米，总重量不过35克左右。脊髓上端平对枕骨大孔（相当风府穴水平线）与大脑的延髓相连接，下端终于第一腰椎下缘处，长约42~45厘米。脊髓亦外包三层被膜，保护性能十分严密。从脊髓发出31对脊神经负责传导出入信号，相应便分为31个节段。脊髓与大脑共同构成中枢神经系统，大脑为高级中枢，脊髓为低级中枢。脊髓具有多个低级神经反射中枢，如肌紧张反射、腱反射、皮肤反射、排尿反射、排便反射、内脏活动反射、汗腺分泌反射、竖阳反射等低级中枢。

脑与脊髓建立一脏一腑，脑为脏，脊髓为腑；脊髓为阳，属督脉，走背部正中，统率诸阳经；脑为阴，属任脉，走腹部正中，统率诸阴经，一阴一阳，形成脏腑经络综合结构，互为表里。

（二）脑与脊髓的生成

古人认为，脑与脊髓的生成，与先天、后天的因素，都有着密切的关系。

1. 先天依赖肾精而生成。《灵枢·经脉篇》云：“人始生，先成精，精成而脑髓生。”阐明脑髓之生成来源于先天的肾精。《灵枢·本神篇》云：“故生之来为之精，两精相搏谓之神。”指出神明的由来，在于先天的两精相结合而后生成。故精与神每相提并论，精神，精神，精是生命的物质基础，神是生命活动的主宰。物质与功能紧密联系着，充分说明脑髓与神明的关系密切不可分割，故确立“脑主神明”的生理功能。

2. 后天依赖水谷精微而滋养。《灵枢·决气篇》云：“谷入气满，……洩泽补益脑髓。”《灵枢·五癃津液别论》云：“五谷之津液，和合而为膏者，内参于骨空，补益脑髓。”《灵枢·平人绝谷篇》云：“神者，水谷之精气也。”水谷精微（营养物质）的丰富与缺乏，关系着人体脑髓发育的健全与虚弱，直接影响到精神是否充沛，智慧是否聪明。所谓足智多谋，神思敏捷，便是脑髓聪明的具体表现。

（三）脑与脊髓的生理功能

1. 脑髓主神明　脊髓主传神

（1）脑髓主神明

《素问·脉要精微论》云：“头者，精明之府，头倾视深，精神将夺矣。”其大意是头颅骨中充满的是脑髓，脑髓主精神与聪明，若其头脑下倾无力，视深如凝，精神将要离散。这是《内经》中认为是“脑主神明”的主要论述。《灵枢·经脉篇》云：“人始生，先成精，精成而脑髓生。”《灵枢·本神篇》云：“故生之来为之精，两精相搏谓之神。”进一步阐明脑髓与精神、聪明的密切关系。在医学理论上基本确立“脑髓主神明”之说。

古代脑主神明之功能占主导地位的是由心代管主神明的功能，形成“心脑相应”的理论，直到明代，伟大医药学家李时珍著《本草纲目》中提出“脑为元神之府”，明确认识到脑与精神活动的密切关系。清代汪昂在《本草备要》中，提出“人之记性，皆在脑中”，又云“今人每忆往事，必闭目上瞪而思索之，此即凝神于脑之意也。”清代著名医家王清任在《医林改错》中云：“灵机记性不在心而在脑，”又云“灵机记性在脑者，因饮食生气血，长肌肉，精汁之清者，化而为脑，由脊髓上行入脑，名曰脑髓。盛脑髓者，名曰髓海。其上之骨，名曰天灵盖。两耳通脑，所听之声归于脑；两目系如线长于脑，所见之物归于脑；鼻通于脑，所闻香臭归于脑；小儿周岁脑渐生，舌能言一、二字。”把思维、聪明、记忆、言语以及视、听、嗅觉等感觉功能皆归属于脑。至此，中医对脑的认识与近代西医对脑的认识基本一致。王氏的《医林改错》于公元1830年刻板刊行于世，而近代西方医学亦是到了十九世纪才初步确定精神活动与大脑的关系，阐明了精神现象乃是人类大脑活动的一种功能。

“脑主神明”是脑统帅全身的首要生理功能，又是人体生命活动的主要表现，故宜详述之。

①脑主神气与作强

脑主神气，所谓神，是人体的思想意识以及一切生命活动的总体观。所谓气，是功能特征的表现。深入而论，神亦属于气的范畴，是人体气机功能总的表现。而功能表现又是与一定物质形体相结合的。古人强调人的神气与人的形体是统一而不可分离的，那便是“形神合一”的观念。神气即是人体生命活动的总体观，观察神气的表现，若是精神充沛、神志清楚，目光明亮、思考敏捷、言行有力，反应灵活，……谓之“得神”；反之，若是精神萎靡，神志不清、目光黯滞、思考迟钝、言语乖错、反应笨滞……谓之“失神”。《灵枢·天年篇》云：“失神者死，得神者生也。”这在对疾病的诊断与预后上，具有一定的指导意义。

脑主作强。所谓作强，是指具有强壮、促进、助长之意。脑髓对人体各个脏腑、组织、器官具有一定的强壮作用。《灵枢·海论》云：“脑为髓之海，……髓海有余，则轻劲多力，自过其度。髓海不足，则脑转耳鸣，胫痠眩冒，目无所见，懈怠安卧。”所谓轻劲多力，是指人体在劳作活动时，轻松敏捷，即是脑髓充足、脑气充沛的具体表现。而脑转耳鸣，目无所见，则是脑气不接，导致耳目失聪、五官失灵之表现；胫痠眩冒，懈怠安卧，则是肢体酸软无力，头晕目眩而多睡的表现，均属脑髓空虚、脑气怯弱的象征。

脑髓对五脏六腑、耳目口鼻等器官以及四肢百骸均具有一定的强壮作用。这种“作强”功能既往由肾代管，故把肾命名为“作强之官”，“谋虑出焉”，很明显，主宰思维谋虑，是脑髓的主要生理功能。因此，大脑是主管作强，深谋远虑的总指挥。大脑主管作强，产生谋虑的生理功能，比之肾脏，更高一级。

②脑主聪明与思维

《医林改错》云：“灵机记性不在心而在脑。”所谓灵机，就是聪明、智慧的表现，主焦点在于聪明。所谓聪明，便是人脑在记忆与思维的基础上，生灵机，出谋虑，对事物反应快，适应快，思维敏捷，知识广博。处事处世，符合客观规律，恰到好处。《素问·灵兰秘典论》云：“故主明则下安，以此养生则寿，殁世不殆，以为天下则大昌。主不明则十二官危，使道闭塞而不通，形乃大伤，以此养生则殃，以为天下者，其宗大危，戒之戒之!”文中这个主，既往认为是心，现今明确是脑。“主明”是大脑聪明，深谋远虑，处事处世，合乎情理，符合规律，养生则长寿，治国则大昌。反之，“主不明”即指大脑不聪明，缺少谋略，处事处世，不合情理，违背规律，养生则遭殃，治国天下乱！将能够运用聪明才智治人养生的大脑，比喻为治国有方之明君。

聪明智慧即灵机与记性，灵机指思维功能，记性指记忆功能。聪明智慧是大脑思维与记忆功能的具体表现。智慧活动是在记忆与思维的基础上产生的。有否具有思维与记忆功能，是人类大脑与动物大脑最主要的差别，尤其是思维。由于人类的大脑皮质高度发达，思维能力高度发展，目的思维和抽象思维均达到非常高深、广博、复杂的水平，可以形成新的概念，构思出新的创造与发明。思维功能的障碍，表现为智力活动能力的衰退。早期主要表现为难于学习和接受新的技能，难于理解和掌握新的知识。在抽象思维方面，则出现概括和判断能力的减退，因而出现学习和工作能力不如从前，工作不主动，动作缓慢。智能活动因病变会进一步衰退，严重时，可出现痴呆，思维不连贯，注意力不集中，答非所问，反应迟钝，复杂的思维能力急剧减退，甚至连日常生活自理等最简单的基本技能也会丧失。

③脑主睡眠与安神

人体需要拥有正常的睡眠，睡眠时间每天约 8 小时左右，老年人相对睡眠时间减少，人体整个生命活动约 1/3 的时间用于睡眠，可见睡眠对于人生是极其重要的。睡眠是大脑皮层处在不活动的休息状态。睡眠又具有抑制的本质，睡眠抑制是大脑皮层固有的一种保护性抑制。在超限抑制状态，大脑皮层细胞可以得到休息，并恢复其工作能力。因此，睡眠抑制具有良好的保护作用，是人所共知的正常生理现象。

俗话说“日有所思，夜有所梦”，在大脑皮层睡眠抑制的背景上，由于某个记忆与思维所形成的刺激比较强烈，导致个别皮层细胞群亦可能处在觉醒状态，并在内外环境因素影响下兴奋起来，这就是做“梦”的生理基础。因此，做“梦”过多会影响睡眠的质量，属于睡眠不安、神气不宁的表现。严格说，亦属不寐的范畴。至于临床上偶然见到的“夜游症”，其产生的机理除个别皮层细胞群兴奋外，皮层下某些神经中枢亦处在兴奋状态，协同产生此一特殊的“夜游症”。在病理状态下，大脑皮层细胞通过延长睡眠时间，使有病的皮层细胞发展保护性抑制，修复病变细胞，恢复其正常生理功能，这便是睡眠疗法的理论基础。在不少大脑皮层与内脏相关疾病的综合治疗中，睡眠疗法占有相当重要的地位，是有效的疗法。

睡眠在古代称为寐，觉醒称为寤，失眠称为“不寐”或“不得眠”、“不得卧”、“目不瞑”，“卧不安”。早在《素问·逆调论》便有云：“胃不和则卧不安”。明代《景岳全书·不寐》云：“不寐证虽病有不一，然惟知邪正二字则尽之矣。盖寐本乎阴，神其主也，神安则寐，神不安则不寐；其所以不安者，一有邪气之扰，一由营气之不足耳。有邪者多实，无邪者皆虚。”清楚地说明不寐为脑神所主管，神安则安眠，神不安则失眠（不寐）。神不安多责之于脑神失养，故补脑养神才能达到安神睡酣。

大脑皮层总的功能，归纳大致有两个方面：一是基本活动，即兴奋和抑制；二是条件反射。兴奋和抑制与神经衰弱关系较为密切，这是由于兴奋与抑制均能扩散与集中，并且又能互相诱导，互相依存，它们的关系对立而统一。兴奋属阳，抑制属阴，若兴奋和抑制不能保持相对的平衡，产生阴阳偏胜或偏衰，便会出现神经衰弱的病理变化。近代对于失眠，多认为属神经衰弱的病症，常见于脑力劳动者用脑过度或精神负担过重或病后体弱，气血不足，脑髓失养等原因，临床上除了主症失眠之外，尚有症见精神疲劳而记忆力减退；神经过敏而烦躁易怒；多疑善感而怀疑得了绝症；焦虑忧郁而坐卧不安。临床辨证，多见阴虚火旺，神志不安，精神亢奋之证。治疗亢奋失眠证，中医学（属宏观医学），多用安神之剂为治，而西医学（属微观医学），则多投镇静之药为治，相对之下，"安神"相当于镇静与抑制，"提神"便相当于兴奋与亢进。中西医学道理是可以沟通而结合的。

④脑主记忆与情欲

《本草备要》云："人之记性，皆在脑中。"又云："今人每忆往事，必闭目上瞪而思索之，此即凝神于脑之意也。"《医林改错》云："人之记性，不在心而在脑。"明清医家已认识到记忆为大脑所主，是脑主神明功能中的重要内容。所谓记忆，指记性与回忆。近事说记性，远事说回忆。一般说忆，多指远事而言，故云"回忆"；近事不必用忆，而用"记性"。记忆与情欲，皆是大脑所主之生理功能，与大脑皮层的边缘系统相关。当大脑受到病邪侵袭或外力损伤时，临床上便会产生"失忆"的病理变化，失忆有重度失忆与轻度失忆之分：有部分失忆与全部失忆之分：有暂时性失忆与永久性失忆之分：还有近事失忆与远事失忆之分，皆根据大脑受邪损伤程度、部位、时间等情况而定。婴儿脑髓发育未成熟，故记忆功能未健全：老人的脑髓逐步衰退，萎缩，记忆力明显下降，甚至出现痴呆，连亲人也会失去记忆。临床上的健忘症等属于失忆的病理范畴。

脑主情欲。所谓情欲，即情志与欲望，古代之七情，是包括了情志与欲望的。所谓七情，即人情，是人体七种精神状态的表现，《礼记·礼运篇》云："何谓人情？喜，怒，哀，惧，爱，恶，欲，七者，弗学而能"。清楚地说明七情包括了情与欲，属于人之本能，不需经过学习。并提出了"治人七情"，意即掌握了"七情"，清楚了解人的情志与欲望，便可以达到"治人"的观点。在医学上，情、欲均属大脑的基本精神活动，不需要建立条件反射。分析七情：喜，怒，哀，惧，前四种属于情志；爱，恶，欲，后三种属欲望，是情志与欲望的综合。而中医学里的七情，即喜，怒，忧，思，悲，恐，惊，纯属情志，去掉欲望部分，大同小异。情志和欲望都属于精神活动，故由大脑所主宰。

⑤脑主意识与语言

脑主意识。所谓意识，即是大脑认识功能的表现，它与脑干网状结构相关。大脑的解剖结构和生理功能是思维和意识的物质基础，而思维和意识又是人类社会实践的产物。大脑认识事物，离不开自然环境的客观条件。意识清楚，表现为大脑认识功能正常；意识水平下降，表明大脑对环境及自我认识能力的减弱，并可导致注意、感知、记忆、思维、行为、定向等一系列精神活动的紊乱。临床上常见一种以意识障碍为主的"急性脑病症状群"，便是经常发生于急性起病，病情暂短，病变发展迅速的中毒，感染，外伤，或血管性疾病等某种原因所造成的病症，观察其意识的清楚与否，便成为判断大脑"得神"与"失神"的关健内容。病人的意识清晰程度变化一般较大，多数病人意识障碍的变化规律是日轻夜重，也可能在一天之内出现四时波动的变化，即旦慧，昼安，夕加，夜甚，属于时间生物学的变化规律。

脑主语言。语言是人类相互交际，思想交流，社会生产，宣传教育，学习培训不可缺少的工具。没有语言，不仅影响人类的日常生活和劳作，还会影响人们的身体健康。语言为大脑所主管，是人类大脑皮层高度发达的象征之一。大脑皮层基本的活动是信号活动，信号活动分为两类：一类是现实的具体信号，称为第一信号；另一类是现实的抽象信号，即语词，或称为第二信号。动物和婴儿仅有第一信号，婴儿出生第二年开始学讲话，随即进入第二信号系统活动迅速发展的时期。第二信号系统活动是和人类语言机能密切关联的神经活动，语词是第二信号活动的外部表现。语言正常是“得神”的象征之一，语言失常则是人体发生疾病，属于“失神”的象征表现。临床上较常见的是脑中风多有失语，舌强难言，语言蹇塞之症。各种类型的脑病及脑外伤亦多出现语言障碍的症状。这对于临床诊断、辨证、治疗及预后，均有着重要的指导意义。

⑥脑主感觉与运动

脑主感觉，感觉是客观物质世界在人脑中的反映。某种感觉反映到大脑的某一部位，例如，大脑皮层中央后回主管对侧半身的感觉。说明感觉便是神经系统高级中枢的生理机能之一。具体地说，感觉是通过人体的感觉器官或感觉装置，收集到来自体外或体内的刺激信号，经传入神经纤维和中间神经元的传导，最后传到大脑相应的中枢部位，便产生了感觉（感知），这便是辨证唯物主义的认识论。体表的感觉器官，常见的是眼、耳、口、鼻、舌。所谓“五官”。眼是对光的感觉，即是光觉，又称为视觉，大脑枕叶的内侧面，主管对侧的视觉。耳是对声音的感觉，称为听觉，大脑颞叶的上面，主管对侧的听觉。鼻是对香臭气味的感觉，额叶下面的嗅球和嗅径，则与嗅觉相关，统属于海马回钩部、边缘叶管辖。口、舌是对五味（酸、苦、甘、辛、咸）的感觉，称为味觉。舌还有敏锐的触觉、痛觉、冷觉、热觉，故古代便有“舌为心（脑）之苗”之说法。重要的视、听、嗅、味觉功能在五官，而触觉、痛觉、冷觉、热觉在全身几乎都有感觉装置。所有的感觉器官与感觉装置的生理功能都属于神经系统，统属大脑主管。大脑发出12对脑神经，便是大脑与五官密切联系的直接通路。脑主感觉，主五官的医理，中西医基本上是一致的。

脑主感觉，主管五官，在病理变化上，古人是早有认识的。《灵枢·海论》云：“髓海不足，则脑转耳鸣，胫酸眩冒，目无所见，懈怠安卧。”《灵枢·口问篇》云：“上气（即脑气）不足，脑为之不满，耳为之苦鸣，头为之苦倾，目为之眩。”《灵枢·大惑论》云：“五脏六腑之精气皆上注于目而为之精，精之窠为眼，骨之精为瞳子，筋之精为黑眼，血之精为络，其窠气之精为白眼，肌肉之精为约束，裹撷筋、骨、血、气之精而与脉并为系，上属于脑，后出于项中。”又云：“故邪中其项，因逢其身之虚，其入深，则随眼系以入于脑，入脑则脑转，脑转则引目系急，目急则目眩以转矣。”解释头晕、眼花、耳鸣、旋转、苦倾等病理症状，皆与大脑有着非常密切的关系，说理十分清楚。

脑主运动，所谓运动，是在神经系统的调节下，由于骨骼肌的收缩，而导致四肢百骸、头部、组织或器官所产生的活动。以四肢手脚的运动最为多见。大脑皮层中央前回主管对侧半身的运动。一般有意识的运动，是在大脑的指挥调节下进行的。亦是机体由于外界的刺激，产生感觉，通过经络系统的经筋（相当于周围神经系统的传入纤维）传入神经中枢大脑，经过大脑的思维与谋虑，作出决断。反应信号再通过经络系统的经筋（相当于传出神经纤维），传出至四肢或组织器官的运动部位，产生相应的运动。因此，感觉是神经反射弧的起点，而运动则是终点。运动与感觉，总是相对而言；运动与感觉，均属于大脑所主管。劳动与工作也属于运动，不论体力劳动还是脑力劳动，皆与脑髓的健全与空虚密切相关，脑力充沛，智商高的人，劳动效率较高；髓海空虚之人，缺乏力气与智慧，劳动工作的效率总是低下的。同时说明，脑主运动与脑主作强的生理功能，总是相辅相成的。

（2）脊髓主传神

脊髓主管传导神明的功能，即脊髓主传神，协助大脑完成主管神明的功能。凡体表组织，四肢百骸以及内在脏腑的信息传入大脑，经大脑思维与谋虑，作出决断，传出信号，指挥与调节体表组织，四肢百骸的活动，神明信号，都是通过脊髓传导的。这个机理，以明代医家李梴的阐述较为明确。他在《医学入门》中谈到："脑者髓之海，诸髓皆属于脑；故上至脑，下至骶尾，皆清髓升降之道路也。"这不仅说明了脑与脊髓的密切关系，而且阐明脊髓通过其精细物质（神经递质）传导神明，上行传入为升，下行传出为降，是个上下传导神明的中间枢纽。现代解剖生理学证实，脊髓发出31对脊神经，与胸腹腔内各个脏器及躯干、四肢广泛联系，故传导神明是脊髓最基本最重要的生理功能。脑主神明，在大脑的统领下，脊髓主司传导神明，传神准确，有两方面表现：其一，四肢百骸反应灵敏，运动快捷；其二，五脏六腑功能正常，互相协调。反之，若脊髓传神乖错，则四肢百骸反应迟钝，运动失常，互不协调。

2. 脑髓主内风，脊髓主外风

中医学论风，有内风与外风之分，内风多属里证，外风多属表证。

（1）脑髓主内风

脑髓所主之内风，一般分为：脑脉卒中，风从内生；热极生风，袭扰神明；肝风内动，上扰神明；血虚生风，神明失养。

①脑脉卒中，风从内生：多见于年迈之人，经脉硬化，每因脑髓中之经脉（血管）阻塞或破裂而致内风骤起，出现突然昏仆，不省人事，口眼㖞斜，舌强难言，半身不遂等症（相当于脑血管意外之类疾病）。

②热极生风，袭扰神明：多见于大热之证，因高热内逼，脑髓受损，出现高热痉厥，抽搐瘈疭，神昏谵语，嗜睡上视等症（相当于"乙脑"，"流脑"之类疾病）。

③肝风内动。上扰神明：多见于肝阴不足之人，因肝阴不足，导致肝阳上亢，袭扰神明，出现头晕目眩，面红而赤，耳鸣，肢体发麻，呃逆而吐，舌蹇难言等症（相当于高血压，动脉硬化之类的疾病）。

④血虚生风，神明失养：多见于气血耗损之人，因血虚生风，神明失养，导致脑髓空虚，神志模糊，常出现头倾晕冒，目眩视暗，耳鸣如蝉，四肢软弱等症（相当于脑贫血，脑结核之类疾病），以上均是脑髓主内风之征象也。

（2）脊髓主外风

外风表证，多为皮毛肌表腠理之病变和肺卫失宣之病变。除了流涕、咳嗽、喷嚏等肺卫失宣之症属肺主管外，由于皮毛、肌表、腠理（含汗腺）发生病变而出现发热、恶寒、恶风、身痛、汗液失司等症，皆属脊髓所主管，特别是调节汗腺及肌腠的作用，脊髓通过反射机制，直接主管。临床上，感冒出现邪犯经络的身体痠楚，乏力或者腰脊疼痛，项背强几几等症，属脊髓及其经脉（督脉）所司管，较之既往单由足太阳膀胱经司管，解释更为周全。又如破伤风病，其起因明显有外伤而导致外风症状出现，主症见项背强直，角弓反张，抽搐频作等，病理解释使用邪犯脊髓及督脉相当恰当，抽搐，强直，加上苦笑面容出现，说明风邪已侵犯到脑脊髓。此病从体表受邪开始，迅速内传经络（阳经，督脉），传腑（脊髓）传脏（脑髓），传变途径明确，脑与脊髓为脏腑受邪更加合理，这样一来，不单合理解释病因、病机、症状、传变等环节，而且与现代医学的病因、病理，基本一致。现代解剖生理学证实，脊髓具有皮肤反射、汗腺分泌反射、骨骼肌紧张反射、腱反射、血管舒缩反射等一系列低级神经反射中枢，有调整外风表证的功能。脊髓主外风的理论是合理的，中西医理又可融会贯通。

3. 脑髓司肾气，脊髓司竖阳

（1）脑髓司肾气功能是指脑髓对人体的生长发育及生殖功能有着重要的调节作用。以往这种功能多由“肾气”来主管，正如《素向·上古天真论》云：“女子七岁肾气盛，齿更发长；二七而天癸至，任脉通，太冲脉盛，月事以事下，故有子；三七肾气平均，故真牙生而长极；四七筋骨坚，发长极，身体盛壮；五七阳明脉衰，面始焦，发始堕；六七三阳脉衰于上，面始焦，发始白；七七任脉虚，太冲脉衰少，天癸竭，地道不通，故形坏而无子也。丈夫八岁肾气实，发长齿更；二八肾气盛，天癸至，精气溢泻，阴阳和，故能有子；三八肾气平均，筋骨劲强，故真牙生而长极；四八筋骨隆盛，肌肉满壮；五八肾气衰，发堕齿槁；六八阳气衰竭于上，面焦发鬓变白；七八肝气衰，筋不能动；八八天癸竭，精少，肾藏衰，形体皆极，则齿发去。肾者主水，受五脏六腑之精而藏之，故五脏盛乃能泻，今五脏皆衰，筋骨解堕，天癸尽矣，故发鬓白，身体重，行步不正，而无子耳。”由于“肾气”具有促进人体生长发育的重要生理功能，肾精又是受五脏六腑之精华形成总的储藏，肾气在肾精的基础上发生，这种肾气功能相当重要，相当特殊。据研究，它与肾上腺、性腺—垂体—下丘脑功能系统有关，故对于人体的生长发育来说，“肾气”是个总管，把“肾气”作为普及级的总管，把“脑髓”作为最高级的总管，这样便形成“脑髓主司肾气”的崭新理论。这个新论点与“肾主骨，生髓，通于脑”的理论相呼应，既发展了新的理论，又不割断历史，利于中西医理进一步沟通、结合。临床上，常见小儿生长发育不全的“五迟五软”病症，现今中、西医都同样认定为“大脑智能发育不全”，治疗方法上，也在过去单纯补肾的基础上，探索补益脑髓法，“先天之本”的理论必然从肾再升华为脑髓。因为，“人始生，先成精，精成而脑髓生。”

（2）脊髓司竖阳

脑髓司肾气，不仅对人体的生长发育有着重要的主宰作用，而且对人体的生殖功能亦有着重要的指挥与调节作用。脊髓对人体生殖功能的司管与调节作用主要体现在竖阳功能上。据现代解剖生理学研究，竖阳反射的低级神经中枢在骶脊髓，高级中枢在于大脑，故脊髓是直接司管竖阳功能的神经反射中枢。脊髓连结的经脉（督脉）起于胞中（生殖脏），具有总督一身阳气之作用，脊髓主司竖阳功能是相当明显的。临床上，大凡阳痿之症，多伴见腰脊酸软无力，或腰骶寒冷、阳气虚弱之象，属元阳虚衰之表现。既往治疗阳痿，一般在治肾的范畴之内，其实包含了调节脑与脊髓的功能，现今把范围进一步缩小，重点针对脊髓与脑进行治疗与调节，有的放矢，则效果更佳。

4. 脑髓多主痉　脊髓多主痿

（1）脑髓多主痉

《说文》所谓痉，强急也。《素问·至真要大论》云：“诸痉项强，皆属于湿”。“诸暴强直，皆属于风”。《灵枢·经筋篇》云：“经筋之病，寒则反折筋急”，说明强直，筋急是痉的基本特征。所谓痉证，是以项背强直，四肢抽搐，甚至角弓反张为主症的病证。

近代中西医对照探讨，认为痉证包括现代医学的流行性脑脊髓膜炎、流行性乙型脑炎、继发于各种传染病的脑膜炎、脑肿瘤以及各种原因引起的高热惊厥等。阐明痉证常见于各种脑病，脑髓主痉是言之有理的。

瘈疭，即抽搐，是痉证中的一种症状。《张氏医通·瘈疭》云："瘈者，筋脉拘急也；疭者，筋脉弛纵也，俗谓之搐。"《温病条辨·痉病瘈疭总论》云："痉者，强直之谓，后人所谓角弓反张，古人所谓痉也。瘈者，蠕动引缩之谓，后人所谓抽掣、搐搦，古人所谓瘈也。"

"破伤风"属于痉证之类的病证，每因金疮破伤，创口不洁，感染风毒之邪（破伤风杆菌），亦可导致发痉，出现肌肉痉挛，苦笑面容，牙关紧闭，四肢抽搐，项背强直，甚则角弓反张，病名特别定为"破伤风"。《诸病源候论》称之为"金疮痉"，是中、西医认识最一致的病症。由于病邪（破伤风杆菌）主要侵犯中枢神经系统的脑干及脊髓部位，说明两个问题：其一，脑髓主痉的论点是确实而有根据的；其二，脑髓主痉，脊髓也主痉，脑髓与脊髓在生理，病理上有时很难分割开，相对而言，只不过脑髓主痉较多而已，故云"脑髓多主痉，"而"脊髓多主痿"。

（2）脊髓多主痿

所谓痿，是软弱、弛缓、萎缩之意。痿证是指肢体软弱无力，筋脉弛缓，肌肉萎缩而不能步履、站立的一种病证。它以下肢痿弱无力为多见，故又称为"痿痹"。所谓痹，是指下肢（足）软弱无力，不能步履之意。"依据痿证的特征，类似现代医学中多发性神经炎、急性脊髓炎、进行性肌萎缩、重症肌无力、周期性麻痹，肌营养不良症、癔病性瘫痪和表现为软瘫的中枢神经系统感染后遗症等。"临床上，以下肢痿软无力为主症的小儿麻痹症（脊髓灰质炎），便是痿证的典型表现。脊髓外伤或是炎症引起的截瘫，则是较为常见的痿证。其病变的解剖部位均在脊髓，故说"脊髓多主痿"是有依据的。

现代医学把随意运动的功能减弱或丧失，称为瘫痪。按照解剖部位区分为上运动神经元性瘫痪（中枢性瘫痪）与下运动神经元性瘫痪（周围性瘫痪）。中枢性瘫痪的特征是：肌张力增高，腱反射增强，出现病理反射，肌肉萎缩不明显。这种偏于强直性的瘫痪相当于痉症。周围性瘫痪的特征是：肌张力减退，腱反射减弱或消失，无病理反射，肌肉萎缩明显。这种偏于痿软性瘫痪，又称软瘫，相当于痿证。

5. 脑主聚精会神　脊髓司汗液

（1）脑主聚精会神

所谓聚精会神，便是精神集中之意，即是注意力集中的表现。注意力集中，亦是精神集中，人体的精神面貌表现正常。劳动、工作、学习、办事的效率高，体现出人的大脑生理功能正常。若精神涣散，即注意力不集中，人体的精神面貌便不正常，劳动、工作、学习、办事的效率低，体现出人脑的生理功能不正常。精神集中，能否达到聚精会神的程度，则与记忆和思维等功能密切相关。精神高度集中，往往记忆力较好，思维敏捷，感觉与运动反应快；若精神涣散，往往记忆力不好，健忘，思维笨滞，感觉与运动反应慢。聚精会神是人脑的生理功能之一。仅之，临床多见精神涣散，注意力不集中，伴见疲乏、萎靡不振、忘健、失眠、心悸、惊惕、多梦等症，属于神经衰弱之类的疾病。精神涣散多为脑的阳动功能低下，是脑气虚弱的表现。而脑的精髓不足，造成阴虚阳亢者，临床也不少见。小儿多动症亦属脑之精神不集中的表现。

（2）脊髓司汗液

汗液，中医学认为是体内阴津经过阳气的蒸发，从皮肤腠理之玄府（汗孔）排泄出体外的体液。《素问·阴阳别论》云："阳加之阴谓之汗。"《温病条辨》云："汗也者，合阳气阴津蒸发而出者也。"可知汗液的排泄，是在卫气的蒸发下，通过腠理的开阖作用而排泄。腠理开则排，腠理闭则止。据现代生理病理研究，汗液确是通过汗孔排泄，所谓腠理的开阖，排汗与神经调节关系最为密切，脊髓具有排泄汗液的低级神经反射中枢。因此，脊髓具有主司汗液的生理功能。人体在精神高度紧张的情况下，每每排汗较多，尤其是高度危险惊恐时，常会"惊出一身冷汗"。精神情志因素，肯定与大脑的感觉与调节有关，故汗液排泄的调节中枢不单在脊髓，还涉及大脑。脊髓主阳，脑髓主阴，阳加于阴谓之汗，从神经调节的观点看，医理也是吻合的。脊髓与督脉总督诸阳，阳气不足，导致卫气降低、虚弱、不能卫外固表，多见自汗之症。若脊髓阴虚，营不内守，阳气耗散，阴津必外泄，则出现盗汗之症。若脑与脊髓阴阳离决，以元阳衰败为主，则见大汗淋漓，冷汗如珠；以元阴衰竭为主则见热汗淋漓，神气随汗而脱，均属"绝汗"之危象。

6. 脑髓开窍于五官　脊髓司二便

（1）脑髓开窍于五官

《灵枢·海论》云："髓海不足，则脑转耳鸣，胫酸眩冒，目无所见，懈怠安卧。"《灵枢·口问篇》云："上气不足，脑为之不满，耳为之苦鸣，头为之苦倾，目为之眩。"《灵枢·大惑论》云："故邪中其项，因逢其身之虚，其入深，则随眼系以入于脑，入脑则脑转，脑转则引目系急，目系急则目眩以转矣。"这三段经文精辟地阐述了脑与耳、目等器官的密切联系。后世在《内经》的基础上认识更加全面，以清代医家王清任为杰出代表，他在《医林改错》中云："灵机记性在脑者，……两耳通于脑，所听之声归脑；两目系如线长于脑，所见之物归脑；鼻通于脑，所闻香臭归于脑；小儿周岁脑渐生，舌能言一、二字。"已明确将视觉、听觉、嗅觉及口舌语言等五官感觉功能皆归属于脑。脑与五官有直接的、密切的联系，即"脑髓开窍于五官"的原理。其它脏腑只有一个开窍器官，肾有二个，而脑为五脏六腑之大主，人身之首领，故其开窍于五个器官为最多，亦合乎常理。

脑髓开窍于五官之理论，亦为现代解剖生理学所证实。大脑发出十二对脑神经，即嗅神经、视神经、动眼神经、滑车神经、三叉神经、展神经、面神经、听神经、舌咽神经、迷走神经、副神经、舌下神经等，直接与头面五官沟通联系，不需经过脊髓的传导，这也是"脑开窍于五官"的确实佐证。

（2）脊髓司二便

脊髓司二便，指脊髓对大小二便具有主要的司管与调节作用。现代解剖生理学证实："脊髓的腰骶段为排尿、排便的低级中枢。"除了大脑总的调节与指挥外，直接司管二便排泄者便是脊髓。临床上，由于脊髓病变，如脊髓炎症（急性脊髓炎）、脊髓损伤（车祸、挫裂伤）、脊髓压迫（脊髓肿瘤）等，出现截瘫的同时，往往都伴有大小二便失调的症状，或大便秘结难解，或大便稀溏失禁，或小便频数，遗尿失禁，或小便癃闭，淋漓不禁。很明显，脊髓的病理变化，表明脊髓在正常生理状态时，具有司约二便的生理功能。再加上脊髓具有的竖阳生殖功能，确立"脊髓开窍于二阴"的理论，更加合理。既往脊髓与脑的功能部分由肾托管，现今详细甄别，对于指导临床诊疗，具有更加实际的意义。

7. 心脑相应 脑为五脏六腑之首领

古代中医理论，大部分是以心代脑，形成“心脑相应”的状况。现今系统地阐明脑、髓的理论，还需通过“心脑相应”的桥梁，把主管神明的重要生理功能归还大脑，确立大脑在各个重要脏器中的统帅领导地位。更好地发挥大脑的统帅指挥与领导调节作用。古代将人分为“劳心者”与“劳力者”，现今把“劳心者”改为“脑力劳动者”，“劳力者”改为“体力劳动者”，合情合理。“补心安神药”改为“补脑安神药”亦改得十分恰当。既往多使用“心血管疾病”，现今多使用“心脑血管疾病”，“心脑舒通”已成为临床上常用药物之一。这些都与“心脑相应”的理论有关。古代“心为五脏六腑之大主”已逐步向“脑为五脏六腑之大主”过渡，现今早该确立“脑为五脏六腑之大主”的理论。所谓“大主者”，君主也，统帅也，首领也。亦即是确立“脑为五脏六腑之首领”的理论。

明白以心代脑，“心脑相应”的论述，便能更好理解脑（心）作为脏腑首领的观点。《灵枢·邪客篇》云：“心（脑）者，五脏六腑之大主也，精神之所舍也；其脏坚固，邪弗能容也；容之则心（脑）伤，心（脑）伤则神去，神去则死矣。”《灵枢·口问篇》云：“故悲哀愁忧则心（脑）动，心（脑）动则五脏六腑皆摇。”有了“心脑相应”的理论，中医医理与现代解剖生理学的论述便基本一致了。现代《生理学》谈到：“脑，动物中枢神经的主要部分，位于头部，有接受和处理体内外各种感觉信息，调节和影响躯体及内脏的运动，维持内环境的相对稳定，及多种行为、学习、记忆、思维等高等功能。”脑为五脏六腑之首领，中西医同一道理。大脑皮层通过植物性神经系统（即自主神经系统）对人体各个脏腑器官的生理功能进行指挥与调节，完全吻合大脑皮层与内脏相关学说。

8. 心脑相应 大脑决死生

古代中医以心代脑，形成“心脑相应”的理论。西方亦到了十九世纪才搞清楚精神情志，思维记忆与大脑的关系。一直以来，判断人体生命死亡的标准，皆以心脏停止跳动为主。据现代医学科学研究成果表明，鉴定人体死亡的标准，执行“脑死亡”的标准更为合理。脑死亡的标准有以下几个基本点：

（1）需要不停地维持人工呼吸。

（2）对外界刺激全无反应。

（3）无自发性肌肉运动。

（4）无反射活动。

（5）脑电图长时间出现平波。

许多医学发展先进的国家均重视研究“脑死亡”的标准，执行“脑死亡”的标准。自上个世纪六十年代，美国哈佛大学医学院的学者首次提出“不可逆转昏迷（脑死亡）的概念。”此后相关研究逐步展开，但“脑死亡”评价方法和评价标准，至今没有得到公认，临床应用仍存在许多问题。直至2004年，首都医科大学宣武医院神经内科宿英英教授通过对“急性重症脑功能损伤患者动态监测与评价研究”，首次提出优于国际现行做法的脑死亡判定“三步骤”。被认为将是推进中国规范和实施脑死亡判定技术标准的脑死亡判定“三步骤”包括：临床指标判定、实验室指标判定、呼吸停止试验和阿托品实验的判定。我国的标准领先国际。

二、心与小肠

（一）心与小肠的解剖部位

1. 心的解剖部位

心，即心脏，是一个肌性纤维性的脏器。心居于胸腔中纵隔内，略偏左，左隔膜之上，左、右、上方与肺相邻。心圆而尖长，呈圆锥形，状似倒垂未开之莲蕊。成人心脏之大小长径约为12～14厘米，横径9～11厘米，前后径为6～7厘米，与本人握拳大小相似。成人之心重约260克，男性为230～330克，女性略轻。有锥体形纤维浆膜囊的心包护卫于外，对心起着良好的保护作用。心脏具有自主节律搏动的传导系统，起搏点正常在窦房结。窦房结略呈长椭圆形，大小约为（1.5×5×1.5）毫米，位于上腔静脉与右心房交界处。《难经·四十二难》云："心重十二两，中有七孔三毛，盛精汁三合，主藏神。"

2. 小肠的解剖部位

小肠，是一个相当长的管道器官，位于腹中，其上口在幽门处与胃相接，其下口在阑门处（回结肠口）与大肠相连，包括十二指肠、空肠、回肠三段，在成人全长5～7米。其中十二指肠参与消化功能最重要，在成人其长度仅20～25厘米，管径4～5厘米，在小肠中长度最短，管径最大，位置最深，最为固定。胰管与胆总管均开口于十二指肠，因此，它既接受胃液，又接受胰液和胆汁的注入，加上本身小肠液的分泌，四水聚汇，故消化吸收功能于此最为集中。《灵枢·肠胃篇》云："小肠，后附脊左环，回周叠积，其注于回肠者，外附属于脐，上回运环十六曲，……大二寸半，径八分分之少半，长三丈二尺。"《灵枢·平人绝谷篇》云："小肠大二寸半，径八分分之少半，长三丈二尺，受谷二斗四升，水六升三合合之大半。"《难经·四十二难》云："小肠重二斤十四两，长三丈二尺，广二寸半，径八分分之少半，左回迭积十六曲，盛谷二斗四升，水六升三合合之大半。"

心的经脉（手少阴经）与小肠的经脉（手太阳经）有互相络属关系，故心与小肠配对，一脏一腑，互为表里。

（二）心与小肠的生理功能

1. 心的生理功能

(1) 心主血脉　其华在面

主血脉，包括主血液与主脉管两个方面。①主血液，血液需要依赖心脏的搏动才能输送到全身，营养脏腑器官，四肢百骸。正如《素问·五脏生成篇》云："诸血者，皆属于心。"②主脉管，即主全身之脉，《灵枢·决气篇》云："壅遏营气，令无所避，是谓脉。"脉内包裹营血，属营养血液之府库，列为奇恒之府。脉在古代又称之为经脉。严格地说，经脉应包括血管系统与淋巴管系统。血与脉均属心脏所主管，因为心脏是血液循环的原动力，心脏的自主搏动才能推动血脉运行，营养人体全身。正如《素问·痿论》云："心主身之血脉。"《素问·六节藏象论》云："心者，其充在血脉。"现代所称的脉管系统，一般包括动脉，静脉、毛细血管等部分。心主血脉，说明心脏、血液、脉管构成一个相对独立的系统，常称之为心血管系统，也即是循环系统的代表性称呼。

其华在面，是说心脏搏动均匀有力，血脉充盈，红润之色泽常显露于面部。《灵枢·邪气脏腑病形篇》云："十二经脉、三百六十五络，其血气皆上于面而走空窍。"《素问·六节藏象论》云："心者，……其华在面，其充在血脉。"临床上，望色与与切脉密切结合，对诊断疾病具有一定的指导意义。凡心气旺盛，血脉充盈者，其面色多红润而有光泽；而心气不足，血脉虚衰者，则见面色㿠白，脉细弱乏力；证属血热者，面色多红绛，脉数刚劲；证属血瘀凝滞者，则见面色青紫而晦暗，脉细涩而结代。正如《素问·五脏生成篇》云："心之合脉也，其荣色也。"《灵枢·经脉篇》云："手少阴（心脉）气绝，则脉不通，脉不通则血不流，血不流则髦色不泽，故其面黑如漆柴者，血先死。"形象地描述出面色漆黑无泽是血液凝固，血运先停止，心跳也随之停止的死亡之象。现今"真心痛"（冠心病）突然死亡的病例临床上已不少见。

（2）心主火　其动为悸

心主火，是指心脏具阳热之气，温运全身各脏腑、器官、四肢百骸的生理功能。它与心主血脉密切相关，因为心脏是血液循环的中枢和原动力。心脏的阳热之气充沛，才能推动血液营养输布全身，温煦各个脏腑、器官、四肢百骸。倘若心脏停止跳动，血液循环便随之停止，大脑失养趋于死亡，人体的生命活动结束。心阳衰竭，对于人体的生命是至关重要的。《素问·六节藏象论》云："心者，生之本，神之变也；其华在面，其充在血脉，为阳中之太阳，通于夏气。"所谓阳中之太阳，正是阳气中最热者，通于夏天之气，也是指最炎热的气候，故得出心气主火，心为火脏的理论。心为火脏与肾为水脏是相对而言，一水一火，互相联系，互相对立，而互相统一，又符合阴阳五行的基本规律。

心动为悸，心悸是心中动悸不安的一种病症。在精神紧张或病理状态时，便感觉到心悸，这明显与精神情志敏感性增高有关，也就是说，与植物性神经（自主神经）功能不平衡（紊乱）有关。如《红炉点雪》云："悸者，心卒动而不宁也。惊者，心跳而怕惊也。"心脏跳动不安宁为悸，称"心悸"；因惊恐而导致心脏跳动不安宁则称为"惊悸"。临床上，多见因惊而发，心悸时作时止者，即是"惊悸"，病情较轻；不因惊而发，心中动摇不宁，无休止时者，谓之"怔忡"，病情较重。统属于"心悸"之范畴。此类证候，相当于现代医学的植物性神经（自主神经）功能紊乱，以及各种心脏病所引起的心律失常。究其病因，多与神志不宁、心气不足、阴虚火旺、风湿入心、心阳衰微等有关。临床治疗主要运用补心复脉法，在此基础上，配伍调节精神情志之方药，注意消除"外惊内恐"之因素，则其治"悸"之效果更佳。

（3）心藏神　在志为喜

《素问·宣明五气篇》云："心藏神，肺藏魄，肝藏魂，脾（胰）藏意，肾藏志，是谓五脏所藏。"这段经文把精神细分为神、魂、魄、意、志，分别藏于心、肝、肺、胰（脾）、肾。还把情志与五脏相匹配，心主喜，肝主怒，肺主忧（悲），胰（脾）主思，肾主恐（惊）。《素问·天元纪大论》云："人有五脏化五气，以生喜、怒、思、忧、恐。"《素问·阴阳应象大论》云："在脏为心，……在志为喜；在脏为肝，……在志为怒；在脏为脾（胰），……在志为思；在脏为肺，……在志为忧（悲）；在脏为肾，……在志为恐（惊）。"五脏所藏，七情所主，说明五脏与精神、情志是密切联系的。就心脏而言，关键的问题是"心藏神"并不等于"心主神明"。五脏有精神情志活动的特征与联系，但五脏没有思维能力和聪明智慧。这点早为古人所认识，并为解剖生理学所证实。主管神明者，应该归属于大脑。它与“五脏所藏”并不矛盾，因为胸腹腔内的脏腑活动，都接受植物性神经系统（自主神经系统）的直接支配，所以内脏的生理活动异常，亦会出现一些神经症状。常见的病症如植物神经功能紊乱、神经衰弱、神经官能症、臆病、更年期综合征等，每有心悸、心慌、惊惕、怔忡、烦躁、不寐等症，属于“心藏神”失调之表现。又如人受惊恐，古代医理涉及“肾藏志”，谓肾志不能封藏，会出现遗尿，甚则二便失禁之象。按中西医理结合探讨，它与中枢（脑与脊髓）神经功能及外周神经功能的失调都有关，现今“脑髓司肾气，脊髓司二便”与“肾藏志”相结合，互相沟通，互相印证，既不割断历史，解释亦相当通顺。现代理解，脑与脊髓的调节主要是神经调节，而肾与肾上腺的调节主要表现在体液、内分泌方面，两者都有道理，结合起来解释更加完美。

五脏所藏，皆是精神情志活动的表现。《内经》大致阐述了基本内容。后世医家在此基础上进一步体会与发挥，唐代王冰的注解较有代表性，注云：“神，精气之化成也，灵枢经曰，两精相搏谓之神；魄，精气之匡佐也，灵枢经曰，并精而出入者，谓之魄；魂，神气之辅弼也，灵枢经曰，随神而往来者，谓之魂；意，记而不忘者也，灵枢经曰，心（脑）有所忆谓之意；志，专意而不移者也，灵枢经曰，意之所存谓之志。”首先神是由精气化生而成，这明显是唯物论观点，引入医学理论是合理的。魄是精气之辅佐，魂是神气的辅佐，同样具有物质性。魄为肺所藏，经常与肺气的功能联系在一起，称为“气魄”，人体的肺气强，肺活量大，肺功能好，称为“气魄强”；人体的肺气弱，肺活量小，肺功能差，称为“气魄弱”。魂气是神气的辅助，都是用来阐述精神情志思维记忆等生理特征的。若人体的精神情志混乱，思维记忆乱错，用“神魂颠倒”来描述；若人受惊恐过度，用“如丧神守”、“魂飞魄散”等来形容；若人体精神受刺激过度，常用“失魂落魄”、“意志消沉”、“神志淡漠”等阐述。《内经》对精神情志、思维记忆等生理功能的阐述比较广泛。除“神、魂、魄、意、志”外，尚有“思、虑、智”的阐述，《灵枢·本神篇》云：“因志而存变谓之思，因思而远慕谓之虑，因虑而处物谓之智。”论述相当精辟，皆属于精神智慧之范畴。

（4）心开窍于舌

心开窍于舌，是说舌为心之外候，又称“舌为心之苗”。舌面没有皮肤遮盖，仅有很薄的黏膜，因而舌的血色最易观察，从舌质的颜色、光泽较易测知血脉的盈亏，进一步反应心主血脉的生理功能及病理现象。另一方面，从经络联系看，《灵枢·经脉篇》云：“手少阴之别，……循经入心中，系舌本。”《素问·阴阳应象大论》云：“心主舌。”又云：“在窍为舌。”临床上，每见心的生理功能正常，则舌体红润荣泽，柔软灵活；若心的气血不足，则舌体淡白胖嫩；心阴亏损，则舌体红绛而瘦瘪；心火上炎，则舌尖红赤；心血瘀阻，则舌体紫暗或有瘀斑。

古代心脑相通，故舌亦为脑之外候，一些大脑所主的疾病如中风或高热性脑病，每见舌强、舌卷、舌蹇、舌歪等症，或伴有味觉障碍、失语、舌麻等，则应用“脑开窍于五官”解释，心脑既相通，二者并不矛盾。脑为五脏六腑之大主，指挥与调节功能比心更广泛，“心开窍于舌”与“脑开窍于五官”的理论都是有科学依据的。

2. 小肠的生理功能

（1）主受盛与化物

《素问·灵兰秘典论》云："小肠者，受盛之官，化物出焉。"所谓受盛，意即接受与盛物，有两层意思：一是接受，即指小肠接受来自胃消化过的食糜，进一步消化与吸收；二是盛物，即指小肠要进一步消化与吸收，食物一般在小肠要停留3~8小时，比在胃停留的时间要长，才能圆满地完成对营养精华的消化与吸收，古人形容此一过程，好像在器皿中盛放着营养丰富的物质，任由其从容不迫地消化、吸收。停留时间比胃长，说明小肠的消化吸收比胃的消化吸收更重要。所谓化物，意即具有消化、变化、化生的意思。小肠的化生功能，是指食物经过胃与小肠的消化后，对营养精微物质进行大量的、细微的转化吸收，相当于现代所说的"同化吸收"功能。把外界的营养物质同化为自身所需的营养成分，经血液循环输送到全身各个部分。解剖可见胰管及胆总管均开口于小肠的十二指肠段，胰液与胆汁都输入十二指肠内，在小肠内，参与消化吸收的胰液、胆汁，连同胃液及自身分泌的小肠液，集中消化，可见其消化吸收功能最为强大，为人体所需营养物质的主要来源。因而也是人体后天成长、发育、健壮的关键物质来源。所谓"后天之本"，除了胰、胃的受纳与运化功能外，主要还靠小肠的受盛与化物功能，它是胰胃消化吸收功能的总汇。临床上，小肠受盛功能失常，可见腹部疼痛、胀满、食欲减退等症；而化物功能失调，则可见便溏泄泻，完谷不化，便臭酸腐等症。

（2）主分清与泌浊

所谓分，是分开、分别之意。所谓泌是分泌，即渗出，缓缓流出、排出之意。饮食在小肠受盛与化物之后，便分清泌浊，清者是指水谷精微，人体所需的营养物质；浊者是指水谷不化之物，即食物残渣。小肠在充分吸收水谷精微（营养物质）之后，把食物残渣向大肠输送，这是分清与泌浊的具体表现。小肠在吸收水谷精微的同时，又回收了不少水液，其中包括人体本身的消化液（含唾液、胃液、胆汁、胰液等），形成所谓"小肠主液"之说，这也是分清泌浊功能涉及水液代谢的特点。对于小肠分清泌浊功能的阐述，明代医家张景岳云："小肠居胃之下，受盛胃中水谷而分清泌浊，水液由此而渗入前，糟粕由此而归于后，脾（胰）气化而上升，小肠化而下降，故曰化物出焉。"在胃、小肠、大肠再吸收水分后，经过胰（脾）的散精转输及肾的气化蒸腾才形成尿液。对于调节尿液数量与粪便水分的多少，古人认为多与小肠分清泌浊的功能相关，若小便增多，则大便易干结；若大便稀溏，则小便多短少。临床上，常运用此分利之法调理二便，如治疗便溏泄泻之症，可用利小便而实大便之法；反之，治疗大便秘结之症，则可用缩尿润肠之法。

三、肺与大肠

（一）肺与大肠的解剖部位

1. 肺的解剖部位

肺脏位于胸腔，居纵隔的两侧，左右各一，与心脏紧靠，其上部比心高，古有"华盖"之称。肺形状似圆锥形，上为尖，下为底，底之下为膈肌。右肺下有肝，左肺下为胃与脾。肺组织柔软并富有伸缩性，状似海绵，表面湿润而有光泽，内含一定量的空气。

成人的肺呈暗红色或深红色。左肺分为二叶，细分为10个肺段；右肺分为三叶，亦分为10个肺段。《难经·四十二难》云："肺重三斤三两，六叶两耳，凡八叶，主藏魄。"

2. 大肠的解剖部位

大肠位居腹腔，为消化管道的下段，其上口在阑门处（回结肠口）紧接小肠，其下口通接肛门，为排粪便的出口。大肠包括盲肠、阑尾、升结肠、横结肠、降结肠、乙状结肠、直肠和肛管等段，全长约1.5米。大肠的整体结构像一个门状框架。《难经·四十二难》云："大肠重二斤十二两，长二丈一尺。广四寸，径一寸，当脐右回十六曲，盛谷一斗，水七升半。"又云："广肠（指乙状结肠与直肠）大八寸，径二寸半，长二尺八寸，受谷九升三合八分合之一。"《灵枢·肠胃篇》云："回肠当脐左环，四周叶积而下，回运环反十六曲，大四寸，径一寸寸之少半，长二丈一尺。广肠傅脊以受回肠，左环叶积上下辟，大八寸，径二寸寸之大半，长二尺八寸。"《灵枢·平人绝谷篇》云："回肠大四寸，径一寸寸之少半，长二丈一尺，受谷一斗，水七升半。广肠大八寸，径二寸寸之大半，长二尺八寸，受谷九升三合八分合之二。"

肺的经脉（手太阴经）与大肠的经脉（手阳明经）有互相络属的关系，肺属脏，大肠属腑，一阴一阳，互为表里。

（二）肺与大肠的生理功能

1. 肺的生理功能

（1）肺主气，司呼吸

①肺主呼吸之气

所谓呼吸之气，即指自然界的空气，一般称为天气。《素问·阴阳应象大论》云："天气通于肺。"肺脏充满来自大自然的气体，肺的一呼一吸，不断地呼出体内的浊气（二氧化碳），吸收自然界的清气（氧气），形容人体不停地进行吐故纳新（新陈代谢），故肺是人体内外环境间进行气体交换的场所。呼吸之气，为肺所主。"肺循环"便是人体与自然界进行气体交换的全过程。呼吸之气与饮食水谷精微所化生的营卫之气相结合而积聚于胸中者，称为宗气。宗气的功能，除了直接影响呼吸的强与弱外，还会影响到语言、声音与动作。宗气强者，发音洪亮，语言清晰，动作有力、连贯，谓之气魄充沛（肺活量大）；若宗气弱者，发音低微，语言不清，动作乏力、停顿，谓之气魄不足（肺活量小）。宗气的功能又影响到血脉的运行，体现在气与血的相互关系上，这留待"肺朝百脉"中再加详述。总而言之，肺主呼吸之气，乃是肺的首要生理功能。

②肺主人体一身之气

肺主人体一身之气，即是说全身的气都由肺所主。正如《素问·五脏生成篇》云："诸气者，皆属于肺。"《医学实在易》云："气通于肺脏，凡脏腑经络之气，皆肺气之所宣。"古代医家把一身之气，归结为真气，也就是人体根本之气，故又称为元气（或原气）。与邪气相对而言，又可称之为正气。如《素问·刺法论》云："正气存内，邪不可干，此之谓也。"真气的生成也是由自然界的清气与水谷之气合并而成，如《灵枢·刺节论》云："真气者所受于天，与谷气并而充身也。"真气与宗气的生成基本相同。但分布的部位不同，宗气充沛胸中，而真气则充沛于全身。前者主司呼吸之气，后者主司全身之气。

从真气和宗气形成的两个基本要素来分析，一是大自然清气氧分，一是水谷精微营养，缺一不可。

先从水谷精微营养探讨，《灵枢·五味篇》云："谷始入胃其精微者，先出于胃的两焦，以溉五脏，别出两行，营卫之道。其大气之抟而不行者，积于胸中，命曰气海，出于肺，循喉咽，故呼则出，吸则入，天地之精气，其大数常出三入一。故谷不入半日则气衰，一日则气少矣。"这段经文有三层意思：其一，胃之水谷精微，通过胰（脾）的散精及肺的输布灌溉到五脏，再分出营气与卫气两道，营行脉中（血管之内）。卫行脉外（血管之外，淋巴管中）。其二，积于胸中之浊气，由肺通过咽喉，鼻与自然界的清气进行交换，呼出浊气，吸入清气，不断吐故纳新（新陈代谢），其数量比例常为出三入一。其三，不摄入水谷精微，便不能与自然界的清气结合为真气，半日不食则感到气魄衰减，一日不食便感到气魄不足。说明水谷精微营养直接影响到人体真气的旺盛与虚衰。

再从大自然的清气氧分探讨，上文说过"天气通于肺，"肺是人体与自然界进行气体交换的脏器，呼出浊混的碳气，吸入清气氧分。空气越新鲜，含氧分越高，对人体越有益。吸入混浊空气多了便会产生头晕头胀，疲乏无力，为气魄不足之征象。人们喜欢空气清新的住所，少到人烟稠密，车水马龙，乌烟瘴气的地方，为的是吸取多些新鲜空气，利于"养生"。疗养院多建立在沿海、沿江、沿溪，环境优美之处，空气清新，氧分高，利于疗养恢复气魄。出家修炼之人，多把寺庙建在深山密林之中，空气清新，环境幽静，利于达到"恬惔虚无，真气从之"，"精神内守，病安从来"的境界。祈望健康长寿，超度百岁。……这生活的一切，关键在于清气氧分。一般而言，"清气氧分是无价之宝，水谷营养是有价之宝。"两个宝都同样重要，切莫等闲视之！

现代医学尤其重视清气氧分吸入的研究，效仿空气中以氧分为主，适应人体的需要制造出较纯的"氧气"。不单运用在养生保健上，更重要应用在临床治疗上，许多急重病人的抢救，经常使用供氧疗法，效果特佳。现代更进一步发展"高压氧仓"治疗，使人体获得更高的氧分，疗效独特。维持呼吸功能，为历代中西医家所重视，一旦呼吸停止，气滞则血瘀，导致心脑缺氧，人体便很快会死亡。故为了维持呼吸功能。现代研制并使用了各种"呼吸机"，它是保障呼吸功能一项重大科研成果，比用药物维持呼吸功能更好更可靠。这在中西医学都备受推崇。中西医学均要汲取现代科学技术的新成果，促进我国医学科学的理论和技术向着更高的水平迈进。

临床上，真气虚弱之人，每见身体倦怠，四肢乏力，不欲饮食，气息不足，自汗溱溱等症。从真气形成的原因着手调治，一是增加清气氧分，或吸氧；二是增加水谷精微营养，还需健运胰（脾）胃功能，促进消化吸收。对于慢性肺气虚弱之病证，（例如肺结核稳定期），祖国医学常运用"培土生金法"调治，每取得独特之效果。这是从"后天之本"着手调治，达到补肺固金之目的。临床上，对于元气虚弱而出现喘促的病症，祖国医学认为肺气之根在肾，运用"补肾纳气法"进行治疗，效果甚佳，这是从"先天之本"着手调治，达到纳气平喘之目的。这与现代医学使用肾皮质激素治疗喘证的原理基本一致。《内经》提出"清气皆属于肺"之理论。对后世医家的影响很大，如《笔花医镜》、《医医保录》等医著，皆首重肺气，提出类似于"肺气之衰旺，关系寿命之长短"的论点。重点从人体气魄之强弱，判断人体之寿夭，其中确有一番道理。

(2) 肺主宣发　外合皮毛

所谓宣发，即是宣通与发散，也就是指肺气向上宣升和向外发散之意。肺气的推动，促进卫气与津液输布全身，发挥温润肌腠皮肤的作用。如《灵枢·决气篇》云："上焦开发，宣五谷味，熏肤、充身、泽毛，若雾露之溉。"此处所说的上焦开发，主要是指肺气的宣发作用。皮肤、腠理、汗液、毛孔等体表组织简称为皮毛，是人体与外界接触，抵御外邪侵袭的屏障，为肺脏输布的精气所温养。如《素问·阴阳应象大论》云："肺主皮毛。"《素问·咳论》云："皮毛者肺之合也，皮毛先受邪气，邪气以从其合也。"临床上，大凡六淫侵袭，体表受邪，肺气失宣，皮毛汗孔闭塞，每见恶寒、发热而无汗（属表实证）；若肺气虚弱，卫外不固，则见恶风、发热而自汗（属表虚证）。故《伤寒论》中，太阳表实证与太阳表虚证有一个比较突出的辨别点，就是无汗与有汗。临床亦见，一些经常自汗之人，多属肺气虚弱，卫外不固，较易受到外邪侵袭而感冒；或者感冒之后，病情每缠绵难解，亦多因肺气虚弱，宣发无力之故。对于肺气虚，冒汗多之患者，治疗感冒表虚证，应遵循《伤寒论》运用解肌之法，切莫再投发汗之剂。

(3) 肺主肃降　通调水道

所谓肃降，即清肃与下降。肺气主清肃，是指肺及呼吸道要清洁通畅，充分呼出碳质浊气，呼吸调匀，痰涎不多，无存异物。肺气要下降，是指肺气平和，充分吸入清气氧分，无咳逆上气，无哮鸣喘促，无痰涎壅盛。若肺气失于肃降，便出现呼吸困难，痰涎壅盛，气道阻塞，哮喘气逆，吸气表浅，甚则痰声如牵锯，可见口唇发绀，咳逆咯血之症。正如《素问·脏气法时论》云："肺苦气上逆。"《素问·至真要大论》云："诸气愤郁，皆属于肺。"

肺主通调水道，是肺循环影响到全身淋巴管道系统，水液循环的体现。也就是肺循环影响到体循环的水液循环部分的功能表现。现代解剖生理学证实：在人体的循环系统中，包含有三个系统的循环：血液循环是主要的心血管结构，而淋巴液循环亦是不可缺少的水道结构，它是血液循环的辅助装置，二者共同完成人体新陈代谢所赋予的血液与体液循环任务，概称为"体循环"。至于肺循环，包括肺、气管、支气管、肺泡等结构，在血液循环的基础上，完成人体与自然界进行气体交换的任务，呼出碳气，吸入氧分，不断地吐故纳新，使人体获得新的活力。三个循环都有管道互相沟通，所以肺循环不仅与血液循环密切联系，亦与淋巴液循环具有密切的联系。肺气通调水道的生理功能，是通过调节三焦水道（淋巴系统管道），促进水液的输布与排泄而实现的。

人体的水液代谢一般从口饮水入胃开始，如《素问·经脉别论》云："饮入于胃，游溢精气，上输于脾（胰），脾（胰）气散精，上归于肺，通调水道，下输膀胱，水精四布，五经并行。"这段关于水液代谢的经文，重点在于肺气如何通调水道，既往很难解析水液如何进入膀胱，如何输布到全身各处，现今发现肺循环（肺气）与淋巴液循环（三焦水道）的密切关系，引入新的水液代谢途径，便能解释清楚。并且对于"肺主行水"和"肺为水之上源"之说，均能很好地解释清楚，合情合理。临床上，常使用开肺气而行水液之法治疗水饮停留病证，就是具体运用行肺气而通调水道的功能。所谓"肺气宣而能发汗，肺气降而能利水"正是这个道理。

(4) 肺朝百脉　主司治节

《素问·经脉别论》云："食气入胃，浊气归心，淫精于脉，脉气流经，经气归于肺，肺朝百脉，输精于皮毛”。所谓朝，一是聚会的意思；二是向上朝圣的意思。所谓肺朝百脉，就是全身百脉皆朝会于肺脏。也就是说，全身的血液、津液都通过经脉而聚会于肺，经过肺的呼吸，进行气体交换，呼出浊气（二氧化碳），吸入清气（氧气）。再输精于全身皮毛。输精包括血液和津液两部分，既体现出气与血的关系，又体现出气与津的关系。发展为“气为血帅，气行则血行，气滞则血瘀；血为气母，血旺则气足，血虚则气少”之理论。这是肺循环与体循环密切关系的一方面，肺循环与体循环密切关系的另一方面则是气与津液的关系，也就是肺循环与淋巴液循环的关系，实质即是肺气与三焦水道的关系。淋巴液循环的存在，常被既往的学者所忽略。笔者发现，淋巴液循环便是三焦水道全身输布津液的体现。肺气与津液的关系与气和血的关系十分相似。津液的生成、输布和排泄，全靠气的运动和气的气化、推动、固摄等作用，而气在体内的存在形式及其运动和变化，不仅附着于血液，而且也附着于津液。同样，血是气的载体，津液也是气的载体，津液还是气之存在、运动和变化的具体场所。可以归纳出：“气为水之源，气行则水行，气滞则水停；水为气之根，水足则气充，水亏则气耗”之理论。“气随血脱”亦可“气随津脱”。

肺主治节，如《素问·灵兰秘典论》云：“肺者，相傅之官，治节出焉。”所谓相傅之官，相当于宰相；所谓治节，即治理与调节，比喻肺相当于宰（丞）相的职位，具有辅助君主治理国家的功能。既往以心为君主，现今恢复以脑为“大主”，首脑的位置确实最高，肺和心的位置在胸腔，属第二高度的官阶，喻为左右丞相的官职较为恰当。其他肝、胰（脾）、肾及六腑的部位多在腹腔，属于第三级的官阶，取类比象，合乎情理。在生理功能上，肺主气，辅助大脑治理与调节全身的气机；心主血，辅助大脑调节全身之血脉，二者协调，共同完成治理国家（身体）的重要职能。综合上文肺的生理功能有：其一，肺的首要功能便是治理调节呼吸功能；其二，治理、调节全身的气机功能；其三，主宣发与肃降，治理、调节全身津液的输布、运行和排泄，即具有治理、调节水液代谢之功能，因此，“肺主治节”，实际上是对肺的多个生理功能的高度概括。

(5) 肺为娇脏，易受邪侵

肺为娇嫩之脏器，首先，从其解剖结构可理解。肺脏的质地比较柔软、湿润、光滑，富有弹性与延伸性，充气时尤见空虚、单薄，娇嫩柔软。其次，在诸脏器中，肺脏是唯一有管道直接与外界大气相通者，故最易受外邪侵袭。不论邪从口鼻而入，或是由皮肤腠理而入，均易犯肺致病，六淫外邪犯肺所致感冒、咳嗽等病症，属于临床上最常见的病症。其三，在生理功能上，肺脏往往既恶热，又怕寒，还恶燥、恶湿，最惧怕风火，不易适应恶劣的气候环境，此亦属于娇嫩之征象。正如《临证医案指南》云：“肺，……又为娇脏，不耐邪侵，凡六淫之气，一有所著，即能致病。其性恶寒、恶热、恶燥、恶湿，最畏风火，邪著则失其清肃降令，遂痹塞不通爽矣。”临床上，患肺病久咳气喘之人，其体质多虚损，消瘦，气魄怯弱。辨证施治上，由于顾及虚弱之体质，多使用滋润调和之剂，少用剽悍攻伐之品，缓而图之。对于直接驱邪外出之汗、吐、下三法，多运用汗法驱邪，相对较为柔和，少用剧烈攻邪之吐法、下法，处处体现出“调治娇脏，抚妥为重”的宗旨。

(6) 肺开窍于鼻　利于咽喉

鼻为肺窍，即是说肺开窍于鼻。咽喉与鼻相通而联属于肺，二者均为呼吸之门户。《素问·阴阳应象大论》云：“在脏为肺，……在窍为鼻。”鼻的通畅与否及嗅觉的灵敏与否，与肺气的调节作用直接相关。肺气和，则呼吸利，嗅觉灵；肺失宣降，则呼吸不利，嗅觉失灵。正如《灵枢·脉度篇》云："肺气通于鼻，肺和则鼻能知臭香矣。"说明肺是开窍于鼻的，同时阐明肺的各种生理功能正常，鼻的嗅觉才能灵敏。嗅觉为大脑所主，但其功能的灵敏程度往往与气道的通和程度直接相关。

鼻窍为呼吸气道的第一门户。鼻为肺系气道最外端的器官，因此，鼻窍便成为外邪侵犯肺脏的首当要冲。所谓"温邪上受，首先犯肺。"便是温邪从口鼻而入，首先侵袭肺卫，导致肺气失宣，常见鼻塞、流涕、咳嗽，气逆不闻香臭等症。至于温邪内侵，肺热壅盛，则见咳逆上气，呼吸喘促，痰涎壅盛，哮鸣有声，鼻翼煽动等症。

咽喉是呼吸气道的第二门户，又是肺的经脉——手太阴肺经所经过之处。咽喉具有呼吸通气与发音说话的生理功能，均直接与肺气相关。外感肺卫失宣之证，每见鼻塞、流涕，咳嗽气逆，咽痛喉痒，声音沙哑等症，往往两道门户俱同时受邪，临床辨证施治上，常需统筹兼顾，在肺系的范围内，针对不同部位受邪而治疗之。近代咽喉病证已发展成为新的专科，但临床诊疗仍不能忘却与肺卫之关系。古代肺痨病严重，每出现声音沙哑之症，用五行之术语，形容为"破金不鸣"，可知肺病已到重笃之阶段。现代诊断的喉癌、鼻咽癌、肺癌等，晚期亦会出现"破金不鸣"之征象，表明病变已损伤及喉返神经。诊疗之时，应多加注意，提高警惕！

2. 大肠的生理功能

大肠的主要生理功能是传化糟粕，排泄粪便。《素问·灵兰秘典论》云："大肠者，传导之官，变化出焉。"所谓传导者，承上导下之意；变化者，变换化物之意。大肠接受由胃与小肠消化吸收之后的食物残渣，再吸收其多余的水分及精华，然后形成粪便，定时通过肛门排出体外，每日排便1~2次，这便是传化糟粕，按时排便的生理功能。

大肠的传导与排泄的生理功能，具体有三方面的特点：

第一，缓慢蠕动，传导糟粕。

大肠接受来自胃及小肠的食糜残渣，再吸收其多余的水分及精华，然后形成粪便。这一过程，大肠必须要蠕动；其次，大肠蠕动时，必须要缓慢进行，若蠕动太快，便吸收不了多余的水分及营养物质，可能导致泄泻；再次，大肠的蠕动是有声音的，称为"肠鸣音"。测听肠鸣音的有与无，亢进和减弱，对诊断消化系统疾病有着重要的判断意义，医者不可不知。临床上，在承气汤中使用生大黄，重点在于促进肠蠕动而达到致泻通便，这是中西共通的论点。

第二，大肠主津，增水行舟。

考察大肠的传导与排泄功能，又与津液水分的代谢密切相关。所谓"中焦如沤，下焦如渎。"形容胃肠消化吸收过程均以津液作为媒介，内中必须含有一定量的水分，才能消化吸收到所需的营养。大肠要形成适中的粪便，并顺利排出体外，必须把多余的水分吸收掉，使粪便软硬适中。若大肠重吸收水分太少，造成粪便稀溏，即会导致泄泻；若大肠重吸收水分太过，造成粪便干结，即会产生便秘。问题的关键在于津液水分的多少，因而归纳出"大肠主津"的生理功能特点。著名医家李东垣在《脾胃论》中云："大肠主津，小肠主液，大肠小肠受胃之荣气乃能行津液于上焦，灌溉皮毛，充实腠理。若饮食不节，胃气不及，大肠小肠无所禀受，故津液枯竭焉。"张景岳在《类经·十二经病》云："故凡大肠之或泻或秘，皆津液所生之病，而主在大肠也。"临床上对于腑实证大便秘结，常在承气汤中选用朴硝，其机理在于重点增加肠道中的水分，即增水行舟之意也。

第三，腑气以通降为顺

中医学区分脏与腑，主要的标准是：脏以藏精为主，故能满不能实；腑以传化物为主，故能实而不能满。正如《素问·五脏别论》云："所谓五脏者，藏精气而不泻也，故满而不能实。六腑者，传化物而不藏，故实而不能满也。"藏精以充沛盈余为佳，传化物以通畅、顺利为好。大肠的首要功能是传导化物，每天都要形成粪便，按时排出体外。因此，大肠的管道必须经常保持通畅。若肠道不畅，排泄不通，便会导致腑气上逆，产生便秘、腹痛、呕吐、甚则变生喘满、发热、眩晕诸症。故归纳得出"腑气以通降为顺"之理论。临床上诊治以消化系统为主的"急腹症"，中医学"六腑以通降为用"的理论，实际运用相当广泛而卓有成效。

手阳明大肠经与手太阴肺经互相络属，互为表里，其生理功能及病理变化常会互相影响和互相转化。临床，可见肺失宣降而致大便秘结不通之症。反之，腑气不通大便秘结，时间一久，又会导致肺气郁结而出现喘满之症。此时，急用釜底抽薪之法，泻下通便，不单解决了便秘，又可促使喘满之证缓解及消失，值得深入探讨与体会。从经络之间的联系来考察，手阳明大肠经属于阳经，常受督脉经所约束，因督脉具有总督诸阳经之功能，而脊髓是联结督脉的脏器，具有明显的司管大小便功能，脊髓损伤或炎症的病变，即患截瘫病人，必然出现二便失禁或秘结之症，其生理、病理的联系，中西机理基本一致，是可以融汇贯通的。

四、胰（脾）与胃

（一）胰（脾）与胃的解剖部位

1. 胰（脾）的解剖部位

原中医学所称的脾，即《难经·四十二难》云"脾重二斤三两，扁广三寸，长五寸，有散膏半斤。"实际上是解剖学所指的胰（Pancreas）又可称之为脺。胰脏在腹腔中央，居胃之后方，胰与胃之间仅隔以腹膜间隙，密切相连而比邻。胰脏为一葡萄状腺体，为横卧长条形（其高度相当于第1~2腰椎水平），呈浅黄色或灰红色，状似古代中医学所称之"散膏"。胰分为胰头、胰体、胰尾三部，全长14~20厘米，成人胰的重量为81~117克，约相当于古代所称"散膏半斤"。胰尾接触脾门（解剖学所称的脾，是指Spleen，属淋巴组织构成的脏器）。胰由外分泌和内分泌（胰岛）两部分结构组成，是人体最重要的消化脏器。胰管从尾部通向头部，再与胆总管汇合，共同开口于十二指肠乳头，胰液与胆汁俱注入小肠内参与消化食物。其上方还有一条副胰管开口于十二指肠小乳头，在胆总管堵塞时，胰液仍可通过副胰管注入小肠，保证消化功能不间断地进行。人体消化系统这一"双管齐下"的解剖结构，充分表明胰脏对于消化功能的重要性。

《素问·太阴阳明论》云："脾者，土也，治中央，常以四时长四脏。"又云："脾与胃以膜相连耳，而能为之行其津液。"《素问·厥论》云："脾主为胃行其津液者也。"《素问·玉机真藏论》云："脾脉者，土也，孤脏以灌四旁者也。"均属于"脾位中央"之说。清楚地表明中医学的脾，和胃一样居于腹部中央，脾为胃运行其津液。胃在前，脾在后，胃靠表属腑，脾深藏而属脏。再查看历代绘制划画的人体脏腑图，如宋代杨介的

《存真图》，吴简的《欧希范五脏图》；明代张景岳著《类经图翼》的内景图，杨继洲著《针灸大成》的存真图；清代·王清任著《医林改错》的脾图，唐宗海著《医经精义》的胸腹图、脾胃图，民国《中国医学大辞典》的脾图等。脾与胃俱在腹部中央，互相邻近，确定无疑。

遗憾的是，20世纪初叶，从事解剖学研究的学者，对中医理论不熟悉，在对比中、西医脏腑时，竟发现中医有五脏，而西医有六脏，互相参对后，多出一个Pancreas，随译名为脺脏（胰）。张冠李戴，而把中医学的脾，译为Spleen（见于1911年北京协和医学堂出版的《解剖学讲义》）。从此，中医学的脾与解剖学的脾分离，造成整整一个世纪的混乱。中医学的脾，要重新确定其解剖部位，并与其主要的生理功能“主运化”相吻合，应恢复位于腹部中央的胰，不要再被人误指为位于左侧的脾。本书务求做到脏腑解剖、生理、病理一致，以便进一步提高中、西医学的理论水平。同时，通过艰辛的变革，把中医学的脏腑与解剖学的脏腑重新统一起来，实现中西医脏腑解剖一致。这个历史性分歧一旦被突破，脏腑的解剖实体一致了，脏腑的生理功能、病理变化便能顺利地互相结合，创造中、西结合的祖国新医药学便能成为现实。为了不割断历史，改革为胰与脾并称并用，胰与脾相通，“胰主运化为主脏，脾主裸血为副脏，互相为用。”（附：存真图2－1及内景图2－2）

图2-1宋·杨介《存真图》

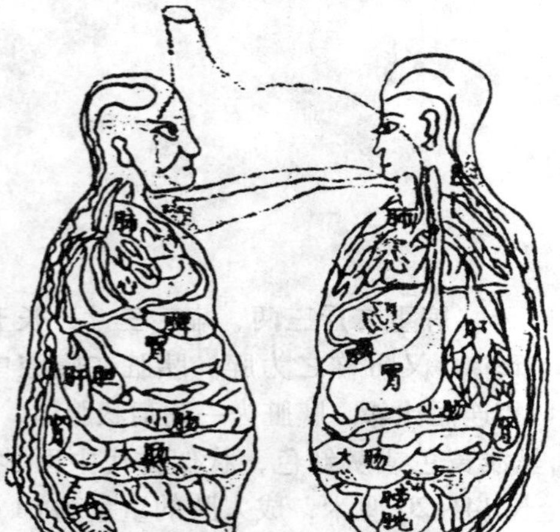

明·钱雷　人镜经　　明·扬继洲
（雍正癸区刊本）　　针灸大成（万历刊本）
保留下来的存真图　　保留下来的存真图
（内脏右侧断面图）　（内脏左侧断面图）

明2-2《类经图翼》内景图

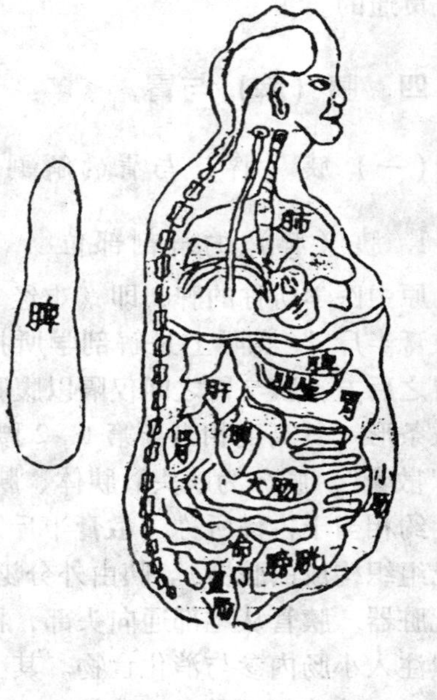

2. 胃的解剖部位

胃居腹腔中央，略偏左，在胰的前方，二者之间仅隔以腹膜间隙，密切相连而比邻。胃的形状似个倒置的曲颈瓶，其上口贲门与食道相接，其下口幽门连接着十二指肠。成人胃在中等充盈时，平均长度为25～30厘米，胃容量约1500毫升。胃可分为上、中、下三部分：上脘，包括贲门及胃底部；中脘，主要为胃体部；下脘，包括胃的下部及幽门部。

成人胃的重量平均约1100克。《灵枢·肠胃篇》云："胃迂曲屈，伸之长二尺六寸，大一尺五寸，径五寸，大容三斗五升。"《灵枢·平人绝谷篇》云："胃大一尺五寸，径五寸，长二尺六寸，横屈受水谷三斗五升，其中之谷，常留二斗，水一斗五升而满。"《难经·四十二难》云："胃重二斤二两，迂曲屈伸，长二尺六寸，大一尺五寸，径五寸，盛谷二斗，水一斗五升。"周代长二尺六寸，现今约合52厘米，明代·李梴《医学入门·胃腑赋》云："胃号太仓，俗称为肚，上透咽门，而受其所吞，曲接小肠，而传其所腐，容三斗五升，而留亦如之。"

胃的经脉（足阳明经）与胰（脾）的经脉（足太阴经）有互相络属关系，胰（脾）为脏，胃为腑，一阴一阳，互为表里。

（二）胰（脾）与胃的生理功能

1. 胰（脾）的生理功能

（1）胰（脾）　主运化

所谓运，是运送转输之意，即是运输；所谓化，是消化、变化之意。主运化是胰（脾）的主要生理功能，重点包含运化水谷精微及运化水湿两方面内容。

①胰（脾）主运化水谷精微，化生精神气血

胰（脾）具有消化食物水谷，得出精微营养物质，再通过散精功能，将其吸收、转输、运送到全身，营养各脏腑器官、四肢百骸的作用。所谓"灌溉四旁"，"土生万物"之意。《素问·经脉别论》云："饮食入胃，游溢精气，上输于胰（脾），胰（脾）气散精，上归于肺，通调水道，下输膀胱，水津四布，五经并行。"宏观描述胰（脾）胃在消化吸收及水液代谢的主导作用。又云："食气入胃，散精于肝，淫气于筋。食气入胃，浊气归心，淫精于脉。脉气流经，经气归于肺，肺朝百脉，输精于皮毛。……行气于腑，……流于四脏。"这是水谷营养精微，通过胰（脾）胃、肝胆、小肠等脏腑参与消化吸收，而以胰（脾）的运化散精为主，先向上输送至心肺，经过肺气的循环，吐故纳新，获得更加充足的氧分；水谷精微和氧分皆属于营养物质，综合这些营养物质，伴随着心主血脉的全身循环，达到气行于腑，储留于五脏，营养全身肌肉，四肢百骸。人体从自然界摄取营养物质，胰（脾）胃的消化吸收功能是根本。胰（脾）的消化吸收正常，才能化生气血津液精神，才能使脏腑器官，四肢百骸得到充分的营养，肌肉丰满，健壮有力，气血旺盛，精神充沛。反之，若运化失常，便会出现食少腹胀，消瘦倦怠，气血虚衰，精神萎靡。人体的生长、发育、健壮，除了靠先天之本外，还要依靠后天营养物质的摄入，而营养物质的消化与吸收，主要依赖胰（脾）胃的运化水谷精微功能，所以说，胰（脾）胃为后天之本，胰（脾）胃乃气血精神生化之源。

胰腺分泌大量内含多种消化酶的胰液，每日分泌量达到1200~1500毫升，比肝脏分泌胆汁的数量还要多。胰液含有多种消化酶，如胰蛋白酶，胰淀粉酶，胰脂酶等，对于蛋白质、醣类（碳水化合物）、脂肪等三大类主要营养物质均能大量消化吸收。《现代生理学》研究认为，"如果胰液分泌缺乏，即使其他消化液的分泌都正常，仍不能使食物达到完全消化。"由此可见，胰液对于人体消化吸收功能的重要。据现代《解剖学》证实，胰管与胆总管汇合，共同开口于十二指肠乳头，其上方还有一条副胰管开口于十二指肠小乳头。在胆总管意外堵塞时，胰液仍可通过副胰管注入小肠，保证消化吸收功能不间断地进行。人体消化系统这一双管齐下的解剖结构，充分表明胰液分泌对于消化吸收的至关重要。故不论从解剖结构，还是从生理功能观察，把胰腺作为整个消化吸收功能的代表脏器是当之无愧的。

②胰（脾）主运化水湿，化生津液

所谓水湿，实即水液，因水性湿润之故。运化水液，是说胰（脾）对水液的吸收、转输和散布具有一定的调节作用。也是胰（脾）主运化的另一方面。其实，运化水谷精微与运化水湿几乎是同时进行的。由于人体对营养物质的消化与吸收，离不开一定的水分，液态的营养物质最易被吸收。而营养物质被吸收之后，多余的水分必须得到处理，否则，便会停水聚湿而为患。胰（脾）能及时地将水液经三焦水道（淋巴液系统）转输到肺与肾，通过肺的气化作用化为汗液，通过肾的气化作用化为尿液。尿液和汗液作为多余的水分，携带着新陈代谢产生的一些废物，排出体外。因此，胰（脾）的运化水液功能正常，则水液四布，五经并行。反之，胰（脾）的运化水液功能失常，便会出现水液在体内停滞积蓄，或为水湿，或为痰饮，或为局部以致全身水肿。正如《素问·至真要大论》云："诸湿肿满，皆属于胰（脾）。"临床上，由于胰（脾）虚导致水液泛滥，水肿，痰饮之证较为多见，诊疗抓住胰（脾）胃中焦之枢机，上下联络，左右逢源，便能消肿除湿。至于诊治痰饮咳嗽之病症，分析病机，常运用到"胰（脾）为生痰之源，肺为储痰之器"之理论，治痰嗽不单治肺，有时需从胰（脾）胃着手，节制其生痰之源，其效更佳。

胰腺除了分泌胰液对食物进行消化吸收之外，还具有内分泌结构—胰岛，它所分泌的胰岛素，对糖及水液代谢起着重要的调节作用。这与中医理论中运输津液、运化水湿功能相切合。胰岛素分泌障碍引起高血糖，代谢失常，产生糖尿病，相当于中医学的消渴病，观察其"三多一少"的临床特点，多饮渴水、多食善饥、多尿味甜而身体消瘦，属于津液亏损，水液代谢失常的范畴。具体用中医术语阐述，上消多饮，中消多食，下消多尿，形体消瘦，舌红苔少，脉象细数，一派津少水亏之象。中西机理沟通，可以说糖尿病便是胰（脾）主运化功能失常，即运化糖分障碍，运化水液过亢，导致尿有甜味，而出现"三多一少"症状的消渴病。现代新药"夷糖康"、"消渴丸"等俱是从胰脏着手治疗糖尿病的纯中药制剂，最近，经国家卫生部批准，推广使用的准字号新药"生命焦点"，亦是具有调节胰岛功能及改善微循环功能的良药。对糖尿病能达到治本的效果。体现出中医，西医都同样从胰脏着手，诊治糖尿病。

（2）脾（胰）主统血

脾（胰）主统血，所谓统，是统摄、控制、包裹、约束之意。脾（胰）不单系血液化生之源泉，而且具有统摄与控制血液在脉管中正常运行，不会逸出脉外的作用。这种统摄与约束作用，古代称之为"裹血"，意即把血液包裹在脉管中，不使其渗透出脉管外。《难经·四十二难》云："脾（胰）重二斤三两，扁广三寸，长五寸，有散膏半斤，主裹血，温五脏，主藏意。"主裹血的含义与主统血是基本一致的。沈目南在《金匮要略注》云："五脏六腑之血，全赖脾（胰）统摄。"唐容川在《血证论·脏腑病机论》中云："经云脾统血，血之运行上下，全赖于脾。"裹撷不散之意义与统摄的意义相同。明代医家薛立斋在《薛氏医案》中云："心主血，肝藏血，亦能统摄于脾。"明确使用"脾统血"之词。明代医家武之望在《济阴纲目》中云："血生于脾，故曰脾统血。"此后便较少使用裹血，而皆云“脾统血”。脾统血，一般是指统摄约束血液，不使之逸出脉外，防止出血，但亦含有统帅血液，保证其正常运行之意，如清代医家何梦瑶在《医碥》中云：“脾统血，则血随脾气流行之义也。”

脾（胰）统血的理论，临床上多运用于两方面的病证：一是消化系统的出血病证；二是全身各处的出血病症。消化系统较常见的如胃出血，肠道出血，痔漏下血等。不论病变部位有所差异，只要属于脾（胰）胃虚寒型，便可运用健脾（胰）温中法，选用黄土汤加减化裁，引血归脾（胰）。全身上下的出血病症，常见的如紫癜（肌衄）、月经漏下不止、鼻衄等。只要属于心脾（胰）两虚证，便可运用著名的归脾汤化裁，在补益气血的基础上引血归脾，达到止血和血之目的。

在统血功能上，解剖学所称的脾比胰更为突出。根据现代生理病理学研究，脾功能亢进，对血液的生成影响较大，尤其是导致血小板的减少，造成产生种种出血病症，完全符合中医脾（胰）不统血的理论。故又得出一个结论：在生血功能上，胰为主脏，脾为副脏；而在统血功能上，脾为主脏，胰为副脏。各有所长，二者合一。

（3）胰（脾）主升清与升津

胰（脾）主升清，所谓升，指上升，升提之意；所谓清，即清气，此处的清气，与大自然的清气同属于精细营养物质，只不过营养成分有所不同。此处之清气，有两方面的含义：一是指食物中精微营养物质，即水谷精微；一是指含有精微营养物质的津液。胰（脾）主升清，是说胰（脾）具有向上散精功能，即把水谷精微消化吸收后上输于心肺，再通过心肺主持的大、小循环输布全身，营养各个脏腑器官，四肢百骸。所说大循环即系体循环，主要是指血液循环，内中亦含有淋巴液的作用。升清与升津几乎同时进行。胰（脾）主升清与升津功能在临床上有两方面具体表现：一是升提诸脏腑清阳之气，促进各脏腑健壮稳定，不致出现内脏下垂之证。（内脏下垂常见如肝下垂、肾下垂、子宫脱垂、胃下垂、脱肛等）。二是重点升提胰（脾）本脏之阳气，保证胰（脾）健运，不致出现清气下陷之证。若果胰（脾）阳虚衰，清气下陷，便会产生中焦空虚，腹闷泄泻之证。正如《素问·阴阳应象大论》云：“清气在下，则生飧泄。”临床上，清气下陷又称之为中气下陷，因胰（脾）主中州，常使用补中益气汤、升陷汤等对证治疗，效果颇佳。

（4）胰（脾）合肌肉　主四肢

胰（脾）合肌肉，即是主肌肉、生肌肉之意。《素问·痿论》云：“胰（脾）主身之肌肉。”均说明胰（脾）运化水谷精微正常，营养充足，滋生人体的肌肉，使之健壮丰满。《素问集注·五脏生成篇》云：“胰（脾）主运化水谷精微，以生养肌肉，故主肉。”更明确地解释，它是通过增加水谷精微来营养滋生肌肉的。若运化水谷精微失常，营养缺乏，便不能滋生肌肉，则会出现肌肉瘦削，软弱无力，甚至痿弱不用。按照这个理论，临床上诊治痿证，多从胰（脾）着手，重点健运胰（脾）胃，增加水谷精微营养物质来源，促进肌肉的生长与壮实。正如《素问·痿论》云：“治痿独取阳明。”这便是《内经》一个相当著名的理论观点。

胰（脾）主四肢与合肌肉的生理功能基本相似，都与运化水谷精微，营养物质有关。相对而言，四肢的肌肉比躯干的肌肉较为健壮，因为四肢活动较多，气血运行更为充沛，用进废退，四肢获得的水谷精微、营养物质相对较多，故肌肉亦相对发达强健。《素问·阴阳应象大论》云：“清阳实四肢。”这个清阳，可理解为胰（脾）阳，上面已阐述胰

(脾)具有主升清功能，胰（脾）的清阳可以营养充实四肢之肌肉，道理是一致的。《素问·太阴阳明论》云："四肢皆禀气于胃，而不得至经，必因于胰（脾），乃得禀也。今胰（脾）病不能为胃行其津液，四肢不得禀水谷气，气日以衰，脉道不利，筋骨肌肉皆无气以生，故不用焉。"说明胰（脾）胃功能是否正常与四肢的健壮或不用，息息相关，不可分离。

(5) 胰（脾）开窍于口　其华在唇

《灵枢·脉度篇》云："胰（脾）气通于口，胰（脾）和则口能知五谷矣。"口唇是消化道的最上端，而胰（脾）是消化系统的主脏，在解剖结构上，胰（脾）胃与口腔直接相通，在生理功能及病理变化上则密切联系。故说胰（脾）开窍于口是合理的。人体食欲的强与弱，口味是否正常，进食的多与少，皆与胰（脾）胃的运化、受纳功能密切相关。胰（脾）胃健运，则食欲增进，口味正常，食量较多；若胰（脾）胃失运，则不欲饮食，食量较少，口淡无味或口甜、口苦、口腻，或伴有腹闷、胀痛、嗳气、反酸等症，俱属于胰（脾）胃开窍于口的生理病理象征。

《素问·五脏生成篇》云："胰（脾）之合肉也，其荣唇也。"《素问·六节脏象论》云："胰（脾）胃，……其华在唇四白。"是说胰（脾）胃的运化、受纳功能正常，除了促进肌肉健壮丰满之外，其荣润华丽之象征，常表现在口唇的色泽上。一般正常的口唇是红润而有光泽，若胰（脾）胃功能失常，水谷精微吸收障碍，营养不佳，气血亏虚，则见口唇淡白而萎缩，缺少润泽之象。至于阴虚火旺之人，其口唇出现异常之鲜红，乃暴露出阴津重度亏损之象征。中毒之人，其口唇紫黑，则属于胰（脾）、胃、心、脑俱要败亡之绝色。

(6) 胰（脾）藏意。（参阅"心藏神"有关条文）

(7) 胰（脾）在液为涎

《素问·宣明五气篇》云："胰（脾）为涎。"所谓涎，乃口腔分泌的津液，一般指清稀的口津，具有润泽口腔，保护黏膜，帮助吞咽，参与消化食物等作用。故胰（脾）主涎，亦与主运化功能相关。一般情况下，涎液分泌在口腔内，不会溢出口外，但在食欲亢进时，或胰（脾）胃功能异常时，涎液分泌较多，则可出现口涎自出过多的"流口水"现象。古代形容人对美味佳肴的喜好，常使用"垂涎三尺"之词。小儿患疳积，胰（脾）胃功能异常，特别是内蕴湿热时，亦可见口外流涎之象。

2. 胃的生理功能

(1) 胃为水谷之海　主受纳

《素问·海论》云："胃者，水谷之海。"形容胃的容量广大，犹如大海，能容纳大量的食物水谷。《灵枢·玉版篇》云："人之所受气者，谷也；谷之所注者，胃也；胃者，水谷气血之海也"。《灵枢·五味篇》云："胃者，五脏六腑之海也。水谷皆入于胃，五脏六腑皆禀气于胃。"说明胃是容纳水谷之海，胃能供给五脏六腑化生气血所需的营养。胃作为六腑之首，又称之为"五谷之腑"、"太仓"，均说明胃是个储备营养物质十分重要的府库。正如《素问·五脏别论》云："胃者，水谷之海，六腑之大源也。五味入口，藏于胃以养五脏气，……是以五脏六腑之气味，皆出于胃。"

胃主受纳。所谓受，是接受之意；所谓纳，是纳入之意。受纳是指接受与纳入食物水谷，是消化吸收营养物质的先决条件，没有受纳，便谈不上消化吸收。故主受纳，便是胃腑第一个生理功能。胃的受纳，体现出胃气的强与弱及胃津的充盈与不足。胃气强，胃津足之人，其进食量一般较大；胃气弱，胃津少之人，其进食量一般较小。胃气强，食量大的人，每多健壮；胃气弱，食量少的人，每多瘦弱。故古人十分重视胃气。常把它作为整个消化系统的代表功能。临床上，受纳功能失调之人，每见食欲不振，进食缓慢、食量较少，甚则出现食入即觉恶心、呕吐、呃逆、反酸、腹胀、腹痛等症。严重者，受纳功能败坏，出现食朝暮吐，暮食朝吐之症（相当于幽门痉挛，幽门梗阻）；最严重者，出现食下即吐或噎膈不下，往往是消化道绝症之征象（相当于食道癌、胃癌之类）。古人把风（中风）、痨（痨瘵）、臌（臌胀—蛊胀）、膈（噎膈）称为四大绝症。临床诊治时，务必提高警惕。

（2）胃主腐熟水谷

中国人自古至今，皆以五谷为主食，故胃的消化功能主要在于腐熟水谷。《难经·三十一难》云："中焦者，在胃中脘，不上不下，主腐熟水谷。"所谓腐，是腐化、腐烂之意；所谓熟，是煮熟，烂熟之意。腐熟水谷，是形容水谷入胃之后，在胃的津液作用下，尤如浸渍、沤煮、磨碎、煮熟那样形成食糜，精微营养才能从中释出，在胃内便开始消化吸收。食糜进到小肠上段（十二指肠段）。由于胰液及胆汁的排放加入，消化吸收更加旺盛，细致、全面。故胃主受纳腐熟，胰主运化散精，小肠主化物吸收，肝胆主疏泄运化，互相协调，共同完成对食物的消化吸收及对营养精微的转输功能。细致腐熟水谷，必需要有一定的水液作媒介才能进行消化，这和"中焦如沤"的论述是互相呼应的，没有水便不能沤。所以胃液（胃津、胃阴）是腐熟消化的基础，缺乏胃液，腐熟水谷便难于进行。临床上，每见胃阴不足（胃液缺少）之人，其舌质多红而脱苔，消化吸收功能差，少食或不欲食，就是因为缺少津液，不能沤化，不能腐熟。再观腐熟水谷，又需要有一定的胃气（阳气、火力、温度）为主导，缺少胃气，比喻没有柴火，便难于煮熟。故此，胃气虚弱之人，其舌质多淡红而苔白，消化吸收功能同样差，俗话说"胃中无火"（中土虚寒），腐熟亦难于进行，其受纳及消化功能必差。可见腐熟二字，意义深长。

（3）胃气主通降

胃为六腑之首，是六腑的代表性府库，必然具有较全面的六腑共同的生理功能特点。如"六腑以降为顺"、"六腑以通为用"、"泻而不藏"、"能实不能满"等。胃既要完成消化吸收任务，又要保持胃肠管道通畅。不断地、有规律地把食糜向小肠、大肠推进，以便于消化吸收营养与排泄废物。小肠、大肠均在胃之下面，故胃气应以降为顺，胃气通降，则受纳、腐熟、吸收、降浊等功能正常；若胃失通降，即胃气上逆，则会出现不欲饮食、呕吐、呃逆、胀满、腹痛等症，亦属于胃失和顺之表现。

胰与胃作为消化吸收的代表性脏腑，胰主升清，胃主降浊，一升一降，相反相成，共同协调完成消化吸收的功能。胃、十二指肠、空肠属于消化道上段，回肠、结肠、直肠属于消化道下段。上消化道与下消化道的生理功能互相关联、协调，故胃的降浊功能与大肠的传化糟粕功能相关。临床上，常见胃津不足之人，其大便多干结难解，尤其是老年人，若其胃气怯弱，大便更难解出。下段"肠梗阻"的病人，不通则痛，除产生剧烈腹满疼痛之外，还会出现恶心呕吐，眩晕，郁冒之证，此乃下段肠道阻塞，导致胃气上逆之表现。符合《素问·阴阳应象大论》云："浊气在上，则生䐜胀。"

（4）胰（脾）胃为后天之本 以胃气决死生

上述胰（脾）主运化，主统血、主肌肉四肢、主升清升津；胃主受纳、主腐熟水谷、主通降。结合起来，归结为胰（脾）乃人体气血化生之源。盖人之有身，全赖气血；气血之化生，全赖精微营养；精微营养之来源，又全赖于饮食水谷。故《素问·平人气象论》云："人以水谷为本，故人绝水谷则死。"纵观人体每日进食水谷，全赖胰（脾）胃的受纳、腐熟、消化、吸收，输送营养物质，化生气血，滋养各脏腑、器官。胰（脾）胃功能代表着整个消化系统的功能。表明胰（脾）胃不仅主宰着水谷营养的来源，而且关系着人体气血的盛衰，关系着人体生命的根本。明代医家李中梓在《医宗必读》中提出"肾为先天之本，胰（脾）为后天之本论"。又云："胰（脾）何以为后天之本？盖婴儿既生，一日不食则饥，七日不食则胃涸绝而死。经云：'安谷则昌，绝谷则亡'，尤兵家之饷道也。饷道一绝，万众立散；胃气一败，百药难施。一有此身，必资谷气。谷入于胃，洒陈于六腑而气至，和调于五脏而血生，而人资之以为生者也，故曰后天之本在胰（脾）。"

"胰（脾）为后天之本"的理论，常以"胃气"作代表，《灵枢·五味篇》云："胃者，五脏六腑之海也；水谷皆入于胃，五脏六腑皆禀气于胃。"《素问·玉机真藏论》云："五脏者，皆禀气于胃；胃者，五脏之本也。"华佗在《中藏经》中云："胃气壮，五脏六腑皆壮也。"李东垣在《脾胃论·脾胃虚实传变论》中云："元气之充足，皆由脾胃之气无所伤，而后能滋养元气。若胃气之本弱，饮食自信，则脾胃之气既伤，而元气亦不能充，而诸病之所由生也。"因此，临床诊疗十分重视胃气，注意保护胃气。《景岳全书·杂证论·脾胃》云："凡欲察病者，必须先察病气；凡欲治病者，必须先顾胃气。胃气无损，诸可无虑。"后世进一步归纳完善为："有胃气则生，无胃气则死。"成为临床诊疗及预后上一个重要的论点。有些医家还在脉诊上研究、观察胃气的有无，把柔滑之象作为胃气的象征。具体说，脉象从容和缓，节律均匀，不浮不沉，不急不徐，谓之脉有胃气；反之，则谓脉无胃气或谓"真脏脉见"，多属于预后不良。

五、肝与胆

（一）肝与胆的解剖部位

1. 肝的解剖部位

肝脏在腹腔右胁之内，横膈之下，绝大部分为肋骨所遮盖。肝是人体中最大的腺体，成人肝重量男性平均1300克，女性平均1221克。大小范围：肝脏的长径258毫米×上下径152毫米×前后径58毫米。肝脏血管极为丰富，它接受双重的血液供应，即除了接受肝动脉血液外，还接受肝门静脉的注入。胚胎时期，肝还是造血器官之一。活体肝脏呈褐红色，因为含有大量的血液，肝质柔软，下界边锐。肝一般分为左、右两叶，右叶下有胆囊窝与胆囊相连，肝胆有管道相通，肝脏的分泌液汇集储于胆囊内，称为胆汁，正常澄清呈黄绿色。《难经·四十二难》云："肝重四斤四两（按别作二斤四两），左三叶，右四叶，凡七叶，主藏魂。"

2. 胆的解剖部位

胆在腹腔右胁内，与肝相连，附于肝的短叶间（胆囊窝内），长约8~12厘米，宽3~

5厘米，呈长梨状，底圆钝，似囊袋，故又称为胆囊。内藏由肝脏分泌的黄绿色澄清胆汁，因而美称胆囊为“洁净之腑”，胆汁容量约为40～60毫升。《灵枢·本输篇》云：“肝含胆，胆者，中精之府。”《难经·四十二难》云：“胆者，清净之府也。”《难经·四十二难》云：“胆在肝之短叶间，重三两三铢，盛精汁三合。”精汁即指胆汁，胆总管与胰管汇合并开口于十二指肠乳头，胆汁与胰液均注入小肠内参与消化食物。

肝的经脉（足厥阴经）与胆的经脉（足少阳经）有互相络属关系，一脏一腑，互为表里。

（二）肝与胆的生理功能

1. 肝的生理功能

（1）肝藏血

肝藏血是肝脏的主要生理功能。《素问·调经论》云：“肝藏血。”《灵枢·本神论》云：“肝藏血，血舍魂。”指肝脏具有贮藏血液、调节血量和防止出血等方面的生理功能。

①贮藏血液

从解剖学直观考察，肝脏本身就藏有较多的血液。活体的肝呈褐红色，质柔软，状似个“血库”。这是贮藏大量血液的象征。肝脏的血管供应极为丰富，它不单接受肝动脉输入的血液，还接受肝门静脉的注入，即接受双重血液的输入，故贮藏的血量相当之丰富。在胚胎时，肝脏还具有造血功能，是人体造血脏器之一，造血未输出时，贮藏量必定很大。现代解剖生理学又证实：包括食道下段、胃、胰、脾及肠系膜的血液，都经过门静脉回流入肝脏，故肝脏进出的血量及贮藏的血量均相当之大，好像血的海洋。唐代启玄子王冰注释云：“肝主血海，故也。”

②调节血量

随着体力或脑力劳动强度的不同，情绪激动、抑制的变化，气候寒冷、温热的影响，人体各个部分的血液量有明显的变化。活动剧烈或情绪激动时，肝脏的血液便向外周输布，以供应用；而当人体休息安逸，情绪平稳，活动较少时，外周所需的血量相对减少，大量的血液便回归贮藏于肝脏，故肝脏对全身的血量起着一定的调节作用。正如《素问·五脏生成篇》云：“故人卧，血归于肝。”王冰注释云：“肝藏血，心行之，人动则血运于诸经；人静则血归于肝脏，何者？肝主血海，故也。”从肝藏血而涉及调节血液的运行，提到“心行之”，说明与心脏的调节相关；古代心脑相应，与脑神经的调节也相关。《素问·五脏生成篇》云：“肝受血而能视，足受血而能步，掌受血而能握，指受血而能摄。”说明肝血授予不同的部位，直接关系着不同的器官、组织的功能。若肝血不足，不能濡养于目，则两目视朦昏花；若不能濡养于筋，则筋脉拘急，肢体麻木不用。人体的站立、行走、掌握、指摄等功能，以至妇女月经的血量，均与受血充足与否有着一定的关系。

据实验资料计算：人体安卧时，肝脏可增加血量约25%。整个肝脏系统，包括静脉前系统，可贮存全身血容量的55%。一旦应急时，肝脏可提供1000～1200毫升血量来保证足够的心排出量。上述资料证明，“人动则血运于诸经，人静则血归于肝脏”，是有一定科学依据的。

③防止出血

肝能藏血，血海安宁，血液便按经正常运行，营养诸脏腑器官，四肢百骸。若肝血不藏，血海波动，每导致血液离经妄行，变生出血。临床上可见于衄血，牙血、紫癜、吐血、崩漏等症。肝血失藏，究其原因有两方面：一是由于肝气疏泄太过的影响，每见于暴怒伤肝，肝气上逆，血随气涌，肝血不藏，发为吐血、衄血。治疗此证在使用止血方剂基础上，加入适量平肝潜阳之品，则其效果更佳。二是由于肝血虚少的影响，每见于肝病日久，气血亏损；血海空虚，肝血不藏，出现紫癜、牙龈出血、衄血、月经过多，甚则崩漏等症。治疗此证，可从调理肝血着手，遵循“宜补肝，不宜伐肝”之原则，在使用止血方剂的基础上，加入补肝血之药物，开源与节流结合，定能奏效。中医方剂“补肝汤”的制订，便是以四物汤补肝血为基础，加入酸甘化阴之品，如枣仁，木瓜等合成，产生滋阴生血，益阴宁血之功效。

（2）肝主疏泄

《素问·灵兰秘典论》云：“肝者，将军之官，谋虑出焉。”《灵枢·师传篇》云：“肝者，主为将，使之候外。”古人把肝脏比作将军，一方面，善于谋虑策略，有防御外侮的功能；另一方面，体格刚强健壮，具有一定的强壮功能。体会将军之性，喜刚烈、舒展、向上、好动，具体可归结为“疏泄”二字。所谓疏，即疏通、舒展之意；所谓泄，即发泄，畅通之意。主疏泄，是谓肝脏具有疏通、舒展、升提、发泄之功能。与将军之官，刚强健壮、足智多谋的总特性相吻合。详细可分为如下三个方面：

①疏泄气机

所谓气机，是指气的升降出入运动。人体的脏腑、经络、器官的活动，主要表现为气的升降出入运动，故疏泄气机又称为调畅气机。肝气的生理特点是主动、主升、主舒展条达。肝气疏泄正常，则人体气血调和，经络通利，脏腑器官功能协调。若肝气疏泄太过，便会导致肝气横逆，产生眩晕头痛，面红目赤，烦躁易怒等症。若气升太过，血随气逆，可出现吐血、衄血、咯血等症，甚则气血妄行，造成内风卒中，突然昏仆，不省人事，谓之气厥。正如《素问·生气通天论》云：“阳气者，大怒则形气绝，而血菀于上，使人薄厥。”

肝气疏泄失常，产生一定的病理变化：其一，气机郁结，可造成肝经血瘀，易形成癥瘕、痞块，肿瘤之类的病症。其二，肝气郁结，会导致津液代谢障碍，水停为患，产生水肿之症，最常见的是单腹臌胀（肝腹水）。

②疏泄运化

疏泄运化又称调畅运化功能，运化功能原为胰（脾）胃所主，胰能升清，胃可降浊，而胰胃的气机升降与肝气的疏泄功能密切相关。肝气疏泄失常，常影响胰（脾）的升清功能，散精功能，造成精微输布减少，营养供应不足，在上发为眩晕头痛，在下发为肠鸣飧泄，此所谓肝气犯胰（脾）也。若肝气疏泄失常，影响胃的受纳与降浊功能，向上则见呕逆嗳气，在中则觉腹满胀痛，在下则见二便失调，此所谓肝气犯胃是也。肝失疏泄影响胰（脾）胃功能在五行学说中称为“木旺克土”，治疗方法称为“扶土抑木”。《金匮要略》首篇云：“夫治未病者，见肝之病，知肝传脾（胰），当先实脾（胰）。”可见胰（脾）胃功能受肝胆功能影响较大，较多见，互相之间的关系十分密切。正如《素问·宝命全形论》云：“土得木而达。”说明胰（脾）胃的运化功能离不开肝胆的疏泄功能。《血证论》对此阐述更详细：“木之性主于疏泄。食气入胃，全赖肝木之气以疏泄之，而水谷乃化。设肝之清阳不升，则不能疏泄水谷，渗泄中满之症，在所不免。”现代解剖生理学按脏腑的生理功能特点分类，肝胆与胰胃统属于消化系统的脏器，中西医理可以融汇贯通。

肝气疏泄运化的功能一般是通过胆汁的分泌与排泄而实现的。肝是分泌胆汁的源泉，胆是贮存胆汁的府库。肝的疏泄功能正常，促进胆汁的分泌与排泄正常，则胰胃的运化功能正常。若肝的疏泄功能失常，影响胆汁的分泌与排泄随之失常，胰胃的运化功能障碍，便会出现胁痛、口苦、咽干、目眩，腹满、纳食不化等胆经之症。若胆汁外溢，浸渍于肌肤，上蒸于目窍，下流于膀胱，而出现肌肤发黄、目黄、尿黄、形成黄疸。皆属肝失疏泄而影响运化之象征。

③疏泄情志

疏泄情志，又称调畅情志。主要是指肝气疏泄太过与不及所产生的精神情志变化。实质上，调畅情志便是调畅气机功能所派生的。上文已论述，人的精神情志、思维意识、语言记忆等功能为脑髓所主，即脑主神明。神气是人体生命活动总的体现。肝气是肝脏各个生理功能的总括。肝气从属于脑气。在“五脏所藏”中，《素问·宣明五气篇》云：“肝藏魂。”《灵枢·本神篇》云：“肝藏血，血舍魂。”阐明肝血充足才能含养魂气活动功能。《灵枢·本神篇》又云：“随神往来者谓之魂。”说明魂气就是神气之辅佐，常随其出入运行活动。神是自主的精神情志、思维意识活动，而魂则是不自主的精神情志活动。同样道理，肝气便是脑气的辅佐。二者在生理功能和病理变化上总是互相密切联系着的。肝气疏泄正常，气血调和，则精神充沛，情志舒畅，开朗愉快；若肝气疏泄不及，气血郁结，则精神抑郁，情志不宁，胸胁疼痛，气闷太息；若肝气疏泄太过，导致肝气上逆，则见面红目赤，头晕目眩，耳鸣，烦躁易怒之症。若肝气郁结日久，出现多梦易惊，卧寐不宁，梦语梦游等精神情志病变，属于“魂不守舍”之范畴。甚则出现神智恍惚，情志抑郁，失忆健忘，不寐多梦，急躁易怒等症。便属于“神魂颠倒”之精神情志病态了。

此外，肝失疏泄，除了导致肝胆经气机郁结，影响胰（脾）胃的受纳，运化功能外，还影响到妇女的月经来潮与排卵，发生痛经、闭经等证，在男子则影响到竖阳交媾、排精生育之功能。据现代生理病理学研究，肝失疏泄，是导致植物性神经（自主神经）失调（紊乱）最常见的原因之一。

（3）肝为刚脏　在志为怒

所谓刚，是刚强、刚毅之意。肝为刚脏，是说肝脏为像将军那样具有刚毅果断、富有谋略性格的刚强脏器。《素问·六节脏象论》云：“肝者，罢极之本。”所谓罢，音义同疲，罢极之本是说肝脏拥有丰富的营养精华，能够耐受疲劳，具有刚毅、强壮的特性。结合“肝主筋”的功能，说明肝脏又是主司运动功能的根本。此说具有一定现实意义，大凡肝血充足、疏泄功能正常的人，大多健壮有力，性格刚强，足智多谋。反之，凡是肝血虚衰，疏泄失常的人，大多黄瘦无力，性格懦弱，谋略较差。相当于现代微观医理所说的，肝脏具有强大的解毒功能以及类似于血库那样的支持营养功能。临床上，对于慢性肝脏病所出现的黄瘦体弱，疲乏无力，饮食不消化（肝功能损害）胁部疼痛等症，这是个很有参考价值的生理功能特征。

在志为怒，怒为肝志。《素问·阴阳应象大论》云：“在脏为肝，在志为怒。”怒，是七情之一，属于人之本能，不需经过学习，不需要建立条件反射。上文论述过，七情与欲望均属于大脑的基本精神活动，即脑主情欲。怒是人体对外界刺激在情志方面的一种正常反应。该怒则怒；不该怒便不怒。与古代“怒本情之正”的观点相吻合。古人认为，将军性格刚强容易动怒，人体脏腑中，肝气旺盛，阳刚太过，则易发怒。怒则气上，突然大怒，或经常发怒，都会影响肝气疏泄太过，导致气血运行失常，产生一定的病理变化。如《素问·举痛论》云：“怒则气逆，甚则呕血、飧泄大过，故气上矣。”《素问·生气通天论》云：“阳气者，大怒则形气绝，而血菀于上，使人薄厥。”怒经常出现在肝气郁结成或肝阳上亢等病理状态，故此便有“怒伤肝”之说。见于《素问·阴阳应象大论》云：“怒伤肝。”大凡肝病者，不论是因肝气郁结，失于舒展，或因肝阴不足，肝阳上亢，均易发怒。正如《素问·脏气法时论》云：“肝病者，两胁下痛引少腹，令人善怒。”临床上，治疗肝病，对于治怒，关系着疏泄情志，是个值得重视的环节。《杂病源流犀烛》云：“治怒为难，惟平肝可以治怒，此医家治怒之法也。”提出平肝可以治怒，这是对的，针对着“怒则气上”的病机，有道理。但单用平肝之法治怒，未必周全，如对于肝阴不足，导致肝阳上亢者，宜用滋阴柔肝之法治怒；对于肝气郁结者，宜用疏肝解郁之法治怒，以平为期。

(4）肝开窍于目　泌液为泪

目者，眼也，是人之视觉器官，又称为“精明”。《素问·脉要精微论》云：“夫精明者，所以视万物，别黑白，审长短。”说明眼目司视觉。上文已经论述过，脑主感觉，主管五官，通过脑神经的传导，大脑与五官保持着密切的联系。目是五官之一，视觉最后归属于脑。《灵枢·大惑论》云：“五脏六腑之精气皆上注于目而为之精，精之窠为眼，骨之精为瞳子，筋之精为黑眼，血之精为络，其窠气之精为白眼，肌肉之精为约束，裹撷筋骨、血、气之精而与脉并为系，上属于脑，后出于项中。”又云：“故邪中其项，因逢其身之虚，其入深，则随眼系以入于脑，入脑则脑转，脑转则引目系急，目系急则目眩以转矣。”脑为五脏六腑之大主，五脏六腑之精气皆集注于目，形成目系（眼系），脑转则目系急，目系急则会出现头晕、目眩之症。脑主五官感觉，主司目系，解释最为清楚确切。而肝开窍于目，主要是说明肝气疏泄及肝气滋养，对视觉有着重要的影响。如《灵枢·脉度篇》云：“肝气通于目，肝和则目能辨五色矣。”《素问·五脏生成篇》云：“肝受血而能视。”《素问·金匮真言论》云：“开窍于目，藏精于肝。”把肝与藏精、血等精华物质的功能归于眼目，《灵枢·经脉篇》云：“肝，足厥阴之脉，……上贯膈，布胁肋，循喉咙之后，上入颃颡，连目系。”因而归纳出“肝开窍于目”之说。肝的藏血功能、疏泄功能是否正常，往往可以从眼目上的变化反应出来。如肝的阴血不足，可两目干涩，视物不清或夜盲；肝经风热，可见目赤疼痛，眵泪较多；肝火上炎，则目赤红肿，生翳胬肉；肝阳上亢，则头晕目眩，视力模糊；肝风内动，则见眼目歪斜，上视翻白之症。临床上，古医每用鸡肝、羊肝、猪肝、鹿肝等动物肝脏治疗夜盲症，用猪肝煲枸杞作为增强视力的药膳，便是依据“肝开窍于目”之理论。

《素问·宣明五气篇》云：“肝为泪。”从肝开窍于目，而泪从目出，故云：“泪为肝之液。”泪液的分泌，正常时为濡润滋养眼目而适量分泌，在异物进入眼中时，泪液分泌量增多，故有冲洗、洁净眼球、排除异物及保护眼睛的作用。在病理情况下，泪液分泌异常则多与肝的病变有关。如肝的阴血不足时，泌泪较少，会出现两目干涩，视物不清之症；肝经湿热，风火赤眼，则见热泪盈眶，眵泪俱多；肝肾阴虚，肝血亏损，则见头晕目眩，视物不清，迎风流泪。此外，在大喜大悲情志激动之时，泪液分泌一时大增，以至于泪流满脸，泪水淋漓。《灵枢·口问篇》云：“故悲哀愁忧则心（脑）动，心（脑）动则五脏六腑皆摇，摇则宗脉感，宗脉感则液道开，液道开，故泣涕出焉。”足见泪液的分泌，与心脑肝等脏器的生理功能有着一定的联系。至于悲伤太过，流泪过多或经常流泪者，对于眼目视力有一定损害，甚至可导致泪竭夺精，双目失明。正如《灵枢·口问篇》又云：“液者，所以灌精濡空窍者也，故上液之道开则泣，泣不止则液竭，液竭则精不灌，精不灌则目无所见矣，故命曰夺精。”

（5）肝主筋　其华在爪

所谓筋，即指筋膜，筋腱等附着于骨骼，聚集于关节，是联结关节、肌肉而主持肢体运动的一种重要组织。《素问·五脏生成篇》云：“诸筋者，皆属于节。”说明筋的收缩牵拉与伸展驰张，能使关节自由屈伸活动，故筋亦可认为是关节的附属组织。筋为肝所主。《素问·痿论》云：“肝主身之筋膜。”《灵枢·九针论》云：“肝主筋。”说明肝具有主管、促进滋养全身各处的筋膜、筋腱的功能。这种主筋生筋的功能主要依靠肝血所含的营养物质，它来源于胰胃的受纳与散精，《素问·经脉别论》云：“食气入胃，散精于肝，淫气于筋。”古人把肝为刚脏和肝主筋的功能归结称为“罢极之本”。主要是说明肝血对于肢体运动的重要。《素问·六节藏象论》云：“肝者，罢极之本，……其充在筋。”其中间环节便是筋腱，筋膜的健壮作用。大凡肝血充盈、旺盛，筋腱、筋膜得到丰富的营养，才能健壮有力，运动自如；而肝血亏损、不足，筋腱、筋膜难得营养，则运动功能减弱，屈伸不利，古人谓之“血不养筋。”尤其对于老年之人，气血虚弱，脑髓空虚，肝的气血亦虚少，造成行动不便，步履艰难。正如《素问·上古天真论》云：“丈夫，……七八，肝气衰，筋不能动。”临床上，还可出现肢体麻木，关节屈伸困难，甚则导致手足变形、弯曲、震颤，四肢搐搦，指节瘈疭等病变。

所谓爪，即爪甲，尖锐勾利，称爪，圆块坚硬称甲。爪甲一般包括指甲和趾甲，生于上、下肢节的四末，属于筋的延伸部分。《诸病源候论》云：“爪为筋之余。”结合上面“肝主筋”的论点，说明肝血的盈衰，不单影响到筋的强弱，往往还影响到爪甲的荣枯。《素问·五脏生成篇》云：“肝之合筋也，其荣爪也。”也就是说，爪甲的荣枯便是肝血盈衰在外面的表现。肝血充足，则爪甲坚韧明亮，红润而有光泽；若肝血不足，则爪甲枯萎，变薄缩小，中间凹陷，或变形脆裂，粉白无泽。临床上不少医家喜欢审视爪甲，以进一步考察肝血的盛衰及筋腱的坚韧与松弛，在治疗用药上亦有一定的指导意义。

2. 胆的生理功能

（1）胆与肝合　促进运化

《灵枢》云：“肝合胆；胆者，中精之府。”胆与肝解剖位置靠得最近，管道相通，经脉相连，故其生理功能密切相关，基本一致。胆汁原系肝脏分泌，只因其部分贮藏于胆囊而得名“胆汁”，实质上应称为肝汁。《东医宝监》云：“肝之余气泄于胆，聚而成精”，这里所说之精，即精汁，意指“胆汁”。“胆汁”是消化液之一，它与胰液一起输入十二指肠，参与消化食物。肠胃的主要生理功能是主运化，那么，肝胆的主要生理功能便是促进运化。宏观中医理论使用五行学说解释，即胰（脾）胃属土，肝胆属木，《素问·宝命全形论》云：“土得木而达。”说明肝胆能够促进运化。肝胆疏泄异常时（太过与不及），都会对胰胃产生一定的影响，出现腹胁疼痛，食欲不振，厌恶油腻，便溏泄泻等症。还有肝病多影响到胆可见口苦、咽干、目眩等胆经之症及呕吐黄绿色苦水（胆汁返流于胃，上逆呕出）；或见胆汁外溢于肌肤、眼球，出现黄疸之病征。反之，胆汁排泄障碍，胆汁抑郁，也可导致肝的疏泄功能失常，发生肝脏的病变。临床上，胆汁性（郁积）肝硬化的病例已不少见。

（2）胆主消脂　厌恶肥腻

在生活中人们也许曾遇到过，吃大餐宴席，尤其是多吃猪蹄、蛋黄等肥甘厚味之食物，有时会出现右胁部轻微震动感，那便是胆囊在收缩，大量排泄胆汁参加消化脂肪性食物的现象。平素患有慢性胆病（如慢性胆囊炎、胆石症、胆息肉）之人，最怕吃肥肉和蛋黄之类。据现代实验研究，食物进入胃肠后，即引起胆汁输出反应，这种反应虽有神经因素的影响，但将胆囊的神经全部切除掉，胆汁输出反应仍然存在，说明体液传递亦是重要的因素。在各种食物试验中，发现动物脂肪和蛋黄的刺激效应最强，近日又发现，从十二指肠、空肠黏膜所分泌的一种多肽激素，叫做胆囊收缩素—促胰酶素，通过体液途径传递到胆囊后，能促进胆囊强烈的收缩，大量排出胆汁。同时，还能促进胰液中脂肪、蛋白质和糖类等三种消化酶的分泌增加。临床上，为了解患者的胆囊收缩功能及胆汁的输出状况，在进行B型超声波检查胆囊时，专门设计了一种“脂肪餐”，即“油煎鸡蛋”。这种香味可口的食物，主要成分正是动物脂肪和蛋黄，能强烈刺激胆囊收缩及大量排泄胆汁，临床上使用，效果满意。

据实验分析，胆汁中的主要成分便是胆盐。胆盐是分解脂肪，促进其消化和吸收所必需的物质。它还具有增强脂肪酶的活性；促进脂溶性维生素A、D、E、K的吸收；刺激肠管蠕动；抑制肠道细菌生长；促进胆固醇的溶解；促进胆道结石的溶解；预防“脂肪泻”等功能。若胆盐缺乏或代谢失调（肝肠循环失调），必导致脂肪代谢失常，可出现脂食性消化不良，脂肪泻或脂溶性维生素缺乏症，易形成胆道结石，肠道细菌异常繁殖而致肠蠕动减弱，肠道胀气等病症（相当于宏观内生湿热的致病因素）。

故胆主消脂，厌恶肥腻。

（3）胆主发黄

我国人体皮肤微黄，属正常生理，若发黄太过，有肤黄加深、目黄、尿黄等征象，均与胆汁的排泄有一定的关系。据实验资料，人体血浆中胆红素含量超过2mg%，胆红素即可沉着于皮肤、黏膜、巩膜，呈现显著的黄色；多量的胆红素从尿中排泄，亦出现尿深黄色，均属黄疸的征象。

古代以有目黄者，才称“黄疸”（黄瘅）。正如《素问·平人气象论》云：“目黄者，曰黄疸。”这是由于人的眼目平常不是黄色，一旦发黄，最易被发现，而肤黄与尿黄容易混淆不清，故以目黄为关键鉴别点，有独特见解。古今医家论黄疸，皆认为与胆汁的排泄失常有关，这是个中西医共同点，基本论点。宏观医理认为，由于湿热、热毒之邪侵犯肝胆，导致肝失疏泄，胆汁外溢，浸渍于肌肤，发为肤黄；上蒸于目系，发为目黄；下泄于膀胱，发为尿黄。临床上多以阳黄、阴黄、急黄等分证型论治。微观医理认识：由于细菌、病毒入侵肝胆，引起炎症，如急性胆囊炎、病毒性肝炎之类，影响胆汁外泄，血浆中胆红素含量显著增高，胆红素沉着于皮肤、黏膜、巩膜，呈现出显著的黄色；多量的胆红素从尿中排出，出现尿液深黄色。临床上一般分为三类黄疸：溶血性黄疸，由于严重溶血，而胆红素来源增多所导致；肝细胞性黄疸，由于肝细胞明显损害，（病毒性肝炎，中毒性肝炎）而引起的黄疸；阻塞性黄疸，主要由于胆管阻塞，如胆管结石或炎症造成阻塞，或者肿瘤压迫导致阻塞，胆汁排泄失常，发为黄疸。综上所述，不论微观与宏观的医理，皆认为黄疸是由于胆汁排泄失常而发生的，故可归纳出“胆主发黄”的生理功能和“胆失疏泄，发生黄疸”的病理机制。

(4) 胆主通降

六腑有一个共同的生理功能特点，即“以通降为顺”。胆为六腑之首，其功能特征必然与之相符合。盖胆汁贮藏于胆囊是相对的，暂时的；而胆汁的排泄则是经常的，不间断的，且以向下排入十二指肠参与消化为顺利。故胆气必须通降，不能阻塞不通，也不能向上返流、逆行。临床上，胆囊受热邪侵犯，通降失利，可出现往来寒热，胸胁疼痛，不欲饮食，恶心呕吐，大便秘结等症。胆经受邪，可出现口苦、咽干、目眩之症，胆囊或胆管内蕴结砂石，或因蛔虫窜入胆道之内，阻塞不通，不通则痛，形成剧烈的腹痛，辗转反侧，痛苦非常，现代名为“胆绞痛”，与古代因剧烈的腹痛而导致面色发青，四肢厥逆的“蛔厥证”基本相同。在胆实热证（如急性胆囊炎）发病严重时，会出现寒战、高热、剧烈腹痛、呕吐等症。若邪盛正虚，抵抗无力，则会突然出现面色苍白，神志不清，大汗淋漓，四肢厥冷，脉微细欲绝等阳气虚脱之症，测量血压，明显下降，现称之谓“胆道休克”（属感染中毒性休克—内毒素性休克）。证情重笃凶险，不可大意，因“胆道休克”的血压有时很难回升，必须中西结合，紧急救治。一般胆实热证，由于胆汁排泄失常，腑气不通，多有大便秘结之症。大便秘结不通，则胆气失降，按照“六腑以通降为用”的原则，必须在治疗胆实热证（如急性胆囊炎，胆石证之类）的同时，急通大便，只有泄热与通便并举，疗效才佳。此法在《伤寒论》中属少阳阳明证，即少阳病兼里实证，张仲景的治则是和解少阳，通下里实，代表方剂是大柴胡汤，使用小柴胡汤清热利胆，和解少阳，而加大黄、枳实泄热通便，一举两得。医聖古方，水平较高。

(5) 胆气通于脑 助脑决断

《素问·灵兰秘典论》云：“胆者，中正之官，决断出焉。”《素问·六节藏象论》云：“凡十一脏取决于胆也。”这两段经文的阐述，认为胆具有中正不偏，决断准确的特征，对五脏六腑的功能有处决定夺作用。这类似于五脏六腑之大主（脑）的功能。上文论述过，思维意识，精神情志，记忆语言，感觉运动等活动是大脑固有的生理功能。决断功能则是各种生理功能的综合，属大脑所主宰。所谓“胆出决断”，实质便是“以胆代脑”。由于对脑的功能认识意见不一致，古人将其列为奇恒之府，而将其各种生理功能分别归于五脏六腑。上文论述过“五脏所藏”，即心藏神，肺藏魄，肝藏魂，胰（脾）藏意，肾藏志，以心藏神为代表。而“六腑所藏”，则以“胆出决断”为代表。因此，古代便形成“胆识”、“胆量”等专有名词，社会上更形成了许多习惯性用语，如“胆大包天”、“艺高胆大”、“胆小怕事”、“胆小如鼠”、“胆量大”、“胆小鬼”等。如《灵枢·论勇篇》云：“勇士者，目深以固，长衡直扬，三焦理横，其心端直，其肝大以坚，其胆满以傍。怒则气盛以胸张，肝举而胆横，眦裂而目扬，毛起而面苍，此勇士之油然者也。……怯士者，目大而不减，阴阳相失，其焦理纵，短而小，肝系缓，其胆不满而纵，肠胃挺，胁下空，虽方大怒，气不能满其胸，肝肺虽举，气衰复下，故不能久怒，此怯士之所由然者也。”从这段经文论述来看，古人描述勇士与怯士的形象，首先，其特征包括心、肺、肝、胆、三焦、肠、胃等五脏六腑的征象，不单单是肝与胆的大小问题。其次，勇士的肝大以坚，胆满以傍，怒则肝举而胆横；而怯士肝系缓，其胆不满而纵，肝胆仅是其中一项指标，以它代表全貌，不一定妥当。再者，据现代解剖生理学知识，胆囊和心脏一样，都没有思维和智慧功能，故主决断、主神明之功能应归还大脑。而胆囊和心脏是五脏六腑的代表，都属于躯体胸腹腔内的脏腑，都受植物性神经（自主神经）系统的支配，与一定的精神情志活动相联系。临床上，胆虚，胆寒之证，可出现失眠、胆怯、惊悸的症状；胆实，胆热之证，尤其是寒战、高热、腹痛、呕吐的胆热证，常伴见头痛、眩晕，甚则意识模糊，神昏谵语，休克昏迷，不省人事，与大脑的主神明，主决断功能有关。宏观医理应该确立“胆气通于脑，助脑决断”的新观点。此外，临床诊疗中常见“胃不和则卧不安”现象，便是“胃气通于脑”的具体表现。还有，诊治“胃肠神经功能症”之类的疾病，既有胃肠症状，又有神经症状，可见“六腑所藏”之论点，在临床实践中，亦具有一定的指导意义。

六、肾与膀胱　附命门

（一）肾与膀胱的解剖部位

1. 肾的解剖部位

肾是成对的实质性脏器，形状似蚕豆，左右各一枚，在腹腔的腰部，居脊椎的两侧，贴于腹后壁。肾脏新鲜时呈红褐色。肾的大小，成年男性平均约长10厘米×宽5厘米×厚4厘米，平均重量约134～148克，女性略小。两肾的下端与正中腺的距离，左侧为5.5厘米，右侧为5.7厘米。两肾的上端靠内侧承载着肾上腺，肾上腺亦成对，左右各一，左侧近似半月形，右侧呈三角形，外表呈浅黄色。肾上腺与正中线的距离，即肾脏上端与正中线的距离，左侧为4.2厘米，右侧为4.0厘米，相当于古代脊椎旁开左右约1.5寸的尺度。肾上腺正是中医学所称为“命门”的解剖部位。肾与肾上腺皆包裹在肾筋膜形成的脂肪囊内，从整体来看，作为一个脏器看待是合理的。中医学所称的肾脏，包括解剖学的肾和肾上腺。两肾下连左、右输尿管，与膀胱相通。《难经·四十二难》云：“肾有两枚，重一斤一两，主藏志”。

2. 膀胱的解剖部位

膀胱是一个呈圆锥形的囊状的肌性脏器。位于小腹中央，又称尿脬、尿胞。其前方为耻骨联合，后方在男性为精囊腺、输尿管壶腹和直肠；在女性为子宫和阴道。膀胱之上面有左、右输尿管与左、右肾相通，其下方有尿道开口于前阴，通过尿道把贮存的尿液排出体外。膀胱在一般成人的容量为300～500毫升，最大为800毫升，女性比男性略小。《难经·四十二难》云：“膀胱重九两二铢，纵广九寸，盛溺九升九合”。

肾的经脉（足少阴经）与膀胱的经脉（足太阳经）有互相络属关系，肾较深藏为脏，膀胱表浅为腑，一脏一腑，互为表里。

（二）肾与膀胱的生理功能

1. 肾的生理功能

（1）肾藏精

精是构成人体基本的精细物质，是人体生长发育和各种机能活动的物质基础。《素问·金匮真言论》云："夫精者，身之本也。"把精作为人体的根本。藏精是肾的主要生理功能。就是说，肾对精气具有贮藏、封藏的作用。肾精不断充沛，即具有"储蓄精华物质"的重要生理功能。肾精充沛，能促进人体的生长发育正常，延缓衰老。同时，肾精充沛，又能促进人体生殖能力旺盛，繁衍优质健壮之后代，具有提高人类根本素质的重大意义。《素问·六节藏象论》云："肾者，主蛰，封藏之本，精之处也。"考察藏精之处，结合现代解剖生理学知识，藏精之处正当"肾上腺"，即是"命门"之所在。肾精一般分为先天之精与后天之精两大部分。

①肾藏先天之精

先天之精是禀受于父母的生殖之精，它是构成后代胚胎发育的原始物质。如《灵枢·决气篇》云："两神相搏，合而成形，常先身生，是谓精"。《灵枢·本神篇》云："故生之来谓之精，两精相搏谓之神。"《灵枢·经脉篇》云："人始生，先成精，精成而脑髓生。"说明男女生殖之精交媾，形成新的胚胎，生命是以脑髓为统帅的，肾则是生命的根基。所谓男女生殖之精。微观考察便是男性之精子与女性之卵子相结合，生殖脏器生成精子与卵子。生殖脏器在男子指睾丸、附睾与阴茎，在女子指卵巢、子宫与阴道。古代把生殖脏器概括在肾的范围内，如把睾丸叫作"肾子"，把子宫叫作"女子胞"，生殖功能统属在肾的范围之内。肾藏先天之精，主司生殖功能；肾藏先天之精，又主人体生长发育功能，二者对于人体生命活动，十分重要。由于肾具有促进生殖之精形成及促进人体生长发育的两大生理功能，故把肾称之为"先天之本"。肾藏精，首先便是贮藏先天之精。

②肾藏后天之精

后天之精是指人在出生离开母体之后所贮藏之精气。这种精气是各个脏腑器官活动所需的能源。肾藏有这种精气：一是来源于先天之精（遗传因子）；二是来源于摄入食物的水谷精微，即营养精华物质；三是来源于各个脏腑器官在新陈代谢后所化生的精气，都汇集贮藏于肾。后天之精一般以水谷精微为代表，在一定生活条件下，可显示出人体的强壮程度。五脏六腑所贮藏的精气，均属后天之精。正如《素问·上古天真论》云："肾者主水，受五脏六腑之精而藏之。"

后天之精和先天之精，二者互相依存，互相促进。先天之精依靠后天之精的不断培育和充养，才能充分发挥其生命活动中的主导作用；后天之精则依赖先天之精的活力资助，才能不断摄入、化生和充沛。二者密切结合，组成肾中精气，以维持人体的生命活动和生殖能力，延缓衰老，健康长寿。

（2）肾主作强

《素问·灵兰秘典论》云："肾者，作强之官，伎巧出焉。"所谓作强，便是强壮、兴奋、温养、促进之意。肾对各个脏腑器官都有一定的强壮作用，这和上面所说肾藏后天之精，对五脏六腑具有温养促进作用是一致的。下面分述肾对重要脏器的温养强壮作用：

①肾对脑髓的强壮作用

《素问·阴阳应象大论》云："肾生骨髓。"《素问·逆调论》云："肾不生，则髓不能满。"说明凡是骨中之髓，都是由肾所滋生的。脑是头颅骨中之髓，脊髓是脊椎骨中之髓，不论脑髓、脊髓或四肢骨中之髓，都离不开肾的资生与促进。因此，古代医家便归纳出"肾生骨髓，通于脑"，与《素问·五脏生成篇》云："诸髓者，皆属于脑"相吻合，进一步说明，不论一般骨髓与脊髓，均统属于脑髓所主宰。脑髓、脊髓与一般骨髓等三种髓密切相关，互相滋养、互相促进，互相依存。一般骨髓充盈，则全身骨骼健壮，劳作有力；反之，骨髓不充，则腰背佝偻，四肢不举，软弱乏力。至于脑髓的充盈与虚衰，正如《灵枢·海论》云："髓海有余，则轻劲多力，自过其度；髓海不足，则脑转耳鸣，胫酸眩冒，目无所见，懒怠安卧。"肾对脑髓的强壮作用，重点在于"伎巧出焉。"结合现代生理解剖学知识，人的智慧技巧，精细活动，皆为脑髓所主管，脊髓反射还达不到那么精细。肾对脑髓的强壮、资生作用，集中体现为"聪明智慧，技巧灵活"。《内经·灵兰秘典论》这段经文，历经历代医家的解释与发挥，只有恢复了脑髓作为人体的首要脏腑，才能论述得如此合理与透彻！

②肾对生殖脏器的强壮作用

古人依据肾藏先天之精的原理，得出"肾主生殖"之理论，以肾概括了整个泌尿生殖系统的生理功能。至于生殖脏器的解剖结构，妇女的生殖脏为"女子胞"（包括子宫及其附件—卵巢、输卵管）。男性生殖脏器古代称为阳器或阳事（包括睾丸、阴囊和阴茎）。

肾藏先天之精，对生殖脏器起到促进和调节作用。肾对各个脏腑器官都具有资养强壮作用，对生殖脏，生殖器的强壮作用更加明显。据现代生理解剖学知识，睾丸和卵巢（生殖脏器）在产生精子和卵子的同时，还分泌雄、雌激素（相当于天癸物质），而雄、雌激素直接由肾上腺皮质的网状带产生的性激素所管理。实验研究资料证明：肾阳虚主要是肾上腺皮质功能低下。属于命门火衰，热能不足，对性腺功能直接影响，造成生殖脏器的能源不足，功能减退，阳器难举。临床上，阳痿早泄及宫冷不孕，多与肾阳虚衰密切相关，故知肾对生殖脏器的强壮作用是直接而显著的。肾对生殖脏器的强壮作用，实质便是肾上腺对生殖功能的调节与促进作用。

③肾对心的强壮作用

肾对心的强壮作用，分开阴阳两方面较好理解：

Ⅰ. 肾阴对心阴的强壮作用

肾阴即是"元阴"，又称"命门之水"，它对人体各脏腑器官的阴分，具有较强的促进、濡润和滋养作用。肾阴对心阴的强壮、促进作用是较明显的，此一理论，临床上较多用到。一般心阴虚衰者，每见五心烦热，心悸不宁，失眠盗汗，舌红苔少，脉象细数之症，时间长久，心阴虚下汲元阴，即波及肾阴，导致肾阴虚，出现腰膝酸软，夜多小便，男子梦遗，女子梦交等症，称为"心肾不交"，用五行学说的术语则称为"水火不济"，（心主火，肾主水）治疗可运用既济丹，天王补心丹之类方药，内含有滋阴降火，交通心肾之寓意。亦体现出滋补肾阴，能够强壮心阴之原理。

Ⅱ. 肾阳对心阳的强壮作用

肾阳即是"元阳"，又称为"命门之火"，它对人体各脏腑器官的阳动功能具有较强的促进、温运和温养作用。心阳虚患者，常见心悸不安，胸闷气喘，形寒肢冷，全身浮肿，小便不利，舌淡苔白，脉微细或结代。时间长久，心阳虚多连累元阳，导致肾阳亦虚，出现精神倦怠，腰膝冷痛，小便清长或失禁，阳痿，气喘等症，甚则面色苍白，冷汗淋漓，尿少，下肢水肿，四肢厥逆，脉微细欲绝，造成心肾阳虚之重证。元阳衰败，阳气欲脱，治疗必须强心温肾，回阳救逆，临床上，常使用四逆汤、附子汤、真武汤之类大温大补之剂。现代医理相当于"心衰"，"心源性休克"之类，亦急须抗心衰，抗休克治疗。令人感兴趣的是，真武汤的温阳利水功能与毛地黄（含毒毛旋花子素 K、西地兰之类）

的强心利尿作用十分相似，在抢救药剂方面探讨，中西医结合是完全可能的。

④肾对肺的强壮作用

肾对肺的强壮作用，主要表现在“肾主纳气”的功能上。所谓纳，即受纳、摄入之意，引申为摄纳、固摄作用。肾主纳气，是指肾具有固摄肺脏所吸入之清气，加强吸气的深度，使氧分充分供给机体的生理功能。它是人体无价吸收自然界营养来源的重要一环，比之吸收水谷精微更为重要。人体的呼吸功能，一般为肺脏所主，即肺主气。但必须依靠肾的纳气作用加强，才能使自然界进行气体交换这一新陈代谢过程，更加完善，质量更高。古人对此早有认识，如《难经·四难》云：“呼出心与肺，吸入肾与肝。”为后世“肾为气之根”理论的确立奠定了基础。《类证治裁·喘症》云：“肺为气之主，肾为气之根。肺主出气、肾主纳气，阴阳相交，呼吸乃和。”肾能促进肺的吸气深度，实质上是增加吸入之氧分，氧分充足便能产生强大的能源，此乃强壮之意所在。古人静坐调息吸气或进行气功调息时，皆主张“气沉丹田”，务使气息下纳于肾，增加深长吸气对人体是有益的。再考察现代所称之胸式呼吸和腹式呼吸，一般醒时多用胸式呼吸，入寐时，多腹式呼吸，相对而言，腹式呼吸的深度比较深，吸入的氧分比较多。因此，人体保持安稳的睡眠，充足时间的睡眠，不仅让大脑能很好休息，而且吸入较多的氧分；不仅易于消除疲劳，而且更好积蓄能量，保持良好的劳动、工作能力，尚有提高抗病能力，及预防过早衰老的重大作用。临床上，每见呼吸表浅，呼多吸少，动辄气喘之症，多属“肾不纳气”之表现。使用补肾纳气之方药效果较佳。现代配合肾上腺皮质激素疗效较好，还有在严重哮喘状态的病例，有时直接注射肾上腺髓质激素，治疗效果相当好，可见“肾主纳气”，中西机理一致。

⑤肾对肝的强壮作用

《素问·阴阳应象大论》云：“肾主骨髓，髓生肝”。这是肾脏通过资生骨髓，进一步强壮资养肝脏的重要论述。盖肝藏血，肾藏精，藏血和藏精的关系，实际上是精和血的相互滋生与相互转化的关系。肝血的充盈，依靠肾精的促进与化生；而肾中精气的旺盛，亦有赖于肝血的滋养，故云精能生血，血能化精，称之为“精血同源”。换句话，即是“肝肾同源”，再用干支术语解释，又称为“乙癸同源”。按照五行学说的阐述，便是肾水能滋生肝木，即“滋水涵木”（母子关系），这种关系，意味着肾对肝具有一定的强壮滋生作用。

⑥肾对胰（脾）的强壮作用

肾对胰（脾）的强壮促进作用，体现在阳动功能方面较为突出，盖胰（脾）主运化，胰阳健运，才能化生水谷精微，形成营养物质。而胰（脾）阳之健运，须依赖肾阳（元阳）之温煦，这便是肾阳对胰（脾）的强壮促进作用。故有“胰阳根于肾阳”之说。胰阳失于健运，日久必累及肾阳（元阳）。临床上会出现腹部冷痛，食物不化，下利清谷，甚则五更泄泻，下利清稀。一般而言，胰（脾）为后天之本，肾为先天之本，二者互相依存，互相促进，但就阳动功能而言，肾阳的火热更加强大，元阳之火（命门之火）对各脏腑皆有一定的温煦作用，而对胰（脾）的强壮温运作用，最为突出。

（3）肾主水　司开阖

《素问·逆调论》云：“肾者，水脏，主津液。”肾主，津液是说肾在调节体内水液平衡方面，起着关键的作用。这种调节是通过气化蒸腾的机制来实现的。正常生理情况下，津液代谢从胃的摄入开始，经过胰（脾）的运化与转输，肺气的宣发与肃降，肾的蒸腾气化，以三焦为水液通道，运行输送到全身。经过代谢之后，多余的水液化为尿液和汗液，通过膀胱气化及皮肤汗孔的开阖排出体外。其中尿液的排泄，对于调节人体水液平衡尤为重要；而尿液的排泄，则与肾的蒸腾气化密切相关，直接受其制约。一般而言，蒸腾气化产生尿液多，排泄多，为之开；蒸腾气化产生尿液少，排泄少，为之阖。一开一阖，有效地调节着人体地水液平衡。若开阖失常，尿液少而排不出，水液内停，机体便会出现水肿。正如《素问·水热穴论》云："肾者，胃之关也，关门不利，故聚水而从其类也。上下溢于皮肤，故为胕肿。胕肿者，聚水而生病也。"肾病水肿患者，肾关多开阖失常，蒸腾气化无力，往往尿液较少，尿中废物排泄不出而积蓄成毒。临床上可出现癃闭之证，相当于现今之"尿毒症"。至于肾阳虚衰，蒸腾气化失常，阳不化水，水液泛滥导致小便清长而尿量反多，排尿失约（遗尿），甚至会出现"尿崩症"。

（4）肾开窍于耳及二阴

肾的开窍在脏腑中较为复杂，有上开窍与下开窍之分，上开窍于耳，下开窍于二阴。它的开窍范围仅次于脑髓开窍于五官，而其它脏腑仅有一个开窍。

①肾开窍于耳

谓肾开窍于耳，主要依据《灵枢·脉度篇》云："肾气通于耳，肾和则耳能闻五音矣"。《灵枢·本藏篇》云："高耳者，肾高；肾后陷者，肾下；耳坚者，肾坚；耳薄不坚者，肾脆。"可知肾与耳，在解剖结构和听觉功能上都是密切相互关联的。上文论述过，"脑髓开窍于五官"，耳是五官之一，当属脑之开窍。古代医家立"肾开窍于耳"之论，看来有"以肾代脑"之意。二者结合起来，才能更好理解。盖肾中精气旺盛，脑髓得养，则听觉灵敏，分辨力高；反之，肾中精气虚衰，髓海不足，则脑转耳鸣，目无所见。实质上，便形成了"肾生髓，通于脑，而贯于耳"之说。临床上，遇见耳聋、耳鸣之证，既往多从治肾考虑，现今从补脑着手，益肾补脑，效果更佳。尤其是神经性耳鸣、老年性听力减退之症，均以益肾补脑为总的治疗法则。

祖国医学关于"肾开窍于耳"的理论，引起国内外学者的重视，较有代表性的是，英国明尼苏达大学 QUICK 教授于 1976 年研究发现肾病患者，可有某种程度的听觉丧失。他总结 602 个肾透析与肾移植的病例中，有 107 人听觉丧失，占 17.77%，约占 1/5。他还发现某些疾病可同时影响肾与耳，例如遗传性肾炎患者还可能患进行性耳聋。他在生理功能方面，在免疫学方面，在电子显微镜下观察，取得准确的实验资料，加上大量临床病例，论证中医学"肾开窍于耳"理论的正确性，很有说服力。器官移植和肾透析都是世界医学中最新最重要的研究课题，QUICK 教授运用高新技术研究古老的中医学课题，取得可喜的成绩。他为中国传统医学的发展，走向世界，造福于全球人民，作了有益的贡献。

②肾开窍于二阴

所谓二阴，即前阴与后阴，前阴指尿道及外生殖器，后阴主要指大肠与肛门。先说前阴，前阴的窍道排泄比较复杂，男性、女性的尿道均有尿液的排泄，妇女的月经、白带从阴道排泄，男子交媾时，精液从阴茎（尿道）排泄，经带与精液的排泄放在生殖脏器的有关章节中阐述。前阴的排泄，一般以尿液排泄为代表。

尿液的排泄虽经过膀胱与尿道，但必须依赖肾的蒸腾气化才能完成。因此，凡排尿失常，如尿频、遗尿、淋沥、癃闭、失禁等，均与肾的蒸腾气化功能失调有关。泌尿系统解剖结构表明，肾脏所泌出的尿液，经由输尿管左右两条下送，储存于膀胱，膀胱气化（收缩），尿液经过尿道，于尿道口排出体外。说肾开窍于外生殖器，有两方面意义：其一是肾主藏精，特别是藏先天生殖之精，肾对生殖脏器的功能具有显著的强壮促进作用；其二，泌尿、生殖脏器具有共同的开窍管道。以男性阴茎尿道为代表，它既是排尿的窍道，又是排精的窍道，泌尿与生殖具有共同的器官管道。近代西医学曾把泌尿系统和生殖系统合并分类，称之为“泌尿生殖系统”，中医学说肾开窍于前阴，紧密联系泌尿、生殖的有关生理功能，其道理便很容易理解了。

开窍于后阴，主要的窍道是肛门，属大肠的末端出口，它与肾没有直接管道相通。肾开窍于后阴，主要机理与肾主水的调节功能有关，肾不单调节尿液，同时，也调节肠道的水液含量。常见肾阴不足时，大便多干结；肾阳虚衰时，大便多稀溏，至于肾阳虚衰达到“命门火衰”的严重程度时，影响大便变化出现两个极端，一是下利清水，完谷不化，而且在阴寒最甚之时排便，这便是著名的“五更泄泻”；一是津液枯涸而导致的大便秘结。二者均多见于老年人，共同的机理是“命门火衰”，肾阳不足，影响胰（脾）阳失运，水液代谢失常，治“五更泄泻”宜用四神丸等温肾止泻之剂；治“大便冷秘”宜用半硫丸等温肾润肠通便之剂，治法的共同点是温运肾阳，补命门火，于此亦体现出肾与大肠肛门窍道的密切联系。

（5）肾藏志　主惊恐（参见“心藏神，在志为喜”条）

（6）肾充骨　其华在发　其充在齿

《素问·阴阳应象大论》云：“肾生骨髓。”《素问·四时刺逆从论》云：“肾主身之骨髓。”《素问·六节藏象论》云：“肾者，……其华在发，其充在骨。”皆说明充填在骨中之物质便是骨髓，骨髓亦属肾所主。这是肾主骨，生髓的主要内涵。至于其外在表现则有两处：一处是毛发，一处是牙齿。牙齿坚硬洁白，属于骨质良好，因齿与骨同出一源，均为肾的精髓所充养。大凡肾中精气充沛，则牙齿坚固，不易脱落，洁白光泽，不易虫蛀。反之，肾中精气不足，则牙齿松动，容易脱落，萎黄无泽，易生龋齿。正如《杂病源流犀烛·口齿唇舌病源流》云：“齿者，肾之标，骨之本也。”因此，便有“齿为肾之外候”及“齿为骨之余”的理论。

《素问·五脏生成篇》云：“肾之合骨也，其荣发也。”荣与华都是生长茂盛之表现。毛发的生长与荣华，全赖肾的精与血所资养。精血旺则毛发乌黑、茂盛而有光泽；反之，精血虚则毛发失养，疏松发黄，容易脱落。因此，又有“发为肾之外候”和“发为血之余”之说。使用毛发煅灰入药，美其名曰“血余炭”。

人体的生长发育与肾气的盛衰密切相关，而以齿与发的变化为其外在表现，古代医家对此观察极为细致。如《素问·上古天真论》云：“女子七岁，肾气盛，齿更发长；二七而天癸至，任脉通，太冲脉盛，月事以时下，故有子；三七肾气平均，故真牙生而长极；四七筋骨坚，发长极，身体盛壮；五七阳明脉衰，面始焦，发始堕；六七三阳脉衰于上，面始焦，发始白；七七任脉盛，太冲脉衰少，天癸竭，地道不通，故形坏而无子也。丈夫八岁肾气实，发长齿更；二八肾气盛，天癸至，精气溢泻，阴阳和，故能有子，三八肾气平均，筋骨强劲，故真牙生而长极；四八筋骨隆盛，肌肉满壮；五八肾气衰，发堕齿枯；六八阳气衰于上，面焦发鬓颁白；七八肝气衰，筋不能动；八八天癸竭，精少，肾脏衰，形体皆极，则齿发去。”其中女子分七个阶段，有齿、发变化者占五个阶段；男子分八个阶段，有齿、发变化者占六个阶段，足以证明齿和发为肾气盛衰的标志。临床上，补肾药剂多有延缓衰老的功效，用于保健可延年益寿。对脱发症及过早发白的治疗，对齿坏易脱症的治疗，对老年性骨质疏松症的治疗，多运用补肾益精之方药，其原理与依据，正在于此。

2. 膀胱的生理功能

膀胱的生理功能，古代主要依据《内经》的阐述。《素问·灵兰秘典论》云：“膀胱者，州都之官，津液藏焉，气化则能出矣。”这段经文说明膀胱有两大生理功能：其一，贮藏津液；其二，气化排出尿液。

（1）贮藏津液

膀胱是个囊性脏器，具有贮藏津液之功能是很容易理解的。《内经》明明写“津液藏焉”，而不写“尿液藏焉”，说明有些水分还可能被调用，不完全是排出的尿液。近代《生理学》的学者认为，只有肾小管才有重吸收的功能，而膀胱只有贮藏尿液和排泄尿液的功能，关键的问题是，膀胱到底有没有重吸收功能？对此八十年代研究中西医结合的学者赵棣华深入探讨，他在祖国医学“膀胱气化”的启发下，为弄清膀胱是否有重吸收功能，专门设计了实验研究，即通过吹号士兵清晨练号后排尿量显著减少为主题，经司号员前后血液生化数据和超声波测定膀胱内尿液之体积，以及离体鲜活猪膀胱渗透和吸收的实验，证明膀胱在特殊条件下，是有重吸收功能的，即发现膀胱内贮存的水液量可以减少而不是排尿。称为“膀胱特殊气化功能”。这些特殊情况，与临床上所见的高热大量耗津，泄泻大量失水，大汗淋漓等有关，实验结果与《内经》“津液藏焉”的观点相符合。这样的中西结合实验，既发扬了中医理论，又发扬了西医理论，值得赞扬。

（2）排泄尿液

膀胱贮藏的津液，除了适应特殊需要，进行重吸收之外，一般便形成尿液，尿液充盈到一定数量时，产生尿意，上厕排尿。《内经》强调气化功能，认为气化正常才能排尿正常；若气化失常，排尿便产生障碍，造成排尿困难。膀胱的气化功能，常与肾的气化蒸腾功能密切相关，实际上依赖于肾的气化蒸腾功能。因为肾主水，是调节水液代谢和泌尿的主要脏器，又是膀胱水液之上源。除肾脏之外，影响膀胱气化的原因还不少，为砂石阻塞，肿瘤压迫，病邪感染，息肉赘生等，尚有邻近的生殖脏器或肠道病变的波及，都在一定程度上影响正常排尿，临床上必须注意探明原因，才能更好辨证施治。

膀胱的病变，主要表现为尿急、尿痛、尿频、尿血，或是小便不利，淋沥不畅，甚至癃闭；或是多尿、遗尿，甚则小便失禁。正如《素问·宣明五气篇》云：“膀胱不利为癃，不约为遗尿。”

附命门

（一）命门的解剖部位

命门的解剖部位应该是肾上腺。肾上腺是成对的腺体样脏器，其体呈黄色，左右各一，各重5～6克（鲜活时可重达11～18克），因位置在两肾的上端靠内侧而得名为“肾上腺”。肾上腺与肾同包裹于肾筋膜形成脂肪囊内，故宏观上视察，同属一个脏器——中医学所称之“肾”。左侧肾上腺近似半月形，右侧扁平侧呈三角形。肾上腺与正中线的距离（即整个肾脏上端与正中线的距离），左侧为4.2厘米，右侧为4.0厘米，正相当于古代脊柱旁开1.5寸的尺度，亦即是中医学所称命门的部位。肾上腺的基本结构分为外层的皮质与内层中心的髓质两大部分，皮质呈浅黄色，占80%~90%，髓质呈棕色，占10%~20%，均分泌出调节与影响人体重要生理代谢功能的多种皮质激素和髓质激素，还有分泌性激素（属天癸，主生殖）的功能，是人体生命根本的所在，故中医学称之为“命门”——生命之门户。

命门一词，最早见于《内经》，共有三处阐述命门，均称其“目也”。《灵枢·根结篇》云：“太阳根于至阴，结于命门。命门者，目也。”[①]这节经文需细致理解，第一个命门，是指“命门穴”，要与上文的至阴穴对应，一个穴是根，一个穴是结。第二个命门者，目也。是指真正的命门主体，它的位置在命门穴旁，状似两个眼睛（目也）。“命门穴”的解剖位置既然在腰脊部的正中线上（属督脉经），那么，命门主体的解剖也应在腰脊部附近，因“命门穴”是命门主体的宫宅，二者同在一处才合乎情理。故命门的主体肯定不能在头面部。[②]《灵枢·卫气篇》云：“足太阳之本，在跟以上五寸中，标在两络命门。命门者，目也。”[③]《素问·阴阳离合论》云：“太阳根起于至阴，结于命门，名曰阴中之阳。”（启玄子王冰注：“命门者，藏精光照之所，则两目也。”）命门主体既然不在头面部，而在腰脊部，意即腰脊部有两个互相对称的，好像眼睛那样的脏器。说到此，命门主体的解剖部位，应该是指“肾上腺与肾”了。再仔细体会，因肾脏呈红褐色，比较大，比较暗，似个眼眶，整个眼睛。两个肾似八字对称排列，状似腰脊部有两个“眼”对称排列；而两个肾上腺呈浅黄色，仅有“箸头之大小”，比较细，比较亮，形状好像“睛”，即是眼睛之关键部位，正当画龙点“睛”之处。从平面透视观察，肾上腺与肾确实好像人体腰脊部的两个眼睛，肾似是“眼”，肾上腺是“睛”。描述得十分生动而形象。中西医结合，才能解开这个谜团。

关于“小心”与“命门”：《素问·刺禁篇》云：“七节之傍，中有小心。”对此“小心”，杨上善注：“下七节之傍是肾。”意即“小心”相当于“肾”。赵献可在《医贯·内经十二官论》云：“命门在人身之中，对脐附脊骨，自上数下，则为十四椎；自下数上，则为七椎。”又云：“命门即在两肾各一寸五分之间，当一身之中。”这个“七椎”，与上面《内经》之“七节”相对应，傍开一寸五分，正是中医学所称之“肾”，即是解剖学所称的“肾与肾上腺”。互相对照，可知《内经》所称之“小心”，即系指“命门”，所谓“命门”，其准确的部位便是“肾上腺”。古人把“命门”比喻称为“小心”，取其官位仅次于“心主”，所谓一人之下，万人之上，其对于人体的重要性便可想而知了。

对于命门的解剖部位及生理功能，历来争论较多，较难统一，《内经》之后，各家以阐述其生理功能为多，很少有人去探讨其解剖部位，在生理功能上引申至病理变化，各抒己见，各引依据，各有体会，各有所长，是非曲直，难以定夺。纵观历代医家多种论说，归纳起来，约有五、六种，兹简略介绍，以供研究参政。

1. *右肾为命门说*

此说以著名医家秦越人为代表。他在《难经·三十六难》中云：“肾两者，非皆肾也，其左者为肾，右者为命门。命门者，诸精神之所舍，原气之所系也，男子以藏精，女子以系胞，故知肾有一也。”在《难经·三十九难》中重申：“五脏亦有六脏者，谓肾有两脏也，其左为肾，右为命门。命门者，精神之所舍也，男子以藏精，女子以系胞，其气与肾通，故言脏有六也。”很明确，左边称为肾，右边叫做命门，但不管称呼不同，其功能（气）与肾是共通的。赞成此说的医家有晋·王叔和以及元·滑伯仁等。对医界影响较大的是王叔和，他把此说的观点引申到脉的部位，如《脉诀琮璜·脉赋》云：“肾有两枚，分居两手尺部，左为肾，右为命门。”具体诊法是，左手之寸关尺，候心肝肾；右手之寸关尺，候肺脾命（命门），即左尺候肾，右尺候命门，对于后世医家的诊疗，产生了一定的影响。

2. 心包为命门说

此说以明·李梃和清·程知为代表，谓心包即命门。《素问·评热论》云：“胞脉者，属心而络于胞中，今气上迫肺，心气不得下通，故月事不来也。”《素问·奇病论》云：“胞络，系于肾。”李梃在《脏腑赋》中，阐述命门时，有“上为心包”之语，复有“心包即命门”之注。程知在《医经理解》中云：“然，所称命门者果何脏也？曰：命门即心包络也。”

3. 产门、精关为命门说

此说以明·张景岳和清·陈修园等医家为代表，认为命门之义，当为立命之门户。张氏在《类经附翼·求正录·三焦包络命门辨》中云：“子宫之下有一门，其在女者，可以手探而得，俗人名为产门；其在男者，于泄精之时，自有关阑知觉。请问此为何处？答曰：得非此即命门耶？曰：然也。请为再悉其解。夫身形未生之初，父母交会之际，男之施由此门而出，女之摄由此门而入，及胎元既足复由此出，其出其入，皆由此门，谓非先天立命之门户乎？及乎既生，则三焦精气，皆藏乎此。故《金丹大要》曰：‘气聚则精盈，精盈则气盛。’梁丘子曰：‘人生系命于精。’《珠玉集》曰：‘水是三才之祖，精为元气之根。’然则精去则气去，气去则命去，其固其去，皆由此门，谓非后天立命之门户乎？再阅《四十四难》有七冲门者，皆指出入之处而言。故凡出入之所，皆谓之门。而此一门者，最为巨会，焉得无名？此非命门，更属何所?! 既知此处为命门，则男子藏精，女子系胞，皆有归着，而千古之疑，可顿释矣。”他在《类经附翼·真阴论》中云：“肾有精室，是曰命门。”又在《质疑录》中云：“命门居两肾之中，而不偏于右，即妇人子宫之门户也。”清代医家陈修园在《医学实在易》和《医学三字经》中赞同张氏的见解。

4. 两肾总号为命门说

先倡此说的代表医家应是滑伯仁。他虽赞成右肾为命门说，出于对《难经》的尊重，实际上他又认为“命门，其气与肾通，是肾之两者，其实则一耳。”受《难经》的启发，认识到命门的功能（气）与肾相通。肾脏两枚形成命门——生命之门。明代医家虞搏在《医学正传》中明确提出“两肾总号为命门”。他在《医学正传·医学或问》中云：“夫两肾同为真元之根本，性命之所关，虽为水脏，而实有相火语寓乎其中，象水中之龙火，因其动而发也。愚意当以两肾总号为命门……”。名医张景岳虽将命门释为产门、精关，但他又赞成“两肾属命门。”他在《类经附翼·求正录·三焦包络命门辨》中云：“肾两者，坎处之偶也；命门一者，坎中之奇也。以一统两，两以包一。是命门总乎两肾，而两肾皆属命门。故命门者，为水火之府，为阴阳之宅，为精气之海，为死生之窦”。他充分强调了命门在人体的重要性，并为命门的元阴、元阳理论奠定了基础。

5. 肾间动气为命门说

首倡此说的代表医家是明·孙一奎。他在《医旨绪余·命门图说》中云："细考《灵》、《素》，两肾未尝有分言者，然则分立者，自秦越人始也。考越人两呼命门为精神之舍，元气之系，男子藏精，女子系胞者，岂漫语哉！是极贵重于肾为言。谓肾间原气，人之生命，故不可不重也。……越人亦曰：'肾间动气，人之生命，五脏六腑之本，十二经脉之根，呼吸之门，三焦之原。'命门之意，该本于此。观铜人图命门穴，不在右肾，而在两肾俞之中可见也。……命门乃两肾中间之动气，非水非火，乃造化之枢纽，阴阳之根蒂，即先天之太极，五行由此而生，脏腑以继而成。若谓属水、属火、属脏，属腑，乃是有形之物，则外当有经络动脉而形于诊，《灵》、《素》亦必著之于经也。"孙氏认为命门部位虽在两肾之间，但不具有形质，是生生息息之动气，也不是单纯之火。

6. 两肾之间为命门说

提倡此说的代表医家是明·赵献可，其论述命门之所在部位更详细，更准确。他在《医贯·内经十二官论》中云："命门即在两肾各一寸五分之间，当一身之中，《易》所谓一阳，陷于二阴之中。《内经》曰：'七节之旁，中有小心'是也，名曰命门，是为真君真主，乃一身之太极，无形可见，两肾之中，是其安宅也。"又云："命门在人身之中，对脐附脊骨，自上数下，则为十四椎；自下数上，则为七椎。"他进一步阐述云："愚谓人身别有一主，非心也，命门为十二经之主。"又云："命门独藏于两肾之中，故尤重于肾。"描述得如此精确，后世据《人体解剖学》加以对照，便知道"命门"的解剖部位即"肾上腺"，明代医家李梴赞同此说，他在《医学入门》中云："命门是在人两肾中间，白膜之内，一点动气，大如箸头。"明代伟大医药学家李时珍也赞成此说，他在《本草纲目》中云："命门为藏精系胞之物，其体非脂非肉，白膜裹之，在脊骨第七节，两肾中央……。"

综合此说，古人以脊骨为二十一节，自上而下当十四节，自下而上当七节。所谓"七节之旁"，就是腰椎五节加胸椎之末二节的平行处，旁开一寸半，相当于肾与肾上腺的位置。"中有小心"便是两肾之间有个"小心"——肾上腺。与"命门即在两肾各一寸五分之间，当一身之中"相吻合。对照两肾上腺，各重5~6克，呈浅黄色，腺体形状，非脂非肉，伏于两肾中间，包裹在白膜（肾筋膜与肾脂肪囊）之内，恰似古代箸头之大小。可见古人描述得具体而细微。

以上六种命门说，从生理功能方面考察，都有其依据与道理，很难仲裁孰是孰非。现今重申《内经》重视解剖结构的观点，遵循解剖结构与生理功能相统一的规律，首先研究甄别，确定了"命门"的解剖部位是"肾上腺"，然后才能判断，哪一种命门说比较准确，比较合理。有了规矩，便可成方圆。纵观后三种命门说都基本正确，尤以第⑥种命门说最为准确。下面继续探讨命门所具有的基本生理功能。

（二）命门的生理功能

命门，意即系"生命之门"，于此名可知其生理功能相当重要。由于《内经》对此阐述较少，故古代的论述，多以《难经》为主。《难经》的阐述内容丰富，观点明确，较为全面，较为系统，对后世启发很大，确实起到奠基之作用。《难经·三十九难》云："命门者，精神之所舍也，男子以藏精，女子以系胞，其气与肾通。”《难经·三十六难》云：“命门者，诸精神之所舍也，原气之所系也；男子以藏精，女子以系胞。”还有《难经·八难》云：“诸十二经脉者，皆系于生气之原。所谓生气之原者，谓十二经之根本也，谓肾间动气也。此五脏六腑之本，十二经脉之根，呼吸之门，三焦之原，一名守邪之神。”综合以上条文有关内容，可归纳出其生理功能有：命门之精神功能——“精神之所舍也”；命门之元气功能——“生气之原，呼吸之门”；命门之促进生殖功能——“男子以藏精，女子以系胞”；命门之防卫功能——“三焦之原，守邪之神”；命门之作强功能——“五脏六腑之根，十二经脉之本”；整个命门多种生理功能均与肾的功能相通——“谓肾间动气”，“其气与肾通”。

1.《难经》关于命门生理功能的理论，兹分述如下：

（1）命门之精神功能，即命门乃精神之宫宅。（“精神之所舍”）

命门乃精气与神气高度集中的地方。盖肾主藏精，既藏先天生殖之精，又藏有后天供养各个脏腑之精髓，故肾能生髓，通于脑，命门具有显著的强精益髓和补脑提神之功能。脑主神明，脑髓是精气与神气最充沛、最集中的脏器，是人身之“大主”，是五脏六腑之首领。而命门乃精气和神气之宫宅，其所藏精气、神气仅次于大脑，是人身立命之门户，是大脑精神出入之特使。古代心脑相应，故命门又称之为“小心”，是生气之原，五脏六腑之根，十二经脉之本，系人体整个生命活动之根本所在，位置正当人体之中心。它所具有的一系列重要生理功能，都与中医学的“肾”功能相通。

（2）命门的元气功能

所谓“生气之原”，是说命门系生命气机的发源地。它具有发生原气的功能，所谓“原气”，是指维持人体生命活动的根本之气，故又称为“元气”。古人认为“元气”乃先天之精所化生，赖后天摄入的营养精华物质不断资生而保持充盈。“元气”发源于肾与命门，藏于脐下“丹田”，借三焦的通路敷布全身，推动各个脏腑、组织、器官的一切活动，是机体生命活动的原动力。“元气”发生于命门，命门为“元气之根”。命门具有十分重要的元气功能。

所谓“呼吸之门”，是说命门掌握着呼吸之枢机。《难经》用门户的开与阖，比喻气体交换的呼与吸，吸入清气氧分，呼出二氧化碳。一般而言，肺主气，司呼吸，气之出入在于肺，而气之根则在肾，肾主纳气，故肾有纳气止喘，促进呼吸之功能。依照“其气与肾通”的意见，这与命门为元气之根，为呼吸之门的说法，其原理是相通的。

（3）命门之促进生殖功能

所谓“男子以藏精，女子以系胞”，是说命门具有重要的促进生殖功能。在男子方面，以藏精为代表，养精蓄锐，使精室充盈，精气溢泻，显示生殖功能旺盛；在女子方面，促进天癸，增加分泌，能维系胞胎的功能，与肾藏先天生殖之精的功能，其原理是一致相通的。

（4）命门之防卫功能

所谓“三焦之原，守邪之神”，说明命门是三焦气化功能的发源地，命门对人体的防卫功能具有强大的促进作用。《难经·三十八难》云：“所以腑有六者，谓三焦也，有原气之别焉，主持诸气。”《难经·三十一难》云：“三焦者，水谷之道路，气之所终始也。”说明三焦具有原气之别使及主持诸气的功能。尤其是三焦主司卫气，是卫气运动自始至终的全过程，加上卫气运动具剽悍滑疾之性能，构成人体强大的防卫功能。三焦是元气之别使，命门经三焦的通道，指挥与调节卫气，发挥防卫功能，正是命门具有强大防卫功能之所在。

（5）命门之作强功能

所谓“五脏六腑之根，十二经脉之本，”说明命门是整个脏腑和经络体系的根本，它对五脏六腑及十二经脉都具有一定的强壮促进作用。正如赵献可在《医贯·内经十二官论》中云：“可见命门为十二经之主。肾无此则无以作强，而技巧不出矣；三焦无此则三焦之气不化，而水道不行矣；胰（脾）胃无此则不能蒸熟水谷，而五味不出矣；心（脑）无此则神明昏，而万事不应矣，正所谓主不明则十二官危也。”命门这一作强功能，和上文所说的“肾主作强”功能，即肾对五脏六腑、十二经脉皆具有一定的强壮促进作用，其原理是相通的。

（三）命门相火学说的形成和发展

1. 从内经奠基，各家继承与发展

相火一词，最早见于《内经》。《素问·天元纪大论》云：“君火以明，相火以位。”又云：“少阳之上，相火主之。”古代一般以心火为君火；肾火为相火，即系命门火，故有“命门相火代君行事，故曰小心”之说。金元四大家的代表医家刘完素是命门相火学说的创始者。他在《素问·病机气宜保命集·病机论》中云：“左肾属水，男子以藏精，女子以系胞；右肾属火，游行三焦，兴衰之道由于此。故七节之旁，中有小心，是言命门相火也。”首次将“相火”与肾、命门相提并论，主张“相火”是肾与命门的主要生理功能特征，赞同右肾命门的属性是火，名曰“相火”。这与刘完素的学术观点“主火论”相吻合。滋阴派的代表医家朱丹溪是相火理论的提出者，他悟出了“动气即是火”的道理，至于何以用“相火”为其名，他在《格致余论·相火论》中云：“因其动而可见，故谓之相。”又云：“天主生物，故恒于动。人有此生，亦恒于动。其所以恒于动，皆相火之为也。”认为天体运动变化产生万物，人体的生命活动亦不断地产生变化，都与“相火”的运动变化密切相关。故把“相火”的是否正常活动，提高到与人的生命活动是否正常息息相关。又云：“天非此火，不能生物。人非此火，不能有生。”命门相火熄灭，人体便要死亡。在病理方面，朱氏提出“相火妄动贼邪”之观点，十分强调相火妄动的危害性。又云：“火起于妄，变化莫测，无时不有，煎熬真阴，阴虚则病，阴绝则死。”以上论述，均与朱氏总的学术观点“阳常有余，阴常不足”之理论相互吻合。

对于命门相火论的学术观点，明代医家多表赞成，并各有新的阐发。赵献可在《医贯·内经十二官论》中云：“余所以淳淳必欲明此论者，欲世之养身者，治病者，以命门为君主，而加意于火之一字。夫既曰立命之门，火乃人身之至宝，何世之养身者，不知保养节欲，而日夜戕贼此火，既病矣，治病不知温养此火，而日用寒凉以直灭此火，焉望其有生气耶！《经》曰：‘主不明则十二官危，以此养生则殃，戒之！戒之！’余今直指其归元之路而明示之。命门君主之火，乃水中之火，相依而永不相离也”。赵氏又云：“余有一譬焉，譬之元宵之鳌山走马灯，拜者舞者飞者走者，无一不具，其中间惟是一火耳。火旺则动速，火微则缓，火熄则寂然不动，……夫既日立命之门，火乃人身之至宝”。强调命门之火，主持人体一身之阳气。温肾派代表医家张景岳更加赞扬此说，他在《景岳全

书·传忠录·命门余义》中云："命门有火候，即元阳之谓也，即生物之火也"。此"生物之火"与刘，朱二氏之"相火论"互相承接，相辅相成；此"元阳之谓"又引出新的"元阴之谓"，内容更加扩大与完善。

2. 真阴论"的建立把命门功能进一步扩大与完善

关于命门生理功能，《难经》阐述得十分详细，可分类归纳为五大生理功能：命门之精神功能；命门之元气功能；命门之促进生殖功能；命门之防卫功能；命门之作强功能。后世诸家采用"相火论"解释其元气功能，便形成"命门相火说"，把元气的实质，落实在"火之一字"。张景岳在赞成命门有火候的基础上，受太极生两仪之启发，明确提出命门之中，具有阴阳、水火二气。他在《类经附翼·求正录·三焦包络命门辨》中谈到："是命门总乎两肾，而两肾皆属命门。故命门者，为水火之府，为阴阳之宅，为精气之海，为死生之窦"。又在《景岳全书·传忠录·命门余义》中谈到："命门为元气之根，为水火之宅。五脏之阴气，非此不能滋；五脏之阳气，非此不能发。"把命门元气分为元阴与元阳。所谓元阳（原阳），即系命门之火，属阳，对五脏六腑的阳气皆有促进、强壮作用，又称为元阳之气；所谓元阴（原阴），即系命门之水，属阴，对五脏六腑之阴气均有滋养、润泽的作用，又称为元阴之气。元阳属于人体中无形的阳动总功能，命门无形之火；元阴是人体中有形的物质基础，命门有形之水，由于阳动功能总是在阴精的物质基础上产生的，故张氏对元阴特别重视，特作"真阴论"专篇阐发，并把元阴上升为"真阴"、"元精"的新高度。正如他在《类经附翼·真阴论》中云："命门之火，谓之元气（指元阳之气）；命门之水，谓之元精（指元阴之气）。"后世推崇此说，故对元阴，又有"真阴"、"真水"、"元精"之称呼。根据《难经》关于命门"其气与肾通"的观点，后世将"肾阳"称为"元阳"，相当于"命门之火"；把"肾阴"称为"元阴"，相当于"命门之水"。

清代多位医家，如陈士铎、陈修园、林佩琴、张路玉、黄宫琇等，皆赞同"命门为真火，命门的部位在两肾之间"，开始重视探讨命门所在的部位，以陈士铎的阐述为代表。他在《石室秘录》中云："命门者，先天之火也，此火无形，而居于水之中。天下有形之火，水之所克；无形之火，水之所生。火克于水中，有形之水也；火生于水者，无形之水也。然后无形之火，偏能生无形之水，故火不藏于火，而转藏于水也。命门之火，阳火也，一阳而昭于二阴之间者也。"其基本论点与赵氏论说相一致，属于重视"命门火"的观点。近代还有不少医家、学者对中医学的命门学说进行深入的研究与探讨，提出不少独特见解，发人深省，但多从生理功能方面加以探讨、研究、体会、引申、发挥，很少研讨其解剖部位及组织结构。而解剖部位不确定，生理功能是否准确，难以判断。命门，若抛开解剖部位，组织结构不管，谁敢判断奠基者的"右肾命门说"不够正确?！且不论古代宏观医理，或者现代微观医理，都是在研究人体解剖学结构的基础上，探讨、发现其生理功能，命门、三焦如此，脏腑、经络、组织、器官亦如此，其根本之原理就是"功能性统一于物质性"。故对现代单从生理功能上探讨"命门说"的，于此不再引论。

3. 微观与宏观相结合，更好理解命门的生理功能。

命门的解剖部位已落实在肾上腺。至于命门的生理功能，在宏观方面，按照《难经》的论述，总体功能与中医学"肾"的功能基本相同（"其气与肾通"）。具体可归纳为五大生理功能，这是古代医理具有代表性的论述。而在微观医理方面，主要是具体认识肾上腺的生理功能。它主要体现为肾上腺所分泌的激素。微观医理与宏观医理是否一致，需要两方面的内容，互相对照，互为沟通，互相结合，才能更好地理解命门的重要生理功能。

肾上腺是人体重要的内分泌腺，由两部分组成：内层颜色较深呈棕色，属髓质；外层颜色较浅呈黄色，属于皮质。肾上腺髓质主要分泌肾上腺素（包括正肾上腺素及去甲肾上腺素），还分泌肾素，前列腺素，促红细胞生成素等。肾上腺皮质由外向内详分为三层：即球状带、囊状带及网状带，所分泌的激素统称为皮质激素，亦分为三类：“第一类是以调节钠、钾代谢为主的盐皮质激素，由球状带细胞所分泌，其中作用最强的是醛固酮，其次是11－脱氧皮质酮。第二类是以调节糖代谢为主的糖皮质激素，由束状带及网状带细胞分泌，以皮质醇为主，还有一些皮质酮。第三类是性激素，由网状带的细胞分泌，主要分泌有雌、雄性激素及助孕素。

关于“命门—肾上腺“的生理功能对照理解。

（1）命门乃生命之根，精神之所舍。

古代宏观认为，“命门为生命之根”，“命门为生命之门”，“命门为立命之门”……。都把“命门”脏器，提高到极其重要的位置。现代微观实验研究结果：动物切除双侧肾上腺后，一、二周内即衰弱死亡。吴襄氏说得好：“肾上腺是高等动物生命所必需，当切除后，生命就无法维持。”可见古今医理见解，意见一致。

命门之精神功能，指命门乃精神之宫宅（宿舍），是精气与神气高度集中之处。因此，命门具有显著的强精益髓，补脑提神的生理功能。而现代微观医理认识：肾上腺皮质激素具有提高中枢神经（大脑）兴奋性的作用。同时，皮质激素能提高血糖，为大脑提供直接能量，因脑代谢的能源，主要是葡萄糖。故提高兴奋性，直接输送能量与强精益髓，补脑提神之说法，其原理是一致的。肾上腺髓质激素又具有扩张心脑血管，改善大脑供血及冠脉循环的功能，亦是提高大脑精神功能及改善心血管功能的体现，即所谓“血旺则神足”之道理。

“命门—肾上腺”在人体生命活动中起到了极其重要的作用，与整个机体的功能活动有关，尤其是与大脑的精神活动密切相关。具体地说，肾上腺（命门）的分泌功能与下丘脑、腺垂体的关系最为密切，肾上腺的分泌功能直接受下丘脑和腺垂体的指挥及调节，下丘脑所分泌的激素包括各种调节性多肽（释放因子），可促使腺垂体分泌促肾上腺皮质激素（ACTH）等多种激素，其中ACTH促使肾上腺分泌皮质醇、皮质酮等皮质激素，形成“下丘脑—腺垂体—肾上腺系统”，即“下丘脑—腺垂体—肾上腺轴。”由于大脑中的腺垂体、下丘脑等相当于黄豆或玉米大小，略呈圆形状，而肾上腺（命门）亦仅有“箸头之大小”（5～6克），略似“睛”，故古代便有“命门系上透泥丸”之说。充分体现出几个内分泌腺体之间关系密切，互相联系，互相促进，共同协作，构成体系。在人类，神经—体液系统是一个庞大而复杂的重要体系。广义的命门，实质是指“下丘脑—腺垂体—肾上腺系统”。

（2）“命门—肾上腺”之元气功能

命门之元气功能包括元阳功能和元阴功能。

①元阳功能

元阳功能主要体现为热能（火气）。肾上腺皮质激素具有提高全身热能的作用。其机理是由于皮质醇作用于脂肪细胞中的脂肪酶，使其对肾上腺素及去甲肾上腺素敏感，以便后二者引起脂肪分解，释放出甘油，在肝中进行糖异生，游离出来的脂肪酸进一步氧化，为人体提供能量。若肾上腺皮质激素分泌不足，热能不足，可出现全身“多种减低现象”，如体温减低，代谢率减低，血压减低，血钠减低，血糖减低，体力减低及心力减低等。临床上可出现全身性的形寒肢冷，疲倦乏力，腰膝麻冷，肌肉萎弱，肢体浮肿，小便清长，五更泄泻，阳痿精冷，宫寒不孕，舌淡苔白，脉沉迟乏力等症，常见于著名的阿狄森病（Abbison），又称为慢性肾上腺皮质机能减退症。即属于肾上腺皮质激素分泌减少而发生的病症，相当于宏观医学所谓“命门火衰，元阳衰败”之病症。据国内实验研究资料：认为肾阳虚者77%的副交感神经偏亢，而交感神经功能普遍低下。

②元阴功能

元阴即肾阴，元阴虚的实质是100%交感神经偏亢。上海一医的专家学者对肾虚的研究造诣较高，具有代表性，其研究结果认为：凡肾阴虚患者，神经血管反应性较高，但不持久。肾阳衰患者，神经体液系统均呈反应性过低。肾阴阳两虚患者，无论在神经或体液系统，均呈反应性过高，但亦不持久，且尿中皮质类固醇排出量比正常值增加一倍左右，并认为可能由于肾上腺皮质受刺激而旺盛的结果。肾阳虚的排出量只及正常值1/3，认为可能由于皮质机能偏低。肾阴虚的数值则在正常范围之内。此一研究材料亦可佐证：“命门”亦即是“肾上腺”，肾虚可分类为肾阳虚、肾阴虚、肾阴阳两虚。肾阳虚相当于命门（肾上腺）的元阳虚，肾阴虚相当于命门（肾上腺）之元阴虚。命门不单具有以火热能量为特征的元阳功能，同时，又具有以交感神经兴奋、亢进为特征的元阴功能。又据实验研究资料：已知交感神经通过CAMP（环核苷酸）起作用。故阴虚者，CAMP的分泌增高。与此相关的甲状腺，则通过核酸和CAMP两个途径起作用，故阴虚阳亢者，体内核酸代谢明显增高。

肾阴虚在临床上常出现：颧红如妆，午后潮热，五心烦热，眩晕心悸，耳鸣失眠，咽干津少，盗汗遗精，腰膝酸软，形体消瘦，舌红脱苔，脉弦细而数等症，为命门元阴亏损，阴虚阳亢之表现。这属于全身性、多脏器、多系统的功能亢进之疾患，多见于植物性神经功能紊乱病者，亦有类似于库欣综合征（Cushing），相当于皮质醇增多之类的疾病，其主要病机便是肾上腺皮质功能亢进。

（3）“命门—肾上腺”之促进生殖功能

肾上腺皮质网状带具有分泌性激素的功能（性激素即古典宏观医学谓“天癸”），产生雌、雄性激素及助孕素，对男、女性生殖脏器的生理功能起着促进与调节作用，有利于男子强阳藏精，女子孕育胞胎。据现代微观实验研究资料：性激素，又受大脑腺垂体前叶分泌的促性腺激素和下丘脑的有关调节性多肽（释放因子）所调节。总的来说，通过神经—体液机制而起作用，那就是属于“下丘脑—腺垂体—性腺系统”，形成了“下丘脑—腺垂体—性腺轴”。对比上文“广义的命门”，即是“下丘脑—腺垂体—肾上腺系统”，实际上将靶腺从肾上腺转换成性腺（睾丸与卵巢为代表）。可知肾上腺（命门）与性腺的关系又相当密切，“命门—肾上腺”具有显著的促进生殖功能。另外，肾上腺髓质具有分泌前列腺素的功能，而前列腺正是重要的生殖腺体，其所分泌的前列腺液，就是精液的主要组成部分。前列腺素作用生殖脏器。故肾上腺从皮质到髓质，其所分泌的激素都与生殖功能，密切相关，可见“命门—肾上腺”所具有的促进生殖功能是较全面的，突出的。古代医家就是直接说“肾主生殖”，现代通过肾上腺的内分泌激素所具有的功能进行解释，机理更加贴切。

（4）“命门—肾上腺”之防卫功能

所谓防卫功能，主要是指机体的抗病能力。人体需要抵抗病邪侵袭，提高免疫力，故人体的防卫功能，又称之为免疫功能。免疫功能一般包含有细胞免疫和体液免疫。据国内实验研究资料发现：肾虚病人多出现免疫功能低下。如“慢支”肾虚型患者，血中T细胞比值显著低于正常，而补体含量增高，经补肾治疗后，T细胞比值增高，血清总补体则有下降趋势。肾虚型患者，检查白细胞吞噬指数为最低，测定血清IgG，IgA为正常低值，经补肾治疗后，上述免疫学指标都有不同程度的提高。说明补肾治疗具有增强免疫功能的作用。药物研究方面，发现淫羊藿有增强细胞免疫功能，可使淋巴细胞转化率相应提高。温补肾阳药，如肉桂、仙茅、菟丝子、肉苁蓉、锁阳等，有促进抗体提前形成作用。滋养肾阴药，如鳖甲、玄参、沙参、天冬、麦冬等，有使抗体存在时间延长的作用。从而进一步佐证：“命门—肾上腺”对免疫功能具有促进作用。

据研究确定，“三焦”的解剖部位是人体胸腹腔内具有水道循环运行特征的“淋巴系统”。现代微观医理认为：淋巴系统属于网状内皮系统，它具有强大的防卫功能。尤其是淋巴系统里的淋巴结，是人体重要防御机制之一。它可以制造巨噬细胞和淋巴细胞，并能产生抗体，还能对细菌、病毒及异物起截留、消灭、滤过等作用。淋巴结共有八大群，广泛分布于人体上下、内外，对机体起着良好的保护作用。确实好比“保卫身体的前哨”；而淋巴细胞则象是“军旅中之尖兵”。依据命门为“三焦之原”，它经常使用三焦的运动通道（淋巴管道）指挥与调节卫气发挥防卫功能，这也是“命门—肾上腺”具有防卫功能的有力证明。

（5）“命门—肾上腺”之作强功能

①肾上腺与心血管系统之关系

肾上腺髓质方面

肾上腺髓质主要分泌肾上腺素，对心肌和传导系统具有强有力的刺激兴奋作用。能使心肌收缩力加强，心跳加速，脉搏加快，提高血压（收缩压），增加心输出量，并可起搏停跳之心脏。目前仍是首要的强心药。它能促使心血管扩张，改善冠脉循环，又是强心作用的突出表现。它能使皮肤的动脉小血管收缩，临床使用具有一定的止血作用，可防止皮肤黏膜出血。肾上腺髓质还分泌有促红细胞生成素，增加红细胞的生成，便是具有“旺血功能”的体现。

肾上腺皮质方面

肾上腺皮质激素能兴奋刺激骨髓中性粒细胞及血小板进入血循环，故能增加粒细胞及血小板的数量。临床上，长期使用皮质激素者血液中性粒细胞常升高，可治疗血小板减少病症。皮质激素除了对部分淋巴细胞起抑制作用外，对红细胞系统的促进作用亦相当显著，由于皮质激素对原幼红细胞具有刺激促进作用，长期使用皮质激素，会使红细胞及血红蛋白的数量增加，这也是具有“旺血功能”之体现。

②肾上腺与肺及呼吸之关系

肾上腺对支气管平滑肌具有抑制作用，能促使支气管扩张，起着显著的纳气平喘作用。临床上，使用小剂量穴位注射，纳气平喘功能颇佳。肾上腺皮质激素的补肾纳气平喘功能亦相当突出，对于肾虚型的支气管哮喘患者，尤其是处于哮喘状态，或经中、西药治疗无效之病例，给予皮质激素或 ACTH 注射、静滴，哮喘状态很快得到缓解，现为众多医家临床所掌握。

③肾上腺与肝胆之关系

肾上腺皮质激素对肝内糖、蛋白、脂肪的合成与代谢具有重要的调节作用。主要表现为促进肝脏的解毒功能和热能供应。肾上腺皮质激素具有显著的扩张肝脏及骨骼肌小动脉的作用，促进骨骼肌强有力的收缩及增加肝脏的血流量，对“肝藏血”的功能有明显的促进作用。至于促进“胆气通于脑”，增强大脑的决断功能，其机理与提高中枢神经系统应急能力有关。

④肾上腺与胰胃之关系

肾上腺皮质激素对蛋白质、脂肪、糖类三大营养物质的代谢都有明显的调节作用，其促进消化的吸收功能比较全面，尤其是能促进胰腺分泌胰蛋白酶，促进胃分泌盐酸和胃蛋白酶，对消化吸收功能有显著的促进及调节作用。

⑤肾上腺与肾膀胱之关系

肾上腺皮质激素中，有一类以调节功能为主的激素，称为“盐皮质激素”。其具有提高肾小球的滤过率及增加肾小管的回收作用，排泄钾，滞留钠，具有缩尿功能，一般称为“水钠潴留”作用。临床上见到不少所谓的“肾虚夜多小便”病症，实质上是肾上腺皮质激素分泌功能低下之表现，而肾上腺髓质亦具有促使肾脏小动脉收缩的功能，因而减少泌尿量，同样属于缩尿功能。调节肾与膀胱的泌尿量，同样属于缩尿功能。调节肾与膀胱的泌尿量，宏观上与肾、膀胱之气化功能有关；而微观上，认为与肾上腺皮质或髓质所分泌的激素代谢有关，二者机制相通，原理一致。

七、生殖脏与生殖器（腑）

（一）女生殖脏与女生殖器的解剖部位

1. 女生殖脏的解剖部位

女生殖脏在古代称为女子胞。女子胞之名最早见于《素问·五脏别论》，属“奇恒之府”之一。近代指子宫及其附件。所谓附件，包括卵巢和输卵管。故女生殖脏的组织结构，以子宫为代表，包括卵巢及输卵管，共三个部分。

（1）子宫的解剖部位

子宫，又称胞宫、胞脏、子处、子脏，因胎儿在此受孕、发育、成长而得名。最简单时称之为“胞”，如“同胞”，原意指最亲的兄弟姐妹。子宫又有称为血室、血脏者，因与月经之生理功能有关而得名。子宫之名，最早见于《神农本草经·紫石英条》云：“主女子风寒在子宫。”

子宫在盆腔的中央，是一个壁厚腔小的肌性脏器。居于膀胱与直肠之间，下端连接阴道，两侧为卵巢和输卵管（二者常合称子宫附件）。成人之子宫状似前后稍扁而倒置的梨形，长径约 7～8 厘米，最宽径约 4 厘米，厚约 2～3 厘米，重量约 50 克。子宫体与子宫颈的比例为 2∶1，子宫体的内腔称为子宫体腔，呈前后扁形的倒三角形，受精卵常在子宫内腔“着床”，孕育成长为新的胚胎。子宫颈长约 2.5～3 厘米，其下半突入阴道，称为子宫颈阴道部；宫颈的内腔，称为子宫颈管，有内外两口，内口与子宫体腔相通，外口与阴道相通。未产女性的宫颈管外口呈圆形，经产妇则变为一横裂，此为识别初产与经产妇的一个标志。子宫因某种原因而坠入阴道中，或阴道口下方，称为子宫下垂，临床上需进行治疗。

（2）输卵管的解剖部位

输卵管左、右各一条，一端分别连接在子宫的左右角与子宫腔相通，另一端输卵管伞部游离，而与卵巢接近成熟的卵子在卵巢破裂而出，落于伞部，经由输卵管输入子宫腔，与精子结合后形成受精卵，在子宫腔内“着床”发育。输卵管全长约10~12厘米，女性绝育结扎手术便在此管道施行（阻断卵子与精子结合）。

（3）卵巢的解剖部位

卵巢是一对椭圆形的实质性脏器。位于子宫两侧，盆腔侧壁的凹窝中。约成人拇指头大，属生殖性腺，外表略呈灰红色。儿童的卵巢表面平滑，成年女子的卵巢约为（4×3×1）厘米大小，重5~6克，表面凹凸不平，位于输卵管下方，是产生卵子及分泌性激素的主要组织，与子宫共同构成生殖脏的最重要的部分。老年妇人由于已完成生殖使命，卵巢因而萎缩变小。

2. 女生殖器（腑）的解剖部位

女性生殖器作为一个腑，结构包括阴道与外阴两个部分，以阴道为代表，是进行交媾的女性器官。

（1）阴道的解剖部位

阴道是一个富有伸展性的肌性管道。其上连接子宫，其下连接外阴，也是导入精液、排出月经、分娩胎儿的管道，故又有“产道”、“地道”之称呼。在阴道口的周围，未婚女子有处女膜（室女膜）附着，破裂后留有处女膜痕。处女膜完整无孔者，古代称之为“石女”，不能交媾，现今可手术切开，恢复其交媾功能。阴道的前方有膀胱和尿道，后方比邻直肠。阴道的上端包围着宫颈阴道部，形成环状的凹陷，称为阴道穹窿。分为后穹窿与前穹窿，其后穹窿较深，一是作为射入精液暂时停留之处；二是可供临床诊疗，进行后穹窿穿刺引流手术。

（2）外阴的解剖部位

外阴又称女阴，是指女性的外生殖器，属交媾两性接触的部位，辅助组成结构。包括阴阜，大阴唇、小阴唇、阴道前庭、阴蒂、前庭球、前庭大腺等。阴阜环绕整个生殖脏器，呈圆丘形微隆起，上面长满黑色阴毛。大阴唇为两片较大的皮肤皱襞，内含大量脂肪，外观丰满，接触软绵。小阴唇隐居在大阴唇里面，其皮肤在前端会合，包绕阴蒂，阴蒂是感觉神经分布最集中最敏感之处。中间围成阴道前庭，此处有两个开口，前方为尿道口，后方为阴道口，阴道口两侧的大阴唇深部藏有前庭大腺，（相当于男性尿道球腺），能分泌多量黏液，以润滑阴道。阴道与肛门之间的区域，称为会阴。会阴部在分娩时容易造成撕裂，应注意加以保护。

女生殖脏—女子胞，联属的经脉是冲脉。因冲脉起于胞宫，正是生殖脏所在之解剖部位。如《灵枢·五音五味篇》云：“冲脉，任脉皆起于胞中。”《灵枢·海论》云：“冲脉者，为十二经之海。”启玄子王冰云：“冲为血海，任主胞胎，二脉相资，故能有子。”均说明冲脉本身就起于女子胞，又有丰富的血液资养胞胎，故将冲脉定为与女生殖脏（子宫）联系之经脉，是理所当然的。

女生殖器—阴道，联属的经脉是带脉。由于白带本身就是阴道的分泌物，主带下又是阴道的主要生理功能。故阴道作为一个腑，与带脉联属也是十分适合的。腑属带脉，脏属冲脉，互相沟通，一阴一阳，互为表里。

（二）女生殖脏与女生殖器（腑）的生理功能

1. 女生殖脏的生理功能

（1）子宫的生理功能

①主月经

所谓月经，是指妇女有规律的、周期性的子宫出血。系子宫内膜周期性脱落出血的一种生理现象。月经一般每月来潮一次，经常不变，信而有期，故又称为月信、月汛或月水。明·李时珍在《本草纲目》中云："女子，阴类也，以血为主，其血上应太阴，下应海潮，月有盈亏，潮有朝夕，月事一月一行，与之相符，故谓之月信、月水、月经。"

《素问·上古天真论》云："女子七岁，肾气盛，齿更发长；二七而天癸至，任脉通，太冲脉盛，月事以时下，故有子；……七七任脉通，太冲脉衰少，天癸竭，地道不通，故形坏而无子也。"这是符合我国女子的生理状况，二七即十四岁左右月经初潮，而到七七即四十九岁左右，月经停止，谓之绝经（地道不通）。妇女一生中行经期间，约三十五年左右，亦属孕育子女之年华。

月经出血的第一天，至下次月经第一天，称为月经周期，一般为28天。每月行经时间，一般为3～7天，经血总量约50～80毫升，经色多为暗红色，经质不稀不稠，不凝固，无血块，无特殊臭味。两月来潮一次者，称为"并月"；三月来潮一次者，称为"季经"或"居经"；一年一潮者，称为"避年"；终生不潮而能受孕者，称为"暗经"；受孕初期仍按月有少量月经者，称为"激经"，亦有称为"垢胎"或"盛胎"。均是正常月经及其一些生理变化现象，不作病理变化看待。

②主孕育胞胎

所谓胞胎，是精与卵结合在子宫里形成的胚胎。《灵枢·决气篇》云："故生之来谓之精，两精相搏谓之神。"《灵枢·决气篇》云："两神相搏，合而成形，常先身生是谓精。"概要地说明男女两精相搏，形成新的生命。男女交媾，精与卵相结合受孕成胚胎，在子宫里发育长大，经过十个月时间的孕育，"瓜熟蒂落"，便要分娩，故古代便有"十月怀胎，一朝分娩"之说。唐代医家孙思邈在《千金要方》中云："妊娠一月成胚，二月始膏，三月始胞，四月形体成，五月能动，六月筋骨立，七月毛发生，八月脏腑具，九月谷气入胃，十月诸神备，日满即产矣。"对胞胎的形成、发育、成熟，作出了阶段性的阐述，虽没有现代微观胚胎学那么准确，但已形成了规律，宏观认识是清楚的。子宫具有孕育胞胎的生理功能，使它成为女性生殖脏器的主角。

关于早孕反应：由于早孕时，子宫增大尚不明显，古代医家对早孕反应的特征和症状，观察尤为细致。早孕反应：常见厌食、嗜酸、口淡、择食、头晕、倦怠、思睡、欲吐等。一般以1～3个月为反应期。对此，有些妇女反应较轻，古代医家多从脉象上有所发现。首先，《内经》作了很好的奠基，《素问·阴阳别论》云："阴搏阳动，谓之有子。"据此，后世总结出"尺脉滑动，三部流利"之特征。正如《胎产心法》云："凡妇人怀孕，其血留气聚，胞宫内实，故尺阴之脉必滑数。”早孕之脉，一般寸关尺三部脉均滑动流利，按之应指，尤其是尺脉，平常一般按之稍沉，早孕者，则见其尺脉亦滑动流利，体现出“阴脉阳动”之特征，表示机体的气血运行有明显的增强。这是由于母体内增加了一个新胚胎的血液供应，反射性引起血液循环加速增强，故出现三部脉象均滑动略数之特征。临床上，许多医家都能单从脉诊上判断出早孕，有生理反应作依据，绝对不是瞎猜！至于个体差异较为复杂，有些妇女早孕反应不显著“若无其事”，判断早孕便需要四诊合参，最好配合微观尿检及有关化验检查，判断更为准确。

关于预产期计算：孕期从末次月经来潮第一天算起，经过二百八十天左右，即十个妊娠月，便为分娩时间，亦即按末次月经第一天算起，以该月份数加9，阳历日数加7，阴历日数加14，就是预产期。最简便可用“一年减少三个月加7天”进行预测。在明代中医妇产科学就有预产期的计算方法，计算结果为二百七十天，与现代妇产科计算的二百八十天接近，相差仅十天。于此可见，古代医学和现代医学只要所指的脏腑解剖部位相同，其生理功能便基本一致，医学原理、使用术语、计算方法等都是可以互相结合，互相沟通的。

（2）卵巢及输卵管的生理功能

①卵巢的生理功能

上文谈到“两神相搏，合而成形，常先身生是谓精。”精指生殖之精，女性生殖之精即是卵。卵子由卵巢而生，卵巢成熟时约拇指头大，其排卵及分泌性激素（天癸）的功能，通过微观考察才能搞清楚。女子二七起，其生理特征主要是：子宫内膜周期性脱落，产生了月经；而卵巢周期性排卵，可受孕有子。

排卵

据微观医学研究发现：从青年期开始，妇女卵巢内的卵泡开始发育成熟，从初级卵泡、生长卵泡、到成熟卵泡（又称为卵子），每隔28～30天，卵巢内便有一个（偶有两个）卵子成熟。成熟卵子较大，直径可达10～12毫米，突出于卵巢表面，为透明状，肉眼可见每于两次月经中间的一天产生排卵。随着卵巢局部破裂，成熟卵子排入腹腔，即被输卵管末端扩大如漏斗状的输卵管伞吸引入输卵管内，等候精子前来受孕。虽然每个女子的月经周期有长有短，但由于黄体的寿命是14天，故妇女排卵期常在下次月经前第14天。24小时内，一般体温偏低，可用基础体温测量来测定有无排卵及排卵日期。在排卵期进行交媾，女子最易受孕；反之，避开排卵期交媾，有一定避孕的意义。此外，排卵是月经周期中期血液里的LH（黄体生成素）高峰引起的，只要设法使这个LH（黄体生成素）高峰不能发生，就不会排卵，便能达到避孕目的。目前，口服避孕剂有各种各样，大多为雌激素和孕激素的合剂，避孕片中的雌激素和孕激素对下丘脑的负反馈抑制，使血液中的FSH（促卵泡激素）和LH只有低水平，不会出现LH高峰，因而不能排卵，便达到避孕目的。药片自月经干净后每日服一片，连服22日，停药2～3日，子宫内膜就会出血脱落，出现月经。

据粗略计算，初生女子两个卵巢中有30～40万个初级卵泡，从青春期到绝经期的30多年中，卵巢排出的成熟卵泡（卵子）约有400个。

分泌性激素（天癸）

《素问·上古天真论》云：“女子，二七而天癸至，任脉通，太冲脉盛，月事以时下，故有子。”王冰注云：“冲为血海，任主胞胎，二脉相资，故能有子。”宏观说明女子十四岁左右，性机能发育成熟，由于天癸一性激素的分泌，冲任脉血液旺盛，给予精华物质的支持，促进月经按时来潮，并具备生育能力。据微观医理认识，具有促进生殖功能的天癸一性激素，是由生殖脏之卵巢所分泌的。卵巢分泌的性激素主要包括两类：其一是雌激素，属类固醇化合物，人体的卵巢所分泌的雌激素主要是雌二醇，它的活性最强，还有少量活性较弱的雌酮。其二是孕激素，黄体及胎盘绒毛膜皆可以胆固醇为原料合成孕激素，主要是孕酮。

雌激素的生理功能是：卵巢分泌的雌激素自青春期起增多，旺盛，它可以促进女子附性器官的发育和副性征的出现，乳房长大，皮下脂肪增多，骨盆增宽，长出阴毛和腋毛，并引起性欲；使子宫发育增长，使子宫内膜发生卵泡期的增殖。雌激素高峰时使宫颈腺分泌较多稀的黏液，以利于精子通过子宫颈管；促进阴道复层扁平上皮的增生，角化及储集糖原。以便使一种特殊的乳酸杆菌利用脱落上皮中的糖原在阴道中繁殖，制造乳酸，降低阴道外1/3段的PH值，造成酸性环境，阻止致病菌在阴道中繁殖，防止外邪感染；妊娠后，妊娠黄体及胎盘分泌大量雌激素促进妊娠子宫的生长发育；使乳腺管增生，使子宫平滑肌对催产素敏感，利于分娩时形成强有力的宫缩。

孕激素的生理功能是：使在卵泡期长厚的子宫内膜转变为黄体期子宫内膜，并保持子宫内膜于黄体期；使宫颈腺分泌减少，黏液更为黏稠，不利于细菌和精子穿透；妊娠后，妊娠黄体和胎盘分泌大量孕激素，通过负反馈抑制下丘脑，使FSH及LH的分泌下降到低水平，从而阻止了卵巢的周期性变化，不再排卵，也不再出现月经。孕激素阻止胎盘剥离并抑制妊娠子宫平滑肌的收缩，而维持妊娠；并促进乳腺泡的增生。

②输卵管的生理功能

顾文思义，输卵管便是输送卵子的管道，其主要生理功能就是输送卵子。卵巢里的成熟卵子吸引入管腔内，成熟卵子停留在壶腹部，等待精子前来受精，受精之后，受精卵即开始卵裂，形成卵裂球，卵裂球借助输卵管的蠕动和输卵管内上皮的纤毛摆动，向子宫腔移动，约三天时间进入宫腔。受精卵经不断卵裂形成“胚泡”，约一周时间，“胚泡”与子宫内膜互相作用而植入子宫内膜中，称为“着床”。“胚泡”在此发育成长为婴儿。从受精到“着床”这一生理过程，可以看出输卵管保持通畅的重要性。临床上，经常发现由于各种原因导致输卵管阻塞不通，造成继发性不孕，其中多见的原因是输卵管炎症，故需要进行“通水”或“通气”等检查，才采用抗炎或活血化瘀的治疗。亦针对“输卵管不通可造成不孕”的原理，临床开展女性结扎术，即是把两侧输卵管切断、结扎。此外，尚有通过塑料导管在输卵管内注入“凝固剂”，造成输卵管内堵塞而达到绝育。可见，输卵管的主要生理功能就是“畅通”。

2. 女生殖器（腑）的生理功能

(1) 主性交媾

①生殖器（腑）的组织结构和生理功能正常，是进行性交媾的基本条件。

女性生殖器包括阴道及外阴，是进行性交媾的生殖器官。如果女性阴道不正常，便难于进行性交媾。古代对生育繁衍后代比较重视，对女性生殖脏器（腑）的研究亦较重视，战国时代已有“带下医”（妇产科医生），对于先天性生理缺陷，造成不能交媾和孕育者，总结归纳有五种，即所谓“螺、纹、鼓、角、脉”，称之为“五不女”。其中属于“鼓”

者，如“石女”，不能交媾，相当于现代所称的无孔处女膜和处女膜坚韧，可通过手术切开，恢复其交媾功能。现代对阴道、外阴发育异常，一般分为：①阴道发育异常：即先天性阴道完全闭锁及部分阴道闭锁；②处女膜发育异常：即无孔处女膜、筛样处女膜和处女膜坚韧；③两性畸形：有真假两性畸形之分。④双阴道和阴道中隔等。现代由于整形外科的高速发展，因生殖器先天缺陷不能交媾者，大多可以通过手术治疗能解除疾苦。甚至可进行人工体外受精，不经交媾可进行精卵结合，而培育出“试管婴儿”。

②不洁的性交媾是“性传播疾病”蔓延的主要传染途径

由于生殖器官的密切接触，性交媾不洁者指体内携带病毒、细菌及各种病原体，通过性器官黏膜接触可互相传染。古代对花柳梅毒、麻风病等认识较多，近代将淋病以致最新传入国内的艾滋病等，都归属于“性传播疾病”。卖淫嫖娼者，由于性交媾混乱，其生殖脏器内多带有各种传染病的病原体，从医学角度看，实质就是一个危险的传染源。尤其是“性传播疾病”多可传染给下一代，影响后代人的健康素质，故不论从传染病防治的医学角度，还是从提高民族素质的大计出发，对卖淫嫖娼，应坚决禁止！

（2）主经血排出

月经之血，来源于女生殖脏子宫，子宫内膜剥离脱落，形成周期性行经。经血经过阴道、外阴而排出体外，即从女生殖脏经过生殖腑（器）向外排泄。女生殖器属于八腑之一，其功能特点亦是以通降为顺。若生殖器阴道有病变，经血通过即受其影响，会产生一定的病理变化。临床上，经血的颜色、质地、气味等随之出现异常象征，必须注意诊察，及时加以治疗。由于女生殖器阴道的位置在人体站立时属最低的窍道，所以古人把它称为“地道”。正如《素问·上古天真论》云：“女子，……七七任脉虚，太冲脉衰少，天癸竭，地道不通，故形坏而无子也。”

（3）主胎儿娩出

阴道在妊娠分娩时，又成为胎儿产出的通道，故又称之为“产道”。一般第一胎分娩时“产道”稍紧，分娩时间较长；第二胎经产以后，产道稍松弛，较为宽阔，分娩时间相对缩短，婴儿较易娩出。产道宽阔通畅，分娩多顺产；若“产道”狭窄或畸形，分娩多难产。由于先天性生理缺陷或后天疾病影响，“产道”变成狭窄或畸形，会使胎儿娩出困难，甚至不可能娩出。在古代严重的难产，每属于“死证”，而在现代，由于妇产科手术水平的迅速提高，剖腹产已成为平常之手术。“死证”完全可治，中西医结合取长补短，达到共同提高。另外，有些妇女产道感染了“性传播疾病”，包括梅毒、淋病、艾滋病等20多种疾病，分娩时，会把性病传染给后代。对此特殊情况，必须采用剖腹产生育，既可保护婴儿的健康，又可预防“性传播疾病”的蔓延。

（4）主带下

带下，是女生殖器—阴道黏膜所分泌的一种润滑液体，黏稠无色，故又称为“白带”。因其在分泌增多时每滴出阴道，胶黏如丝，状似丝带下垂，故名曰“带下”。带下在中医学里有广义与狭义之分，广义者，以带下代表整个妇产科疾病。如《史记·扁鹊仓公列传》云：“扁鹊名闻天下，过邯郸，闻贵妇人，即为带下医。”（妇产科医生）。狭义者，专指妇产科中的带下病，如《素问·骨空论》云：“任脉为病，女子带下瘕聚。”隋·《诸病源候论》对妇产科病证，明确分类有带下病。《校注妇人良方》云：“病生于带脉，故名带下。”这是从经络的角度来解释带下病。这个论点，沟通了脏腑与经络的关系，为新建立的生殖腑（器）联属经络系统中的带脉，提供了依据。

正常的白带本属于妇女一种正常的生理现象。它对阴道内膜起着良好的润滑与洁净作用。正如《沈氏女科辑要笺正》引王孟英语云：“带下，女子生而即有，津津常润，本非病也。”带下在经前期、经间期、妊娠期的泌出量稍有增多者，仍属生理现象，不作病论。

阴道内分泌大量白带或绵绵不断，或颜色、质地气味异常，或伴有全身症状者，可诊断为带下病。带下病在妇产科疾病中较为常见，是胎、产、经、带四大证之一，难怪古代把妇产科医生亦称为“带下医”。宏观“带下病”相当于微观的“阴道炎症”。既往从宏观上没有建立起重要的脏腑—女生殖器（阴道），属新八腑之一，“带下病”就无法和“阴道炎症”相结合，经过“变革”提高，现今完全可以沟通结合。详见第八章中西医理疾病评析—妇科疾病。

（三）男生殖脏与男生殖器（腑）的解剖部位

1. 男生殖脏的解剖部位

男性生殖脏以睾丸为代表，包括附睾、输精管、射精管、前列腺、精囊腺体、尿道球腺等部分。

（1）睾丸的解剖部位

睾丸是椭圆体实质性脏器。位于阴囊之内、左右各一。成年后，每个睾丸的容积约为（4×3×2.5×2.5）立方厘米，重量约10～20克，平均为15克。睾丸的表面光滑，其上方及后缘邻接附睾及输精管。睾丸是产生精子和雄性激素的脏器。其结构为外包有白膜，最外为鞘膜，上半部白膜增厚形成睾丸系膜，并形成放射状的睾丸纵隔，将睾丸分成200～300个睾丸小叶。每个睾丸小叶内有3～4根曲细精管盘曲在一处，每根曲细精管长约30～70厘米，径为150～250微米。最长可达150厘米。数条曲细精管若连接起来，总长可达260米。每个睾丸小叶内的曲细精管相互汇集成直细精管，各条直细精管交织形成睾丸网，由睾丸网发出10～15条睾丸输出小管，穿出睾丸后再汇合成一根总管，输向附睾及输精管。随着性成熟，睾丸迅速生长，到了老年又随着性机能的衰退而萎缩变小。在脏腑系统分类中，生殖系与泌尿系比较密切，故有把睾丸称作“肾子”，或“外肾”，也有“阴卵”之称。

（2）附睾的解剖部位

附睾因紧挨着睾丸生长而得名，其外表呈新月形，分头、体、尾三部分，头大尾小，连接于睾丸的上端和后缘。

（3）精囊腺、前列腺、尿道球腺的解剖部位

①精囊腺

精囊腺，又称精囊，为椭圆形的囊状器官。左右各一，前后扁平，长约4～5厘米，横径为1.5～2厘米。壁相当薄，目观呈乳白色半透明状态，精囊位于膀胱底的后方，输精管壶腹部的外侧，直肠的前方，前列腺的上方。精囊的开口，与输精管下端的壶腹部合并后，一起构成射精管，再通向尿道。

②前列腺

前列腺是个实质性器官，又叫摄护腺。只有一个，呈前后稍扁的栗子形，上端宽大为

前列腺底，下端尖细，其上端横径为4厘米，垂直径约3厘米，前后径约2厘米，重量约为20克。按摩前列腺，可收集前列腺液进行化验，了解微观病理变化，这在临床上具有重要的诊断意义。前列腺所分泌的前列腺液是一种乳白色浆性液体，它与精囊腺液、尿道球腺液混合，随后加上精子，才形成精液。生殖膈之间，前列腺底与膀胱颈、精囊腺和输精管相邻。前列腺的前方为耻骨联合，后方为直肠壶腹。直肠指检时可触摸到前列腺之后面，可触知是否肥大及病变情况；向上则可触知输精管壶腹和精囊腺状况。前列腺液约占精液总量的2/3。前列腺在性成熟期迅速生长，而到老年时趋于退化萎缩。若腺内结缔组织增生，则可形成前列腺肥大，向上凸顶膀胱，压迫尿道造成排尿困难之症。

③尿道球腺

尿道球腺是一对豌豆大的球形腺体。位于会阴深横肌内，开口于尿道球部，其分泌物亦是构成精液的一小部分。

3. 男性生殖器（脏）的解剖部位

男性生殖器以阴茎为代表，包括阴囊。

（1）阴茎的解剖部位

阴茎，有时简称为“茎”。是男子主要交媾器官。成年人阴茎平均长7~10厘米，中部横径为2.6~4厘米。阴茎可分为头、体、根三部分，前端膨大如冠的为头部，俗称为“龟头”，其表皮甚薄，感觉最灵敏，其尖端处有尿道外口，尿液与精液均由此口排出。头后环状较细的部分，称为阴茎颈，又称冠状沟。阴茎皮肤自颈处向前反折游离，形成包绕阴茎头的双层环形皮肤皱襞，称为阴茎包皮。成年男子若出现包皮过长或完全“包茎”时，可行手术切开，务使阴茎头露出。阴茎的中部为阴茎体，呈圆柱形，由两个阴茎海绵体和一个尿道海绵体围以筋膜与皮肤而成。在尿道海绵体中间，包含有尿道，与膀胱相通，是男性排尿的最后一段通道。这也是泌尿与生殖共用的管道。阴茎的后端为阴茎根，藏于阴囊和会阴部皮肤的深面，固定于耻骨下支和坐骨支。整个阴茎外边由薄而疏松，富有弹性的皮肤所包围，神经血管分布甚为丰富。

（2）阴囊的解剖部位

阴囊为薄壁囊袋，位于阴茎的后下方，悬于阴茎根和会阴区之间。阴囊外面正中线上有纵行的阴囊缝。阴囊的皮肤薄弱、柔软，复以少量阴毛，有显著的色素沉着。阴囊壁由皮肤和肉膜组成，没有皮下脂肪，肉膜是阴囊的浅筋膜，主要含有平滑肌纤维，可随外界温度的变化而舒缩，收缩时可使阴囊皮肤聚成小的皱襞，以调节阴囊内的温度，利于精子的生长与发育。肉膜在正中线上向深部发出阴囊膈，分阴囊为左右两半，内藏有睾丸和附睾。如果睾丸在出生后未降入阴囊，而停滞于腹腔或腹股沟管内，阴囊出现空囊现象，称为隐睾。由于腹腔内的温度较高，不适于精子发育，故双侧隐睾症可导致不育。睾丸鞘膜覆盖于睾丸与附睾的表面，脏层与襞层之间形成鞘膜腔，平时仅有少量液体，病变时腔内常见大量贮积液体，临床称为鞘膜积液，属阴囊常见疾患之一。

（四）男生殖脏与男生殖器（腑）的生理功能

1. 男生殖脏（睾丸和附睾）的生理功能

（1）生精功能

所谓生精，是指产生精液，精液是在男生殖脏（睾丸）中产生的，属于先天的生殖之精。在男女性交媾时，男方射精排入女方生殖脏器内。一般停留在后穹隆，精液液化后，精子开始活动，经过宫颈管进入子宫腔，直至输卵管壶腹，与等候在此之卵子（女子之精）相结合而致女方受孕。肉眼所见，精液是一种白色黏稠的液体。在显微镜下观察，可分为两部分：一是精子；二是精液。精子是主要生殖物质，是种子，由睾丸产生，在附睾里成熟；精液是载体，由前列腺、精囊腺、尿道球腺等分泌物混合成精液，为输送及保护精子所用。

显微镜下观察：精子形如蝌蚪，长约60微米，分头、颈、体、尾四部分。头部较大，长约4.6微米，宽2.6微米，厚1.5微米；颈部与体部合起来与头部等长；尾部是头部长度的10倍，约为40微米。精子的头部有顶体和细胞核，顶体含顶体酶，是受精时突破卵子“外壳”放射冠与透明带的物质；细胞核里拥有染色体，是携带父体遗传基因的物质。颈部与体部主要是细胞质成分，是维持精子生命及提供活动能量的部分。尾部很长，故又称鞭毛，由蛋白质构成，其蛋白纤维收缩时，可使精子尾部向各个方向摆动，随即出现精子运动，一般向前运动速度大约每秒50~60微米，生育力较强的精子还能爬高，可达到5厘米左右的高度。

具有一定数量正常精子的精液才是正常的精液；而没有精子的精液，或有许多畸形精子的精液，都属于不正常的精液，难以生育。

成年男子的生殖脏，两个睾丸总重量平均可达30克左右，每克睾丸组织，据计算，每日能生产1000万个左右精子，故每日总共约生产2~3亿个精子。生殖细胞最终生成精子的程序是：精原细胞—初级精母细胞—次级精母细胞—精子细胞—精子。

（2）壮阳功能

睾丸的间质细胞主要分泌雄性激素睾丸酮。据实验资料，其每日可分泌睾丸酮约7毫克，对人体的生理功能产生巨大的促进作用。对生殖脏腑本身具有促进作用，如对阴茎、附睾及各个生殖腺体的生长和强壮作用，并能促进阴囊生长和阴囊皮肤色素沉着，增加精液中酶的活性，促使曲精细管发育和精子的产生，促进性欲和性功能的兴奋等，均属于强壮第一性征功能，宏观称为壮阳功能。

（3）雄性功能

睾丸酮能促进男子第二性征的发育，表现出雄性特征：如促进胡须生长，喉结发育，皮脂腺分泌旺盛，骨骼肌肉发达，促阴毛生长，促进皮肤增厚及色素沉着，骨盆狭小，声调低沉等。若睾丸酮缺乏，可出现男子女性化：如不长胡须，喉结不发育，乳腺发达，肥胖多脂肪，骨骼肌不发达，骨盆宽阔，皮肤娇嫩，声调高尖等。

（4）强体旺血功能

睾丸酮对新陈代谢产生促进作用，能促进蛋白质合成，增加水钠潴留，对骨髓的造血功能起促进作用，可增加红细胞与血红蛋白的数量，故有一定的旺血作用，临床上，对再生障碍性贫血及骨质疏松症，使用睾丸酮治疗取得一定的效果。

（5）输精功能

所谓输精，即是输送精子功能。精子自睾丸产生后，进入附睾停留三周（21 日），才完全成熟。附睾的头部实际上由曲折盘绕的睾丸输出管所构成。多条细管，再汇集成附睾管，此管长约 4～6 米，即是附睾的体部与尾部。由此再把精子输送到输精管、射精管；精子进入输精管时暂作停留，停留的部位在输精管壶腹，此处是输精管较膨大的部分。射精管平时空虚，没有精子及精液，交媾将要射精时，精子与精液才汇集此处，混合成正常的精液，通过性高潮反射性引起射精。精液排出体外，一般排到女性阴道后穹隆处。从这一生理过程看出，附睾、输精管、射精管及阴茎中的尿道，都属于输精管道，均具有输送精子的功能。

临床上，进行男性输精管结扎手术，阻断了精子的输出，可达到绝育。结扎后可促使曲精细管退化，从而停止生精功能，但不影响睾丸的内分泌功能，故不影响性欲及雄性功能。

2. 男生殖器（阴茎与阴囊）的生理功能

（1）竖阳与交媾功能

阴茎是男性生殖器的代表，是进行性交媾的主要器官，阴茎勃起称为竖阳，举阳，举阳器或举阳事。竖阳是性交媾的先决条件，不能竖阳便不能进行性交媾，故竖阳（勃起）是男生殖器正常生理功能的表现，而阳痿则是男性生殖器功能低下、衰退的表现，属病理现象。由于竖阳与交媾功能关系到繁衍后代之大事，古人对此早就重视。古代宏观医理，依据“肾主生殖”的原理，多责之于肾阳不足，甚则命门火衰，一般从肾论治。临床上常见到，一些人纵欲过度，房劳过度，失精过多，造成“元精亏损”。阴虚阳亢，导致出现“阴阳两虚”之证，此时不能再单纯壮阳治疗，必须要阴阳两补为治，用现代术语解释，由于纵欲过多，精液排泄过多，精力消耗太多，性功能极度亢进，反射性引起性功能抑制，产生阴茎疲软—阳痿。此种阳痿属保护性抑制。不必惊慌，慢慢对证调治，可以恢复。千万不要急于重振雄风，勉强房事。那样会造成恶性的条件反射，越着急，越阳痿。据现代生理学研究，竖阳反射的低级中枢在骶脊髓，高级神经反射的中枢还在大脑。大脑与脊髓对于性功能具有重要的调节作用。男子出现梦遗，女子出现梦交，便体现出神经中枢与性功能的密切关系。临床诊治阳痿，不单联系生殖脏腑及肾的功能，还须进一步联系脑与脊髓的调节功能，则治疗效果更佳。

（2）射精功能

所谓射精，是性交媾高潮时，男方精液由阴茎射入阴道之内一种反射性动作。精液射入阴道之后，有两条去路：一是精子运动入子宫受孕；二是精子活动受限，终被消灭。现代实行计划生育，提倡避孕。实际上便是阻止精子走第一条路，采取避孕措施，让精子灭活，常见的方法有：使用阴茎套，是使射精之后，精液射在阴茎套的顶部小泡内，精液不能接触阴道，达到避孕；使用子宫帽，是用子宫帽，严密遮盖住子宫颈口，阻止精子进入宫腔，达到避孕；使用阴道栓或药膏，精子在碱性环境活动良好，而在酸性环境，其活动即被局限，甚至消灭；使用具有强酸性的阴道栓或药膏，是使射精之后。精子即被强酸药物消灭在阴道之内，亦可避孕……。总之各种避孕方法之原理，均与阻碍精子活动，灭活精子及阻止精子与卵子相结合有关。

（3）护精功能

护精功能，又称为护睾功能，是指男生殖器中阴囊部分的生理功能，所谓护睾，即是保护睾丸之意，护睾功能体现出男生殖腑（阴囊）对男生殖脏（睾丸）的保护功能。腑在表，脏在里，阴囊对睾丸具有良好的保护作用，其实质便是保护精子的作用。除了在组织结构上，阴囊全面包裹保护住睾丸之外，在降低阴囊内温度，对睾丸内之精子亦起到重要的保护作用。一般人的体温为37℃，而阴囊内的温度要比体温降低1～2℃，因为精子怕热，在躯体内不易成熟，活动受限，故阴囊藏着睾丸悬于体外，这样一来，阴囊之温度容易降低，加上阴囊的表皮形成许多皱襞，尽量扩大散热面积，保持偏低的温度，使精子容易成熟，增加活性而不受危害。所以说，阴囊具有显著的护睾作用，又属于良好的护精功能。

八、包络与三焦

（一）包络与三焦的解剖部位

1. 包络的解剖部位

包络，所谓脑之包络即指脑膜，因脑膜对大脑有着良好的保护作用，而重新确定其解剖部位。

包络，原称心包络，简称心包，是指心的外围脏器，对心脏有着良好的保护作用。心包又称为膻中，正如《素问·灵兰秘典论》云："膻中者，臣使之官，喜乐出焉。"分析喜乐功能是属于精神情志方面的功能，不是血脉方面的功能，主宰精神情志，思维情感者，是大脑，不是心脏。故五脏六腑之大主应该是大脑，不再是心脏。如《灵枢·邪客篇》云："心者，五脏六腑之大主也，精神之所舍也。其脏坚固，邪不能容也。容之则心伤，心伤则神去，神去则死矣，故诸邪之在于心者，皆在于心之包络。"可以清楚地看出，古代以心代脑，随着五脏六腑之大主从心还原于大脑，"心之包络"随之变革，还原为"脑之包络"。脑包络的解剖部位，落实在脑膜是也。

脑膜具有四层包膜的特征。一般说是三层，外层的称硬脑膜，中间的称蛛网膜，里层的称软脑膜。由于硬脑膜又分为两层，故实际上为四层包裹结构，这是任何脏器都没有的，相当特殊的保护结构。两层硬脑膜之间形成的硬脑膜室，内分布神经与血管较多，硬脑膜损伤时，往往疼痛较剧，出血较多，并易形成硬脑膜外血肿，压迫脑髓，有时出现凶险症状，临床应提高警惕！蛛网膜位在中间，它与软脑膜之间形成一些网状空隙，有蛛网膜下腔，腔内流动着脑脊液。蛛网膜下腔出血，则是脑卒中的一个常见病证，属于脑包络内中风范畴，又有蛛网膜下池，其中的小脑延髓池及脊髓下端的终池，临床上可进行穿刺，利于诊断与治疗。最内层的软脑膜贴近脑组织，具有丰富的毛细血管，形成脉络丛，此脉络丛可产生脑脊液，对大脑及脊髓具有良好的滋养和保护作用。

包络（心脑）作为一个脏器，联系手厥阴经，与三焦连系的手少阳经，有互相络属关系。一脏一腑，互为表里。

2. 三焦的解剖部位　宜落实在淋巴系统

三焦是六腑之一，究竟为何物，有何功能，古往今来，争论最多，分歧最大，解剖部位最难落实。

细考古代三焦说，约有五种：无形三焦说，以秦越人《难经》为代表，自提出"有名而无形”后，华佗、王叔和、孙思邈、李梃、孙一奎等医家均赞同此说；腔子三焦说，以明·虞搏和张介宾为代表，提出“三焦者指腔子而言，包涵乎肠胃之总司也”；胃部三焦说，以清朝罗美为代表，提出“故知三焦者，特胃部上下之匡廓，三焦之地，皆阳明之地；三焦之所主，即阳明之所施”；油膜三焦说，以明·唐宗海为代表，提出体腔内连网油膜为三焦；三段三焦说，此说根据《灵枢·营卫生会篇》所云：“上焦出于胃上口，上至舌；中焦并胃中，出上焦之后；下焦别回肠，注入膀胱。”《难经》把三焦分三段的概念进一步具体化。元朝王好古既以三焦分部位，又以三焦辨病证，至清代吴鞠通则以此创立温病学“三焦辨证”之纲要，即把三焦改变成为脏腑之别名，便有“上焦心肺，中焦脾（胰）胃，下焦肝肾”之说。

纵观近代三焦说，约有七种：计有脂膜、胰腺、消化系、神经系、胸膜腔、淋巴系、整体代谢系统等学说，都对照现代解剖生理学内容，各有论据，各有引证，真是“百花齐放，百家争鸣”。毕竟越争越明，近年趋于淋巴系和胰腺之说者较多。笔者在1979年发表的长篇论文《论中医学基本理论的重大变革》中，主张把三焦的解剖部位落实在淋巴系统。

淋巴系统是指循环系统的组成部分，也属于辅助结构，为体液回流循环的重要系统。淋巴系统由各级淋巴管道、淋巴器官和散在的淋巴组织所构成。

淋巴管道遍布全身，淋巴管内向心流动着无色透明的淋巴（液），淋巴（液）含水分约占95%，故无数的淋巴管道犹如“水网四布”，在脏腑之中是个多水的特征。淋巴管道由小汇大，形成体内共有9条淋巴干，在胸腹腔内分别汇入胸导管、乳糜池及右淋巴导管。淋巴管道比静脉的管道还要多，水网纵横，形成一个独特的庞大的水液腑库。

当血液经动脉运行至毛细血管时，其中部分液体物质通过毛细血管壁进入组织间隙，形成组织液。组织液与细胞之间进行物质交换后，大部分经毛细血管静脉吸收入血液，小部分含水分及大分子物质的组织液进入毛细淋巴管成为淋巴。淋巴沿各级淋巴管向心流动，并经过诸多淋巴结的过滤，最后汇入静脉。故淋巴系统可视作静脉的辅助结构。

淋巴系统不仅能协助静脉运送体液回归血循环，而且能转运脂肪和其它大分子物质(含蛋白质)，减轻血液循环运送营养物质的负荷。据测计静态情况下，每小时约有120毫升淋巴回流归入血液，运动时淋巴流速可增加3~14倍，以助解决体内消耗大量水分的需求。

淋巴器官包括大量的淋巴结、扁桃体、脾和胸腺等。淋巴器官和淋巴组织可繁殖增生淋巴细胞，过滤淋巴液，吞噬与截留病菌，参与免疫过程，是人体的重要防护屏障。

据对全身淋巴管道的考察：分布在胸腹内较大的淋巴管道，解剖部位包括9条淋巴干、左、右淋巴导管及乳糜池，属淋巴系统的中心部分，形成一个庞大的水液网络府库(腑)，在胸腹腔内称为“三焦”。而分布在胸腹腔以外，四肢部分的淋巴管道，解剖部位包括淋巴管和毛细淋巴管，属淋巴系统的外周部分，形成一个以细小水液管道为特征的网络结构，称为“十二经水”，属于经络系统的范围。“三焦”属脏腑，“十二经水”属经络，脏腑连接着经络，完全符合祖国医学关于“脏腑经络学说”的理论。至于两部分淋巴管道的分界线，笔者主张，上肢以腋淋巴结群为分界线，下肢以腹股沟淋巴结群为分界线；淋巴结以内的淋巴干、淋巴导管、乳糜池等属于“三焦”，淋巴结以外的毛细淋巴管及淋巴管属于“经水”。

三焦作为六腑之一，其连系之经脉手少阳经，与包络（心脑）所连系的经脉手厥阴经，有互相络属关系，一脏一腑，互为表里。

（二）包络（心脑）和三焦的生理功能

1. 包络（心脑）的生理功能

（1）宫城功能（保护功能）

脑包络作为脑髓的外围组织，对大脑起着良好的保护作用，也就是宫城功能的具体表现。脑髓作为五脏六腑之“大主”，相当于古代的“君主”（皇帝），一般“君主”都建有宫殿居住，宫域必须美丽堂皇而坚固，体现出对“君主”保护的重视。宫城的保护作用可分为两方面理解：第一，组织结构的保护，在解剖结构上，脑膜厚达四层，这是任何重要脏腑所没有的。加上四层脑膜之间还有丰富的血液供应，既有很好的营养，又相当富有弹性，可缓冲强烈外力的刺激，缓冲跌打损伤的力度，意味着保护功能良好。第二，脑膜之中的脉络丛，分泌出一定量的脑脊液，对大脑和脊髓有着很好的保护和滋养作用。再者，大脑还具有特殊的“血脑屏障”功能，即使一些有害物质进入了血液，尚不能进入脑髓，需要经过筛选。总之，从多个方面的保护功能观察，可佐证大脑确实是人体最重要的脏器。临床上，头部受到剧烈震荡及跌打损伤时，往往很快出现“脑震荡症状”，其突出的一个特征便是引起反射性呕吐，伴见头晕、头痛、目眩等，可知脑髓受到损害的严重程度，为临床诊疗提供了依据。

（2）代君受邪功能（代脑受邪功能）

脑包络具有代脑受邪的功能，亦属于保护大脑的具体表现。临床上，许多大热病症，常见出现“包络症状”，既往称为“心包症状”，理论源于清代名医叶天士所制订的卫气营血辨证纲领“温邪上受，首先犯肺，逆传心包。”所谓“包络症状”，常见神昏谵语，循衣摸床，撮空理线，抽搐瘈疭，颈项强直，角弓反张，语言艰涩，表情呆滞等症，均具有不同程度的精神损伤和意识障碍，属于中枢神经系统（脑与脊髓）的综合征。每见于流行性脑脊髓膜炎、化脓性脑膜炎及各种类型的脑炎。宏观温邪逆传入宫城，出现“包络症状”，相当于微观出现“脑膜刺激征”之类症状。出现各种脑膜炎症，宏观可理解为温邪向内逆传第一关，侵犯脑膜，意味着脑包络代君受邪，首当其冲；而出现各种脑实质炎症，意味着温邪太盛，超越宫城，直逼君主，损害脑髓。临床上，微观还常见于败血症、中毒性肺炎、中毒性痢疾、中暑、急性胰腺炎、化脓性胆囊炎等高热疾病。总之，宏观温邪传入营血阶段（相当于下焦阶段），威逼“大主”（脑髓），多有出现“包络症状”，微观即是刺激脑膜（包络），损害脑髓（“大主”）。

2. 三焦的生理功能

（1）决渎功能

《素问·灵兰秘典论》云：“三焦者，决渎之官，水道出焉”。《灵枢·本输篇》云：“三焦者，中渎之府，水道出焉，属膀胱，是孤府也，是六腑之所与合者。”清楚地表明《素问》与《灵枢》的意见基本一致，都认为三焦是司管水的腑库，决渎功能是三焦的最主要功能。所谓决，意即疏通，决裂；所谓渎，意即沟渠，水道。决渎，即谓疏通水道，输布水液，关系着全身水液代谢的运行，输布与排泄，是水液升降出入的通路。

三焦除具有全身的决渎功能，而分布的决渎功能又与所在的脏腑功能有一定的联系，但都围绕着含水之意，离不开水液代谢之意义。《灵枢·营卫生会篇》云："上焦如雾，中焦如沤，下焦如渎。此之谓也。"

①"上焦如雾"

上焦的部位，一般都遵循《内经》的划分。《灵枢·营卫生会篇》云："上焦出胃上口，并咽以上，贯膈而布胸中。"将横膈以上的胸部，包括心肺两脏和头面部及上肢。

所谓上焦为雾，就是上焦司管水道的功能特征，其实质便是淋巴系统协调心肺输布津液。由于心肺位置居高，犹如雾露四布，由上往下盖，灌溉各脏腑器官，充养全身。如《灵枢·决气篇》云："上焦开发，宣五谷味，熏肤、充身、泽毛，若雾露之溉，是谓气。"气者，指上焦之功能也。雾者，应理解为水气弥漫，不应该理解为水谷精微弥漫，雾露之质是水。这是所指心肺的开发输布功能，是指气血运行循环，即包含着血液循环与淋巴循环。心脏主管大（体）循环，肺脏主管小（肺）循环，合之组成整个血液循环与淋巴循环。淋巴系统在胸腔内有左右两条支气管纵隔干，收集整个胸部的淋巴液，当然也包括心肺本身的淋巴液在内。因此，上焦如雾便可以理解为淋巴系统对血液循环的协同作用。这与西医认为："淋巴系统是循环系统的辅助器官"，"发源于身体各部而引导组织液归还血液"的论述是一致的。

②"中焦如沤"

中焦的部位，《灵枢·营卫生会篇》云："中焦亦并胃中，出上焦之后，此所受气者，泌糟粕，蒸津液，化其精微上注于肺脉，乃化而为血，以奉生身。"中焦的位置在胃的中脘部，上界为膈（按上焦之后），下界为脐的水平线，一般称为胃脘部，又称为上腹部，包含的脏腑主要是胰、胃、小肠。胃主受纳，胰主运化水谷精微，小肠主吸收，分清泌浊。按照部位划分，肝胆亦在中焦的范围，其功能与消化吸收水谷精微相关，其与胰胃的关系，多用五行学说中木与土的关系阐述。

淋巴系统在腹腔有肠干及左右腰干等三条较大淋巴管道，其中肠干收集整个腹腔淋巴液回流，最后注入乳糜池。由于小肠淋巴管吸收来自肠腔的大量脂肪，淋巴液多呈乳白色，故小肠淋巴管常称为乳糜管。又因淋巴管的通透性较高，各种大分子的营养物质（如脂肪与蛋白质）容易进入淋巴管道，故淋巴循环又是运送营养物质的过程，亦可理解为三焦具有一定的运化水谷精微功能，这与《难经·三十一难》提出的见解是一致的，运化水谷精微是三焦的第二个生理功能。

中焦如沤，是形容中焦司水道的功能特征，其实质便是协调胰胃小肠，腐熟水谷，进而消化吸收，运输营养精微。消化吸收，输送水谷精微，以胰为主，三焦为次。"沤"形容水谷在腐熟时水气泡沫浮游之象，腐熟水谷使用"沤"，而不使用炒，就是强调消化食物，吸收营养需要水的参与作用。缺乏水液，便不成"沤"了。

③"下焦如渎"

下焦的部位，《灵枢·营卫生会篇》云："下焦者，别迴肠，注于膀胱，而渗入焉。"从这段经文的阐述，联系所包含脏腑的划分，从"别迴肠"为分界线，上面的胃、十二指肠、空肠（小肠）属中焦范围，迴肠以下，包括结肠与直肠（称为大肠）属下焦范围。津液注入膀胱者，应包括其上源的肾，故下焦联系的脏腑应包括肾、膀胱和大肠。

所谓下焦如渎，就是形容下焦司水道的功能特征。下焦决渎的实质，即是三焦协同肾、膀胱、大肠等脏腑，借助水液运载，把废物从前后二阴排泄出体外。《灵枢·本藏篇》云："肾合三焦膀胱。"三者密切配合，尿液从前阴排出，而糟粕则从后阴排出，不论从前阴还是从后阴排出，都需要有适量的水分载送，排泄才能顺利通畅。否则，尿路水少，则小便排不出，屎路水少则大便秘结难解。反之，尿路水多则小便频数如注，屎路水多则肠鸣泄泻。调节前后二阴的排泄功能，除了与肾的气化蒸腾功能有关之外，亦与三焦的气化功能息息相关。

(2) 运化水谷精微功能　论述请参阅"中焦如沤"条。

(3) 主司卫气功能　论述请参阅第九章。

（三）三焦的病理变化　论述请参阅第九章。

第三节　奇恒之腑

所谓"奇恒之腑"，正如《素问·五脏别论》云："脑、髓、骨、脉、胆、女子胞，此六者，地气所生也，皆藏于阴而象于地，故藏而不泻，名曰奇恒之府。"古代医家进行脏腑分类时，认为它们在形态结构上多属中空与府库相似，而在功能上则"藏精气而不泻"，与脏的特点相同。从整体特征观察，既不同于腑，又不同于脏，似脏非脏，似腑非腑。加上对它们的解剖结构及生理功能认识不够清楚，著书者之间又有不同意见，只好把它们放在正式的五脏六腑之外，列为"奇恒之腑"。作为重要脏腑体系的后备队，留待后人发掘，需要使用时，便可升格确立为重要脏腑加以应用。同理，经络系统中所谓"奇经八脉"，亦属于后备队，十二经脉系统发展到需增加正经数量时，便可以从"奇经八脉"中选择补充。古人把正经比作"江河"，将奇经比作"湖泽"，江河扩大，湖泽减少，河川的水液总量仍然保持着相对的平衡。整个脏腑经络体系能够适应向前发展的需要进行合理的调整。

考究奇恒之腑，所谓奇，有两种含意：一是异常的意思，异于一般的脏腑，属特殊的脏腑；一是单独的意思，意取单数，没有配偶，没有阴阳表里关系，亦没有五行属性的匹配关系。所谓恒，意即恒定、固定、相对稳定，示意经过千百年之后，才有可能改变。毕竟事物总是向前发展，历经漫长岁月，到了明清时期，不少开明的医家均认识到人体最重要的神明功能与大脑有关。正如伟大医药学家李时珍在《本草纲目》中云："脑为元神之府"。《本草备要》云："人之记性不在心而在脑。"又云："今人每记忆往事，必闭目上瞪而思索之。"清代医家王清任在《医林改错》中云："灵机记性不在心，在脑……盛脑髓者，名曰髓海；两耳通脑，所听之声归于脑；……两目系如线，长于脑，所见之物归于脑；……鼻通于脑，所闻香臭归于脑；……小儿无记性者，脑髓未满；高年无记性者，脑髓渐空。"说明精神思维，记忆感觉属于脑髓的生理功能，赞同《黄帝内经素问·脉要精微论》所云："头者，精明之腑，头倾视深，精神将夺矣。"被压抑了二千多年的正确学术观点重新获得认定。到了19世纪，解剖生理学初步确定了精神活动与大脑之关系，阐明精神现象乃是人类大脑的一种功能。中西医学都一致同意"脑主神明"，不再是"心主神明"。笔者在长篇论文《论中医学基本理论的重大变革》中提出把脑与髓相配建立一对新脏腑，生殖脏（女子胞）与生殖器建立一对新脏腑，加上原来的六脏六腑（习惯上称为五脏六腑），构成宏观中医学新的八脏八腑理论核心。这两对新的重要脏腑，就是从原来“奇恒之腑”中的脑、髓、女子胞等调整提升而来。胆仍旧归属六腑，这样，调整变革之后，“奇恒之腑”仅剩下骨和脉两个系统了。

（一）骨

骨，即骨骼，全身的骨骼在成人为206块，约占体重的五分之一。一般按骨骼的部位不同，分为颅骨、躯干骨、上肢骨和下肢骨四部分。若按骨的形态分类，则分为长骨、短骨、扁骨和不规则骨四类。

人体的骨骼，具有支撑形体，保护内脏和支持负重等生理功能。正如《灵枢·经脉篇》云：“骨为干，脉为营，筋为刚，肉为墙。”所谓“骨干”，是指整个人体的骨架结构。《灵枢·骨度篇》对人体骨骼的长短、大小、广狭等都有具体的记载，专篇论述骨骼的解剖结构尺度，是古代宏观医学阐述解剖学内容的重点篇章。在古代，骨骼属于一个奇恒之腑，发展到现代，已形成一个独立的骨骼系统，属于全身运动系统的主要部分。

宏观医理认为：骨的生长发育，骨质的致密与疏松，强壮与软弱，均与肾的精气盛衰密切相关。《素问·宣明五气篇》云：“肾主骨”。《素问·五脏生成论》云：“肾之合骨也。”《素问·六节脏象论》云：“肾者，……其充在骨”。均说明肾中精气旺盛，则骨髓生化有源，骨骼得到精髓的充养而能正常生长，坚强有力；若肾中精气不足，则骨髓化源不足，难以充养骨骼，故骨骼不能正常生长，软弱无力。在儿童，可见囟门迟闭，骨骼生长缓慢，软弱无力。微观医理认为，与钙代谢吸收障碍有关；在中老年人，常见腰膝痠软，步履艰难，甚至痿弱不用，不耐重力，多属于“骨质疏松症”，与钙代谢障碍、缺钙有关。

《素问·阴阳应象大论》云：“肾生骨髓”。《素问·痿论》云：“肾主身之骨髓”。说明肾对骨中之精髓有资生促进作用。此一原理可从两方面理解：其一，对一般的骨髓有资生促进作用；其二，对脑髓和脊髓亦有资生促进作用，因为脑髓即是头颅骨中之精髓，脊髓即是脊椎骨中之精髓，同是骨中之髓，当然都有资生促进作用。故“肾生骨髓”之原理便发展成为“肾生髓，通于脑”。阐明肾对脑髓和脊髓均具有资生促进作用。理解肾之精髓包含着脑髓和脊髓的基础物质，肾精之气化功能必然关系着脑髓和脊髓的气机功能。古代常以“肾气”和“肾精”来代表大脑对人体生长发育的主宰功能，息息相关。临床上，诊疗儿童的“五迟五软”症，宏观认为是肾和大脑的精髓空虚所致，微观认为除了与钙代谢失常有关外，常与“大脑发育不全”有关。二者意见一致。老年人步履艰难，痿弱不用，常与“脑萎缩”，精髓空虚有关。微观还发现骨髓具有明显的造血功能，说明骨中之精髓物质能够化生血液。可以进一步理解为，肾之精髓对八脏八腑均具有一定的强壮与促进作用。

（二）脉

脉，一般称为“脉管”，是气血运行循环之管道，可称为“脉管系统”。解剖学称其为血管，主要包括动脉与静脉。组织学通过显微镜可观察到细小动脉、静脉之间的毛细血管。广义的“脉管”应包括附着于静脉的淋巴管道。经络系统把脉管称之为“经脉”，其中，十二经脉相当于动脉管道，十二经别相当于静脉管道，络脉相当于血管侧支，经水相当于周围淋巴系统的管道。经筋相当于周围神经系统，因其条状而实心，故不属于“脉管系统”。《内经》中进行脏腑分类，脉属于“奇恒之腑”之一，即独立的“脉管系统”。正如《素问·脉要精微论》所云：“夫脉者，血之府也。”说明脉是个装满血液的府库。《灵枢·决气篇》云：“壅遏营气，令无所避，是谓脉。”说明脉管内充满着富有营养的血液，紧密包裹，不能逃避溢出，这就是脉管的完整概念。医家张景岳在《类经》中注释云：“壅遏者，堤防之谓，犹道路之有封疆，江河之有涯岸，俾营气无所迴避而必行其中者，是谓之脉。然则脉者，非气非血，而所以通行气血者也。”脉管中既然装满营血，是血液之府库，故与血液之关系肯定十分密切，常并称之为“血脉”。《素问·痿论》云：“心主身之血脉。”同时说明血脉与心脏的关系又是十分密切。《素问·五脏生成论》云：“诸血者，皆属于心。”《素问·六节脏象论》云：“心者，……其充在血脉。”说明“心主血脉”的密切关系。正是心脏的自主搏动，推动血液在脉管中运行循环，周流全身，如环无端。心脏是血脉运行循环的中枢，心跳动，血液行，脉随之而搏动。即心搏动而引起脉搏动，故脉搏跳动便是心脏搏动的外在表现。诊察脉搏跳动可直接反映出心、肺的血液循环，进行物质代谢及机体气体交换的情况，并间接反映出其它脏腑、器官、组织的具体情况。宏观切脉诊病，就是依据这一重要原理而发明的。临床上抢救病人，当寸口脉、人迎脉、趺阳脉等都摸不到脉搏，有经验的医生就知道心跳停止，赶快听心音证实一下，便马上开始进行复律、起搏等抢救，争分夺秒，时间就是生命！当然，诊脉不是什么问题都能反映，中、西医都主张“四诊合参”。任何诊疗手段都具有一定的适应范围，有经验而高水平的医生，通过脉诊可了解到较多的病情，有些病据此可知七、八；而缺少临床经验之人，摸起脉来，总是“心中了了，指下难明”！

探讨脉诊，古代常在三个解剖部位进行：其一，寸口脉，即切按桡动脉；其二，人迎脉，即切按颈部动脉；其三，趺阳脉，即切按足背动脉。据高明医家的临床经验：人迎、寸口无脉，其人多死；趺阳无脉，其人多危（收缩压必在 90～50mmHg 以下）。许多疾病到了严重阶段，通过血液循环都会影响到心血管系统而产生一定的病理变化，故多反映在脉象的变化上，浮沉、迟数、大小、滑涩的八纲脉象在临床上最为多见。心律失常产生早搏，必然出现促、结、代等间歇脉象。妇人二个月早孕的脉象，典型者出现寸关尺三部有力，圆滑流利，有经验的大夫，一摸便知。感冒发热的脉象多见浮数或浮紧，不难体会。高血压眩晕病人的脉象多强劲刚直；冠心病的脉象多见细而带涩；贫血或大出血的脉象多沉细无力而芤。……宏观与微观医理相结合，容易理解。关于脉搏与呼吸的关系，在古代未有钟表计时的情况下，医者多用呼吸定息法。正如《灵枢·五十营篇》云：“故人一呼，脉再动，气行三寸；一吸，脉亦再动，气行三寸；呼吸定息，气行六寸。”所谓一呼脉再动，即两次脉搏；一吸脉再动，又是两次脉搏；一呼加一吸，相当于四次脉搏。以正常人呼吸每分钟平均 18 次的标准计算，共计有 72 次脉搏。宏观与微观的计算法有所不同，但其标准和结果是相同一致的。现今医者诊病，一摸到寸口无脉，听不到心音或心电图成直线可证实，则知心跳停止；自古以来判断心脑死亡，最快发现多是从“脉”开始。

表2-1 脏腑经络解剖部位对照表

经络系统 主要经脉名称		相配关系	古代宏观医学 主要脏腑名称		现代宏观医学 主要脏腑名称		现代解剖学部位	现代微观医学所属系统
阴经	阳经		脏（阴）	腑（阳）	脏（阴）	腑（阳）		
任脉（奇经）	督脉（奇经）	里 表	脑（奇恒）	髓（奇恒）	脑	脊髓	脑 脊髓	同属中枢神经系统
手厥阴	手少阳	里 表	包络（心）	三焦	包络（脑、心）	三焦	脑膜（心包） 淋巴系（胸腹腔内）	中枢神经系统 配淋巴系统
手少阴	手太阳	里 表	心	小肠	心	小肠	心 小肠	循环系统 配消化系统
手太阴	手阳明	里 表	肺	大肠	肺	大肠	肺 大肠	呼吸系统 配消化系统
足太阴	足阳明	里 表	脾	胃	胰（脾）	胃	胰（附脾） 胃	同属消化系统 配网状内皮系统
足厥阴	足少阳	里 表	肝	胆	肝	胆	肝 胆	同属消化系统
足少阴	足太阳	里 表	肾	膀胱	肾	膀胱	肾+肾上腺 膀胱	同属泌尿系统 含内分泌系统 泌尿系统
冲脉（奇经）	带脉（奇经）	里 表	女子胞（奇恒）	产道（地道）	生殖脏	生殖器	子宫及附件（女） 睾丸及阴囊（男） 阴道（女） 阴茎（男）	同属生殖系统 含内分泌系统
奇恒之腑			骨（奇恒） 脉（奇恒）			骨脉	骨骼系统 血管系统	属运动系统 属循环系统

注：小肠包括十二指肠、迴肠；大肠包括升、横、降、乙状结肠及直肠。

第三章 阴阳五行学说

阴阳学说和五行学说合称阴阳五行学说。原是古代的哲学思想，属于朴素的辨证法和唯物论范畴，是古人用以认识自然和解释自然的世界观和方法论。它们的共同特点在于认为世界是物质性的。阴阳学说认为世界物质性统一于阴阳二气的运动变化，五行学说则认为世界的物质性统一于木火土金水五种基本物质的运动变化。在古典的四书五经中，《周易》善讲阴阳，《尚书》详述五行。

阴阳学说最早见于《易经》。《周易·系辞上》云："易有太极，是生两仪"。又云："一阴一阳之谓道"。（道，即道理，引申为规律、真理）《太极图说》解释云："太极动而生阳，动极而静，静而生阴，阴极复动，一动一静，互为其根；分阴分阳，两仪立焉。阳变阴合而生水火木金土。五气顺布，四时行焉。五行一，阴阳也；阴阳一，太极也。"说明宇宙世界由太极的运动、变化、演生而成。太极演生阴阳两仪，两仪演生四象，四象演生八卦，……体现出一分为二的哲学观点，是"二元论"的奠基原理。阴阳学说认为物质世界是在阴阳二气的相互作用下资生着、变化着、发展着的。物质世界的一切现象都具有相互对立、相互消长而又相互依存、相互统一的两个方面，矛盾的对立统一法则是自然界的根本法则。

"五行"二字在《尚书·甘誓篇》已有记载，"有扈氏威侮五行"。《尚书·洪范篇》则记载云："鲧堙洪水，汩陈其五行"。又云："初一日五行"。而水火木金土之名最早见于《尚书·洪范篇》，书中云："五行：一曰水，二曰火，三曰木，四曰金，五曰土。水曰润下，火曰炎上，木曰曲直，金曰从革，土爰稼穑。"《左传·襄公二十七年》云："天生五材，民并用之，废一不可。"《尚书正义》疏证云："水火者，百姓之饮食也；金木者，百姓之所兴作也；土者，万物之所资生也，是为人用。五行，即五材也。"五行学说认为水火木金土是构成物质世界所不可缺少而具有使用价值的最基本物质。正是由于这五种最基本物质之间的互相资生，互相克制的运动变化，从而构成了物质世界。

阴阳五行学说在春秋战国时期便引入祖国医学经典中作为论理工具，主要体现在祖国医学第一部经典著作《内经》中，它的广泛阐述涉及人体的解剖结构、生理、病理、诊断、治疗、药物、针灸及疾病预防等多个方面，因而成为中国宏观医学理论体系的重要内涵。

第一节 阴阳学说

阴阳学说是祖国医学的基本理论和指导思想之一。它的实质是对立统一法则，这个自然界的根本法则属于自然辩证法的重要理论，是辩证法思想的集中表现。它广泛应用于"祖国宏观医学"的各个领域，与人体的解剖结构、生理、病理、诊断、治疗等紧密结合，它能反映和阐释医学领域中许多医学道理、规律和内涵。故在"祖国宏观医学"整个理论体系中具有独特的地位。它与五行学说相结合，又与人体、天时、地理等物质世界密切结合，这个朴素的辩证法规律向着唯物论方向发展，脱离了形而上学的固执不变范畴，成为一个具有明显科学性的“宏观医学”理论。阴阳说的原理属于“二元论”，正如《类经》云：“阴阳者，一分为二也。”“二元论”的原理，历经古代漫长岁月的演变，发展至现代，属于唯物辩证法范畴，具有宏观论证物质世界及人体生命结构的科学性。

依据《易经》关于“一阴一阳之谓道”的原理，《素问·阴阳应象大论》明确提出“阴阳说”的总纲：“阴阳者，天地之道也。万物之纲纪，变化之父母，生杀之本始，神明之府也。治病必求于本。”首要阐明阴阳规律是宇宙天地间，物质世界运动、变化、发展最根本的道理。它是观察、分析、归纳万事万物运动变化的重要纲领；又是认识一切事物发展变化以及人体生命过程生长、发育、盛壮的根本原因；也是一切事物转归、毁灭以及人体生命衰老、消亡的由来。进一步领会到事物相互之间具有运动斗争、对立统一、消长转化等基本规律；认识到事物向前发展的原因取决于事物内部的阴阳消长变化，进而归纳出事物向前发展的普遍规律。“阴阳说”在人体解剖结构，生理功能，病理变化、病因病机、辨证论治等多方面的广泛应用，表明“阴阳说”在祖国医学理论体系中拥有巨大的实用价值。总而言之，“阴阳说”可被喻为一个蕴藏着无限聪明智慧的，由人类大脑主宰的思维科学宝库。故不论从临床诊治疾病，到讲究医学原理，都必须追寻探求“阴阳”这个祖国宏观医学理论的根本。

一、阴阳的基本概念

（一）阴阳的原始含义

阴阳是两仪的代表称呼，原意出于日光的向背。向日面谓之阳，背日面谓之阴（简化字“阴阳”比繁体字“陰陽”更好体现文字原意）。后来引申为方位的上下、左右、内外，便有天为阳，地为阴；左为阳，右为阴；背（外侧）为阳，腹（内侧）为阴。向日面光亮发热为阳，背日面阴暗寒冷为阴。推理出火为阳，水为阴；温热为阳，寒凉为阴。从热气蒸腾为阳，寒气凝滞为阴，引申出动为阳，静为阴；亢奋为阳，抑制为阴。又按“阳化气，阴成形”的观点引申出气为阳，血为阴；功能为阳，形质为阴。从上升为阳，下降为阴，又发展为充实的属阳，空虚的属阴；实为阳，虚为阴。还从乾为阳，坤为阴，引申为男为阳，女为阴；牝为阳，牡为阴；……。总之，阴阳成为无数具有对立而统一特征的万事万物的机动名词。正如《素问·阴阳应象大论》云：“天地者，万物之上下也；阴阳者，血气之男女也；左右者，阴阳之道路也；水火者，阴阳之征兆也；阴阳者，万物之能始也。”又如《素问·阴阳离合论》云：“阴阳者，数之可十，推之可百，数之可千，推之可万，万之大不可胜数，然其要一也。”万物归一之统领便是阴阳，正如老子在《道德经》中云：“万物负阴而抱阳。”

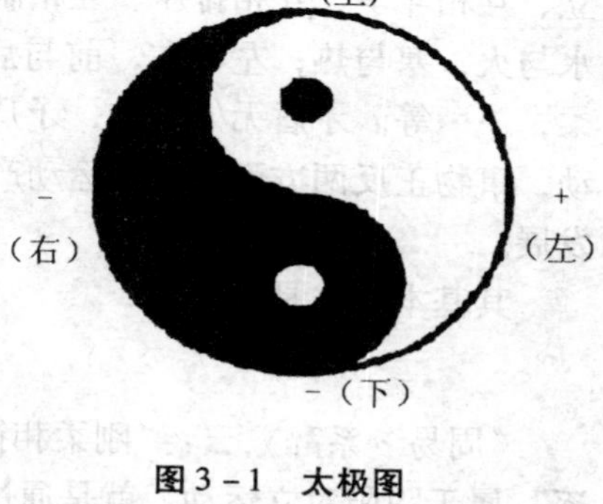

图3-1　太极图

（二）阴阳的基本定义

一般而言，凡事物具有火热的、明亮的、活动的、快速的、无形的、轻清的、属气的、在上的、在外的（包括向上、向外的）、高凸的、向左的、前进的，增长的、兴奋的、亢进的、壮实的、刚强的、功能的……等特性都属于阳；凡事物具有寒冷的、晦暗的、静止的、缓慢的、有形的、重浊的、属血的、在下的、在内的（包括向下、向内的）、低凹的、向右的、后退的、减少的、抑制的、衰退的、虚弱的、柔软的、形质的……等特性都属于阴。这是一条宏观与微观医理相结合的阴阳基本定义。

任何事物都可以运用阴阳之属性来区别与概括，但必须是互相关联的一对事物，或是一个事物的两个方面，才具有实际意义。否则，相互没有关联的事物便不成阴阳，不成矛盾。阴阳正是千千万万矛盾运动变化的总纲。

阴阳之中再分阴阳：阴阳认识宇宙间万事万物不单是运动变化的，而且是错综复杂的。对于复杂性事物，仍然可使用阴阳来分析、归纳和概括。这是指对事物的不同层次、不同范围而言。如以昼夜分阴阳，则昼为阳，夜为阴。但在拂晓（平旦）、中午（日中）、傍晚（黄昏）、上夜（合夜）、下夜（鸡鸣）等不同时刻，按其气温高低的不同特点，可以详细再区分阴阳。正如《素问·金匮真言论》云："故曰：阴中有阴，阳中有阳。平旦至日中，天之阳，阳中之阳也；日中至黄昏，天之阳，阳中之阴也；合夜至鸡鸣，天之阴，阴中之阴也；鸡鸣至平旦，天之阴，阴中之阳也。故人亦应之。夫言人之阴阳，则外为阳，内为阴。言人身之阴阳，则背为阳，腹为阴。言人身之脏腑中阴阳，则脏者为阴，腑者为阳。肝心脾（胰）肺肾五脏皆为阴，胆胃大肠小肠膀胱三焦六腑皆为阳。"同理，新建立的大脑和生殖脏为阴，脊髓和生殖器为阳。

二、阴阳学说的基本规律

阴阳说具有对立运动、统一互根、消长平衡、互相转化等四个基本规律。

（一）对立运动规律

阴阳两仪的性质是彼此对立，互相制约的。自然界一切事物和现象都存在着互相对立、互相斗争、互相排斥、互相制约的两个方面。如天与地，上与下；外与内，表与里；水与火，寒与热；左与右，前与后；出与入，升与降；动与静，快与慢；实与虚，刚与柔，……等。矛盾无处不在，矛盾斗争是普遍存在于宇宙间的。矛盾斗争的过程便是运动，事物正反两方面的对立运动产生变化，变化从量变到达质变，质变飞跃推动着事物的发展。

其基本公式是：

$$\text{对立}\xrightarrow{\text{斗争}}\text{运动}\xrightarrow{\text{变化}}\text{发展}$$

《周易·系辞》云："刚柔相推，而生变化。"《内经》中所谓"阴阳相薄"、"阴阳相逐"属于阴阳对立运动，就是通过阴阳的互相对立，互相制约，促进自然界一切事物的变化与发展。这也贯穿到人体生命过程的始终，表现为动物种类生长壮老已的变化，植物种类的生长化收藏规律，自然界的春夏秋冬四季寒暑更迭规律。阴阳两仪不是平平静静各不相干，而是处在互相对抗、互相制约的运动之中，通过互相对抗，互相制约取得动态平衡—“阴平阳秘”。总之，运动斗争是绝对的，而统一平衡则是相对的，对立制化规律体现了运动、变化、发展的宇宙观。

（二）统一互根规律

阴阳学说认为，事物的阴阳两个方面，不仅是互相对立，而且又是互相统一、互相依存、互为根本的。阴阳两仪统一在太极中，阳依存于阴，阴依存于阳，双方以对方存在为自己存在的前提。双方这种互相统一、互相依存的关系，称之为阴阳互根，即互为根本之意。如上为阳，下为阴，没有上，无所谓下；没有下，也就无所谓上。热为阳，寒为阴，没有温热就无所谓寒冷；没有寒冷，也就无所谓温热。……阴阳两仪必须保持相对的平衡协调，在互相依存，互为根本的基础上，互相资生，互相促进，人体才能维持正常的生命活动。正如《素问·生气通天论》云：“阴者，藏精而起亟也；阳者，卫外而为固也。……阴平阳秘，精神乃治。”

“阳化气，阴成形。”就人体维持生命活动最基本物质—气和血的关系而言，气属阳，血属阴；气为功能，主动，血为形质，主静。故气为血之帅，气行则血行，气滞则血瘀；血为气之母，血盈则气充，血虚则气少，二者具有互相资生，互为根本之关系。正如《素问·阴阳应象大论》云：“阴在内，阳之守也；阳在外，阴之使也。”说明阴固守于内，作为阳之根基；阳活动在外，作为阴之使节，突出地表明阴阳是互相维系，互为根本的。如果双方失去互相依存的条件，便会出现有阴无阳或有阳无阴之离散局面，导致所谓“孤阴不生、独阳不长，”最终造成阴阳败绝，人体的生命遭到毁灭而死亡。正如《素问·生气通天论》云：“阴阳离决，精气乃绝。”

（三）消长平衡规律

所谓消，是消退、削弱、消沉之意；所谓长，是增长、生长、增高之意。所谓消长，就是指阴阳两仪对立运动所起的变化，即是阴消则阳长或阳消则阴长。“消长”在古代又称为“消息”，所谓息，是生息、滋长之意。见于《周易·丰》：“曰中则昃，月盈则食，天地盈虚，与时消息。”西汉·枚乘《七发》中谈到：“消息阴阳”是指阴阳两仪对立运动产生盛衰的变化，盛谓之长，衰谓之消。

阴阳的对立运动和统一互根，并不是处在静止和不变的状态。而是始终处在不断运动与变化之中，在运动中达到新的平衡，故说是“消长平衡”。阴阳两仪总是在彼消此长，彼长此消的不断运动变化中，在一定的时间、空间，在一定的限度、范围内，阴消阳长，阳消阴长而维持着相对的平衡。

阴阳的消长平衡，符合宇宙间的一切事物的运动是绝对的，静止是相对的；消长运动是绝对的，平衡稳定是相对的规律。也就是说，在绝对的运动中包含着相对的静止，在相对的静止中又蕴藏着绝对的运动；在绝对的消长运动中维持着相对的平衡与稳定，在相对的平衡稳定中又存在着绝对的消长运动。事物总是在绝对的消长运动和相对的平衡稳定之中变化而向前发展的。

阴阳消长规律，如一年四季的气候变化便是最好的体现。冬至一阳生，由冬至开始→春→夏，气候从寒冷→温暖→炎热，是“阴消阳长”的过程。夏至一阴生，由夏至开始

→秋→冬，气候从炎热→凉爽→寒冷，即是“阳消阴长”的过程。同时，形成春温、夏热、秋凉、冬寒的气候特点及四季气温更迭之规律。但从一年整体来观察，气候变化还是处在相对固定的动态平衡之中。

阴阳消长规律，在一日之中也有四时的气温消长变化。平旦阳气生，平旦至日中，为阳长阴消，热来寒去，温暖属春；日中阳气隆盛，日中至黄昏，为阳消阴长，火热属夏；黄昏阴气生，黄昏至夜半，为阴长阳消，暑热去，凉爽属秋；夜半寒气隆盛，夜半至平旦、五更寒极，为阴消阳长，严寒属冬。故一日四时气温变化，也类似一年四季的气候变化，具有春暖、夏热、秋凉、冬寒的特点，体现出阴阳消长变化的基本规律。

阴阳的消长总是不断地进行着，是绝对的，而平衡则是相对的。虽然平衡是相对的，但决不能忽视相对平衡的重要性和必要性。因为只有经过不断地消长，达到不断地平衡，才能推动着事物正常向前发展，对人体来说，才能维持正常的生命活动。如果阴阳消长失去平衡，只有阴消阳长而没有阳消阴长；或者只有阴长阳消而没有阳长阴消的偏盛或偏衰，导致阴阳的平衡失调，一旦阴阳失调，人体便脱离生理状态，进入了异常的病理状态。正如《素问·阴阳应象大论》云：“阴胜则阳病，阳胜则阴病；阳胜则热，阴胜则寒。”如果阴阳消长失衡到达不可逆转的地步，便会造成阴阳决裂，导致人体生命死亡。正如《素问·生气通天论》云：“阴阳离决，精气乃绝。”

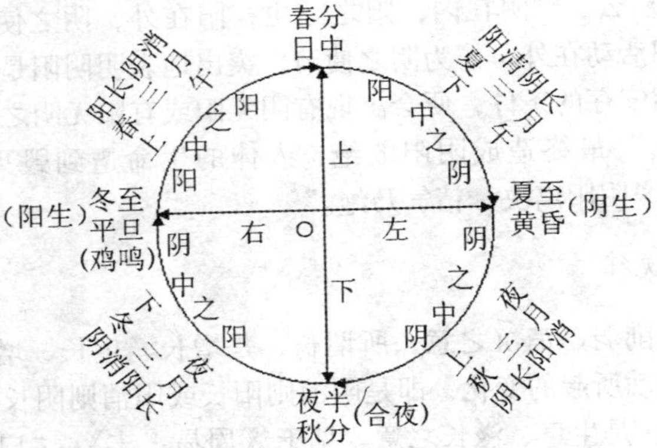

图3-2　阴阳消长示意图

（四）相互转化规律

所谓转化，意即转换和变化，是指阴阳对立的双方，在一定的条件下，可以各自向其相反的方向发展，谓之转化。阴可以转化为阳，阳可以转化为阴；寒转化为热，热转化为寒；表转化为里，里转化为表；虚转化为实，实转化为虚；如此等。阴阳对立双方之所以能够相互转化，是因为对立的双方已相互倚伏着向其对立面转化的因素。正如《素问·六微旨大论》云：“夫物之生从于化，物之极由乎变，变化之相薄，成败之所由也，……成败倚伏生乎动，动而不已则变作矣。”所谓成败倚伏，说明新事物生成之时，已倚伏着败亡之因素；当旧事物败亡之时，也孕育着新事物产生的因素。旧事物的发展，便是“变”的过程；新事物的产生，就是“化”的过程。正如《素问·天元纪大论》云：“物生谓之化，物极谓之变。”前者是指事物由小到大的发展阶段，属量变的过程；后者是指事物发展到了极点，由盛转衰，向它的反面转化的阶段，属质变飞跃。阴阳相互转化一般有两种形式：

1. 渐进性的转化

阴阳相互转化，一般进行得比较缓慢，称为渐进性转化，属于“量变”的转化。这种转化在短时间内不易觉察，时间一长，便能觉察出来了。例如上文所说的“一年四季的阴阳消长”，又是阴阳相互转化的渐进性表现。冬至一阳生，气候开始从寒冷逐渐向温热转化，尽管在数九寒冬之时冰天雪地一段时间里，人们不易觉察，但到了立春之后，人们便会慢慢觉察天气转为温暖了。立夏以后，进入夏季，天气明显炎热，人们便采取适应天气变化的措施，收起皮袄和棉被，换穿短袖衬衫裤，饮冰水，放冷气。到了夏至一阴生，在炎热的天气中，早晚开始有点凉感，渐渐秋风扫落叶，秋高气爽过后，寒冬来临，年关一到，人们多围着火炉，吃肉饮酒，放暖气，睡暖坑，适应天时地利，少生病，健康长寿。一年四季的寒暑更迭气候变化是有规律性的，古人经过长期的观察与研究。我国人民制定出“农历二十四节气。”具体掌握住气候变化规律，有效地指导劳动生产和安排生活。联系到防病治病上，从四季寒暑更迭中总结出阴阳消长及阴阳转化等规律。这种阴阳渐进性转化，不需要特定的条件，因为它是地球围绕着太阳运转而形成的宇宙规律。

2. 突发性的转化

阴阳相互转化，有时进行得比较急速，称为突发性转化。这种转化，一般较易觉察，因为它是在一定条件下发生的。这个条件，便是阴阳两仪的对立运动发展到了极点，阴可以突然转化为阳，阳可以突然转化为阴。体现出“物极必反”的哲学原理。正如《素问·阴阳应象大论》云：“寒极生热，热极生寒。”《灵枢·论疾诊尺篇》云：“四时之变，寒暑之胜，重阴必阳，重阳必阴，故阴主寒，阳主热。寒甚则热，热甚则寒。故曰：寒生热，热生寒，此阴阳之变也。”这里的“重、”“极”、“甚”，便是阴阳相互突然转化所需的条件，没有这个条件，便不会导致突然转化。因此，掌握住这个条件，尽快识别这个“促转化”条件的特征，在临床诊疗上具有重要的现实意义。（具体应用，详见于后）。

上面所说两种形式的阴阳相互转化，符合哲学理论中“量变”与“质变”的基本法则。渐进性的转化比较缓慢，体现出事物“量变”的过程；突发性的转化比较急速，体现出事物“质变”的飞跃。事物的变化发展规律，一般是从“量变”开始，“量变”是“质变”的前提，“量变”发展到一定的高度便会产生“质的飞跃”。

总之，上面简要介绍了阴阳对立运动、统一互根、消长平衡、相互转化等规律的主要内容。即是阴阳学说拥有的四个基本规律。它们之间不是孤立演变，而是互相联系、互相渗透、互相影响、互为因果，互相为用的。掌握好、理解好这些基本规律，对于把阴阳学说引入宏观医学领域应用。更好地指导临床实践，提高诊疗水平，达到为人民治愈疾病的目的。

三、阴阳学说在医学领域的应用

阴阳学说在医学上的应用，属于阴阳学说在自然科学领域的应用。各门自然科学都应用阴阳学说，阐述或解释有关事物对立与统一方面的内容。例如数学应用阴阳，那就是正数（+）与负数（-）；乘方与开方；微分与积分；解释坐标轴，向上向左的属阳，为正数，向下向右的属阴，为负数。电学应用阴阳，那就是负电与正电，阴极与阳极，即说明不同的电流、电子和电极。化学中应用阴阳，有阴离子与阳离子，例如氯化钠的分子式 $Na^{+}Cl^{-}$，表示一价的钠离子（阳离子）与一价的氯离子（阴离子）结合成为食盐。物理力学中有正作用与负作用。总之，符合对立统一法则的自然科学内容都可使用阴阳来表示或解释，并不是中医学所独有。中医学是宏观医学，引用了阴阳五行等哲理作为论理工具，并不等于变成了社会科学，仍然属于自然科学。自然科学或社会科学都可以引用老祖宗的论述作为说理工具，而不会改变学科本身的属性。

在西医学（微观医学）里，亦有引用阴阳。例如鉴别不同类型细菌所使用的固紫染色试验，其结果把细菌分为两类：一类是革兰氏阳性菌，另一类是革兰氏阴性菌，各有各的特点。这种引用阴阳的方式与中医学（宏观医学）以及数学、电学、力学、化学、生物学等自然科学引用方式相一致。但对某些体征、症状、化验结果引用阴阳，却把“阴性”说是“正常”的，把“阳性”说是“异常”的。这种说法的缺点：其一，与各门自然科学引用阴阳的原理不一致，容易造成混乱、误解；其二，与西医学本身其它的内容引用阴阳相矛盾，不妥当。例如，属于阴性反应（功能低下）的指征，常见体温过低、心动过缓、血压偏低、呼吸过慢、小便过少、甲状腺功能低下、肾上腺皮质功能低下、低血糖、低血钾、白细胞减少、膝反射减弱……等；而属于阳性反应（功能亢进）的指征，常见体温过高、心动过速、血压偏高、呼吸过快、小便过多、甲状腺功能亢进、肾上腺皮质功能亢进、高血糖、高血钾、白细胞增多、膝反射亢进等。总之，引用得当的，继续使用；引用欠妥当的，稍为改一改，直接使用“㊀”表示“正常”，表示“异常”时，若有“偏高”与“偏低”者，“偏高”可用“↑”表示；“偏低”可用“↓”表示。现在许多医院都这样做，大家都满意。

（一）说明人体的解剖学结构

人体是个有机的整体。其脏腑、经络、器官都有一定的解剖部位和结构，古代宏观认识，可用阴阳来阐明其内外上下、左右相对之关系。如《素问·宝命全形论》云：“人生有形，不离阴阳。”《素问·金匮真言论》云：“夫言人之阴阳，则外为阳，内为阴。言人身之阴阳，则背（属外）为阳，腹（属内）为阴。言人身脏腑之阴阳，则脏者为阴，腑者为阳。肝心脾（胰）肺肾五脏皆为阴，胆胃大肠小肠膀胱三焦，六腑皆为阳。”相对而言，人体的上部为阳，下部为阴；胸部为阳，腹部为阴；头部最高为阳，称“头为诸阳之会”，生殖脏器最低称之为“下阴”。就人体经络而言，也有阴阳之分。十二经脉分为手三阳经（循行上肢外侧）与手三阴经（循行上肢内侧），足三阳经（循行下肢外侧）与足三阴经（循行下肢内侧）。统率四经亦分阴阳，冲任脉统率阴经，主行腹侧；督带脉统率阳经，主行背侧。络脉亦有阳络与阴络之分；奇经四脉则分为阴维，阴跷与阳维、阳跷。脏与腑，筋骨与皮肤又可分阴阳，如《灵枢·寿夭刚柔篇》云：“是故内有阴阳，外亦有阴阳。在内者，五脏为阴，六腑为阳（新建立的八脏为阴，八腑为阳），在外者，筋骨为阴，皮肤为阳。”再从“阳化气，阴成形”的特征推演引申，气者，无形、主动、属阳，称之为阳气；血者，有形、主静，属阴，称之为阴血。

对于复杂的事物，则可用阴阳之中复有阴阳来说明。例如，大而言之，脏在内，为阴，腑在外，为阳；八脏（脑、心、包络、肺、胰（脾）、肝、肾、生殖脏）属阴；八腑

（脊髓、小肠、三焦、大肠、胃、胆、膀胱、生殖器）属阳。八脏之中，如脑，又分为脑气属阳，脑血属阴。八腑之中，如胃，又可分为胃阴（指胃液及胃之形质）和胃阳（胃气，指胃的受纳及消化功能）。又如一年四季的气候变化规律，春夏季天气较炎热，属于阳，秋冬季天气较寒冷，属于阴。再详细区分，春三月，冬至一阳生，阳气萌动，趋于上升，故称为阳中之阳；夏三月，天气虽炎热，而夏至一阴生。阴寒早晚又萌动，趋于上升，故称阳中之阴；同样道理，秋天为阴中之阴，冬天为阴中之阳。属阴阳之中复有阴阳。

（二）说明人体的生理功能

《素问·生气通天论》云："阴平阳秘，精神乃治。"《素问·调经论》云："阴阳匀平，以充其形，九候若一，命曰平人。"阴阳说解释人体正常生理功能，是用阴阳两仪保持着相对的平衡或匀平来说明的。也就是认为，人体的正常生命活动是阴阳两仪能保持着对立统一协调关系的结果。人体的生理功能活动，是阳气活动的体现。而阳气的活动是要消耗精华物质的。这种精华营养物质，一般称之为"精"。它来源于各个脏腑，在血液中储存最多，故常精血并称，阳气的活动要靠精血的供养，才能生生不息。因此，气血调和，互相依存，互相促进，互为根本，便成为人体阴阳调和最主要的表现。

阴阳调和，对于阴阳两仪来说，是分工协作的结果。正如《素问·生气通天论》云："阴者，藏精而起亟也；阳者，卫外而为固也。"说明阴仪负责藏精于内而能应急供给阳气使用。阳仪负责保卫于外而使机体密固。这是阴阳两仪分工协作，达到平衡调和的一种形式。《素问·阴阳应象大论》云："阴在内，阳之守也；阳在外，阴在使也。"说明阴在内，主藏精，而作为阳的物质基础守持于内；阳在外，主宰对外的差使功能。阴阳互相协调，互为根本，相互为用，促进气血调和，保持人体健康，微观医学认为，细胞是构成人体最基本的物质单位。这种阴阳两仪分工协作，达到平衡调和的模式，类似于一个生物细胞的结构（见图3－3）。

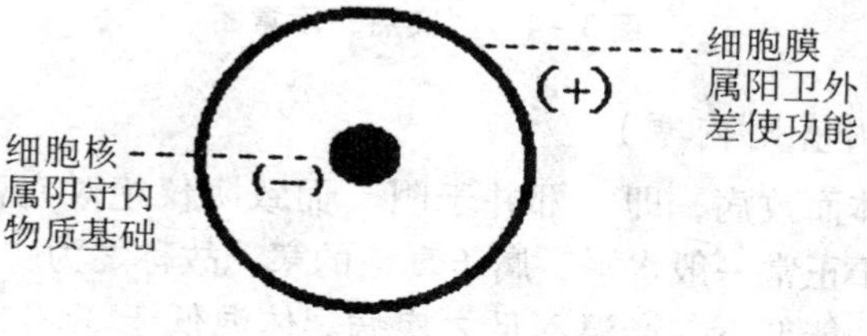

图3－3　生物细胞分阴阳结构图

作为细胞核，为DNA，属物质基因，作为细胞膜，属功能活动，有卫外功能保卫整个细胞不受破坏。此一运用阴阳两仪分工协作解释细胞结构的应用，充分说明阴阳学说理论可以应用于解释微观事物。此外，国内外都有学者运用分子生物学知识，以环核苷酸来探讨阴阳，推论环磷腺苷（cAMP）和环磷乌苷（cGMP）的双向控制系统能统一许多不同生物调节现象的原理，即阴阳学说的基本原理所在，是作为二元论的阴阳学说的基础，并直接提出，cGMP即："阴"，而cAMP即"阳"。以上关于阴阳学说在微观领域的应用与研究，更有力地证明，宏观医学（中医学）和微观医学（西医学）是可以沟通结合的。

（三）说明人体的病理变化

阴阳两仪的相对平衡，是人体健康的表现。而由于某种原因，导致阴阳两仪失却平衡，便会产生病理变化，出现病理症状。阴阳失却平衡是由于两仪在对立、运动、消长中，阴仪或阳仪一方出现偏胜或偏衰，而导致另一方偏衰或偏胜。正如《素问·阴阳应象大论》云："阴胜则阳病，阳胜则阴病，阳胜则热，阴胜则寒。"阴胜的病变、是指阴仪偏胜（盛）太过，阴长必然阳消，阴胜就会导致阳衰，故云："阴胜则阳病"。同理，阳胜的病变，是指阳仪偏胜（盛）太过，阳长必然阴消，阳胜就会导致阴衰，故云："阳胜则阴病。"由于阳仪的位置在外，而阴仪的位置在内，故《素问·调经篇》云："阳盛则外热，阴盛则内寒。"与"阳胜则热，阴盛则寒"的论点一致。

1. 阳胜则热（阳盛则外热）

是指阳邪致病"邪并于阳"而使阳仪绝对亢盛导致产生热象。这种热，发于体表，高于正常一般水平，属于真正的热，故称之为"实热"。多见于发热性疾病，体温每见升高。（体温超过37℃）；体温不升高者，则表现为一派阳热症状。如见面赤、口渴、咽痛、尿黄、便秘、烦躁、舌红或绛、苔黄、脉数等。由于"实热"必灼伤阴津，故多伴见口干、舌燥、尿少、便结等"阳盛伤阴"而出现少津之症（见图3－4）。

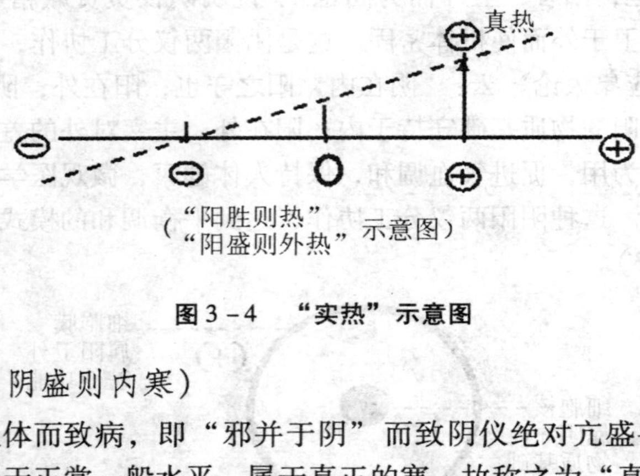

图3－4 "实热"示意图

2. 阴胜则寒（阴盛则内寒）

是指阴邪侵犯人体而致病，即"邪并于阴"而致阴仪绝对亢盛导致产生寒象。这种寒发生于人体内，低于正常一般水平，属于真正的寒，故称之为"真寒"或"实寒"。多见于脏器损伤，造成功能低下，产温不足之疾病。体温低于37℃或体温不低而见一派阴寒症状。如见面白、口淡不渴、尿清、便溏、安静倦卧、舌淡、苔白滑、脉迟缓等。由于阴寒盛必然会耗散和制约机体的阳气。导致阳气虚衰，故说"阴胜则阳病。"阳气虚衰便会出现面色苍白、四肢逆冷、便溏尿清、喜踡缩、但欲寐、脉沉迟或细等"阴盛阳衰"之症（见图3－5）。

阴阳偏衰，是指阴仪或阳仪任何一方低于正常水平的病理变化。阴仪偏衰称为阴虚，阳仪偏衰称为阳虚。《素问·调经篇》云："阳虚则外寒，阴虚则内热。"依据阴阳消长的原理，阴消阳长，阳消阴长，两仪的任何一方虚衰，必然导致另一方相对亢盛。今阳仪虚衰，必然导致阴仪亢盛，产生寒象。而阳仪的位置在外，故阳虚产生外寒。若阴仪虚衰，必然导致阳仪亢盛，产生热象；而阴仪的位置在内，故阴虚便产生内热。

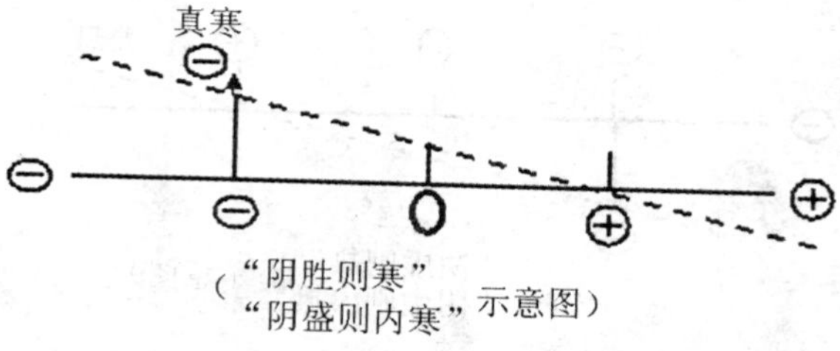

图3-5 “实寒”示意图

3. 阳虚则外寒

阳虚是泛指人体的阳气虚衰，阳动功能低下，阳消必导致阴长，阴长便产生外寒之象。这种寒象，不是实寒，而是虚寒，本质上是由于阳仪不足，功能低下造成的。又虚又寒，属虚寒范畴。这种寒象，不单温度偏低，而且生理功能也衰退。因此，要纠正它，不单要温，而且还要补益。

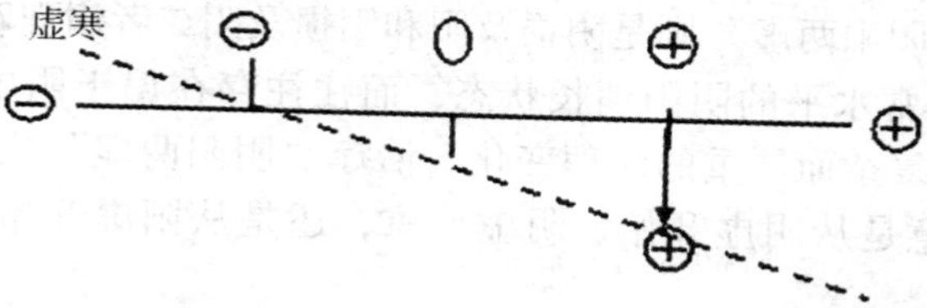

图3-6 “虚寒”示意图

“阳虚生外寒”之证，常见面色苍白、自汗湿冷、精神疲乏，纳呆便溏、肢冷麻木、畏寒倦卧、舌淡苔白、脉微而弱。治宜温补兼施，方能对付虚寒。

4. 阴虚则内热

阴虚是泛指人体的阴液（包括津、液、精、血）不足。阴消必阳长，阴虚不能制约阳亢，则阳仪相对亢盛而产生热象。因阴仪之位置是固守于内，故阴虚产生之热象，从内发出，属于内热。这种内热，从本质上考察，不是实热，不是真热，而是“虚热”，甚至可说其是“假热”。这种“虚热”是祖国医学（宏观医学）特有的一种热型，理论高深，对临床有很好的指导意义，值得深入探讨和研究。这种虚热与实热明显不同，它的体温一般不升高，或仅有低热，而呈现一派阴虚阳亢之症状，常见如潮热、骨蒸、五心烦热、盗汗、颧红如妆、消瘦、口舌干燥、舌质赤红、苔薄黄或无苔、脉象细数。这种阴虚内热之象，多见于久病耗阴者或素体阴液亏损者（见图3-7）。现代微观医学（西医学）多见于消耗性疾病。如“甲亢”、糖尿病、肺结核、植物性神经功能紊乱及各种发热性疾病的恢复期，等。治疗的大法不是“热者寒之”，而是颇具特色的“滋阴降火”。宏观辨证施治，若与微观辨因施治相结合，例如肺结核（痨瘵病）加用抗痨药，则疗效特佳。

5. 阴阳两虚

由于阴阳两仪之间是互为根本、互为所用的，即是互相依存、依赖、依靠，所以阴阳偏衰到一定程度时，就会出现阴阳互相波及、互相拖累的情况。

（1）阴损及阳：在阴虚达到一定程度时，波累阳气无以化生，从而在阴虚的基础上

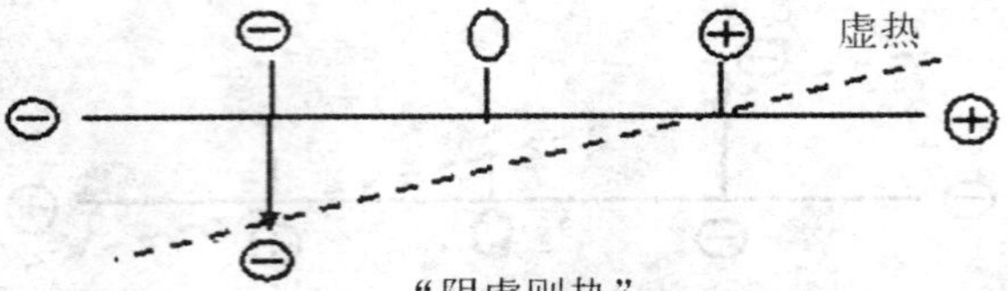

图3－7 “虚热”示意图

导致阳气的不足，出现既有阴虚，又有阳虚的病理变化，称为“阴损及阳”。原理属于“无阴则阳无以化”，最后导致“阴阳两虚”之出现。

（2）阳损及阴：在阳虚达到一定程度时，累及阴液无以化生，从而在阳虚的基础上导致阴液的不足，出现既有阳虚又有阴虚的病理变化，称为“阳损及阴”。原理在于“无阳则阴无以生，”最后亦导致“阴阳两虚”出现。

阴损及阳和阳损及阴，最后都导致“阴阳两虚”。说明阴损及阳和阳损及阴是阴阳病理变化的过程；而“阴阳两虚”则是阴损及阳和阳损及阴二者病理转归的结果。“阴阳两虚”并不等于低于正常水平的阴阳消长状态，而往往存在偏于阴虚或偏于阳虚的主次、轻重之分，属于一种复杂而严重的病理变化。治疗“阴阳两虚”之证，不宜一律“各打五十大板”，必须注意是从阴虚开始、阴虚偏重，还是从阳虚开始、阳虚偏重，分清主次、轻重而治之。

6. 阴阳格拒

由于阴阳两仪是互相对立制约的，某种原因造成双方消长失常，导致一方偏胜至极，而另一方偏衰至极，出现阴阳两仪相互格拒的病理变化。即是“阴盛格阳”或“阳盛格阴”，最终产生“真寒假热”或“真热假寒”等错综复杂的病理现象。

（1）阴盛格阳：即是指阴阳的内外、上下格拒。由于阴寒之邪盛极于内，逼迫阳气浮越于外，两仪相互格拒、相互排斥的一种病理状态。其疾病的本质虽是阴寒内盛，内盛至极便会格阳于外，故其临床表现，反见面红烦热，欲去衣被，口渴不多饮、狂躁不安等热象。这个热象属假热象，故将此种临床表现，称为“真寒假热”，亦可简称为“格阳证”。此外，阴盛于下，虚阳浮越，亦可出现面红如妆之假热象，称作戴阳。即是阴寒盛极于下，逼迫虚阳浮越于上，阴阳两仪不能相互维系的一种特殊病现表现，一般称为“戴阳证。”

（2）阳盛格阴：所谓阳盛格阴，系指邪热内盛，深伏于里，内盛至极，格阴于外的一种病理状态。多见于温热病的热盛至极，反见“热极似寒”的四肢厥冷，脉象沉伏等寒象。由于其病变本质是热盛于里，内盛至极，格阴于外，故称为“真热假寒”。这种四肢厥逆，又称之为“阳厥”或“热厥”。《医宗金鉴·伤寒心法要诀》云：“阳气太盛，不得相荣也；不相荣者，不相入也；即不相入，则格阴于外，故曰阳盛格阴也。”阳盛格阴，亦属于阴阳两仪不能相互维系的特殊病理表现。

7. 阴阳亡失

由于人体的阴液或阳气，大量消耗而亡失，造成阴阳两仪逼近离决的一种病理变化。主要包括亡阳和亡阴两类。

（1）亡阳：是指机体的阳气大量消耗或长期损耗达到极限，导致全身的阳动功能突然衰竭的一种病理变化。究其原因，亡阳多由于外邪过盛，正不胜邪，造成阳气突然大量损耗而脱失；或由于素体阳虚，复受病邪长期损耗；或过用汗、下之剂。造成气随津泄，元阳虚脱。亡阳证临床多见冷汗淋漓，微黏如珠，面色苍白，手足逆冷。呼吸微弱，精神疲惫，意识模糊，甚则昏迷，畏寒不渴，或喜热饮，唇舌淡润或口唇青紫，脉微欲绝。

（2）亡阴：是指机体的阴液大量消耗丢失，或长期伤阴耗津达到极限，导致全身阴液枯竭，气随阴脱，全身功能突然衰竭的一种病理变化。究其原因，亡阴多由于邪热炽盛，或邪热久羁，煎灼阴液；或由于高热出汗过多，大量吐泻失水；或消耗性疾病长期伤阴耗津以致枯竭。亡阴证临床多见，热汗淋漓微黏，颧红如妆，手足温暖，呼吸喘促，精神亢奋，烦躁不安，甚至昏迷谵妄，口渴喜冷饮，唇舌红绛，少苔，脉虚数或促。

（3）关于阴阳亡失与休克病理状态的融汇贯通：

阴阳亡失是解释人体阴液与阳气功能大量损耗，导致诸脏腑功能衰竭而生命垂危的一种严重病理状态。从病变机理和临床表现考察，与微观医学（西医学）所说的休克病理状态，有明显相同之处，值得深入体会，将两者结合、贯通、应用。

休克是一个常见的急性临床综合征。它是人体受到各种有害因素侵袭后，迅速出现循环系统及其它系统机能活动急剧降低的一种病理状态。此时，由于有效循环血量下降，器官组织血液灌注不足，缺血，缺氧。病者表现为神志迟钝、脸色苍白、口唇及肢端发绀、汗出多而四肢湿冷、脉搏细数、血压下降、尿量减少等。

休克在临床上按病因可分为：低血容量性休克；感染性休克；神经源性休克；过敏性休克；心源性休克；创伤性休克。

任何原因所致的全血量减少、心输出量降低、微循环发生障碍，同时超出机体的代偿限度时，即可导致有效循环血量急剧下降，发生休克。其详细分期如下：

①微血管痉挛期：此期的主要临床表现是：颜面苍白，四肢厥冷，口唇及肢端发绀，神志清醒或轻度烦躁不安，脉率快，血压正常或稍偏低、高，脉压小，体温升高或不升，尿量少，眼底A痉挛。

②微血管扩张期：此期的主要临床表现是：烦躁不安或意识不清，体温正常或升高，全身皮肤淡红，汗出湿润，口唇发红，血压低，尿量少，眼底A显示扩张。

③微血管衰竭期：病者表现为，皮肤与黏膜发绀，四肢厥冷，神志不清，甚至昏迷，体温不升，血压测不出。并可出现严重的代谢性酸中毒，乃至急性呼吸功能衰竭、急性肾功能衰竭与凝血机制障碍。甚至可出现DIC（脏器、组织广泛性出血）。

从休克的微血管痉挛期和微血管衰竭期的症状特点对照来看，出现一派阴寒症状，相当于宏观医理的“亡阳证”；而微血管扩张期的症状特点，则出现一派温热症状，相当于宏观医理的“亡阴证”。微观与宏观融汇贯通，故得出休克有“冷休克”与“热休克”的证型，一般以“冷休克”为多见。据观察，神经源性休克、过敏性休克、心源性休克多为“冷休克”；而感染性休克、创伤性休克可见到“热休克”（又称为“暖休克”）。临床上，应密切联系发病的原因，识别不同特点的病理状态，明确证型，运用中西方药有机结合进行抢救，起死回生之效果定会更佳。

8. 阴阳转化

阴阳两仪之间，存在着相互转化的规律。具体是说，阴阳失调所产生的病理现象，在一定的条件作用下，各自向其相反的方向转化，即阳证可以转化为阴证，阴证可以转化为阳证；热证可以转化为寒证，寒证可以转化为热证；实证可以转化为虚证，虚证可以转化为实证；表证可以转化为里证，里证可以转化为表证。阴阳失调的病理转化亦有两种形式：

（1）渐进性的转化

例如风寒表证转化为阳虚水泛里证：

《伤寒论》原文（38）条："太阳中风，脉浮紧，发热恶寒，身疼痛，不汗出而烦躁者，大青龙汤主之。若脉微弱，汗出，恶风者，不可服之；服之则厥逆，筋惕肉润，此为逆也。原文（84）条：太阳病发汗，汗出不解，其人仍发热，心下悸，头眩，身润动，振振欲擗地者，真武汤主之。"

分析：症见发热恶寒，身骨疼痛，不汗出而烦躁，脉浮紧者，属感冒之风寒表实证。表实本无烦躁之症，今兼有烦躁者，为兼有内热之象，故在麻黄汤解除风寒表实的基础上，加入石膏清热除烦，属于正常的治疗。问题的关键是，若患者的体质阳虚，症见"汗出恶风，脉微弱"，属风寒表虚症，不可服用大青龙汤。若勉强服之，由于发汗太过，势必大汗亡阳，而导致阳虚水气内动，上犯心脏，出现心下悸；上犯头脑，产生头晕目眩；不能温煦筋脉肌肉四肢，则见筋肉跳动，肢厥不温，全身颤抖，有欲倒于地之势。对误治造成阳气虚脱，水气上犯之虚寒里证，要急用真武汤强心醒脑，温阳利水。这是个风寒表证因误治而转化为虚寒里证的著名典范。今天，仍然有必要提醒后学医者，不是说感冒都要使用麻黄汤、大青龙汤、阿斯匹林来发汗，遇上体质虚弱患者，可能出点意外。

（2）突然性的转化

阳证转化为阴证，热证转化为寒证，常见于某些高热性疾病。例如流行性脑脊髓膜炎，简称为"流脑"（属春温），其症状为高热、头痛、呕吐、颈项强硬等，由于邪盛，高热稽留，持续上升，热至极点，灼伤大脑之时，微观可出现呼吸、循环衰竭，短时间呈现"暖休克"状态，相当于"亡阴证"。由于热极必反，突然出现体温骤降，面色苍白，冷汗淋漓，呼吸喘促，口唇及肢端紫绀，脉搏细疾或脉微欲绝。测量血压下降，心律失常，微观呈现"冷休克"状态，又称"华—佛氏综合征"，相当于宏观的"亡阳证"。此时之治疗，以抗休克，抗呼吸、循环衰竭为主，抗菌治疗为辅。由于见到一派阴寒症状，宏观治疗便从原来清热解毒，清热护脑，急转为回阳救逆，强心醒脑。常运用"参附龙牡汤"、"人参四逆汤"之类，重振元阳，大补救脱。两法密切配合，避免阴阳离决。待纠正休克状态，体温再回升起来，呼吸脉搏缓和有力，各阳热症状重新出现。此时，寒证又转化为热证，治疗再重投清脑解毒之剂，务使体温下降，诸证渐退，疗效最佳。

临床大量实践证明，这个热极转寒的规律是存在的。若掌握得当，随机应变，在危重病抢救中往往妙手回春；若把握不住，固执不变，两法配合不好，往往毙命于一转之间！此外，如乙型脑炎、重症麻疹、重症肺炎、中毒性痢疾……以至新世纪初突然流行的SARS等高热性疾病，在严重阶段都会出现突然性转化变证，且十分凶险，故为医者，必须重视掌握这一关键性的转变。

（四）阴阳说在诊断上的应用

《素问·阴阳应象大论》云："善诊者，察色按脉，先别阴阳。"大凡宏观诊病，初时接触病人，首先是"乍然一望"，观察病人面部的颜色、表情及动态，了解气血盛衰之表现，这是“察色”；接着是“按脉”，通过脉象的浮沉、迟数、大小、滑涩及虚实（充盈度）等征象，获得一个初步的印象。先分辨其多属阴证，还是多属阳证。然后通过问诊了解痛苦所在，发病及诊治经过，同时进行闻诊（听诊），了解患者的语言、声音、气息等，望闻问切第一步完成。现代再结合进行微观方面的检查及化验，便会获得比较确切的诊断。所以“先别阴阳”是宏观诊病，辨证诊断最基本的知识与技能。

1. 面部色泽分阴阳

中国人皮肤黄色，淡黄而润泽为常色。气血调和者，面带红润。充血色红赤多为阳证，面红发热者为阳气亢盛。两颧潮红如妆，多属阴虚火旺之证。面色淡白，多为气血不足之阴证，注意阳气虚损及贫血之证。面色萎黄无光泽，属阴证，橘黄鲜明有光泽，属阳证，目黄者为黄疸，肤黄晦暗而臌胀者，为肝腹水。面色黎黑肌肤甲错者，多考虑肾病或有恶性变之证。面色发青，多考虑痛证、慢性肝胆疾患或小儿“急惊”。

2. 脉象、舌象分阴阳

（1）脉象分阴阳：浮与沉分辨表与里，迟与数分辨寒与热；细与大分辨虚与实，一般应指至者（起）为阳，去者（伏）为阴；应指有力为阳，细弱无力者为阴；浮大洪滑为阳，沉小细涩为阴。

（2）舌象分阴阳：舌质红赤者为阳，淡白者为阴。舌苔黄褐干燥为阳，苔白滑腻为阴。

3. 声音气息分阴阳

发声洪亮，语调高亢者为阳，发声无力，语调低微为阴；多言健谈而躁动者为阳，寡言少语而沉静者为阴。呼吸粗促，喘而多痰为实证，属阳；呼吸微弱，喘而乏力者，为虚证，属阴。

4. 喜恶渴水分阴阳

恶寒喜温属阴，恶热喜冷属阳；口润不渴属阴，口干而渴属阳。

5. 表里寒热复合分阴阳

表里可分阴阳，寒热亦可分阴阳，二者结合，阴阳之中，复有阴阳。例如《医学心悟》云：“寒邪客表，阳中之阴；热邪入里，阴中之阳；寒邪入里，阴中之阴；热邪达表，阳中之阳。”

总之，抓住阴阳作为宏观辨证、诊断疾病的总纲。通过四诊所得的材料，经医者综合、分析、归纳、首先分出属于阴证还是阳证；再联系脏腑、组织、经络、器官的具体病变部位，确立诊断；最后从证的阴阳联系到药的阴阳属性，建立治疗原则，选方遣药，一气呵成。古代医家在诊疗中十分重视运用阴阳辨证与推理。正如《景岳全书·传忠录·阴阳篇》云：“凡诊病施治，必须先审阴阳，乃为医道之纲领，阴阳无谬，治焉有差？医道虽繁，而可以一言蔽之者，曰阴阳而已。故证有阴阳，脉有阴阳，药有阴阳，……设能明彻阴阳，则医理虽玄，思过半矣。”

关于“新八纲”在辨证诊断上的应用。宏观医学建立“新八纲”，既是把阴阳作为统领总纲，则增加“气血”两个具体纲领，形成“表里、寒热、虚实、气血”等新八纲。纲领内部具体分工合作：“表里”两纲主要是辨别病势部位的深浅程度；“寒热”两纲主要是辨别疾病的性质，温度的高低；“虚实”两纲主要是辨别人体正气的强弱和邪气的盛衰，反映出邪正对比之关系；新增“气血”两纲，主要是识别病变之所在，是气分病变还是血分病变，是功能性病变还是器质性病变。新增“气血”两纲，既能具体反映出病变的实质及所在部位，又有利于宏观医理与微观医理相互有机结合，可谓一箭双雕。

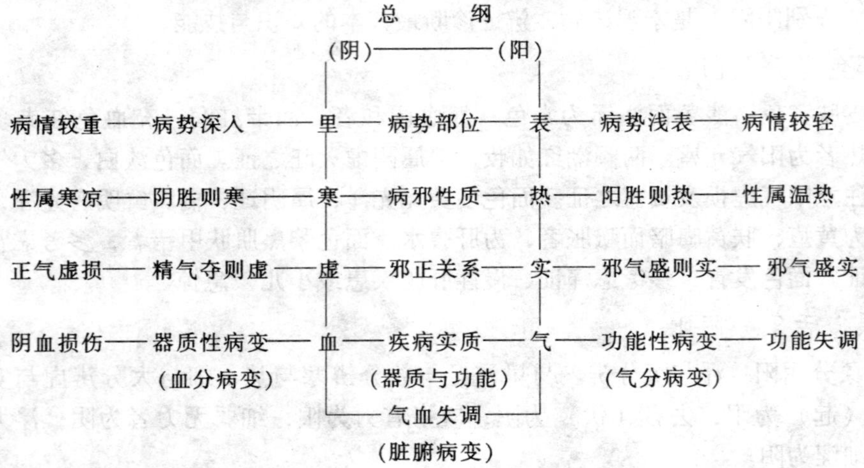

图3－8　“新八纲”示意图

（五）阴阳说在治疗上的应用

疾病的治疗，一般是针对病因而进行的。宏观医学认为疾病发生的根本原因是人体阴阳失却平衡。病理上，阐明了产生阴证与阳证的特征，即阳胜则热（阳盛则外热），阴胜则寒（阴盛则内寒）；太过者为实，不足者为虚；在外者属表，入内者属里；功能性病变属气，器质性病变属血。针对阴阳偏盛与偏衰的病理变化，治疗上应调整与恢复阴阳两仪的相对平衡，以保持人体的健康。正如《素问·至真要大论》云：“谨察阴阳所在而调之，以平为期。”阴阳说在宏观治疗上的应用，重点在于两个方面：一是确定治疗原则，二是阐明治疗所用药物与方剂的性能，治则与方药保持一致。

1. 确定治疗原则

所谓治疗原则，就是治疗的基本方法、法则。依据阴阳消长的太过与不及，阳胜则热，阴盛则寒，针对性的治疗原则便是“热者寒之”，“寒者热之”。即是说，阳偏胜产生热证，热证要用寒性方药来治疗。又称为“治热以寒法”。阴偏盛产生寒证，寒证要用热性方药来治疗、又称“治寒以热法”。热证之中，属于气分热证，则用清气方药；属于血分热证，则用凉血方药。属气分寒证，则用温气方药：属血分寒证，则用温血方药。阴阳偏胜体现在邪正关系上，属于太过与不及，“太过”即“有余”，产生“实证”，相应的治疗原则便是“实者泻之”或“损其有余”。“不及”即“不足”，产生“虚症”，相应的治疗原则便是“虚者补之”或“补其不足。”

阴阳偏衰的治疗原则，一般阴偏衰称为阴虚，阳偏衰称为阳虚，依据上面“阴虚生内热，阳虚生外寒”的原理，阴虚不能制阳而导致阳亢，产生虚热之象，这种虚热并不等于真正的阳热偏胜，实质是阴液之不足。故治疗这种虚热证，不宜用寒凉药直折泻火，要应用滋阴而降火之方法，正如王冰注《素问·至真要大论》云："壮水之主，以制阳光。"属于一种以阴制阳的治法。若阳虚不能制阴而导致阴盛者，产生虚寒之象，这种虚寒与真正的实寒不同，不是以"温度低下"为主，而是兼有"功能低下"，功能与温度俱表现低下。故治疗虚寒证，不单使用温热方药，还要重用补益壮阳药，王冰注云："益火之源，以消阴翳"，使用补壮元阳（命门之火）之品。属于一种补阳、温阳达到制阴、制虚之治法。论理精深，值得详细体会。

阴阳偏衰，不单是阴虚或阳虚，根据阴阳互根的原理，阴虚日久则会阴损及阳；阳虚日久则会阳损及阴，最后导致阴阳两虚。此时，治疗原则运用到阴阳并补。然而，阴阳两虚不一定是各虚一半，有时以阳虚为主，兼有阴虚；有时以阴虚为主，兼有少量阳虚。治疗原则，前者以补阳为主，辅以补阴；后者以补阴为主，辅以补阳。明代医家张景岳对此研究较深，它提出了阴中求阳，阳中求阴的治法。《景岳全书》云："善补阳者，必于阴中求阳，则阳得阴助而生化无穷；善补阴者，必于阳中求阴，则阴得阳升而泉源不竭。"张氏制订的著名方剂右归丸与右归饮，便是阴阳并补，相得益彰的代表方剂。用意颇深，值得效法。

2. 阐明方药的性能

阴阳学说应用于疾病的治疗，在确定了治疗原则之后，接着便是方药选择的关键环节，用什么方药治疗疾病，用什么针法、灸法治疗疾病，用什么手术或手法治疗疾病，这一选择相当重要。一般以方药为代表，其总的原理就是，运用方药之阴阳特性，去纠正与调整人体疾病阴阳失衡之偏性，使之恢复新的阴阳平衡。

（1）宏观认识药物的性能

古代没有显微镜，不可能有细胞学、分子生物学；药物化学水平较低，不可能微观认识药物的性能，只能靠宏观认识。药物、方剂学专著及医家应用方药的学术经验，便是人类宏观认识药物性能的宝贵结晶。要熟练地掌握方药的性能，在临床上运用自如，取得良好的疗效，必须先打好基础，正确认识药物与方剂的基本性能。

药物的基本性能：一般从性（气）、味及走向进行归纳说明。药性指寒、热、温、凉四种性能，又称为"四气"。按药性（气）分阴阳：寒凉属阴，凉为寒之渐，寒为凉之甚；温热属阳，温为热之渐，热为温之甚。寒凉药称为阴药，具有减轻热象，消除热证的功能。例如石膏、知母、银花、连翘、黄芩、川连、黄柏、麦冬、白芍、丹皮、地骨皮之类。温热药称为阳药，具有减轻寒象消除寒证的功能，例如附子、肉桂、干姜、巴戟天、破故纸、吴萸、苁蓉、菟丝子、黄精、锁阳之类。另外，有些药物的性气介于温凉之中间，不偏不倚，称之为平性，或称为中性，例如，甘草、大枣、元肉……等，药性平和，善于协调诸药。

药味：一般指辛、甘、酸、苦、咸，称为"五味"，加上淡味，共为六味，分为三阴三阳，正如《素问·至真要大论》云："辛甘发散为阳，酸若涌泄为阴；咸味涌泄为阴，淡味渗泄为阳。

气（性）与味相对而言，气为阳，味为阴。正如《素问·阴阳应象大论》云："味厚者为阴，薄为阴之阳；气厚者为阳，薄为阳之阴。"属于阴阳中复有阴阳，复杂道理仍可用阴阳进行解释。

走向与归经：所谓药物的走向，是指药物的作用方向，宏观称为升降浮沉。升是上升，浮是上浮，升浮之药其性多具有上升、发散的特点，符合阳仪向上向外的特性，故属于阳药；降是下降，沉是下沉，沉降之药，其性多具有泄下、重镇向下、内收、入里的特点，符合阴仪向下向内的特性，故属于阴药。阳药者，多走向头部及躯干上部，一般具有升阳发散，驱风祛寒，向上引吐，芳香开窍等药效。升者如升麻、桔梗之类。浮者如菊花、辛荑之类。阴药走势多走下肢或躯干下部，一般有清热降火，通里泻下，利水泄热，重镇安神，潜阳熄风，消积导滞，苦降收敛等药效，沉者如磁石，代赭石之类，降者如灵仙之类。

所谓药物的归经，是指药物较多分布达到某经络、脏腑，而产生明显药物效应，古代六脏六腑联系十二经脉，现今，十六条正经分别联系着八脏八腑，每一条经脉都与一个脏腑具有固定的络属关系。故药物的归经，是表明该药物对某经络、脏腑的疾患，具有较好的治疗作用。提醒医家选择用药，以便达到治愈疾病目的。

据微观药理学研究，药物进入人体，不是平均分配到各脏腑、组织、器官的。不同的药物，具有不同的吸收过程、分布部位、代谢过程及排泄方式，已形成一门新的“药代动力学”。它是研究机体对药物处理过程的科学，即研究药物在体内运输及代谢变化过程和药物浓度随时间的变化规律的科学。它是现代微观药理学一个重要组成部分。宏观药理与微观药理相结合，说明药物归经是有科学依据的，不要轻率地把它抛弃。尽管归经认识较为粗糙，它却具有两方面不可忽略的作用：其一、指导和提醒临床选择用药；其二、宏观认识药物的功效。经过两千年多次反复实践，修正确定，为微观药理科研提供多个“苗头”，对发现与研制新的优效、特效药物，提供线索，指示方向。在中西医学成功结合后，能广泛运用现代科技手段和微观药理学知识，研究具有优良疗效的天然中草药，一定会发现和研制出许多优效、特效的新药。展望明天，中国新医药的成果更加丰硕，必将造福于全球人民。

2. 宏观认识方剂的性能

古代治病，初时都使用单味药物，后来发现有些药物，其性味及功效均相同或相近，即同属阳药或阴药，把它们配伍起来，产生协同效能，治病效果更好，因而便产生“君臣佐使”（主辅佐使）的配伍方式，制订出方剂。可见方剂是在药物治病的基础上进一步发展的产物。上面阐明药物的性能应用了阴阳说，归纳说明方剂的性能同样可应用阴阳说。考察古代具有代表性的方剂分类，“七方”与“十剂”里面都含有阴阳说的内容。例如“七方”：大方、小方、缓方、急方、奇方、偶方、复方，除复方由对应的单方发展而来外；大与小，缓与急，奇与偶，都具有对立而统一的特征，属阴阳对立与统一的范畴。“十剂”：宣剂、通剂、补剂、泄剂、轻剂、重剂、滑剂、涩剂、燥剂、湿剂。除宣、通之外，补与泄，轻与重，滑与涩，燥与湿，均具有对立而统一的特征，属阴阳对立而统一的范畴。后世的新方八阵：补阵、攻阵、和阵、散阵、寒阵、热阵、固阵、因阵。其中补与攻，和与散，寒与热等均具有明显的对立而统一的特征，属阴阳说在方药方面应用的范畴。总之，方剂与药物的分类虽然众多而复杂，但其中运用对立而统一的阴阳规律，还是占着主导地位的。

第二节　五行学说（脏腑相关学说）

五行学说，是以木、火、土、金、水五种物质的特性及其相生相克规律、制化平衡联系来认识自然万物，解释自然现象和探索自然规律的一种宇宙观和方法论。它在中国哲学史上，属于朴素的唯物论和辩证法范畴。阴阳学说的本质是“二元论”，而五行学说的本质则是“多元论”。引入祖国医学作为论理工具的五行学说，实质便是基础级的脏腑相关学说。

五行学说的基本观点，认为宇宙是由木、火、土、金、水五种基本物质运动变化而构成的。这五种基本物质之间的相互资生，相互克制的运动变化，构成了复杂的物质世界。正如《国语·郑语》所云：“故先王以土与金、木、水、火杂，以成百物。”因而认为，宇宙间各种事物都可以用五行的特性来进行推演、绎络和归类。五行之间存在的相生相克规律和制化平衡联系，是宇宙间各种事物普遍联系的基本法则。《类经图翼·运气·五行统论》云：“盖造化之机，不可无生，亦不可无制。无生则发育无由，无制则亢而为害。生克循环，运行不息，而天地之道，斯无穷已。”说明五行生克制化，循环往复，不断运行，联结成宇宙间一个整体的动态平衡模式。

五行学说和阴阳学说相结合，引入祖国医学，作为宏观论证的说理工具。在《内经》中，医理内容已相当丰富，详细阐述了五行学说的基本概念；用五行来推演、演绎人体脏腑、经络、组织、器官等解剖结构和生理功能的五行属性；用五行相生相克规律、制化平衡联系来阐释机体各个脏腑组织结构之间，各种生理功能之间的相互联结和协调平衡，阐明人体内环境与外环境之间的有机联系和协调平衡。突出的是，运用五行理论来具体解释脏腑、经络、组织、器官之间广泛的、复杂的、有机联系，因此，五行学说实际上就是一个初步系统化的脏腑相关学说。

一、五行的基本概念

（一）五行的基本含义

五行，是指木、火、土、金、水五种基本物质的运行。正如《尚书正义》的疏证云：“言五者，各有材干也。谓之行者，若在天，则为五气流行；在地，世所行用也。”所谓“五气流行”，是指气的运动变化，这是“行”的特征之一；所谓“各有材干，世所行用”，是说五行乃世间有用的实体物质，不是虚幻的东西。故五行之“行”，首先便具有运动、变化、向前发展的特征。即宇宙间五种最基本物质的运动、变化、发展，以致演生出的万事万物，都不是孤立的、静止的，而是处在不断地互相资生、互相克制的运动变化中，通过相生、相克和互相制化，保持着相对的动态平衡。其次，五行之“行”，亦具有“项”之意，由于每一行的许多事物，都具有共同的属性，通过广泛的联系、推演、绎络、引申、归纳、取象、类比而形成“项”，相当于现代所说的“系列”。又是“行”的特征之一。

五行之“五”，正如《灵枢·阴阳二十五人篇》云：“天地之间，六合之内，不离于五，人亦应之。”超过三，是多数的代表，以一比五，明确提示五行的本质是“多元论”，同时提示五行的每一行，都具有前后、左右的四方面联系。上文的为“子行”，子为我所生，故称“我生”；后面的为“母行”，生我者谓之母，故称“生我”。“我生”与“生我”都属于相生的关系，又称“母子关系”。左侧的为“所胜”，被我所胜者，即称“我克”；右侧的为“所不胜”，我不能胜者，即“克我”也。“我克”与“克我”都属于相克的关系，又称“制胜关系”。若不属于“五”数之事物，便要作适当的调整，构成“五数”。例如，一年四季配五行，春夏秋冬不够“五”数，只好在夏秋之间划出一段时间，称为“长夏”，以暑湿热的特点，配属土。至于超过“五”数的事物，同样要调整配属。例如，六气（六淫）配五行。风、火、暑、湿、燥、寒，超过“五”数，只好把暑与火合并为一行。因二者性质相近，皆属热的范畴。古代六脏六腑，超过“五”数，只好把包络附于心，减称五脏；把三焦与小肠合属一行，适应“五”数。其余事物。按此类推。现代发展为八脏八腑，同样调整配属，因脑与心相通响应，合并一行，脑与心（在腑脊髓与小肠）俱属火行；肾与生殖脏器关系密切，泌尿生殖脏器向来同一系统，故肾与生殖脏（膀胱与生殖器）合属一行，皆属于水。

（二）五行的基本特征

《尚书·洪范篇》云：“五行：一曰水，二曰火，三曰木，四曰金，五曰土。水曰润下，火曰炎上，木曰曲直，金曰从革，土爰稼穑。润下作咸，炎上作苦，曲直作酸，从革作辛，稼穑作甘。”这是最古老、最具代表性的五行基本特征。

1. 水的基本特征

“水曰润下，润下作咸。”所谓润，即潮湿、滋润、濡润、润泽之意；所谓下，向下、下流、低凹之意。润下是指水性具有滋润、湿润、润泽而又向下，潜藏之特征。正如《后汉书·五行》郑玄注云：“北宫于地为水，水性浸润下流，所用灌溉者也。”引申水具有滋润、滋养、柔润、下行、清凉、潜藏、沉降、聚湿、润泽等特性。润下产生咸味，是从海水的性味引申出来。

2. 火的基本特征

“火曰炎上。炎上作苦”。所谓炎者，火上加火，烧烤高热，火必发光，向上升腾，故曰炎上。正如《周易参同契》云：“水流不炎上，火动不润下。”引申火具有高温、炎热、烧灼、热极、发炎、上行、升腾、上窜、闪烁等特性。炎上产生苦味，是从物烧焦则味变苦而来。

3. 木的基本特征

“木曰曲直，曲直作酸”。所谓曲者，弯曲也；直者，伸直不弯也。曲直，意即一曲一直，向外向上伸展、发达，是从树木生长枝干曲直的形态，及向上向四周扩展而致枝叶茂盛的征象而来。据《尚书本义》的疏证，认为“木可以操令曲直”，故云“木曰曲直”。引申木具有生长、升发、舒展、条达、开郁、逍遥、开胸、解郁、散结、扩张等特性。曲直产生酸味是从树木结果味多酸引申而来。

4. 金的基本特征

“金曰从革，从革作辛”。所谓从，即顺从，随从之意；所谓“革”，改也，即变更、变革、改造、改革之意。另一解，所谓“革”，革甲而已，意通兵甲、甲胄之谓，取其性刚在外之意。符合性刚坚硬之特征。《尚书正义》在疏证“金曰从革”时云：“可改更者，可销铸以为器也”，金可以从人改更，更言其可为人用之意也。对金属的形成及改变成器为人所用，此解为好；而对金属的基本特性征象的解释，另一解的意见更为贴切。引申金具有坚硬、肃杀、洁净、收敛、伐木、沉降、多变、再生等特性。从革产生辛味，辛者，辣也；是从刀斧金枪损伤产生剧痛而麻辣的滋味引申而来。

5. 土的基本特征

“土爰稼穑，稼穑作甘”。所谓稼，即播种五谷；穑，即收获五谷；稼穑，是指种植和收获五谷的农事活动。正如郑玄在《周礼》注中云：“种谷曰稼，若嫁女之有所生。然则穑是惜也，言聚富之可惜也。其为治田之事，分为种斂二名耳。土上所谓，故为土性。上文润下、炎上、曲直、从革，即是水、火、木、金体有本性，其稼穑以人事为名，非是土之本性。生物是土之本性，稼穑非土本性也。爰，亦曰也；变曰言爰，以见此异也”。通过长期使用土地种植和收获五谷。说明土具有资生万物之主要特性。扩展为“万物土中生”、“土为万物之母”、“土载四行”之说。五行之中，唯独土对其它四行均有资生助长作用，这是最特别的特性，引申为土具有资生、助长、承载、承受、生化、受纳、运化、消化等特性。稼穑产生甘味，是从稼穑的成果五谷能酿出甘甜的美酒引申而来。

二、以五行属性为中心对事物进行推演和归类

五行的原始含义及基本特征是自《尚书·洪范篇》奠基之后，特别是对酸、苦、甘、辛、咸等五味的属性进行推演、归属作出示范之后，“五色”、“五声”、“六气”（六淫）、“四季”（四时）等推演归属相继形成。正如《左传·昭公元年》云：“天有六气，降生五气，发为五色，征为五声，淫生六疾。六气曰阴、阳、风、雨、晦、明也。分为四时，序为五节，过则为灾：阴淫寒疾，阳淫热疾，风淫末疾，雨淫腹疾，晦淫惑疾，明淫心疾”。并且开始引用于说明疾病的发生。

五行学说广泛引入祖国宏观医学作为论理工具，主要体现在我国最早的医学经典著作《内经》一书之中。自然界的阴阳四时，各种事物，包括人体的脏腑、器官、形体、情志、声音、活动等，都可通过五行属性的归类、推演、演绎、引申、化生、类比，构成一个庞大的网络，用以说明人与自然界的密切联系，人体的内部各脏腑、组织、器官之间的密切联系，符合“天人合一”、“内外之应”的观念，属于系统控制论的范畴。正如《素问·阴阳应象大论》云：“天有四时五行，以生长收藏，以生寒暑燥湿风；人有五脏化五气，以生喜怒悲忧恐。”又云：“东方生风，风生木，木生酸，酸生肝，肝生筋，筋生心，肝主目。……神在天为风，在地为木，在体为筋，在脏为肝，在色为苍，在音为角，在声为呼，在变动为握，在窍为目，在味为酸，在志为怒。”

“南方生热，热生火，火生苦，苦生心，心生血，血生脾（胰），心主舌。其在天为热，在地为火，在体为脉，在脏为心，在色为赤，在音为征，在声为笑，在变动为忧，在窍为舌，在味为苦，在志为喜。”

“中央生湿，湿生土，土生甘，甘生脾（胰），脾（胰）生肉，肉生肺，脾（胰）主口。其在天为湿，在地为土，在体为肉，在脏为脾（胰），在色为黄，在音为宫，在声为歌，在变动为哕，在窍为口，在味为甘，在志为思。”

“西方生燥，燥生金，金生辛，辛生肺，肺主皮毛，皮毛生肾，肺主鼻。其在天为

燥，在地为金，在体为皮毛，在脏为肺，在色为白，在音为商，在声为哭，在变动为咳，在窍为鼻，在味为辛，在志为忧。”

“北方生寒，寒生水，水生咸，咸生肾，肾生骨髓，髓生肝，肾主耳，其在天为寒，在地为水，在体为骨，在脏为肾，在色为黑，在音为羽，在声为呻，在变动为栗，在窍为耳，在味为咸，在志为恐。”

《素问·金匮真言论》云：“东方色青，入通于肝，开窍于目，藏精于肝，其病发惊骇。其味酸，其类草木，其畜鸡，其谷麦，其应四时，上为岁星，是以春气在头也。其音角，其数八，是以知病在筋也，其臭臊。

南方赤色，入通于心，开窍于耳（舌），藏精于心，故病在五脏，其味苦，其类火，其畜羊，其谷黍，其应四时，上为荧惑星，是以知病在脉也。其音征，其数七，其臭焦。

中央黄色，入通于脾（胰），开窍于口，藏精于脾（胰），故病在舌本，其味甘，起类土，其畜牛，其谷稷，其应四时，上为镇星，是以知病在肉也，其音宫，其数五，其臭香。

西方白色，入通于肺，开窍于鼻，藏精于肺，故病在背，其味辛，其类金，其畜马，其谷稻，其应四时，上为太白星，是以知病在皮毛也。其音商，其数九，其臭腥。

北方黑色，入通于肾，开窍于二阴，藏精于肾，故病在奚谷，其味咸，其类水，其畜彘，其谷豆，其应四时，上为辰星，是以知病之在骨也。其音羽，其数六，其臭腐。”

从《尚书》、《左传》到《内经》，五行学说从自然界的哲学理论联系到人体的组织结构，联系到疾病的发生，依据《内经》上述经文及其它有关篇章的论述，对自然界各种事物的五行属性及人体脏腑、组织、器官、情志、声音、活动等的五行属性，进行广泛的推演与归类，形成了网络与系列（见表3-1）。

表3-1 五行属性归类系列表

人与自然	自然界												五行	人体							
\分目 分项\	五谷	五畜	香臭	星辰	数目	五化	时间	季节	五色	五味	六气	五方		内脏	腑器	官窍	形体	情志	五声	五音	变动
木项	麦	鸡	臊	岁星	八	生	平旦	春	青	酸	风	东	木	肝	胆	目	筋	怒	呼	角	握
火项	黍	羊	焦	荧惑星	七	长	日中	夏	赤	苦	火暑	南	火	心脑包络	小肠脊髓三焦	舌	脉	喜	笑	征	忧
土项	稷	牛	香	镇星	五	化	日西	长夏	黄	甘	湿	中	土	脾胰	胃	口	肉	思	歌	宫	哕
金项	稻	马	腥	太白星	九	收	日入	秋	白	辛	燥	西	金	肺	大肠	鼻	皮毛	悲忧	哭	商	咳
水项	豆	彘	腐	辰星	六	藏	夜半	冬	黑	咸	寒	北	水	肾生殖脏	膀胱生殖器	耳二阴	骨	惊恐	呻	羽	栗

五行学说中的“五行”，由于通过类比推理的方法，把自然界的万事万物与人体广泛

联系起来，并不断地扩大联系与推演，以致形成了系列与网络，已脱离了木、火、土、金、水五种物质的本身，而成为一个抽象五行属性的普遍规律。以五行的抽象属性对事物进行推演、绎络的具体方法有：

1. 取象类比法　“取象”，是从事物的形象（形态、象征、特征、特性）中采取其能反映本质的特有征象。“类比”，是以五行的各自抽象属性为基准，与某一事物特有征象进行比较，以确定其五行属性。从逻辑学的角度来说，“取象类比”法是属于共同特征个体集合的归类法。例如，以方位配五行，日出东方，与木之升发特性相类似，故东方属于木，南方气候炎热，与火的炎上烧烤的特性相类似，故南方属于火；日落于西，与金的肃降特性相类似，故归属于金；北方气候寒冷，与水的润下清凉特性相类似，故北方属于水。又如以内脏配五行，由于肝气主升与木的曲直升发特性相类似，故肝属于木；心阳脑气主温煦而归属于火；胰（脾）主运化，为气血化生之源，与土生万物之特性相类似，故胰（脾）归属于土；肺主肃降，与金之肃杀特性相类似，故肺属于金；肾与生殖脏主水、调节水液平衡之特性，应归属于水。

2. 推演绎络法　是指根据已知的某些事物的五行属性出发，推演绎络于其它相关的事物，以确定这些相关事物的五行属性。它是间接的推演绎络方法。例如：已知肝属木，由于肝合胆，肝主筋，开窍于目，从而便可推演绎胆、筋、目的五行属性皆为木；已知肺属金，由于肺合大肠，肺主皮毛，开窍于鼻，故可推演绎络大肠、皮毛，鼻的五行属性皆为金。另外，肺主气，气逆则咳，故咳属于金。只要是同一“项”的事物，都可以推演绎络，类比归纳出其五行属性。

祖国宏观医学，通过类比推理的方法，按五行属性把自然界各种事物与人体联系起来，说明人与自然息息相关。自然界是一个大系统，人体则是一个小系统，大小系统之间存在着有机的联系。从而指导人们通过观察自然界的运动变化规律来认识和掌握人体生命系统的运动变化规律，并运用到医学上来，为人类的医疗保健事业服务。应用五行学说来类比联系自然界和人体生命系统的运动变化规律，是古人应用了现代生物控制论中所谓的“同构理论”，使祖国宏观医学具有了朴素的生物医学和气象医学的特征。

三、五行学说的基本规律

古人在认识到木、火、土、金、水五种基本物质皆具有其一定特征的基础上，进而认识到它们之间并非孤立存在、各不相干，而是互相联系、互相依存、互相资生、互相助长、互相促进、互相制约、互相排斥、互相克伐、互相协调、互相平衡、互相为用的。从互相资生、互相助长、互相促进归纳出相生关系；从互相制约、互相排斥、互相克伐归纳出相克关系；从互相协调、互相平衡、互相为用归纳出制化关系。遵循相生关系、相克关系、制化关系，经过对人与自然界万事万物运动变化的观察，从各种自然现象的运动变化及人们反复生活实践中寻找出它的规律性。

（一）相生规律

1. 相生规律的原始含义

所谓生，即生长、资生、助长、促进之意。自然界日常生活中，从浇水能促进草木生长，归纳出“水生木”之关系；草木易着火燃烧，煮食全靠草木生火，归纳出“木生火”

之关系；从草木、房屋燃烧后剩下的是大堆尘土，归纳出“火生土”之关系；从大地之中常挖出各种金石矿物，归纳出“土生金”之关系；上文说过“金曰从革”，冶炼金石矿物时，金石能熔化转换成液态状，冷却后再转化为固态，会意引申，归纳出“金生水”之关系（所谓金水相生之意）。这些都是自然界物质运动、变化产生的自然现象，形成一定的自然界规律性，不是凭空捏造的。尽管含义原始、朴素，但其本质是唯物论的，可重复的，具有客观规律性的。它是从自然界各种事物的运动变化中，发现五行之间具有互相资生、互相助长、互相促进的规律性，故称之为“相生规律”。

2. 五行相生

规律的次序是：木生火，火生土，土生金，金生水，水生木。它们之间依次相递资生，循环不已，回到木行，又出现运动变化的新起点。

在相生关系中，任何一行都有“生我”与“我生”两方面的关系。“生我”者，谓之“母”；“我生”者，谓之“子”，故称之为“母子关系”。以木行为例：“生我”者是水，水能生木，故水为木之母；“我生”者为火，木能生火，故火为木之子。其余四行，同理类推。五行资生的相传，正如《难经·五十三难》所云：“是母子相传”。

3. 经典著作对五行相生关系的论述

五行相生关系在《内经》中阐述颇详。首先，是从火开始，以气的运动变化形成，分步推论五行的相生关系，如《素问·六微旨大论》云：“显明之右，君火之位也。君火之右，退行一步，相火治之；复行一步，土气治之；复行一步，金气治之；复行一步，水气治之；复行一步，木气治之；复行一步，君火治之。”其次，联系到人体的腑脏、组织、器官之间的相生关系阐述之。如《素问·阴阳应象大论》云：“肝生筋，筋生心”（即木生火）；“心生血，血生脾（胰）”（即火生土）；“脾（胰）生肉，肉生肺”（即土生金）；“肺生皮毛，皮毛生肾”（即金生水）；“肾生骨髓，髓生肝”（即水生木）。《素问·玉机真脏论》云：“五脏皆受气于其所生。”“肝受气于心”（即肝木资生心火）；“心受气于脾（胰）”（即心火资生脾（胰）土）；“脾（胰）受气于肺”（即脾（胰）土资生肺金）；“肺受气于肾”（即肺金资生肾水）；“肾受气肝”（即肾水资生肝木）。受，古字通授，即授予、助长、资生之意。第三，《难经》结合腑脏病变论述五行之间的相生关系。正如《难经·五十三难》云：“假令心病传脾（胰），脾（胰）传肺，肺传肾，肾传肝，肝传心，是母子相传，竟而复始，如环之无端，故言生也。”所谓心病传脾（胰），即是心火传脾（胰）土，属于“火生土”；所谓脾（胰）病传肺，即是脾（胰）土病传至肺金，属于“土生金”；所谓肺传肾，即肺金患病传肾水，属于“金生水”；所谓肾传肝，即是肾水患病传至肝木，属于“水生木”；所谓肝传心，即是肝木患病传至心火，属于“木生火”之关系。这就是按照母子相生的关系挨次传变的，最后又回复到开始的一脏，周而复始，如环无端（见图3－9）。这种不断传递与承接的母子关系，实质便是相生

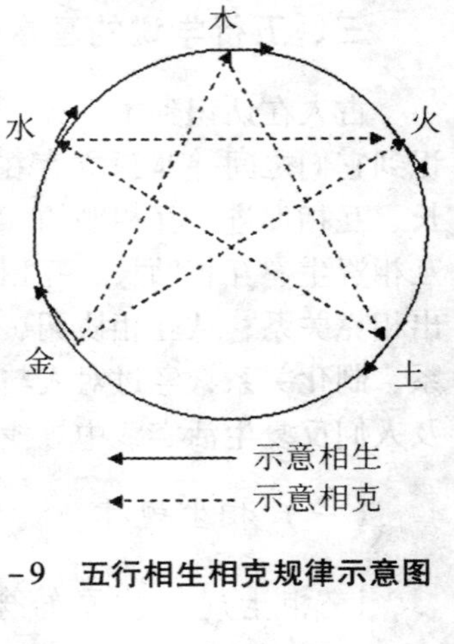

图3－9　五行相生相克规律示意图

的关系。

（二）相克规律

1. 相克规律的原始含义

所谓克，即克伐、制约、削弱之意。自然界日常生活中，上古之时常用木犁进行翻土耕种，再观察树木之根茎常深深地插入泥土中，且能吸收、耗散土壤中的营养物质，故归纳出“木克土”的关系；洪水泛滥，以土筑堤常能堵住水患。自古便有“兵来将挡，水来土掩”之说，故归纳出“土克水”之关系；观察森林火灾，遇天雨则大火熄灭，百姓皆知救火多用水淋，故归纳出“水克火”之关系；每见熊熊大火能使金属熔化、变形，失去坚硬之刚性，故归纳出“火克金”之关系；金属能铸造刀斧，常用于砍伐树木，故归纳出“金克木”之关系。正如《素问·宝命全形论》云：“木得金而伐，火得水而灭，土得木而达，金得火而缺，水得土而绝，万物尽然，不可胜竭。”综合起来，从自然界各种事物的运动变化中，发现五行之间具有一定的互相克伐、互相制约、互相削弱的关系，称之为“相克规律”。

2. 五行相克

规律的次序是：木克土，土可水，水克火，火克金，金克木。它们之间也是依次相递克制，循环不已；回到木行，又出现运动变化新的起点。

在五行相克的关系中，任何一行都有“克我”和“我克”两方面的关系，《内经》称之为“所不胜”与“所胜”的关系。“克我”者，为我“所不胜”，“我克”者，为我“所胜”。以木为例，“克我”者是金，因金能克木，故金为我之“所不胜”；“我克”者是土，因木能克土，故土为我之“所胜”。其余四行，同理类推。

3. 经典著作对五行相克关系的论述

五行相克关系在《内经》中，亦有不少具体的论述。如《素问·五脏生成论》云：“心之合脉也，其荣色也，其主肾也。”此处所谓“主”，王冰解释为“相畏”，实质是“克制”的意思。意即心火受到肾水的克制，即“水克火”。“肺之合皮也，其荣毛也，其主心也。”是说肺金受到心火之克制，即“火克金”；“肝之合筋也，其荣爪也，其主肺也。”是说肝木受到肺金之克伐，即“金克木”；“脾（胰）之合肉也，其荣唇也，其主肝也。”是说脾（胰）土受到肝木之克制，即“木克土”；“肾之合骨也，其荣发也，其主脾（胰）也。”是说肾水受到脾（胰）土之克制，即“土克水”。又如《素问·六节脏象论》云：“春胜长夏，长夏胜冬，冬胜夏，夏胜秋，秋胜春。”所谓“胜”，即是克也，《尔雅》、《广韵》均把克解释为“胜”。春属木，长夏属土，春胜长夏是说“木克土”；长夏属土，冬属水，长夏胜冬是说“土克水”；冬属水，夏属火，冬胜夏是说“水克火”；夏属火，秋属金，夏胜秋是说“火克金”；秋属金，春属木，秋胜春是说“金克木”。这是用季节气候变化说明五行之间的相克关系。又如《素问·玉机真脏论》云：“五脏相通，移皆有次。五脏有病，则各传其所胜。不治，法三月若六月，若三日若六日，传五脏当死，是顺传所胜之次。”则是运用五行相克作为解释五脏疾病传变的具体表现。至于《难经·五十三难》云：“假令心病传肺，肺传肝，肝传脾（胰），脾（胰）传肾，肾传心，一脏不再伤，故言七传者死也。”所谓心病传肺，即心火传肺金，属于“火克金”；

所谓肺病传肝，即肺金传肝木，属于“金克木”；所谓肝病传脾（胰），即肝木传脾（胰）土，属于“木克土”；所谓脾（胰）病传肾，即脾（胰）土传肾水，属于“土克水”；所谓肾病传心，即肾水传心火，属于“水克火”。《难经》所说的隔七相传，实质便是“相克传变”，病情多有加重，提醒注意而已。

（三）制化平衡联系

所谓制，即制约、克制之意；所谓化，即生化、变化之意；所谓“制化”，即是制约与生化联系在一起，简称“制化”。亦是把相生与相克结合在一起来论述其运动变化联系。在五行相生与相克关系中，相生与相克是不可分割的两个方面，没有生，就没有事物的发生与成长；没有克，就不能维持正常的变化与发展，故生中有克，克中有生，生克互相结合与统一。五行之间就是通过生克制化关系，防止某一行出现太过（亢进）与不及（抑制），以维持和促进事物的平衡协调，解释自然界季节气候的正常消长变迁，保护自然界的生态平衡，维护人体正常的生命活动。假若只有相生，即资生太过，而没有制约控制，便会亢而为害，化生大病；若亢害得到及时的克制、约束，则会化生出新的协调平衡。《素问·六微旨大论》云：“亢则害，承乃制。制则生化，外列盛衰；害则败乱，生化大病。”张景岳在《类经》中谈到：“盛极有制，则无亢害。无亢害，则生化出乎自然。”王履在《医经溯洄集》中解释“制”，具有防止过亢的发生，并能对已过亢者进行克制（“自制”）的两方面作用。他结合宏观医理云：“姑以心火而言，其不亢，则肾水虽心火所畏，亦不过防止而言；一或有亢，即起而克胜之矣。”《内经》提出的“亢害承制”理论，重点强调“制”的作用，即是突出地阐释了五行之间的“相克”，在维持五行之间协调平衡，促进事物正常生化中的积极作用。

五行制化平衡的联系是：木克土，土生金，金克木；火克金，金生水，水克火；土克水，水生木，木克土；金克木，木生火，火克金；水克火，火生土，土克水（见图3-10）。

制化平衡联系一般涉及三个行的相互关系，其中有相克，也有相生，把相克与相生的运动变化结合起来，达到新的相对平衡。制化平衡联系能说明事物之间比较复杂的关系，超过阴阳说二者之间的关系，是五行说中较为重要的内容，精华所在，必须深入理解和掌握，才能更好地运用于实际。

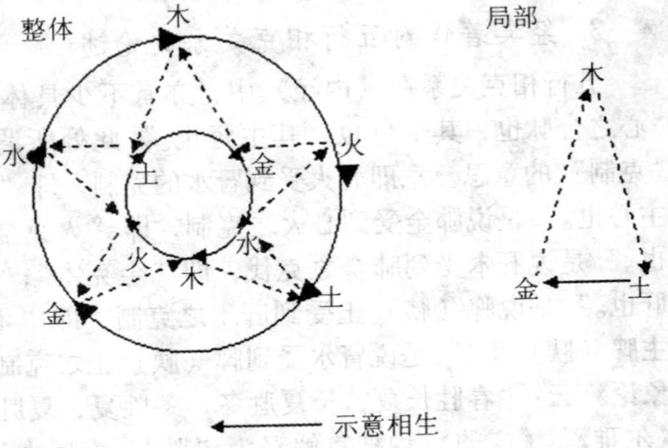

图3-10　制化平衡联系示意图

1. “母来顾子”法　如木行受到金行之克制，产生木行偏衰（不及）。纠正方法不直接用强壮木行法，而用间接补益其子火行，让其子火行强大，牵制金行，抑制金行之偏胜。以减轻对木行的压抑，达到新的协调平衡，故比喻为“母来顾子”。

2. “子复母仇”法　如木行偏胜，克伐土行，产生木旺土衰。纠正方法不直接用泻木法。而采用间接的补土法，培土生金，让土行之子金行强大，通过金行克伐木行的偏胜，消除木行对金之母土行的克制，达到新的协调平衡，故比喻为“子复母仇”。

对五行的每一行而言，出现太过与不及所产生的异常现象（病理范畴），提示可以运用间接的方法加以纠正，以恢复新的协调平衡（生理范畴）。这种联系一般是两个相克配一个相生，故其特征确是以相克（制约）为主。总之，既有相克，又有相生，才有制化平衡的联系。若只有相克，没有相生，或只有相生，没有相克，必然破坏了制化平衡的互相联系，人体不能维持正常的生理活动，造成异常的病理现象出现。正如著名医家张景岳云：“造化之机，不可无生，亦不可无制。无生则发育无由，无制则亢而为害。必须生中有制，制中有生，才能运行不息，相反相成。”

（四）乘侮综合联系

乘侮综合联系中之“乘”，是乘袭、欺负、侵袭之意，常用语如“乘人之危”或“乘人不义”（《国语·周语》）。“乘”的意义与克相似，但有加重克制或超限克制之意思，故“相乘”即是“加重相克”或“超常相克”，比一般的相克更加严重。所谓“侮”，是侮辱、欺侮、侮弄之意。“相侮”与“相克”的意义基本一致，不同之处在于它是指逆行的克制，故又称为“反侮”，或者“反克”。常引用解释人体患病时异常的病理现象和病机传变。

“相乘”和“相侮”都是在破坏了五行之间生克制化协调平衡情况的异常相克现象。“相乘”是顺着五行之间相递克制的次序所出现的异常“相克”现象；“相侮”则是逆着五行之间相递克制的次序所出现的“反克”现象。两者同中有异，异中有同。两者之间的主要联系是：在发生“相乘”时，可同时发生“相侮”现象；而在发生“相侮”时，也可同时发生“相乘”的现象。

五行乘侮综合联系是：五行中的任何一行发生太过（偏胜）或不及（偏衰）时，相生与相克失却平衡，制化平衡联系遭破坏，因而产生了“相乘”与“相侮”的异常克制现象。正如《素问·五运行大论》云：“气有余，则制已所胜，而侮所不胜；其不及，则已所不胜侮而乘之，已所胜轻而侮之。”兹仍以木行为例，具体分析之。

第一节律：木气有余（太过、偏胜）时，则加重克制它的所胜（土行），属木旺克土，即“木乘土”而又反克它的所不胜（金行），即“木反侮金”。

第二节律：木气不及（虚弱、偏衰）时，则它的所不胜（金行）加重对木的欺侮与克制（加重克制），即“金乘木”，它的所胜（土行）亦轻视木行而反欺侮之，即“土反侮木”。

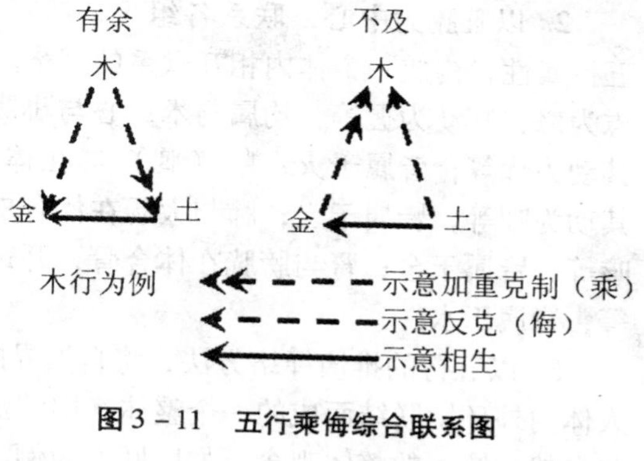

图3－11　五行乘侮综合联系图

上文介绍五行学说的两个基本规律，即相生规律与相克规律，属于二者之间相互联系的范畴；而制化平衡综合联系及乘侮综合联系，则属于三者以上之间相互联系的范畴。后两个综合联系是在上文两个基本规律的基础上综合演生的。祖国宏观医学引用来说明人体较复杂的病理变化和病机传变（见图3－11）。

四、五行学说在宏观医学领域的应用

五行学说在祖国宏观医学中应用的范围相当广泛，涉及人体的组织结构、生理、病理、辨证、诊断、治疗、方药、针灸等方面。主要是以五行的特征来分析、研究人体的脏腑、经络、组织、器官的五行属性；以五行之间的生克制化来研究和阐述机体、脏腑、经络、组织、器官的解剖结构、生理功能及其之间的关系；以五行之间的乘侮联系来研究和阐释病理情况下的相互影响；以五行属性为特征的色脉合参来归纳临床现象和确立诊断意见；以五行传变规律结合药物性能的五行特征来确定治疗原则及具体治疗方法等。

（一）说明人体脏腑组织器官结构和生理功能的五行属性及其相互关系

1. 以五行的抽象属性类比脏腑的组织机构和生理功能。

古代首先以肝、心、胰（脾）、肺、肾五脏与五行的抽象属性进行形象类比，以确定五脏六腑的五行属性，再通过相应类比，便可确定八脏八腑的五行属性。

木性“曲直”，可曲可直，枝叶条达，有向上，向外舒展生发的特性，类比肝喜条达而恶抑郁，具有疏泄功能，并能疏通气血，向上向外升发舒展的特性，故以肝属木。胆与肝相表里，故胆亦属木。

火性“炎上”，生热发光，向上升腾，类比心阳具有温煦全身作用，温行气血，温养脏腑器官，四肢百骸之功能，故以心属火。古代心脑相应，故脑亦属火；包络为心，脑之外围脏器，功能相通，故亦属火。通过脏腑表里相应联系，脊髓与三焦亦属于火。

土性“敦厚”，主司稼穑，有生产五谷，资生万物之功能，类比胰（脾）的运化功能，具有运化水谷精微，以营养全身的作用，为气血生化之源泉，故以胰（脾）属土。胃与胰（脾）相表里，故亦属土。

金性“从革”，意即“清肃、收敛”，类比肺气的宣发和肃降功能，以降为顺，故以肺属金。大肠与肺相表里，故亦属金。

水性“润下”、有清润、下行、潜藏、滋养之性能，类比肾脏具有主水，藏精，滋养全身之功能，故以肾属水。膀胱与肾相表里，故亦属水。生殖脏器与肾相通，故亦属水。

2. 以脏腑为中心，联系各组织、器官、形体、诸窍、情志、声音、变动，以确定其五行属性，构成一个体内相互联系的网络。如肝与胆在体合筋，开窍于目，其华在爪，在志为怒，其动为握等，均属与木；心与小肠在体合脉，开窍于舌，其华在面，在志为喜，其动为忧等，皆属于火；胰（脾）胃在体合肉，开窍于口，其华在唇四白，在志为思，其动为哕等，皆属于土；肺与大肠在体合皮毛，开窍于鼻，其华在毛，在志为悲，其动为咳等，皆属于金；肾与膀胱在体合骨，开窍于耳及二阴，其华在发，在志为恐，其动为栗等，皆属于水。

3. 以五行的推演绎络方法，将自然界的有关事物进行类比归纳，联络成“项”，构成人体内外环境联结而成的一个整体。用“五”个大项分类方法，表达了“天人相应”、人与自然相统一的整体观念。如以肝木为例，对应自然界东方属木，在季应春，风气当令，气候温和，春气主升发，万物滋生，草木向荣。正如《素问·阴阳应象大论》云：“东方生风，风生木，木声酸，酸生肝，肝生筋，……肝主目”。又云“在天为风，在地为木，在体为筋，在脏为肝，在色为苍，在音为角，在声为呼，在变动为握，在窍为目，在味为酸，在志为怒”。《素问·金匮真言论》云：“东方色青，入通于肝，开窍于目，藏精于肝，其病发惊骇，其味酸，其类草木，……是以春气在头也……是以知病在筋也。”把自然界方位的“东”，季节的“春”，气候的“风”，五味的“酸”，五色的“青”，生长变化的“生”等，通过五行特征的推演、绎络、类比，归属于人体的肝、胆、目、筋、爪、发怒、发青、声音、变动等，将其一一联系起来，形成一个人体内外联络、纵横交错的链锁式结构。其余四“项”同理类推。

通过这一链锁性网络结构，为各种疾病的宏观辨证、诊断与治疗，提供了广泛的、直接或间接的分析材料，开拓了诊疗防治的多种思路。因为许多疾病的发生，都与一定的自然界气候环境条件密切相关；疾病发生后，脏腑、经络、组织、器官的病变必然在形体、窍道、声音、色泽、气味、情志、动作等方面出现相应的症状和体征。依据各种临床表现与特征，进行综合分析，去伪存真，由博反约，归纳总结，只要熟悉原理，掌握规律，便能更好地进行辨证施治，治病求本。

（二）运用相生、相克规律及平衡联系阐释脏腑疾病的病机传变

1. 用相生规律阐释脏腑关系的相互影响和病机传变

原相生规律是：木生火，火生土，土生金，金生水，水生木。

以五脏为代表：肝生心，心生胰（脾），胰（脾）生肺，肺生肾，肾生肝。

一般认为，“肝生心”，肝藏血以助心主血，来体现其相生关系；“心生胰（脾）”，可用心火温煦胰（脾）土，资助运化功能来说明其相生关系；“胰（脾）生肺”可用“胰（脾）气散精，上归于肺”来说明其相生关系；“肺生肾”可用肺为“水之上源”以及肾为水脏来说明其相生关系；“肾生肝”，可用肾藏精，肝藏血，精血同源，以精化生血来说明其相生关系。

《素问·五运行大论》云：“肝生筋，筋生心”；“心生血，血生脾（胰）”；“脾（胰）生肉，肉生肺”；“肺生皮毛，皮毛生肾”；“肾生骨髓，髓生肝”。乃是通过筋、血脉、肉、皮毛、骨髓等形体组织为媒介来阐明五脏之间的相生关系。这与上文所引述之《素问·阴阳应象大论》、《素问·玉机真脏论》、《难经·五十三难》等经典论述的意见完全一致。（请参阅“相生规律”条）

相生关系的传变：某一脏有病变，其病情发展影响到其他脏腑时，有循着五行之间递相资生的次序传变的特点。这种传变，一般可分为“母病及子”和“子病犯母”两个方面。

“母病及子”：是指某一脏有病，影响到“我生”之子脏。每见母脏亏虚而导致子脏之不足，形成“母子两脏”俱虚之证。例如肾精虚损时，由于精血同源，可导致肝血不足，进而肾阴不足，不能滋养肝阴，而出现肝肾阴虚，肝阳上亢之证，临床术语称之为“水不涵木”。亦可见母脏的邪实影响子脏，形成“母子两脏”俱实之证。例如肝火旺盛，可导致心火亢盛，出现“心肝火旺”，母子两脏俱实之证。

“子病犯母”：是指某一脏有病时，影响到其“生我”之母脏。“子病犯母”多易导致母脏损伤，故又称之为“子盗母气”。例如心血亏损，累及肝血不足，出现心肝血虚复杂之证，或肝火旺，损耗肝阴，而累及肾阴不足，形成肝火旺而肾阴虚的虚实夹杂之证，皆属于“子病犯母”的病变范畴。

2. 用相克规律来阐释脏腑关系的相互影响和病机传变

原相克规律是：木克土，土克水，水克火，火克金，金克木。

以五脏为代表是：肝克胰（脾），胰（脾）克肾，肾克心，心克肺，肺克肝。

一般认为，“肝克胰（脾）”，主要是指肝木可疏泄胰（脾）土之壅滞；“胰（脾）克肾”，主要指胰（脾）土之强盛，可制止肾水的泛滥；“肾克心”，主要是指肾水充足可制约心火之亢盛；“心克肺”主要是指心火温煦能克制肺金，防止肺气上逆；“肺克肝”主要是指肺金肃降，可抑制肝阳之上亢。这便是运用五行相克的原理来阐明脏腑之间存在一种相互制约的关系。

相克关系的传变：是指某一脏有病时，其病情发展影响到其他脏腑，有循着五行之间相递克制的次序传变的特点。这种传变，可分为顺序相克太过的“相乘”传变和逆行反克的“相侮”传变。

相乘的传变：是指某一脏有病时，影响及“我克”（所胜）之脏，对其加重相克或其不能耐受克伐，造成相克太过之变化。例如肝木和胰（脾）土之相克关系，就有“木旺乘土”（即肝乘胰土）和“土虚木乘”（即胰虚肝乘）的差别。一般认为，由于肝气郁结（木旺）影响胰胃的运化功能，出现胸胁苦满，腹胀疼痛，口苦吞酸，嗳气呕恶，肠鸣泄泻时，称为“木旺乘土”；反之，先有胰胃虚弱，运化已差，不能再耐受肝木的克伐，除出现纳食不化，嗳气泛恶，胸胁苦满，腹胀疼痛之外，还会出现头晕目眩，四肢无力，肠鸣泄泻，完谷不化等症，称作“土虚木乘”，病情明显加重。

“相侮”的传变：是指某一脏有病时，主要是影响“克我”（所不胜）之脏，即是相克的反向致病，属于“反克”，又称为“反侮”。例如，肺金本是克制肝木者，但由于肝木火盛，肺金不单对其无力抑制，反而出现肝木“反侮”肺金之状况。如临床可见由于暴怒导致肝火旺盛，气血随之上冲，出现面红目赤，头晕脑胀，胸胁苦满，呼吸气粗等症；甚则“反侮”肺金，兼见咳逆上气，痰中带血，或吐血、咯血等症状，称之为“木火刑金”。又如脾土虚衰，运化失常，土虚不能制肾水，出现全身性重度水肿之症，乃是肾水泛滥，反侮脾土，称之为“土虚水侮”。微观医理，把此病证称作营养不良性水肿，认为由于消化吸收蛋白质缺乏，营养不良，导致全身性浮肿。

相乘与相侮都属于相克的异常而致病。正如《素问·五运行大论》云：“气有余，则制已所胜，而侮所不胜；其不及，则已所不胜，侮而乘之；已所胜，轻而侮之”。这是针对相乘和相侮的传变规律作出了高度简明的概括。

3. 用制化平衡综合联系阐释脏腑之间的互相影响及病机传变，乃以木行为例

（1）“母来顾子”：肝木偏虚，通过肝木增强心火功能，让心火克制肺金，抑制肺金之偏胜，以缓解肝木之受制，达到新的相对平衡，称为“母来顾子法”。

（2）“子复母仇”：肝木偏胜，必克伐胰（脾）土，产生运化失常的病变，而胰（脾）土通过培养资生其子肺金，让肺金增强，克制肝木，以缓解其母脏胰（脾）土所受之克伐，达到新的相对平衡。称为“子复母仇法”。

五行说认为脏腑发病时的相互传变，均可以运用五行间的相生、相克规律及制化平衡联系来阐明，尤其是关系到三脏以上的复杂疾病传变关系，五行说比阴阳说更易解释，更易适合。但是，必须指出，五脏之间的相互联系及病机传变，事实上并不能完全使用五行

之间的生克制化联系来阐释，在疾病发生的复杂情况下，由于遭受病邪的性质及轻重程度不同，患者体质的强与弱不同，以及各个疾病本身的发生，发展规律的差异，所以疾病时的五脏传变，不完全按照五行的生克规律以及乘侮联系以次相传。正如《素问·玉机真脏论》便有“然其卒发者，不必治于传，或其传化有不以次”的论述。可见在《内经》的时代已认识到对于疾病的传变，不能受五行的生克规律及制化乘侮联系来束缚。适合者，才采用之；不适合者，另请高明，不宜生搬硬套。必须从实际情况出发，掌握并运用后世发明的宏观医学各种疾病传变规律。如汉代医圣张仲景在《伤寒杂病论》中创立了“六经传变规律”；清代名医叶天士在《温热论》中制订的“卫气营血传变规律”；名医吴鞠通在《温病条辨》中制订出“三焦传变规律”。它们都属于较为重要的辨证纲领，在广泛临床实践中总结出来的有效传变规律。

（三）五行说在疾病诊断上的应用

《灵枢·本脏篇》云：“视其外应，以知其内脏，则知所病矣。”通过观察人体的体表组织、器官的异常变化，可以测知内在脏腑发生的病变，这是依据“有诸内者，必形诸外”的原理。综合望、闻、问、切四诊所得的材料，诊察体表组织、器官的色泽、声音、形态及舌象、脉象等异常变化，利用五脏与五色、五音、五味等专“项”的联系，先确定其五行属性进而依循其生、克规律及制化、乘侮联系，用以确定病位，推断病情。正如《难经·六十一难》云：“望而知之者，望见其五色，以知其病。闻而知之者，闻其五音，以别其病。问而知之者，问其所欲五味，以知其病所起所在也。切脉而知之者，诊其寸口，视其虚实，以知其病，病在何脏腑也。”

1. 望其五色，宏观测知脏腑经络病变

《望诊遵经》云：“色之应于脏者，亦应其腑，应乎腑者，亦应其经”。阐明五色与脏、腑、经络有着密切的关系。《医宗金鉴·四诊心法要诀》云：“天以五行，人以五脏，化生五色，相生如环之长德也。木主化生青色，火主化生赤色，土主化生黄色，金主化生白色，水主化生黑色。”即肝色青，心色赤，胰（脾）色黄，肺色白，肾色黑，作为五脏之主色。这样，在临床上，便可以五色的变化来确定病变的相关脏腑。即色青多考虑肝胆病，色赤多考虑心脑血管病，色黄多考虑胰（脾）胃病，色白多考虑肺气不足病，色黑多考虑肾病。临床体会：慢性肝胆病日久，气血虚衰，多见皮肤萎黄发青之色；心脑血管病兼有高血压者，面色多现红赤之色；胰胃疾病日久，消化吸收差，营养不良，多出现皮肤萎黄之色；肺病日久，呼吸气弱，可出现面部皖白之色；肾病日久，色素沉着，皮肤多见灰暗淡黑之色。宏观辨别五色，若与微观检测脏腑病变相结合，辨证与诊断意见更为准确，并具有指导临床的实际意义。

观察五色的生克乘侮变化，用以推断脏腑疾病的传变。例如胰（脾）胃病，面见青色，为“木旺乘土”或“土虚木贼”的病理传变；心病而见面色黎黑，为“水来乘火”加重克伐的病理传变。同时，还可以根据五色之间的生克与相兼合化，来推测病情的顺逆。正如《医宗金鉴·四诊心法要诀》云：“五色相兼合化，不可胜数，而其大要，则相生之顺色有五，相克之逆色亦有五。……木火同化，火土同化，土金同化，金水同化，水木同化；金木兼化，水火兼化，火金兼化，此五行所化之变色也。如青色合化，红而兼青之色……皆相生变也，为病之顺也。……如青黄兼化，青而兼黄之色……皆相克变也，为病之逆也。”

2. 色脉合参，用以判断疾病的顺逆

所谓色脉合参，即是从色脉之间的生克关系来判断疾病的顺逆。《素问·五脏生成篇》云：“能合色脉，可以万全”。阐明运用色脉合参比单纯使用望色，诊断的准确率更高。正如《素问·移精变气论》云：“上古使僦贷季，理色脉而通神明，合之金木水火土、四时、八风、六合，不离其常，变化相移，以观其妙，以知其要；欲知其要，则色脉是矣。”《灵枢·邪气脏腑病形篇》云：“见其色而不得其脉，反得其相胜之脉，则死矣（病情凶险）；得其相生之脉，则病已矣（病情好转）。”色脉合参，一般以色为主，以脉为参。例如，色青属肝，应得弦脉，为“色脉相得”；若见浮脉，为“反得其相胜之脉”，提示肺金克制肝木，与病情相逆；若得见沉脉为“得其相生之脉”，提示肾水能滋生肝木，是病情好转之表现。其余四脏，均可同理类推。更重要的是，做到“四诊合参”，加上闻其语言，辨别五音；问及病史，知其五味喜欲，比色脉合参更为全面，才能准确地指导临床诊断。

（四）五行说在疾病治疗上的应用

1. 针对五行传变的治疗方法

《难经·五十难》云：“从后来者为虚邪，从前来者为实邪，从所不胜来者为贼邪，从所胜来者为微邪，自病者为正邪”。一脏受病，可多方传变，波及其它脏腑，按照五行传变的特征把病邪分为五邪，即正邪、虚邪、实邪、贼邪、微邪。兹以木行为例，对五邪致病进行简要地辨证论治。

（1）“正邪”引起的头目眩晕症：“正邪”发自本脏肝经，每见头痛眩晕，面红充血，目赤红丝，胁痛口苦，舌红苔黄，脉弦劲有力。治疗当直泻肝火，方用泻青丸、龙胆泻肝汤等。

（2）“虚邪”引起的头目眩晕症：“虚邪”从后面（肾水）而来，属母病及子，多因肾水亏虚，不能涵养肝木，导致肝风上旋，每见头痛眩晕，眼花旋转，肌肤不泽，时现虚热，颧红如妆，舌红苔少，脉弦细略数。责之肾水亏虚，不能涵养肝木，治当补益其母肾脏，宜滋水涵木，临床上常用杞菊地黄丸、左归丸之类。清·陈士铎在《石室秘录》中解释云：“肾水不足而邪火冲入于脑”。故肾虚眩晕与脑髓不足有关，补肾已包含补益脑髓。体现出“虚则补其母”之治法。

（3）“实邪”引起的头目眩晕症：“实邪”从上文（心脑）而来，属子病及母，多因心火炽盛，引动肝火，造成心肝火旺，每见头晕心悸，面红目赤，烦躁易怒，失眠多梦，舌红赤，苔薄黄，脉弦而数。方用三黄泻心汤合生脉散之类，以泻心火为主，泻肝火为次，体现出“实则泻其子”之治法。

（4）“贼邪”引起的头目眩晕症：“贼邪”从所不胜脏（肺金）而来，属肺金克伐肝木，固喘咳日久，肺气壅塞，痰浊中阻，肝气抑郁。每见咳逆上气，头目眩晕，痰涎壅盛，胸胁痞满等症。肺气实者，治宜涤痰汤、定喘汤之类；若肺气虚者，则宜人参汤之类。

（5）“微邪”引起的头目眩晕症：“微邪”从所胜脏（胰胃）而来，因胰（脾）胃失运，土湿则木郁，肝失条达而肝气郁结。每见头晕目眩，多痰欲呕，不欲饮食等症，治宜调理胰胃，疏肝解郁，祛痰止眩，方宜半夏天麻白术汤之类。

2. 依据相生规律来确定的治疗方法

（1）滋水涵木法：又称滋肾养肝法。是滋养肾阴而涵养肝阴之治法。盖肾水为母脏，肝木为子脏，相生是补益其母脏而达到治疗子脏之目的。适用于肾阴亏损而导致肝阴不足，出现肝阳上亢之证。

（2）补肝宁心（脑）法：又称培肝木养心脑法，是通过补益肝血而滋养心脑，达到宁心血安脑神之效果。盖肝藏血，肝木为母脏；心主血脉，脑主神明，心脑属火为子脏，心血衰虚，虚火上炎，扰动脑神，而导致心悸不寐、虚烦不宁、神情恍惚之症。依据“虚则补其母”之治则，采用补肝汤治疗，方中以四物汤补益肝血为基础，肝血旺则上养心脑，再配伍麦冬、枣仁、木瓜等酸甘化阴，养血安神之品，促进血心充盈，脑髓得养，神明安宁，使得心悸虚烦，精神恍惚，失眠多梦诸症消失。

（3）益火补土法：又称温肾健胰（脾）法，是通过补火生土而达到治疗胰（脾）胃疾病的一种常用治法。盖属火之脏，原为心脑，而肾藏五脏六腑之精，为水火之宅，肾阳藏有生命之根，元阳之火，此火温壮之力更强。虽然两火均可补土，但临床上屡经验证，发现补心火健胰（脾）虚之动效，远不及补肾火之功效好，故医家改从温壮元阳着手或者“两火同补”。此法适用于病久胰（脾）阳虚衰，食少泄泻、完谷不化，四肢不温，或老年人五更泄泻之证。

（4）培土生金法：又称补胰（脾）胃益肺法。针对肺病日久，咳嗽气弱，累及胰胃运化失常，出现食少消瘦之症。属于母病及子，治疗是运用补益胰（脾）胃而资生肺金，体现出“虚则补其母”的治疗原则。此法亦适用于胰（脾）胃虚弱，而导致肺气虚损，咳逆乏力之证。

（5）金水相生法：又称补肺滋肾法。是通过滋补肺阴而达到补养肾阴的治法。盖肾阴属于元阴，平常它对各个脏腑之阴分均有一定滋生作用；现今补母益子，即补肺金滋肾水，形成“补肺滋肾”与“补肾滋肺”双向补益作用。体现出一种“金水相生”，“肺肾同治”之方法。清·雷少逸在《时病论》中解释道：“金能生水，水能润金之妙”。运用于肺虚不能输布津液以滋肾阴，或肾阴不足，阴精不能上滋于肺，而产生肺肾阴虚之证。

3. 依据相克规律来确定的治疗方法

（1）抑木扶土法：又称疏肝健胰（脾）法，或平肝和胃法，是一个运用相克制约来调整肝胆与胰（脾）胃之间关系的治疗方法。即以疏肝健胰（脾）胃之方药来治疗肝胆火旺而胰胃虚弱之病症。盖因肝木亢盛必克伐胰（脾）土，故抑制肝木并扶助胰（脾）土，实含有锄强扶弱之意。适用于木旺乘土，木不疏土之病证。

（2）培土制水法：又称敦土利水法，是使用温运胰（脾）阳，或加温肾阳方药治疗水湿停聚而致水肿之方法。盖胰（脾）属土，肾属水，水湿壅盛泛滥，必然反侮于土，要制此寒水，必须温运胰（脾）土，化湿消水。若兼温壮元阳而利水，其效更佳。本法适用于胰（脾）肾阳虚，水湿泛滥而导致水肿胀满之证。

（3）补水泻火法：又称滋阴降火法，泻南补北法。盖因心主火，位属南方；肾主水，位属北方，故把泻心火滋肾水，换称为泻南补北法。只因肾阴不足，导致心火炽盛，出现水火不济，心肾不交之证，今用滋肾水而泻心火之法，以水制火，达到水火相济之目的。

代表方剂便称之为“既济丹”，意义深长。此法临床上十分常用。肾阴乃人体之元阴，滋补力最强，肾阴得充，虚火自降，本法又称为滋阴降火法。其病理机制，正如王冰注云：“壮水之主，以制阳光”。

（4）泻火清金法：又称泻心清肺法，是指心火炽盛，克伐肺金引起的咳逆上气、气喘胸闷、痰涎壅盛，伴心悸、胸痹、舌绛苔少、脉促或结代。对于肺热引起的喘嗽，古代多认为是“木火刑金”，但临床上“肝火刑金”较为少见，而多见的是“心火刑金”（心火乘肺金）。因心与肺不仅位置临近，且有脉管直接相通，不论从宏观或是微观考察，都发现不少炎热病证来自上呼吸道，即所谓“温邪上受，首先犯肺”，而肺病日久多影响及心，较常见的便是导致“肺原性心脏病”。此病多由慢性支气管炎、哮喘、肺气肿、肺感染等病证演变而来，迁延日久，累及心脏，一遇感冒，由于肺部感染热邪，“肺心病”便会发作，症见恶寒、发热、咳嗽痰黄、胸闷气喘，而又见心悸、心慌、心律失常、脉促或结代。临床上使用泻火清金法治之，效果很好，肺部炎热症状一消除，心脏功能随之改善，诸症缓解而向愈。故此清热泻火，清金而宁心之大法，值得临证多推荐使用。

（5）佐金平木法：又称泻肝清肺法，是由于肝火上炎，影响肺失肃降，出现咳嗽气喘、痰多喉痒，口苦目眩，咳引肋痛等症。运用清肃肺金，制约肝木法，使肝火得平，不致反侮肺金，咳逆自平。临床上多用于肝火偏盛，导致肺金喘咳，即所谓“木火刑金”之证。

4. 应用于针灸的治疗方法

（1）确定重要经脉的五行属性

针灸疗法是在脏腑经络学说的基础上产生的。根据脏腑经络学的原理，每一个重要脏腑都联络归属一条重要经脉。古代六脏六腑配属十二经脉，现今发展为八脏八腑配属十六经脉。上文已确定了重要脏腑的五行属性。随之便可进一步确定十六经脉的五行属性。具体是：肝胆属木，足厥阴经与足少阳经亦属木；心与小肠属火，手少阴经与手太阳经亦属火；胰（脾）与胃属土，足太阴经与足阳明经亦属土；肺与大肠属金，手太阴经与手阳明经亦属金；肾与膀胱属水，足少阴经与足太阳经亦属水；包络与三焦属火，手厥阴经与手少阳经亦属火。再依据“心脑相应”之原理，脑与脊髓属火，任脉与督脉亦属火；依循肾与生殖脏器相通之原理，生殖脏与生殖器属水，冲脉与带脉亦属水。

（2）确定重要经穴的五行属性

五行之中复有五行，经脉之中复有经穴。为了认清重要经穴的五行特性。古代医家研究确定“六十六腧穴”的五行属性。即把十二经脉在四肢肘膝以下的重要穴位，每经选定六个，按五行属性称为井、荥、俞、原、经、合穴（每经六穴，十二经脉共七十二穴位，由于阴经的俞穴与原穴是同选一个穴位，故实际总数少了六个穴位，共有六十六个腧穴）。一般规律是：凡阴经的井穴属木，荥穴属火，俞穴属土，原穴属土，经穴属金，合穴属水。而阳经的井穴属金，荥穴属水，俞穴属木，原穴属木，经穴属火，合穴属土。具体腧穴之五行属性详见下表：

表3-2　阴经的井荥俞原经合穴与五行相配表

经脉名称	穴属 经属	井 （木）	荥 （火）	俞 （土）	原 （土）	经 （金）	合 （水）
手太阴肺经	金	少商	鱼际	太渊	太渊	经渠	尺泽
足太阴胰（脾）经	土	隐白	大都	太白	太白	商丘	阴陵泉
手少阴心经	火	少冲	少府	神门	神门	灵道	少海
足少阴肾经	水	涌泉	然谷	太溪	太溪	复溜	阴谷
足厥阴肝经	木	大敦	行间	太冲	太冲	中封	曲泉
手厥阴包络经	火	中冲	劳宫	大陵	大陵	间使	曲泽

表3-3　阳经的井荥俞原经合穴与五行相配表

经脉名称	穴属 经属	井 （金）	荥 （水）	俞 （木）	原 （木）	经 （火）	合 （土）
手阳明大肠经	金	商阳	二间	三间	合谷	阳豁	曲池
足阳明胃经	土	厉兑	内庭	陷谷	冲阳	解豁	足三里
手太阳小肠经	火	少泽	前谷	后豁	腕骨	阳谷	小海
足太阳膀胱经	水	至阴	通谷	束骨	京骨	昆仑	委中
足少阳胆经	木	足窍阴	侠豁	足临泣	丘墟	阳辅	阳陵泉
手少阳三焦经	火	关冲	液门	中渚	阳池	支沟	天井

五行学说在针灸治疗上的应用，首先要确定重要经脉及重要穴位的五行属性，然后按照相生、相克、制化平衡以及乘侮联系进行辨证取穴，遵循“虚则补其母，实则泻其子”的原则治疗。它已成为祖国宏观医学治疗体系中的一种独特疗法。至于各种病症的针灸取穴及具体治疗手法，内容详载于《针灸学》、《经络学》、《腧穴学》、《刺法灸法学》、《针灸治疗学》等医籍。

最后还需说明的是：五行学说在宏观医学上的应用，尤其是以五行生克规律及制化乘侮联系来阐释脏腑之间的生理病理变化的相互联系，有些环节则不尽然，有些地方可能解释不通。因为宏观规律与微观规律之间，宏观规律与客观现实之间，是存在着一定差异的，不可能完全一致。因此，学习和掌握宏观规律，适宜在医学上使用的应继续使用；取其精华，效果突出者要扩大使用。经过反复实践，学术经验会更加丰富，促进其继续向前发展，更加完善。对于解释不了的环节，不需强行应用，可另找其它理论学说，其它辨证纲领加以解释。目前尽管阐述中西医生理功能、病理变化的理论工具和术语不大相同，但其医学原理可以沟通，只要把人体的脏腑、经络、组织、器官的解剖部位和实质研究清楚，统一认识，中西医学理论可以结合。宏观医学古老的五行学说定能发展为新医学的“脏腑相关学说”。

第四章 精神气血学说

《灵枢·本脏篇》云:“人之血气精神者，所以奉生而周于性命者也”。又云:“五脏者，所以藏精神血气魂魄者也；六腑者，所以化水谷而行津液者也”。确切地说明精神气血及津液，皆是构成人体并维持人体生命活动的基本物质，(魂、魄、意、志等则属于神的统率范畴)，它们原是人体脏腑、经络、组织、器官生理活动的产物，又是这些脏腑器官进行生理活动的物质基础。

精神气血学说在“精气说”的基础上扩展而来，即是从精化生血，从气化生神而综合形成“精神气血说”。战国时期稷下黄老学派创立了“精气说”。认为细微的精和气是宇宙间的最基本物质，用精和气的运动变化来解释天地之间万物的生成。《内经》采纳具有朴素唯物论特征的“精气说”，用以解释人体的组织结构和生命活动，认为精和气也是构成人体的最基本物质。与此同时，阴阳家则创立了“阴阳说”，提出“一阴一阳之谓道”，认为阴阳两仪的对立统一是宇宙万物生成和发展的普遍规律，“精气说”和“阴阳说”都属于二元论的哲学范畴。一般而言，精是有形之物质，属阴；气是无形之功能，属阳。精化生血皆属阴液物质；气化生神，神气皆属于阳动功能。从哲学原理的性质分析考察，“阴阳说”是古代的辩证法:“精气说”是古代的唯物论，二者结合，则具有唯物辩证的特征。“精气说”与“五行说”同属于唯物论的范畴，但在解释和阐发人体的组织结构及生理功能上，“精气说”比“五行说”更为具体，更加直接。尤其是扩展到包括精、神、气、血、津、液等多方面内容在内，已经形成一个人体基本物质的结构体系，故称之为“精神气血学说”。

古代医家把“精、气、神”称为人身之“三宝”。所谓宝，是珍贵难得之意，认为此三者乃是生命现象的产生及其运动变化的根本。强调“三宝”十分珍贵，旨在提醒医者在诊疗活动中给予充分的重视。又有称之为“三奇”，所谓奇，即特别之意，提示医者需要特别对待。古代的养生家强调，要防止过度耗精、伤气、劳神，注重“养精蓄锐”，人体才能保持“阴平阳秘，精神乃治”，倘若过度损耗精、气、神三宝，必然导致体虚多病，阴阳失调；严重者则造成“阴阳离决，精气乃绝”。把发病及死亡都与精、气、神三宝的损耗过度联系起来。同时，古人还十分重视“三宝”之间的互相依存、互相资生、互相维系的关系。首先，重点阐明“精为气之母”、“精足则神旺，精少则神衰”的关系，体现出生理功能(神气)是在脏腑物质结构(精血)的基础上产生的。其次，阐明神气旺盛，才能促进精气的化生；若神气怯弱，影响运化失职，则水谷精气无从化生，神衰导致精竭。需要阐明的是，劳神过度，常会损及精和气，导致能源枯竭，全身衰弱，“三宝”尽失。总之，三者之间的关系十分密切，互相维系，团结一致。甚至认为：三宝存则俱存，亡则俱亡；精脱者死，气绝者死，神散者亦死。血是运行循环在心脏及脉管中的红色液体，故称之为血液，人体拥有的血液总量约占体重的7%~8%，成年人大约有4~5升的血液，其数量不是很多，但由于其具有营养和滋润全身的多种重要生理功能，并且血液每时每刻都在为机体提供营养和能量，故血液属于珍贵物质范畴，是构成人体重要的基本物质之一。津液占体重 2/3 以上，数量相当之多，说明津液亦是人体中重要的基本物质。人体摄入食物，吸收营养，必须要有一定的水分作媒介，而血的生成及精的化生过程，都需要有一定的津液参与，故又把血称之为“血液”，精称之为“精液”，皆离不开津液。因此，除了精神气血之外，津液又是人体基本物质体系中重要的组成部分。

精神气血津液的基本定义：精是一种有形质、量较少、构成人体并维持人体生命活动的高级细微物质，即精华物质。神是指人体思维、意识、聪明、情志功能，以及全部生命活动的总体现。气由极细微物质构成，具有较强宏观无形活动力，而不断运动变化着的功能。气一般代表人体的生理功能。血是宏观有形、运行于脉管中，营养和滋润全身的红色液体。血一般代表人体的形质结构。津液是人体内具有形质的一切正常水液之总称，它可一分为二：其性质较清稀、流动性较大、滋养力一般的称为“津”；其性质较稠厚、流动性较小、滋养力较强的称为“液”。宏观所说的“津液”，相当于微观所说的“体液”。宏观所说的“津”，相当于微观所说的“真性溶液”；宏观所说的“液”，相当于微观所说的“胶体溶液”。精神、气血、津液之中区分阴阳属性，一般而言，神和气宏观无形、活动力较强而相对运动，属于阳；精血和津液是宏观有形物质，活动力较弱而相对静止。故属于阴。医学理论中常有“阴气”、“元气”、“神气”、“卫气”、与“阴血”、“元精”、“精气”、“营阴”、“阴精”、“阴津”、“阴液”等术语，皆源于“精神气血学说”。关于精神、气血、津液的基本概念、生成原理、分布分类、运动变化、相互联系及其主要生理功能，下文分别阐述，先从“气一元论”开始。

第一节　气　血

一、气

（一）气的基本概念

1. 气在天体运动变化中产生物质世界，产生人类

气是不断运动着的，宏观看不到的极细微的气态物质。其新清时含有丰富的氧分，故称之为“清气”，由于肉眼看不到，故说它是无形的；由于用手触摸不到，故又称之为“空气”。古代“气一元论”认为，气是构成整个宇宙世界的最基本物质。正如春秋战国时期庄周在《庄子·知北游》中云：“通天下一气耳”。同时，由于“阴阳说”的问世，从太极演生两仪，分出天气与地气，天气属阳，地气属阴。正如刘安在《淮南鸿烈·天文训》云：“天地未形，冯冯翼翼，洞洞漏漏，故曰太始。太始生虚廓，虚廓生宇宙，宇宙生气，气有埂垠。清阳者。薄靡而为天；重浊者，凝滞而为地”。接着，《内经》把“阴阳说”引入医学中论理，如《素问·阴阳应象大论》云：“积阳为天，积阴为地。……阳化气，阴成形”。从轻清薄靡为天气，重浊凝滞为地质，二气相互交感而化生万物，正如《周易·系辞》云：“天地氤氲，万物化生”。王充在《沦衡·言毒》中云：“万物之生，皆禀元气”。反映到医理上，如《素问·天元纪大论》云：“在天为气，在地成形，形气相感而化万物矣”。根据天地二气交感而化万物的原理，进一步论述到人类的

产生，人是天地间整个自然界的主体，人是最可贵的，正如《素问·宝命全形论》云："天覆地载，万物悉备，莫贵于人。人以天地之气生，四时之法成"。又云："天地合气，命之曰人"。由于气在天体运动中产生万物，又产生了人类，故说气便是构成人体的最基本物质。

构成人体的气，可理解有两种状态：一种是呈弥散状态而无形之气，如人体内的元气、神气、宗气、脏腑之气、经络之气等；另一种是已凝聚成形的器质，如人体内的脏腑、经络、组织、器官、精血、津液等，属于"气聚而成形"，量变产生质变，由气态转化为液态或固态，故不再属于气的范畴。用"阴阳说"的术语解释，即是"阳化气，阴成形"。

2. 气的运动变化是人体生命活动的根本

在人体的生命活动中，气的运动是最根本的运动。气的运动变化称为"气化"，即是气的运动而产生的各种变化，它包括气在运动中，自身所发生的变化；各种气的生成及代谢变化，如精神、血液、津液的代谢及其互相间转化等。故可以说"气化"便是人体最基本的生理功能。

（1）气在自身运动中所发生的变化，一般分为两个方面：其一，气的化生。例如，胰（脾）胃运化饮食物而生成的水谷精气，可分别化生成营气与卫气；水谷精气与肺脏吸入清气相结合后，又可化生为宗气；肾中具有"先天之精气"，得后天的水谷精气培养后，又可化生为元气。其二，带有氧分的清气经肺吸入机体后，通过新陈代谢进行气体交换，吐故纳新，产生的浊气，再经呼吸道排出体外；体内部分津液经过代谢后，转化为汗液或尿液，通过皮肤腠理或膀胱尿道排出体外。

（2）在气的作用推动下，人体的精气血津液等进行着自身的新陈代谢或相互转化。例如精质不断转化为神气，人体才能保持神气充沛，生命活动正常。饮食入胃，在胰胃之气作用下，分化出水谷精微与糟粕，水谷精微通过肺气的输布，心血的供养，脏腑器官，四肢百骸，皆得营养，生机旺盛；水谷糟粕，一路传入大肠，化为粪便，排出体外；一路传入膀胱，变化为尿液，排出体外；还有一路经过三焦水道输送至全身皮肤腠理，通过气化转化为汗液，排出体外。这一切生理功能的运动变化，实际上都是在气的运动变化作用下发生的，因此，气的运动变化就是人体生命活动的根本。

（二）人体中气的生成

人体中气的生成（以元气为代表），其来源有三方面因素：其一，来源于禀受父母的先天之精气，具体即是体现肾与生殖脏器的生理功能；其二，来源于后天饮食中水谷之精气，即是胰（脾）胃消化吸收功能产生谷气所含的营养物质；其三，来源于自然界清气含有丰富的氧分，即是通过肺主呼吸，不断地吸取自然界气态营养物质。三者结合起来生成人体之气。正如《医门法律·先哲格言》云："真气所在，其义有三：曰上、中、下也。上者所受于天以通呼吸者也；中者生于水谷，以养营卫者也；下者气化于精，藏于命门，以为三焦之根本者也。故上有气海，曰膻中也，其治在肺；中有水谷气血之海，曰中气也，其治在胰（脾）胃；下有气海，曰丹田也，其治在肾。人之所赖，惟此气耳，气聚则生，气散则死"。可见人体全身性气机功能的来源，与肺、胰、胃、肾等脏腑的生理功能密切相关。形成肺主气，不单主呼吸之气，更主"一身之气"；胰胃不单主持中气，更为“后天之本”，关系整个机体的营养气血之来源；肾气不单主持下焦，关系着泌尿与生殖，更为全身元气之根，为“先天之本”，命门所系。正如《难经 · 八难》云：“气者，人之根本也”。《类经 · 摄生类》云：“人之有生，全赖此气”。

（三）人体中，气的生理功能

人体中，气的生理功能主要有推动、温煦、营养、防卫、固摄等五个方面。

1. 推动促进功能

人体中，气的推动促进功能主要体现为气的运动与活力，推动和促进机体的生长发育；体现为各脏腑、经络、组织、器官的生理活动；还体现为气对血液、津液的生成、输布与代谢等。

（1）肾气（属元气）对于人体的生长发育具有显著的推动促进作用，首见于《素问 · 上古天真论》关于“有子无子，男子不过尽八八，女子不过尽七七”的论述，详细说明男子从八岁“肾气实”开始，至六十四岁“阳气衰竭”，女子从七岁“肾气盛”开始，至四十九岁“冲任虚，天癸竭，地道不通，形坏而无子”的生长发育变化，体现出生长、发育、成长（育子）、壮盛、衰老（无子）的人生基本规律。《素问 · 阴阳应象大论》云：“能知七损八益，则二者（阴阳）可调；不知用此，则早衰之节也。年四十，而阴气自半也，起居衰矣；年五十，体重，耳目不聪明矣；年六十，阴痿，气大衰，九窍不利，下虚上实，涕泣俱出矣”。阐述人至四十岁以后，肾气逐渐衰虚。机体随之衰弱，至六十岁以后则可出现老态龙钟的状况。

（2）脏腑、经络、组织、器官的生理活动是人体生命活动的主要组成部分。其中最重要的是脏腑的生理功能，它是在脏腑气机的推动促进下而实现的。脏腑之气，常见如脑气、心气、肺气、肝气、胰（脾）气、肾气、胆气、胃气等。例如，心主血脉是由于心气对血脉运行的推动而完成的；肺主呼吸是由于肺气的宣化和肃降所推动的；胰（脾）胃主运化是由于胰（脾）胃之气所推动的，胰气主升清，胃气主降浊，一升一降，互相协调，共同完成运化吸收功能。

（3）气对血液、津液的推动促进作用，表现为气能促进血液的生成，气能推动血液的运行，即所谓“气为血帅，气行则血行”的关系。在人体的血液循环中，全靠心气的推动，心气充沛，促进心律正常，血液运行正常，脉搏随之均匀而有力。若心气虚弱，心律失常，血液运行阻滞，脉搏会快慢不均或见促结代脉。若心气耗散，心搏便要停止，气绝血瘀，脉搏随之停跳，机体即宣告死亡。至于气对津液的推动促进作用，主要表现在“气能生津”，“气能行津”的关系上。

2. 温煦功能

气的温煦功能是指气对于人体的脏腑、经络、组织、器官（属固态结构）和血液、津液、精液等（属液态物质）具有一定的温热作用。即是所谓“气运生阳而为热”的道理。正如《难经 · 二十二难》云：“气主煦之”。说明气有产生热能效应，温煦全身，常熏蒸于肌腠皮肤之间。气的产热效应，起温煦作用，是由于气自身不断运动而产生的。另一方面，气在所推动的脏腑器官的生理活动过程中亦会产生一定热量，故可以说“没有气，便没有热”。人体的体温来自气的温煦功能，并依赖气的正常运动来维持体温的恒定。机体的脏腑器官进行生理活动亦要依赖气的温煦作用。血、津、精等液态物质同样依赖气的温煦作用，才能正常流动循环，滋养脏腑器官，四肢百骸，完成其固有的生理功能。

《素问·刺志论》云："气实者，热也；气虚者，寒也。"说明由于气虚产生热量过少，便会出现寒冷之象，常表现为畏寒喜热，体温低下，四肢不温；脏腑内寒，功能低下；血液与津液运行迟缓，营养功能低下。古代考察脏腑内寒者，如《诸病源候论·冷气候》云："夫脏气虚，则内生寒也"。探讨体温低下，四肢不温者，如《读医随笔·气血精神论》云："卫气者，热气也。凡肌肉之所以能温水谷之所以能化者，卫气之功用也。虚则病寒，实则病热"。阐述气虚则见血液与津液运行迟缓、凝滞者，如《保婴撮要·吐血》云："气主煦之，血主滞之，是以气行则血行，气止则血止"。《血证论·吐血》云："气为血之帅，血随之而运行……气结则血凝，气虚则血脱，气迫则血走"。

3. 营养功能

气的营养功能，主要体现为吸取大自然的"清气"，内含有丰富的氧分，成为人类从自然界中经常摄取的一种无价的气态营养物质。这种营养物质一般称为"氧气"。它对于机体的脏腑器官进行生理活动，是十分重要的能量来源，没有它，人体的生命活动就会受到影响，不能生活。机体通过肺之呼吸进行气体交换，吸入清新氧气，呼出混浊碳气，不断吐故纳新。清气所带氧分对人体非常重要，每时每刻都不可缺少。一旦呼吸停止，人体得不到氧分营养，机体会很快缺氧窒息而死亡。现代微观医学对重病抢救常使用输氧治疗，甚至进行加压输氧或专门设计高压氧仓进行治疗。另外，"营气"中含有从水谷精微化生的大量营养物质，它通过血液循环输布全身，对脏腑器官，四肢百骸起着良好的营养作用，故胰（脾）胃之气在进行消化吸收过程中，亦体现出气的营养功能。

4. 防卫功能

人体的防卫功能是指气、血、津液和各个脏腑器官多方面生理功能的综合作用。气的防卫功能在人体整个防卫机能系统中占着重要的地位。气的防卫功能主要指具有防止外邪入侵及防止"内邪"发生令人致病的作用。观察外邪入侵人体，一般有从皮毛而入或从口鼻而入两个途径。阐述外邪从皮毛而入，遇到了卫气的抵抗者，如明代医家孙一奎在《医旨绪余》中云："卫气者为言护卫周身。温分肉，肥腠理，不使外邪侵犯也"。阐述病邪从口鼻而入遇到卫气抵抗者，如郑重光在《温疫论补注·原病》中云："凡人口鼻之气，通乎天气。本气充实，邪不能入"。又云："因本气亏虚，呼吸之间，外邪因而乘之"。至于"内邪"之发生人体致病，既往古人很少注意到。现今通过宏观与微观相结合，观察具有类似卫气功能的淋巴系统，其不单分布在体表，还广泛分布于体内，尤其是淋巴结群体，大量分布在脏腑之间，重要器官之间，防御"内邪"之侵袭。在机体抵抗力降低的情况下，"内邪"发生，侵犯人体致病已相当多见，因此亦说明人体卫气不单具有防御外邪侵犯，同时具有防御"内邪"侵犯机体的作用。正如《素问·刺法论》云："正气存内，邪不可干"。《素问·评热病论》云："邪之所凑，其气必虚"。内、外邪都可侵犯人体而致病的机理，充分体现出人体的气，确实具有强大的防卫功能。

5. 固摄功能

所谓固，是固定、控制之意；所谓摄，是统摄、摄制之意；故固摄，即是控制、调节、统摄之意思。气的固摄功能主要是指气对血液、津液、精液等液态物质的统摄作用。具体表现是：气能固摄血液，促使其运行于脉管之中，制约其不逸出脉管之外；气能固摄汗液、尿液、唾液、胰液、胃液、胆汁、肠液等，调节与控制其分泌量、排泄量、排出时间和排出次数，并制约防止其无故流失或排泄过多；气还能固摄精液。促使其正常排泄，并能防止其早泄、妄泄、遗精、滑泄。若气的固摄功能失常，便有造成各种体液大量丢失的危险。例如气不摄血。便会发生各种血液妄行之病证。正如名医张景岳在《景岳全书·血证》中云："盖胰（脾）统血，胰（脾）气虚不能收摄；胰（脾）化血，胰（脾）气虚则不能运化，是皆血无所主，因而脱陷妄行"。他在《景岳全书·汗证》中云："人以卫气固其表，卫气不固则表虚自汗，而津液为之发泄也"。阐明气不摄津，会造成表虚自汗，导致大量汗出。要止此汗，必须先要益气补卫，表固才能汗止。他又在《景岳全书·卫精》中云："滑精者，无非肾气不守而然"。说明肾气虚弱，不能摄精，会造成男子遗精、早泄、滑精等病症。

（四）人体中气的运动形式

气的运动，称为"气机"；气的运动变化，称为"气化"。气的运动虽因气的种类不同而各有运行特点。如营气行于脉内，卫气行于脉外；神气输布于全身而集中表现在头面，元气则通过三焦道路而流行于全身。但从气的各式各样运动特点，可归纳为升、降、出、入四种基本运动形式。所谓"升"，是指气自下而向上的运行；所谓"降"，是指气自上而向下运行；所谓"出"，是指气由内而向外（离心方向）的运行；所谓"入"，是指气由外而向内（向心的方向）的运行。气的运动，不论升和降，还是出和入，都属于对立统一的矛盾运动。考察脏腑气的运动形式，并不是每一种生理活动，都必须具备升降出入四种形式，而是各有特点，各有侧重。常见如肝气主升，肺气主降；胰（脾）气主升，胃气主降。从整个机体的生理活动来考察脏腑气机的升与降，出与入之间，如肝气升与肺气降之间，胰（脾）气升与胃气降之间，都必须协调平衡，才能维持人体正常的生理活动。因此，气的升降出入运动，又是协调平衡各种生理功能的一个重要环节。

人体的脏腑、经络、组织、器官，都是气的升降出入场所。气的升降出入运动，是人体生命活动的根本。气的升降出入运动一旦停止，也就意味着生命活动的终结。正如《素问·六微旨大论》云："出入废则神机化灭，升降息则气立孤危。故非出入，则无以生长壮老已；非升降则无以生长化收藏。是以升降出入，无器不有。故器者生化之宇，器散则分之，生化息矣"。

气的升降出入运动，不仅推动和激发了机体的各种生理活动，而且在脏腑器官的生理活动中得到真正的体现。这类运动形式在肺、胰（脾）、肾（分属上、中、下三焦）等三脏之表现最为突出。例如肺的呼吸功能运动表现，呼气是出，吸气是入；宣发是升，清肃是降。胰（脾）胃运化功能表现，胰（脾）气主升清，胃气主降浊；胰（脾）气主散精是出，胃气主受纳是入。肾为水脏，主藏精，肾精化生元气，元气经过三焦通道输布全身。观元气向上蒸腾，营养心脑肺脏，为之升与出；肾主纳气，能促使肺气下纳回复于"丹田"，为之降与入。需知肺为水之上源，肺气又有输布津液之作用。联系肾的主水功能，又有升降出入的运动形式：肾对水液有蒸腾气化作用，清者向上升腾，润泽心脑肺诸脏，属于升，兼有入；浊者气化为尿液，下降膀胱州都，排出体外，属降与出。说明肾脏主水的调节功能，具备了升、降、出、入四种运动形式。

一般而言，气的运动正常，称为“气机调畅”。若气的升降出入平衡失调，则称为“气机失调”。气的运行不畅或阻塞不通，称为“气滞”、“气郁”、“气机郁阻”或“气机不畅”。常见的“气机失调”有五种形式：其一是“气滞”，指某些部位或经脉的气机阻滞不畅；其二是“气逆”，指脏腑器官之气上升太过或急剧上升；其三是“气陷”，指脏腑器官之清气重度下降，不能升举；其四是“气脱”，指脏腑经络之气不能内守，大量向外脱逸；其五是“气闭”，指脏腑器官之气郁结闭塞于内，不能外达。在诊治疾病时，正确认识“气机失调”的病变机理及临床特征，有针对性地进行适当的调治。务求恢复人体的“气机调畅”，保障气的运动通畅无阻，平衡协调。

（五）人体中气的分布与分类

人体内主要的气，由于其组成成分、分布部位、功能特点的不同，便有各自不同的名称。常见的流行于全身之气，如元气、神气、宗气、营气、卫气、脏腑之气、经络之气等。

1. 元气

元气，又名原气、真气，是人体最重要的根本之气。它是机体生理活动能量总的来源，又是人体生命活动的原动力。

元气之名，本是上古时代的哲学术语，用于说明在天体形成的“混沌”状态，正如王充在《论衡·谈天》中云：“元气未分，混沌为一”。古代“元”与“原”二字相通，故又称“原气”。正如《春秋繁露·重政》解释云：“是以春秋变一谓之元。元，犹原也。”《难经》开始使用“原气”之名，《难经·三十六难》云：“命门者，诸精神之所舍，原气之所系也。”自汉代王充在《论衡·言毒》云：“万物之生，皆禀元气。”《论衡·无形》云：“人禀元气在天，各受寿夭之命，以立长短之形。”至隋唐以后，医著中渐多使用“元气”之名。如《景岳全书·传忠录》云：“命门为元气之根。”《医门法律·阴病论》云：“人身血肉之躯皆阴也，父母媾精时，一点真阳，先身而生。藏于两肾之中，而一身之元气由之以生，故谓生气之原。”

元气在《内经》中称之为“真气”。如《灵枢·刺节真邪篇》云：“真气者，所受于天，与谷气并而充身也。”《灵枢·离合真邪论》云：“真气者，经气也。经气太虚，故其来不可逢，此之谓也。”《素问·上古天真论》云：“夫上古圣人之教下也，皆谓之虚邪贼风，避之有时；恬虚无，真气从之，精神内守，病安从来。”从以上论述分析，依据真气所受于天，与谷气并而充身的特点，形成一种与虚邪贼风相对应的“正气”。这种“正气”与广义之“元气”基本相同。如张志聪在《灵枢集注》中云：“所受于天者，先天之精气；谷气者，后天水谷之精气，合并而充身者也。”李东垣在《脾（胰）胃论·脾（胰）胃虚则九窍不通论》云：“真气又名元气，乃先身生之精气也，非胃气而不能滋之。”

按元气的含义，可分为广义元气与狭义元气。广义元气，泛指全身各种正气，包括神气、宗气、营气、卫气、脏腑之气、经络之气等。例如李东垣将“脾（胰）胃之气”称作“脾（胰）胃元气”。狭义元气，是指由肾中精气所化生之元气，其意与《难经》所说的“原气”相同。原气发源于肾（命门），一般藏于脐下“丹田”，借三焦的通道敷布全身，推动脏腑器官的一切生理活动，属于维持人体生命活动的根本之气。

元气可分为元阴之气与元阳之气。元阴之气即系命门之水，又称“真阴”；元阳之气又称命门之火，又称“真阳”。联系《内经》真气的根源，故有时又把元气称为“真元之气”。

元气的生理功能　元气是诸气之母，又称“生气之原”，它能资生与促进机体各种气的生成与活动，故是生命活动的根基。元气具有下面多种重要的生理功能：

（1）促进人体的生长、发育和健壮

元气发生于命门（肾上腺），元气促进人体生长、发育和健壮的机能，主要表现在命门肾气的生理功能上。《素问·上古天真论》关于“有子无子，男子不过尽八八，女子不过尽七七”的精辟论述，说明命门肾气对人体生长、发育的促进作用。至于机体进入老年后，人们尚可通过水谷之精气，填补肾精，培养元气，资生肾气，达到延缓衰老，延年益寿的目的。

（2）促进神气充沛，精神焕发

元气是生命活动的根基，神气是生命活动的集中表现。元气对神气具有资生与促进作用。元气充足，神气才能旺盛，正所谓“神采奕奕”，“精神焕发”。考察狭义的神气即是相当于脑气，因脑主神明，脑气充沛，亦表现为“神采奕奕，精神焕发”。故此，更有力说明元气对于脑气（属脏腑之气）具有资生与促进作用。正如《灵枢·海论》云：“髓海有余，则轻劲多力，自过其度；髓海不足，则脑转耳鸣，胫眩冒，目无所见，懈怠安卧”。又云：“气海有余，则气满胸中悗，急息面赤；气海不足，则气少不足以言”。

（3）激发、推动和温煦各个脏腑器官的生理功能

脏腑、经络、组织、器官的生理功能活动，一般以脏腑为代表，脏腑的生理功能即称为“脏腑之气”。各个脏腑之气都要依靠元气的激发、推动和温煦，才能正常运行。而激发、推动和温煦脏腑器官的生理功能者，具体表现为元气中的“元阳之气”、“生物之火”。正如《景岳全书·传忠录·命门余义》云：“命门有火候，即元阳之谓也，即生物之火也”。又云：“命门为元气之根，为水火之宅。五脏之阴气，非此不能滋；五脏之阳气，非此不能发”。再说体现脏腑之气，一般谓神气体现为脑气，宗气体现为心肺之气，营气体现为胰（脾）胃之气，卫气体现为三焦之气等。脏腑之气依靠元气的激发、推动和温煦，才能生生不息，活动如常。临床上诊治“五更泄泻”，用温胰（脾）阳之方药不及壮元温肾方药的效果好，因其温热之药力强之故。诊治虚性哮喘，运用温壮元阳，补肾纳气的效果要比单纯补肺治喘的效果更好，因补虚之药力更强也。

（4）滋润和填补各脏腑器官之精血与津液

脏腑器官进行生理活动都消耗一定的能量，均需要精血的营养、津液的滋润。总之，都需要能量的补充。及时补充能量，达到阴生阳长，才能维持脏腑器官的正常生理功能。所谓“五脏之阴气，非此不能滋”，说明“元阴之气”对各脏腑所需的精血营养和津液濡润，具有源源不断的滋生与供应作用。因此，元气不仅是人体生命活动的原动力，也是维持人体脏腑器官进行生理活动所需能量的总来源。

（5）促进和资生卫气的生理功能

人体的正气，都具有防御外邪入侵及内部发生之作用。而卫气则是防卫机制中的“主力”。卫气与营气都来源于水谷之精气，而五脏六腑之精气皆储藏在肾与命门（肾上

腺）中，故卫气的强弱，同样受到命门元气资生的影响。元气充沛的人，体质健壮，卫气功能多较强，很少受到外邪的侵袭而致病。若因先天禀赋不足，或后天失于调养，或因严重创伤，或久病损耗，造成肾与命门精气不足，元气的化生乏源，导致体质变弱，元气虚损，卫气功能怯弱，易受到外邪侵袭或内邪发生而致病，产生种种之病变。正如俗话所说“体弱必多病”。

（6）元气具有强大的固脱功能

所谓固脱，即在疾病严重阶段，出现“亡阴”或“亡阳”之时，通过固摄元气，以防全身阳气外脱。人体中，各种气都具有一定的固摄功能，即是指气对血液、津液、精液等液态物质的统摄作用。当人体患病严重时，如大量出血，可导致气随血脱；大量出汗，可导致气随津脱；过度耗精，达到气随精脱的阶段，造成阳气严重亡失，神气有耗竭离散之危险。此时，病情重笃，一般脏腑之气已无力固摄，必须从根本上固摄元气，稳住根基，才能防止全身的阳气外脱。故一旦出现亡阴证或亡阳证，除急投抢救真阴或回阳救逆之剂外，还有一妙法绝招，那就是“固摄元气”。临床上，多见于大出血或大汗淋漓不止，急用独参汤或人参生脉散固脱，其机能便是“有形之血，不能急生；无形之气，所当亟固”。尤其是在没有输血的条件下，使用止血药效果欠佳时，可以“出招”，以解燃眉之急。

2. 神气

神气是神的运动形式，属于神的范畴。神是人体思维、意识、聪明、情志等生理功能，以及全部生命活动的总体现。神气的有关内容，具体请参阅本章第二节精神中之“神”的部分。

3. 宗气

所谓宗，《广雅释诂》解释有“根本”之意，有“积聚”之意。宗气，宏观是指积聚于胸中之气。胸中一般称为膻中，是人体气机最集中的地方，故又称为“气海”。正如《灵枢·五味篇》云：“谷始入于胃，其精微者，先出于胃之两焦，别出两行，营卫之道。其大气之精而不行者，积于胸中，命曰气海。”明代医家孙一奎在《医盲绪余·宗气营气卫气》中云：“宗气者，为言气之宗主也。此气抟于胸中，浑混沌沌，人莫得见其端倪……。”观察分布在胸中之气，肉眼是看不到的。微观则可以理解为心与肺之综合气机功能。

宗气的生成与分布：《灵枢·邪客篇》云：“五谷入于胃也，其糟粕、津液、宗气分为三隧。”结合上面《灵枢·五味篇》的论述，说明宗气来源于水谷精微，上注于胸中，与肺呼入的清气相结合，化生而成。因此，肺的呼吸功能与胰（脾）胃的运化功能，对宗气的生成与盛衰直接相关。

《灵枢·邪客篇》又云：“故宗气积于胸中，出于喉咙，以贯心肺；而行呼吸焉。”《灵枢·五味篇》又云：“出于肺，循喉咙，故呼则出，吸则入。”《灵枢·刺节真邪篇》云：“宗气留于海，其下者注于气街，其上者走于息道。”均说明宗气形成之后，分布于胸中，贯注于心肺之脉，循心经运行；另一方面，经过肺脏，走呼吸息道，故呼则出，吸则气入。向下运行者，注入气街穴，属足阳明胃经，联络胰（脾）胃运化功能，不断汲取水谷精微的营养支持。

宗气的生理功能，主要有两个方面：

其一，宗气走息道以行呼吸：由于宗气运行于肺脏、气管、咽喉等处，故凡呼吸、声音、语言的变化，皆与宗气的活动有关。一般规律是：呼吸均匀，缓和而有节律；声音洪亮，语言清晰者，是宗气充盛的表现；若呼吸喘促，快速而不匀，声音微弱，语言不清者，则是宗气虚弱之征象。清代名医喻嘉言在《医门法律·明辨息之法》中云："息出于鼻，其气布于膻中。膻中宗气主上焦息道，恒与肺胃关通，或清而徐，或短而促，咸足以占宗气之盛衰。"把肺气呼吸与鼻窍息道的功能变化，与宗气盛衰之密切关系，阐述得十分清楚。

其二，宗气走心肺以行气血：大凡虚里搏动，经脉流通，气血运行，皆与宗气盛衰有关。虚里搏动是心脏搏动在胸廓外部之表现，正当左乳头之下，其动应衣。诊查虚里搏动（相当于心尖部），均匀而有节律，脉搏和缓而有神，经脉气血运行通畅，表示宗气充盛而不泄；若虚里搏动紊乱失常，脉搏躁动，至数不定或微弱无力，或躁疾散大者，均是宗气不足，严重耗泄之征象。《素问·平人气象论》云："胃之大络，名曰虚里，贯膈络脉，出于左乳下。其动应衣，脉宗气也。盛喘数绝者，其病在中；……绝不至，曰死；乳之下，其动应衣，宗气泄也。"描述虚里脉与宗气的关系十分密切。虚里搏动正常，是宗气充盛之表现；虚里搏动停止，表示心跳停止，是宗气败绝，故曰死；若虚里搏动躁急，引衣而动，多是宗气严重耗泄之征象。

总之，宗气是心肺综合气机功能。它对呼吸功能及血液循环功能有着明显的推动与促进作用。因此，在人体中与心肺两脏有关的多种生理功能，均与宗气的盛衰密切相关。周学海在《读医随笔·气血精神论》中云："宗气者，动气也。凡呼吸、语言、声音，以及肢体运动，筋骨强弱者，宗气之功用也。虚则短促少气，实则喘喝胀满。"以胸中动气概括心肺两脏综合生理功能，具有中西医结合的特色。

4. 营气

所谓营气，是指运行于血管中的营养物质，即"营质"。本属于"精质"的范畴，只是由于其具有营周不休，运行不息的运动特点，古人仍以"气"来命名。又因它富有营养，故美称之为"荣气"。还因它与血可分而不可离，故常把"营血"并称，有等同看待之意。至于营气与卫气相对而言，卫属气化，应为阳；营属精质，应为阴。故此又常把"营阴"并称。

（1）营气的生成与分布：《素向·痹论》云："营者，水谷之精气也。和调于五脏，洒陈于六腑，乃能入于脉也。故循脉上下，贯五脏，络六腑也。"说明"营质"是由于水谷之精气化生而成，故能运行于脉管之中，通过血液循环到达全身各个脏腑，供给营养物质。《灵枢·营气篇》云："营气之道，内谷为宝。谷入于胃，气传于肺，流溢于中，布散于外，精专者行于经隧，常营无已，终而复始，是谓天地之纪。"《灵枢·营卫生会篇》云："人受气于谷，谷入于胃，以传与肺，五脏六腑，皆以受气。其清者为营，浊者为卫，营在脉中，卫在脉外，营周不休，五十而复大会。阴阳相贯，为环无端。"进一步说明"营质"（即营气）由水谷精微中较为清纯的"精专"部分所化生，贯注于脉管之中，随血液运行循环往复，营养全身脏腑器官，四肢百骸，永无休止。相对而言，营质和血液运行在脉管中，卫气运行在脉管之外。《灵枢·营卫生会篇》又云："营出于中焦。"中焦主要指示胰（脾）胃的运化水谷精微功能。对照《灵枢·决气篇》云："中焦受气取汁，变化而赤，是谓血。”两者观点一致，均说明来自中焦的营养物质正是生成血液的主要原材料。

(2) 营气的运行：营气在中焦化生后，上行至手太阴肺经，开始按十二经脉流注次序运行，历经手足三阴三阳经（具体路线详见经络学说中十二经脉的流注次序），最后运行至足厥阴肝经，交接流注于背面正中线的督脉，经腹面正中线的任脉，再交回手太阴肺经，重新开始新一轮流注。如此循环往复，谓之“营周不休，五十而复大会。阴阳相贯，如环无端。”古人对营气在脉管中运行“五十而复大会”的速度、每日营运全身的周数及与呼吸定息的关系，作过深入的研究与计算。正如《灵枢·五十营篇》云：“故人一呼，脉再动，气行三寸；一吸，脉亦再动，气行三寸；呼吸定息，气行六寸。十息，气行六尺，……二百七十吸，气行十六丈二尺，气行交通于中，一周于身。……一万三千五百息，气行五十营于身，水下百刻，……凡行八百一十丈也。”计算营气一日一夜在全身运行五十周，行程八百一十丈。尽管与微观计算“人体血液循环”的数据有些出入，但足以说明，古代医家对人体气血的研究，是实事求是的，认真对待的。

(3) 营气的生理功能，主要表现在两方面：

其一，营气是化生血液的主要成分：《灵枢·痈疽篇》云：“中焦出气如露（“营气也”），上注溪谷，而渗孙脉，津液和调，变化而赤为血。”阐明中焦产生营气，营气渗入孙脉，与津液结合（此津液指血浆成分）。变化而赤，形成血液。《灵枢·邪客篇》云：“营气者，泌其津液，注之于脉，化以为血，以荣四末，内注五脏六腑，以应刻数焉”。说明营气具有吸取来自水谷精微中含丰富营养之津液（微观指血浆部分），使之注入脉管中的功能；至于“化以为血”则说明营气能为血液的生成提供了主要原料（微观包括血球部分，即血红蛋白的原料）。故说营气具有重要的化生血液功能。

其二，营气是全身营养物质的供应者：所谓营气，其实质就是营养物质（营质）由于其不断地运动的特征，故才称之为“气”。营气所到之处，都为脏腑经络、组织器官、四肢百骸提供丰富的营养物质，正是人体各种生理活动重要的物质基础。对此，纵观古代医著中，以《妇人良方·养生必用论病》的论述最为精辟：“刘厚宗先生云：荣者，水谷之精，和调于五脏，洒陈于六腑，乃能入于脉也，源源而来，化生于脾（胰），总统于心。藏受于肝，宣布于肺，施泄于肾，灌溉一身。目得之而能视，耳得之而能听，手得之而能握，足得之而能步，脏得之而能液，腑得之而能气。注入于脉，少则涩，充则实，常发饮食滋养，则阳生阴长，变化而为血”。此段论述，基本上都摘用《内经》之经文，高度精炼，层次分明，纵横联系，充实发挥，对营气具有营养全身的重要作用作了精辟而全面的概括。

5. 卫气

所谓卫气，是指运行于血管之外而且有突出防卫功能之气。《灵枢·营卫生会篇》云：“人受气于谷，谷入于胃，以传与肺，五脏六腑，皆以受气。其清者为营，浊者为卫，营在脉中，卫在脉外，营周不休，五十而复大会。阴阳相贯，如环无端。”《灵枢·卫气篇》云：“其浮气之不循经者，为卫气；其精气之行于经者，为营气。阴阳相随，内外相贯，如环之无端”。说明卫气与营气相对而言，卫气行于血管外而属阳，故称之为“卫阳”。卫气的运行同样是卫周不休，如环之无端。

卫气的生成、分布与运行：《灵枢·五味篇》云：“谷始入于胃，其精微者，先出于胃之两焦，以溉五脏，别出两行，营卫之道”。《素问·痹论》云：“卫者，水谷之悍气也。其气慓疾滑利，不能入于脉也。故循皮肤之中，分肉之间，熏于肓膜，散于胸腹”。说明卫气的生成，亦是由水谷精微所化生，只是卫气其性“慓疾滑利”，故不入血脉中而运行于血管之外，多向外行于皮肤、分肉之间；又向内运行，熏于膈膜上下，散布于各个脏腑组织。

卫气运行的途径：所谓途径，即是运行的具体路线，依据经典著作中古代医家的论述，可归纳为三种途径。

其一，卫气与营气伴随而行：《内经·灵枢》数篇的论述，皆云卫气与营气相随而行。《难经·三十难》更明确指出：“荣气之行，常与卫气相随不？然：经言人受气于谷，谷入于胃，乃传与五脏六腑，五脏六腑皆受于气。其清者为荣，浊者为卫，荣行脉中，卫行脉外，荣周不息，五十而复大会，阴阳相贯，如环之无端，故知荣卫相随也”。这是在掌握循环系统解剖学知识的基础上的一种气血运行途径。

其二，卫气昼行于体表，夜行于体内：《灵枢·卫气行篇》云：“故卫气之行，一日一夜五十周于身，昼日行于阳二十五周，夜行于阴二十五周，周于五脏”。说明卫气日间在体表运行，以六条阳经为主要路线，行二十五周；夜间卫气入内，按肾→心→肺→肝→胰（脾）→肾的次序，又运行二十五周。虽然总运行数同为五十周，但这种日行于外，夜行于内的运行路线，与营气的运行显然不同，属于卫气独立运行的途径。这一论点，可用于解释人体在清醒时对外邪的抵抗力（卫外功能）较强，而在夜间睡眠时，由于卫气入内，体表抵抗力偏低，易受风寒邪气侵袭，产生营卫失调之“感冒”表证。

其三，卫气散行布满全身：《素问·痹论》云：“卫者，水谷之悍气。其气慓疾滑利，不能入于脉也。故循皮肤之中，分肉之间，熏于肓膜，散于胸腹”。结合上文“周于五脏”，“昼行于体表，夜行于体内”，“卫行于脉外”等特点，充分说明卫气散行时内外，上下，满布全身。

卫气的主要生理功能：《灵枢·本藏篇》谈到：“卫气者，所以温分肉，充皮肤，肥腠理，司开合也”。简要说明卫气具有几方面的主要生理功能。

（1）护卫功能

护卫，即是保卫、防卫之意，顾名思义，卫气的主要功能就是防御外邪的入侵。卫气充沛于皮肤分肉之中，司腠理汗孔的开合，好像在体表筑起一道防线，抵抗外来邪气入侵人体。同时，脏腑、组织、器官之间，又有卫气分散（微观淋巴系统，体内尚有淋巴细胞、淋巴液及淋巴结的广泛分布），能制止“内邪”的发生，符合“正气存内，邪不可干”之意，更清楚说明，卫气具有突出的防御内、外邪气侵袭的护卫功能。

（2）温养功能

详细可分为温运与充养两个方面。

①温运功能：所谓“温分肉”是简要说明卫气具有温煦全身，内温脏腑，外暖肌肉、皮毛之功能。这种产温，补充热能的作用，对于人体保持相对恒定体温具有重要的保障作用。正如周学海在《读医随笔·气血精神论》中云：“卫气者，热气也。凡肌肉之所以能温，水谷之所以能化者，卫气之功用也。虚则病寒，实则病热”。把“卫气”当作“热气”看待。

②充养功能：所谓“充皮肤，肥腠理”。是说卫气具有显著的充养皮肤，肥腠理之功

能。正如《灵枢·本藏篇》又云："卫气和，则分肉解利，皮肤润柔，腠理致密矣"。说明卫气温和，不单促使全身温暖，还能促进肌肉壮实，皮肤柔润，腠理致密，充养全身，保持健壮。

(3) 调节功能

卫气的调节功能，主要表现为控制皮肤腠理的开合，汗液的排泄，从而对人体的体温起到一定的调节作用。《灵枢·本脏篇》所谓"肥腠理，司开合者也"。实际是指卫气对汗液排泄的调控，从而调节体温之功能。经云"阳加于阴，谓之汗"。张景岳在《景岳全书·汗证》中解释云："汗发于阴而生于阳，此其根本则由阴中之营气；而其启闭则由阳中之卫气"。说明营血和津液是汗的化源，而汗之排泄，则由卫气的控制与调节。如果外邪侵犯人体肌表，导致腠理（汗孔）闭塞，卫气不得发泄，则见无汗而身热；若体表气虚，固摄无力，会导致腠理（汗孔）疏松，卫气外泄，则见自汗出而恶风。正如《景岳全书·汗证》又云："人以卫气固其表，卫气不固则表虚自汗，而津液为之发泄也"。

综上所述，卫气三方面的生理功能总是互相联系，互相协调。在防卫功能方面，防御外邪，杀细菌灭病毒的功能常与腠理的开合，汗液的排泄功能密切相关。若腠理致密，排汗适度，杀菌灭毒力强，不易受外邪侵袭；若腠理疏松，自汗过多，气虚不固，杀菌灭毒力弱，则易受外邪侵袭，产生感冒表证。在调节体温方面，卫气功能中的温煦作用必须以司腠理之开合来协调，暑天时，暑热之气刺激卫气产温太过，导致体温升高，而卫气通过调节腠理开合，多排出汗液，带走过多的热量，使体温回降，保持正常；在寒冬季节，气温较低，受寒冷刺激，卫气一方面增强温煦功能，同时又调节腠理密闭而不排汗，减少散热以保持正常之体温。总之，卫气的温煦功能，充养功能及调节汗液排泄功能，必须保持经常联系而互相协调，才能构筑形成人体一道具有杀菌灭毒，防邪入侵而又适应气候环境变化的坚固防线。

（六）宏观医理与微观医理对营卫二气的认识

营气与卫气皆同是化生于水谷精微，来源相同。营行脉中，卫行脉外；营成质，属阴；卫化气，属阳，阴阳互根，对立而统一。不少医家认为，营卫之气是可分可合的。正如张景岳在《类经·营卫三焦》云："虽卫之气在外，然亦何尝无血；营主血而在内，然亦何尝无气。故营中未必无卫，卫中未必无营，但行于内者，便谓之营，行于外者，便谓之卫。此人身交感之道，分之则二，合之则一而已"。这种"营中有卫，卫中有营"的观点，通过宏观医理与微观医理的对照分析，可得到证实。

依据宏观医理，结合现代生理解剖组织学知识，对比分析，笔者认识到：宏观的营气循环，相当于微观的血液循环；宏观的卫气循环，相当于微观的淋巴液循环。营行脉中，营气代表血液中含有的多种营养物质（包含有蛋白质、醣类、脂肪等小分子量精微物质）。所谓"营中有卫"，即血液中还含有一定数量的白血球，这些具有杀菌灭毒能力的白细胞（详细分类含中性粒细胞，嗜酸细胞，嗜碱细胞，大单位细胞，淋巴细胞等），其杀菌灭毒的功能相当于卫气的功能，故证实"营中有卫"，确有实据。至于卫气循环相当于淋巴液循环，卫气行于脉外的运行途径，即是淋巴管道，因淋巴液循环正是血液循环的辅助装置。这里所指的卫气，微观包含淋巴液中流动着的大量淋巴细胞及流行经过的淋巴结，均具有截留、杀灭细菌、病毒的生理功能（即防卫功能），故宏观上称其为卫气，名符其实。而在循环流动的淋巴液中（属于卫气），还含有数量不少的脂肪质及大分子营养物质，则又符合“卫中有营”的特点。对照营气的分布与运行，基本上和血管的分布与运行一致，而卫气的分布与运行则与淋巴系统的分布与运行一致，卫气运行于“循皮肤之中，分肉之间”，符合毛细淋巴管道遍布全身体表的皮肤之中的特征，“熏于肓膜，散于胸腹”，符合胸腹腔内分布有9条比较粗大的淋巴干、胸导管、乳糜池及右淋巴导管的解剖结构。体表体内都有淋巴管道、淋巴组织、结构广泛分布。再考察血管（包括动、静脉）和淋巴管道是相连相通的。淋巴液回流常归血液之中，据测计静态情况下，每小时约有120毫升归入血液，而运动时，淋巴流速可增加3～14倍。血液循环（营气循环）与淋巴液循环（卫气循环）符合可分可合的特点，分则一分为二，合则合二为一。总之，广义的循环系统包括了血液循环和淋巴液循环，它和宏观认识的营卫循环基本相通，原理一致。

二、血

（一）血的基本概念

血是宏观有形，运行于脉管中，并对全身起着良好的营养和滋润作用的红色液体。血液是构成人体和维持人体生命活动的重要物质。因此，人体大量失血，血液成分或血液性质的严重改变，或者血液循环的严重障碍，都可危及生命。

脉是血液运行的通道，全身的血都在脉管中流行，故脉管像是盛载血液的府库，被称之为“血府”。脉管在解剖学中称为“血管”，一般分为动脉血管和静脉血管两大类：动脉血管跟随心脏搏动，内盛十分丰富的营养物质及氧气，动脉血呈鲜红色，离心流动，流速较快；静脉血管一般无搏动性，内盛的营养物质及氧气相对较少，静脉血呈暗红色，向心流动，流速较慢。介于小动脉与小静脉之间，起着沟通桥梁作用的是广泛的“毛细血管”，它是血液循环中从动脉血转变为静脉血的中间环节，是血液向脏腑、组织、器官提供营养物质及氧分，进行新陈代谢物质交换的主要场所。毛细血管相当于宏观所称的“孙络”与“浮络”之类的脉管结构。心脏是整个血液循环系统的中枢，血液进行体循环与肺循环的交汇点。心脏有节律的自主搏动是人体进行血液循环的原动力。正如《素问·痿论》云：“心主身之血脉。”《素问·五脏生成论》云：“诸血者，皆属于心。”《素问·六节脏象论》云：“心者，……其充在血脉。”说明血液循环及脉管系统的生理功能都取决于心脏。

血液沿着脉管流注于全身，内注入脏腑、组织，外达器官、窍道，四肢百骸，对全身上下、内外都有良好的营养和滋润作用。这种作用是不可缺少和停止的，即使是短暂的缺血，也会引起缺血部位的苍白和疼痛；缺血缺氧的时间一长，缺血部位的生理功能便会丧失，缺血部位的组织结构即产生坏死。尤其是心脑等重要脏腑的缺血缺氧，往往引起严重的病变，甚至危及生命。由于某种原因导致血液逸出脉管之外，称为出血。古代有时把脉管称之为“经脉”，故逸出脉外之血液又称为“离经之血”。“离经之血”由于停止流动运行，便形成了“瘀血”，“瘀血”通常是属于病理性产物，又可转变为特殊的致病因素之一。至于血管内的血液，由于某种原因产生凝聚，结成团块，医学上称之为“血栓”，属于瘀血的范畴。血栓形成产生梗塞病变，常常是造成缺血性中风等严重疾病的罪魁祸首。

（二）血的生成

血液的生成，宏观认为是由营气和津液结合，化生而成。正如《灵枢·邪客篇》云："营气者，泌其津液，注之于脉，化以为血，以荣四末，内注五脏。"《灵枢·营卫生会篇》云："中焦亦并胃中，出上焦之后。此所以受气者，泌糟粕，蒸津液，化其精微，上注于肺脉，乃化而为血。"同时，强调血液生成的物质来源，在于中焦的重要脏腑胰（脾）胃，因其消化吸收水谷精微，能够化生气血。正如《灵枢·决气篇》云："中焦受气取汁，变化而赤是谓血。"说明血液的生成主要依靠营养物质（营气—营质）结合摄取津液（取汁），经过一系列的生理变化，产生赤色的血液。

微观血液的生成，由三种成分组成：其一，基本成分是一种晶体物质溶液，内溶解有多种电解质，小分子有机化合物（营养物质代谢产物和少量的激素）及一些气体；其二，组成成分是溶解于晶体物质溶液中的血浆蛋白，可分为白蛋白、球蛋白和纤维蛋白三大类；其三，组成成分包括悬浮于血浆中的血细胞，血细胞一般分为红细胞、白细胞和血小板等。红细胞数量最多，内含丰富而赤色的血红蛋白，故血色呈红色。白细胞的数量相对较少，血小板则是最细小的血细胞。

宏观的"津液部分"相当于微观的"血浆部分"；宏观的"营气部分"相当于微观的溶解在血浆中的各种电解质、有机化合物、激素、少量气体、血浆蛋白、血细胞等组成物质。一般以血细胞为代表，故有时可概称为"血球部分"。

究其生成来源，"血浆部分"来源于细胞外液所演生的"组织液"。血浆通过血管壁渗透压变化与组织液沟通，渗入渗出，调节其血管充盈度。微观发现组织液→血浆，相当于宏观的津液→血浆。因此，补充津液，滋生阴血，实质便是扩充血浆的容量，故输液、输血、输血浆等，均属于扩容的范畴。人体在大失血、大失水的情况下，补充并保持血容量，在诊疗中，常常是当务之急。至于"血球部分"的生成，微观探究，血球（血细胞）不是在脉管中生成，也不是在血液中生成，亦不是在心脏生成，而是在"骨髓"中生成。微观的这一重要发现，证实滋生血球者是骨髓。为宏观确立了"精髓生血"之原理。它与"精血同源"的理论相吻合。因精藏于肾，血藏于肝，肾中精气旺盛，则肝得所养，血有所藏；而肝中藏血量充盈，则肾有所滋，精髓有所藏。肾主骨，生髓，肾藏精，精髓与血液，互相滋生，互相转化，互相促进，互相为用。"精血同源"的理论进一步扩展为"肝肾同源"的理论。古代使用干支术语，则有所谓"乙癸同源"之理论。

临床运用上，对于饮食营养长期摄入不足或脾胃运化功能失调者，水谷精微来源缺乏，不能化生血液，导致出现血虚之证。诊疗的重点在于健运胰（脾）胃，从"后天之本"着手，增加水谷精微吸收；精髓无力化生血液者，则需从"先天之本"着手，补肾填精，强精髓，促生血，新的原理在于"肾主骨生髓"→"骨髓生血"。

（三）血的功能

简而言之，血具有营养和滋润全身上下、内外的生理功能。血在脉管中运行，血脉内通脏腑组织，外达器官窍道，四肢百骸，皮肉筋骨，起着营养和滋润作用。一般血液流注，循环不息，不间断地对全身各处供应营养，滋润补益，维持着人体正常的生理活动。

正如《难经·二十二难》所云："血主濡之。"所谓濡，一是濡养之意，一是滋润之意，简要地说明血有濡养和滋润脏腑器官的重要生理功能。具体分析，血有下列几方面生理功能：

1. 血具有丰富的营养，能维持与支撑人体进行各种生理活动

人体的脏腑、器官进行各种生理活动，都必须依靠血液所提供的营养。一般而言，生理功能属于"气"，营养物质属于"血"。所谓"血为气之母"，是说"气"的功能活动，均有赖于"血"的营养、支持与促进。正如《素问·五脏生成篇》所云："肝受血而能视，足受血而能步，掌受血而能握，指受血而能摄。"说明人体的视物、走步、掌握、指摄等功能活动，都离不开血的营养和滋润作用。明·徐彦纯在《金匮钩玄·血属阴难成易亏论》中云："灌溉一身，目得之而能视，耳得之而能听，手得之而能摄，掌得之而能握，足得之而能步，脏得之而能液，腑得之而能气，是以出入升降，濡润宣通者，由此使然也。"

2. 血液能滋生脏腑器官，筋骨肌肉，皮肤毛发等组织结构

宏观视察，凡血液充足，则面色红润，神采奕奕。脏腑坚韧，器官聪明，筋骨强劲，肌肉丰满，皮肤柔软，毛发润泽；若血液虚衰，则面色萎黄，精神疲乏，脏腑脆弱，器官失灵，筋骨痿弱，肌肉瘦削，皮肤憔悴，毛发枯萎。正如《金匮钩玄·血属阴难成易亏论》云："血盛则形盛，血弱则形衰。"《读医随笔·气血精神论》云："夫血者，水谷之精微，得命门真火蒸化，以生长肌肉皮毛者也。凡人身筋骨、肌肉、皮肤、毛发有形者，皆血类也。"《素问·痹论》云："营者，水谷之精气也，和调于五脏，洒陈于六腑。"均说明血液能够滋生并营养脏腑器官，筋骨肌肉，皮肤毛发等组织。

3. 血液可提供生命活动所需的能源，保障生命的存在

血液含有丰富的营养和氧分，正是生命活动所需能量的来源。人体一旦断绝血液供应，便会产生严重的后果。若缺血缺氧时间一长，达到不可逆转的地步，便会危及生命活动，导致机体死亡。正如《证治准绳·杂病·诸见血症》云："血者，神气也，得之则存，失之则亡。"《金匮钩玄·血属阴难成易亏论》亦云："血者，神气也，持之则存，失之则亡。"均说明保持血液，关系着生命的存亡。临床上，大量出血往往是导致机体死亡一个重要原因，千万不可等闲视之。

4. 血液是心脏功能活动的主宰

所谓"心主血脉"，是说血液的运行与循环全靠心搏的推动。若心搏跳动异常，便会直接影响血液的运行与循环，进而影响到血液对机体的濡养与滋润。反过来，若血液循环发生障碍与阻塞，必然影响到心脏主司血脉的生理功能。尤其是供应心脏本身血液的冠状动脉，它的异常与阻塞常会导致"冠心病"的出现，多突然发作，表现为"心绞痛"（真心痛）或"心梗"（心肌梗塞），后果较为严重。另一方面，由于血液的性质、成分、运载物质的改变，造成高脂血症、高黏血症、高糖血症等病理变化，又会影响到血管出现病变，进而影响到心脏出现病理变化。在这个意义上说，血液就是心脏功能活动的主宰。

所谓"脑为五脏六腑之首领"，是说大脑是人体最重要的一个脏器。为保障大脑完成其重要而复杂、精细的生理功能，血液对大脑的供应在人体各个脏腑器官中，数量是最多的。一般计算，人脑的重量仅占体重的2%，成人脑髓平均重量为1400克，而据微观实

验资料测算，脑血流量约占心搏出量的六分之一，即占 15% ~ 20%。由此可知，脑血流量非常之大。经实验研究证明，缺血缺氧最快引起死亡的脏腑正是大脑。因此，大脑的功能活动，时刻离不开血液的营养供应，尤其是氧分和血糖的供应。在这个意义上说，血液又是大脑生理功能活动的主宰。

5. 血液为人体精神活动提供重要的能量来源

所谓“脑主神明”，说明大脑是人类最高的思维与调节脏器，具有精神、情志、思维、意识、语言、记忆、劳动、反应等复杂而精细的生理功能。这些生理功能都属于人体大脑精神活动的范畴。其中包括的“感觉与运动”，则属于“脑主神明”的六大生理功能的功能之一。需知人体大脑进行精神活动是需要消耗大量能量的，这些能量来源全靠血液供应。

古人早就认识到血液能滋养、化生神气，血液可为人脑进行精神活动提供重要的能量来源。正如《灵枢·营卫生会篇》云：“血者，神气也。”《素问·八正神明论》云：“血气者，人之神，不可不谨养。”大凡人体血液充盈，血脉调和，则表现出精神充沛，神志清晰，感觉灵敏，运动自如。正如《灵枢·平人绝谷篇》云：“血脉和利，精神乃居。”若某种原因导致血虚或血瘀不能养神，血热上扰于神，都可出现精神疲惫、衰弱、健忘、失眠、多梦、惊悸、恍惚、烦躁、谵语，甚至神志不清、昏不识人等症。若血虚不能养筋，则会导致感觉与运动障碍，出现感觉失灵，反应迟钝；肢体软弱，运动无力。临床上，每见眩晕眼花，视物不清（“肝受血而能视”），耳鸣耳聋（“耳得之而能听”），步履艰难（“足得之而能步”），四肢麻木，废痿不用（“指受血而能摄，掌受血而能握”）等症。由此观之，足见血液之珍贵。

（四）血的运行—“血液循环”

血的运行，主要是靠心气的推动。《素问·痿论》云：“心主身之血脉。”说明心脏主管全身的血液和全身的脉管。观察血液能在脉管中运行与循环，周而复始，如环无端，全靠心脏自主搏跳而推动。正如《医学入门》云：“人心动，则血行诸经。”所谓“血行诸经”，就是说血液总在全身各条经脉中运行。至于运行的路线，按《灵枢·营气篇》之论述：“故气从太阴出，注于阳明，……下注肺中，复出太阴。此营气之行，顺逆之常也。”认为营血的运行是从肺经手太阴开始——→手阳明大肠经——→足阳明胃经——→足太阴胰（脾）经——→手少阴心经——→手太阳小肠经——→足太阳膀胱经——→足少阴肾经——→手厥阴包络经——→手少阳三焦经——→足少阳胆经——→足厥阴肝经——→督脉——→任脉——→手太阴肺经。这便是十四经脉的运行流注具体路线。由于这种营血运行流注的路线是从手太阴肺经开始，最后又回到手太阴肺经，周而复始，如环无端，故把营血这种流注运行称之为“血液循环”。它与微观所称的“血液循环”，其原理及结构是一致的。都认为是在心脏搏动主持下，推动血脉在脉管（经脉）中运行流注，为全身各脏腑、组织、器官、四肢百骸运输供应营养，经过新陈代谢进行物质交换、气体交换后，血液最终又回到心肺（手太阴经）。往复流注，循环不已。只是具体流注路线及运行方式有所差异。

微观医学所指的“血液循环”，是指由心脏和血管组成封闭的管道系统，由于心脏节律自主搏动，推动血液在脉管中按照一定方向流动，通过毛细血管壁与组织进行物质交换，完成运输任务，血液流动周而复始，称为“血液循环”。微观“血液循环”的主要功能有几方面：第一，首要完成体内的物质运输，运输氧和二氧化碳，运输营养物质，运输代谢产物和代谢废物，以保证机体新陈代谢能不断进行；第二，运输体内各分泌腺分泌的激素，或其它体液性因素，通过血液的输送作用于相应的靶细胞，实现机体的体液调节；第三，运输白细胞、各种免疫物质、凝血因子和抗凝血因子，以保持机体内环境理化特性相对恒定和血液防卫机能的实现；第四，运输热量以维持人体体温的恒定。

微观血液循环包括肺循环与体循环（体循环还包括淋巴液循环）。其具体循环流注的路线是：

1. 肺循环

从右心室开始（内装少氧暗红色静脉血）⟶肺动脉干

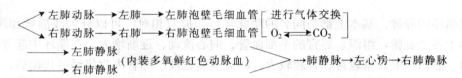

→左肺动脉⟶左肺⟶左肺泡壁毛细血管
→右肺动脉⟶右肺⟶右肺泡壁毛细血管
［进行气体交换 $O_2 \rightleftarrows CO_2$］

⟶左肺静脉
⟶右肺静脉
（内装多氧鲜红色动脉血）→肺静脉→左心房→右肺静脉

→左心室经过肺循环之后，少氧暗红色静脉血转变成多氧鲜红色动脉血。

2. 体循环

从左心室开始（内装多氧鲜红色动脉血）→主动脉

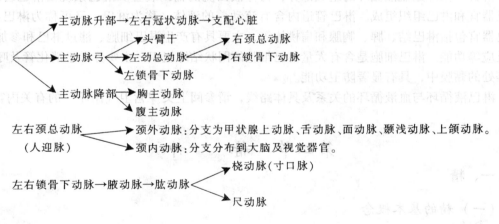

→主动脉升部→左右冠状动脉→支配心脏
→主动脉弓→头臂干→右颈总动脉；→右锁骨下动脉
→主动脉弓→左劲总动脉
→主动脉弓→左锁骨下动脉
→主动脉降部→胸主动脉
→主动脉降部→腹主动脉

左右颈总动脉（人迎脉）→颈外动脉：分支为甲状腺上动脉、舌动脉、面动脉、颞浅动脉、上颌动脉。
左右颈总动脉（人迎脉）→颈内动脉：分支分布到大脑及视觉器官。

左右锁骨下动脉→腋动脉→肱动脉→桡动脉（寸口脉）
左右锁骨下动脉→腋动脉→肱动脉→尺动脉

腹主动脉分支：

(1) 腹腔干

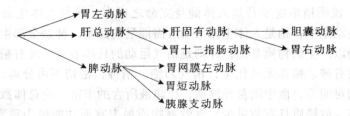

→胃左动脉
→肝总动脉→肝固有动脉→胆囊动脉；→胃右动脉
→肝总动脉→胃十二指肠动脉
→脾动脉→胃网膜左动脉
→脾动脉→胃短动脉
→脾动脉→胰腺支动脉

腹腔干分支支配胃、肝、胆囊、胰、脾、十二指肠、食道等脏器。

(2) 肠系膜上动脉：分支分布到十二指肠、胰头、空肠、回肠、盲肠、阑尾、升结肠和横结肠。

(3) 肠系膜下动脉：分支分布到降结肠、乙状结肠和直肠上中部。

(4) 肾上腺中动脉：分布到左、右肾上腺（相当于“命门”）。

(5) 肾动脉：分布到左、右肾脏。

(6) 睾丸动脉：分布到睾丸及附睾；女性称为卵巢动脉，分布到卵巢和输卵管。

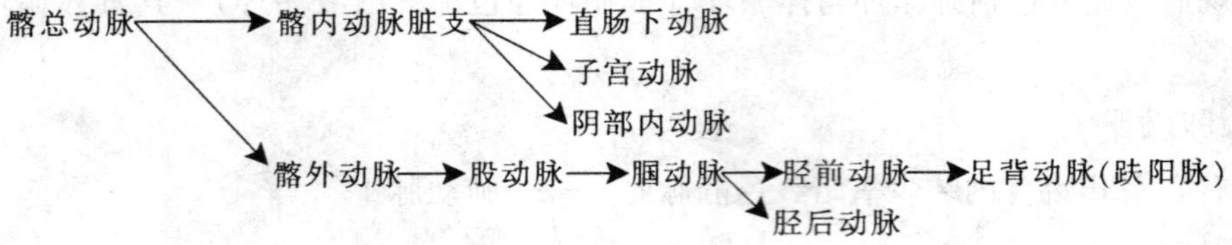

体循环的静脉，基本上都与同名的动脉伴行，成双相对。可以分为浅静脉和深静脉，均起始于各个脏腑、组织、器官的毛细血管，向心流动，逐渐增大，在循环中起导血回心的作用。静脉一般管壁较薄，管腔较大，回流速度较慢，脉管内收集经过代谢后，少氧呈暗红色的血液。浅静脉都汇入深静脉，最后全身上下汇成上腔静脉和下腔静脉，血液同注入右心房──→右心室（重新开始肺循环）。

3. 淋巴液循环

淋巴液循环是血液循环的组成部分，为体液回流的辅助装置。淋巴系统由淋巴管道、淋巴器官和淋巴组织组成。淋巴管道内含有流动着的液体，称为淋巴，又可称为淋巴液。淋巴器官包括淋巴结、脾、胸腺和扁桃体等，主要具有产生淋巴细胞、滤过淋巴和参加免疫反应等功能。淋巴细胞是含有大量淋巴细胞的网状结缔组织，主要分布于消化管及呼吸道等处的黏膜中，具有显著防卫功能。

淋巴液循环与血液循环的关系及具体路线，请参阅上文“营卫气循环”的有关内容。

第二节　精　　神

一、精

（一）精的基本概念

所谓精，是指有形质，量较少，构成人体，促进生长发育并维持生命活动的高级精华物质，可简称为“精质”。精对于人体是至关重要的。正如《素问·金匮真言论》云：“夫精者，身之本也”。说明精华物质乃是人体健身立命之根本。精是人体生命活动的物质基础，而神是生命活动主宰；精是人体生命活动所需能量的源泉，神是全部生命活动的总体现。故精又是神赖以产生的物质基础，神则是精气运动的具体表现。没有精，神气无以滋生，神乃陨灭；没有神，精亦无从化生，精气乃绝。精神，密切不可分离。精与血、津液同属有形物质，相对而言，血中的营养物质，比津液所含的丰富。论总体数量，津液比血多，而血又比精多，故精质具有数量少，含营养物质最丰富而功能极为重要的特点。与“物以稀为贵”的道理有关，人们都认识到事物的“少而精”。精在常态下是有形物质；主静，属阴，以封藏蓄养为贵，谓之“藏精”，又称“养精”。由于“养精”能够

"蓄锐"，故注重摄生之人，比较讲究"藏精"。精在运动时称为"精气"乃是精的运动形式，仍属精的范畴。正如《灵枢·大惑论》云："五脏六腑之精气，皆上注于目而为之精"。

精有广义与狭义之分：广义之精，是泛指机体内存在的一种极为细微的精华物质，也是构成人体的基本物质。如《素问·上古天真论》云："肾者，主水，受五脏六腑之精而藏之"。《素问·生气通天论》云："味伤形。气伤精，精化为气，气伤于味"。《素问·生气通天论》云："阴者，藏精而起亟也；阳者，卫外而为固也"。《素问·五脏别论》云："所谓五脏者，藏精气而不泻也"。以上经文所论述之精，均属于广义之精。所谓狭义之精，是指由生殖脏器所分泌的"生殖之精"。精是人类繁衍后代的种质，与人体的生成、生长、发育、生殖等有着直接的关系，故又称为"先天之精"。正如《灵枢·决气篇》云："两神相搏，合而成形，常先身生，是谓精"。《灵枢·本神篇》云："故生之来谓之精，两精相搏谓之神"。又云："精伤则骨酸萎厥，精时自下"。《素问·上古天真论》云："醉以入房，以欲竭其精"。又云："丈夫，二八肾气盛，天癸至，精气溢泻，阴阳和故能有子"。以上经文所论述之精，均属于狭义之精，亦即"生殖之精"，微观医学对"生殖之精"研究较为细致，尤其是对男性之"精液"的分析更为清楚。显微镜下观察到男性的种质（精），主要是"精子"，女性的种质（精），主要是"卵子"。宏观所谓两精相搏，合而成形，即微观所谓"精子"与"卵子"相结合，形成新的胚胎，新的生命。现代科学技术高度发达，"精子"和"卵子"都可以提取出人体之外进行人工授精，世界上已出现多例所谓"试管婴儿"，表明现代对生命科学的研究，已达到高度发达之阶段，有些国家还建立了储存优良种质的"精子库"。

（二）精的生成与储藏

关于精的生成，先天之精与后天之精各有具体来源：

1. 先天之精　禀受于父母的生殖之精，所谓生殖之精，近代证实，是由机体的"生殖脏器"所分泌，以男性之"精液"为代表，"精液"内含有直系亲属的种质（遗传基因），它是构成后代胚胎发育的原始物质，又是繁衍后代培育新生命的重要基质。先天之精一般储藏在生殖脏器之内。

2. 后天之精　后天之精华物质，其生成来源较为广泛：其一，主要来源于摄入的水谷营养物质。食物经过胰（脾）胃的消化吸收后，营养物质的高级精细部分，升华称为"水谷精气"。"水谷精气"便是生成后天之精的基质。"水谷精气"经过心肺的血气循环输送到各个脏腑器官，四肢百骸。"水谷精气"与脏腑功能相结合，经过代谢变化后，便形成"脏腑之精"，经生理活动后，"脏腑之精"剩余部分便储藏封存起来，谓之"藏精"。古代以五脏为代表，《素问·金匮真言论》便有"藏精于肝"、"藏精于心"、"藏精于胰（脾）"、"藏精于肺"、"藏精于肾"论述。而五脏六腑之精最后汇集储藏于肾（命门—肾上腺）。正如《素问·上古天真论》云："肾者，主水，受五脏六腑之精而藏之"。说明肾（命门—肾上腺）是藏精最多最广泛的代表脏器。现代八脏八腑中，生殖脏（睾丸、附睾—卵巢、子宫）主要储藏着"生殖之精"；作为五脏六腑之首领的大脑储藏着"精髓"，"精髓"是人体最高级的精华物质。其二，来源于气血津液中的精华物质：大凡含营养物质丰富的，都容易生精化精。血液中含有较丰富的营养，故生精化精较多；津液之中含不少营养，故津液亦能生精化精；还有气能化精，尤其是神气，通过全身生命功能的活力资助，促进机体精气的生成。因此，在气、血、津液之中，均能转化生成许多精华物质。其三，来源于骨髓中的精华物质：骨髓中存在的高级精华物质，既含有精质的特点，亦含有髓质的特点，故专称为“精髓”。这种“精髓”，不仅含有丰富的高级营养物质，还具有显著的造血功能和再生功能。据微观研究发现，相当于“精髓”物质的骨髓干细胞移植，临床上能治愈不少造血功能障碍及脏腑器官损伤等严重疾患。可见，“精髓”物质是人体中最高的精华物质。“精髓”物质的存在，可理解为“藏精于骨”；因肾主骨，生髓，通于脑，故还可以理解为“藏精于脑”。“精髓”物质，颇具有相当于“元精”的生理特性。

精的储藏，所谓储，即储蓄、积蓄、积累，有越积越多之意；所谓藏，即封存、贮藏、潜藏，有深藏不乱流失之意。先天之精，即生殖之精，主要储藏在生殖脏器之内。男子以男生殖脏（睾丸和附睾）为主，女子以女生殖脏（卵巢和子宫）为主。由于男女交媾时，以男方射精入女方生殖器内为特点，故男子排泄精液过多，造成生精不及或生精枯竭，谓之精失封藏。换句话说，称为房劳过度，精失封藏。正是由于精失过多，精液亏虚，不能养神，便会出现神疲体弱之象。至于后天之精，常以水谷之气为代表，主要储藏在各个脏腑之内，古代谓之“五脏六腑”，现今扩充为“八脏八腑”。各个脏腑储藏的精华物质越多，其生理功能越是旺盛，机体表现出精力充沛之征象。若各个脏腑，藏精贫乏，其生理功能便见衰弱，机体表现出精力不足之征象。藏精不足，机体防卫功能差，容易受邪得病；藏精充足，能做到“精神内守”，则会“病安从来”。正如《素问·金匮真言论》云：“夫精者，身之本也。故藏于精者，春不病温”。

关于肾藏精问题，依据《素问·上古天真论》云：“肾者，主水，受五脏六腑之精而藏之”。及《素问·六节脏象论》云：“肾者，主蛰，封藏之本，精之处也”。说明肾脏具有储藏、摄纳、贮存、封藏精华物质的生理功能。这是储蓄广义之精，即后天的水谷精气为主。至于“先天之精”即“生殖之精”，准确地说，主要藏于“肾子”。所谓“肾子”，解剖部位是指睾丸和附睾，微观发现，“精子”产生于睾丸，储藏于附睾。古代未成立生殖脏腑，故把生殖之精，即先天之精概括地说藏于肾，主要依据《素问·上古天真论》云：“丈夫，二八肾气盛，天癸至，精气溢泻，阴阳和，故能有子”。说明肾气对生殖之精有促进与调节作用。这与肾（命门—肾上腺）所分泌的雌雄性激素（天癸物质，男女都有）对生殖脏器功能的促进与调节作用密切相关。故宏观上概括论述，肾（命门—肾上腺）亦有储藏“先天之精”的生理功能。

（三）精的生理功能

1. 精是构成人体生命先天的基础

精是构成人体生命先天的基础。精是生成人体胚胎的原始物质。没有精，没有生殖之精，便不能繁衍后代，就没有新的生命形成。正如《灵枢·经脉篇》云：“人始生，先成精，精成而脑髓生，骨为干，脉为营，根为刚，肉为墙，皮肤坚，而毛发长。谷入于胃，脉道以通，血气乃行”。《灵枢·决气篇》云：“两神相搏合而成形，常先身生是为精”。说明精是人体生殖功能的决定性物质。凡经临床实践证明，男子若没有“精液”是不能生育的；若“精液”中没有“精子”，同样是不能生育的。故说精是构成人体生命先天的基础，是缔造新生命的结晶。

2. 精能促进人体生长发育和延缓衰老

先天之精是缔造生命的结晶，后天之精则是人体生长发育所需营养能量的源泉。二者结合，形成最高级的精华物质，属于“精髓”物质。“精髓”物质储藏越多。脑髓发育越完善，“肾气”功能随之越充沛，机体的生长发育越旺盛，生命能力越强壮。所以说，精气不单主宰人体的生殖繁衍，还能促进人体生长发育。精以蓄养封藏为贵，藏精越多，表示机体生命力越强。古人对于在摄生中“藏精”的作用，十分重视，总结出“养精蓄锐”的规律和道理。提醒人们，储蓄精华物质等于增加人体的锐气（神采奕奕）。保持精足神锐，才能达到延缓衰老。古代医家对酒色之徒荒淫性乱，纵欲过度，既耗竭生殖之精，又损伤脏腑之精，导致英年衰老或易染疾病的严重后果，提出了谆谆告诫。正如《素问·上古天真论》云：“今时之人不然也，以酒为浆，以妄为常，醉以入房，以欲竭其精，以耗散其真，不知持满，不时御神，务快其心，逆于生乐，起居无节，故半百而衰也”。

3. 精是化生和濡养神气的首要物质

精是人体生命活动的物质基础，神是生命活动的主宰；精是人体生命活动所需营养及能量的源泉，神是全部生命活动的总体现。精与神关系密切，二者互相依存，相互资生，互相促进，互相转化。所谓“精能化气”，具体是指精能化生神气。由于神是属于气的范畴，神气是在精的物质基础上产生的，故没有精，便没有神。《素问·生气通天论》云：“精则养神”。说明精不仅能化生神气，而且能够濡养神气，保持精力充沛旺盛。考察精与血及津液，三者都属于液态物质，都能化生并濡养神气，对比分析，由于精所含的营养物质及能量最多，血液所含的次之，津液所含的又次之，故论化生和濡养神气之功能，以精为最强，血液次之，津液又次之。在这个意义上说，精是化生和濡养神气的神首要物质。

上面论述“精则养神”，说明精能化气，进一步化生神气，是从物质与功能的关系方面阐述。另一方面，还可以从脏腑形质与功能相互关系的原理来认识，那就是“脑髓主神明”。由于“精能生髓”，精可升华形成精髓，精髓则是“脑髓”（大脑）的组成物质，而“脑髓”具有主宰“神明”之功能，故此，形成了“精→精髓→脑髓→神”的转化，这正是“精则养神”的具体原理。

4. 精能化血，乌须发，强筋骨固牙齿

精和血，都是液态物质，同属“阴液”的范畴，皆含有丰富的营养，能对各脏腑、器官、组织起着良好的滋养和促进作用。精常化为血。精足则血旺，血旺则发乌黑而有光泽。因为“发为血之余”故精血充足之人，其须发多乌黑润泽；若精血亏损之人，其须发多过早变白、枯黄、失泽、过多脱落。精多藏于肾，肾主骨，故《素问·五脏生成篇》云：“肾之合骨也，其荣发也”。肾精充足，还能促进其人筋骨强壮，牙齿坚固；若肾精亏虚，精髓不足则牙齿易于松动，甚则过早脱落。正如《杂病源流犀烛·口齿唇舌病源流》云：“齿者，髓之标，骨之本也”。精血具有乌须发、强筋骨，固牙齿的作用。

5. 精能化津，滋脏腑，促妊娠，止消渴

精与津都属液态物质，主静，属阴，富于营养。阴精所含的营养成分最多，所含的水分较少，性状最黏稠；而津液所含的营养相对较少，所含的水分最多，性状最稀薄。血液则介于精与津液之中。精不单能化血，精还能滋生津液，以便适应各脏腑、组织、器官对津液大量的需要。尤其是在大失水（发汗过多，呕吐过多，泻下过多）、大失血的情况下，脏腑之精便动用储备成分，加强化血生津之功能转化，化生津液，以解机体失水燃眉之急。对于精转化为津液，专称为“液化”。所谓“液化”，是指精液性状从胶黏稠厚转变成稀薄如水，流动性明显增大，精液内的物质运动明显增强。精液之“液化”，以人体“生殖之精”最为典型。男子生殖脏器所分泌的精液化，经射精排出体外后，约30分钟后，正常情况下便出现“液化”。“液化”后精液变得稀薄如水，精液内的“精子”便能加快加强向子宫腔内运动，完成与“卵子”（女精）相结合的使命，产生受孕。至于脏腑之精的“液化”，考察“胰（脾）气散精”是个很好的例证。所谓“胰（脾）气散精”及“胰（脾）为胃行其津液”的生理过程即具有水谷精气转化为津液的特征。具体机理是：胰（脾）胃对食物进行消化吸收后产生“水谷之气”，内含大量营养物质，水谷精气“液化”后，营养物质进入血液及三焦水液（淋巴液）之中，随之输送到各脏腑、组织、器官、四肢百骸，起着滋润和濡养全身的作用。此处突出“行其津液”，含有将水谷精气化生成津液之意。如果“胰（脾）气散精”的功能失常，结合微观可以发现，胰脏内的胰岛素分泌不足，造成糖代谢失常，血糖升高，导致糖尿病（消渴病）形成。宏观以“消渴”命名，说明此病的发生，与胰脏的散精功能障碍造成津液代谢失常有关。换句话说，即是属于精气化生津液失常，津液亏损，阴精不足，才导致以“消渴”为特点的疾病发生。

二、神

（一）神的基本概念

所谓神，是指神态，即精神状态。神是人体大脑的思维、意识、聪明、情志等生理功能以及一切生命活动的外在总体现。简而言之，神是生命活动现象的主宰。神是生命活动的象征。神，宏观无形而善于运动变化。故属于“气”的范畴。神的运动形式称为“神气”，“神气”是人体生理活动功能最集中的表现。“神气”是人体生命活动中最重要的气之一。“神气”是由运动着极精细的气态物质构成的。

神有广义与狭义之分：广义之神指整个人体生命活动的外在表现。它包括整个人体的形象，以及面色、眼神、语言、应答、动作、姿态等外在表现。也就是指通常所说人体的“神气”，狭义之神，主要是指“脑神”，脑之神气，即大脑所主的神明功能，包括思维、意识、聪明、智慧、记忆、语言、情志、欲望、感觉、运动等生理功能。故脑气又可理解为神气的缩影。

观察神气的充沛与否，可反映出人体是否患病；对患者，观其神气旺衰的表现，则有利于探究疾病的诊断及预后。大凡精神充沛、神志清楚、面色红润、目光明亮、思考敏捷，言行有力，饮食如常，姿态自然，反应灵活，脉缓和韵匀者谓之“得神”；反之，若是精神萎靡，神志不清、面色苍白、目光暗滞、思考迟钝、言行乖错、不思饮食、姿态强迫、反应笨滞，脉迟数刚乱者谓之“失神”。总而言之，所谓“得神”者，病多有生机；提示医生细致诊察，积极治疗，争取早日“妙手回春”。所谓“失神”者，病多重笃而复杂，预后不良，提示切莫麻痹大意，知难而进，全力以赴，争取获得“起死回生”之效果。古人十分重视诊察神气盛衰对疾病预后的意义，正如《素问·移精变气论》云："得神者昌，失神者亡"。《灵枢·天年论》又重申云："失神者死，得神者生也"。

（二）神的生成与储藏

1. 神的生成

（1）神产生在精的物质基础上

神是在精的物质基础上产生的。《灵枢·本神篇》云："故生之来谓之精，两精相搏谓之神。"说明父母两精结合，产生新的生命。新的生命是具有以"神气"为生理功能特征的有机体，新的生命是以精神为代表的。故精是人体生命活动所需能量的源泉，是神赖以产生的物质基础，而神则是精气运动的具体表现。没有精，神气无以滋生，神乃陨灭；没有神，精亦无从化生，精气乃绝，精神，精神，密切不可分离。

（2）神产生在气血充沛的物质基础上

神，又是在人体气血充沛的物质基础上产生的。正如《素问·八正神明论》云："血气者，人之神。"《灵枢·营卫生会篇》云："血者，神气也。"《医学入门·心脏》云："神者，血气所化，生之本也。"均说明血气旺盛，则资生神气充沛，表现出神采奕奕，各种生理功能正常；若血气不足，则资养神气虚弱，表现出无精打彩，各种生理功能活动衰退。

（3）神产生在水谷精气的物质基础上

人体出生以后，神气必须依靠后天的水谷精气不断营养。才能保持充沛与旺盛。正如《灵枢·平人绝谷篇》云："神者，水谷之精气也"。《素问·六节脏象论》云："五味入口，藏于肠胃。味有所藏，以养五气，气和而生，津液相成，神乃自生"。说明人体的神气与津液，都是由水谷之精气化生而成。若水谷精气断绝，营养物质缺乏，神气无从产生，便会导致神气衰弱，甚则精神离散，神机陨灭而死亡。

从上述论证分析，可归纳出神的生成，其来源有三：一是在精的物质基础上产生，这是属于先天性因素；二是在血气的物质基础上产生，这是含有先天兼后天性因素；三是在水谷精气营养物质的基础上产生，这是纯后天因素。故明确认识，宏观医学所说人体的神，是指人体的神态，即精神状态，神是在各种精华物质的基础产生的，不是凭空捏造的。

2. 神的储藏

（1）广义之神藏于形体—"形与神俱"

广义之神，即神气，藏于形体。上文谈到，神气人体生命活动和各种生理功能活动最集中的表现。神气是在先、后天之精气和血气的物质基础上产生的。依据生理功能要与一定物质形体相结合的原理，神气必须与其形体相结合而不能分离，即"形神合一"的观念。上文已介绍过"形神结合观"：所谓形，即是人的形体，属物质结构；所谓神，即神气或精神，是人体生命活动和各种生理功能活动的总体现。有形体的物质结构，才有生命；有生命才有精神活动。故保持形体与神气相结合，即是保持物质结构与生理功能相结合，形体的物质结构属阴，形体的神气功能属阳，保持机体的阴阳平衡，"阴平阳秘，精神乃治"，才能达到健康长寿。正如《素问·上古天真论》云："故能形与神俱，而尽终其天年，度百岁乃去"。这种"形与神俱"的观念，其哲学原理是：形体属于物质，物质是“本原”，物质是第一性的；神气属于功能表现，功能表现是“派生”，第二性。形乃神之宅，神乃形之主。无形则神无以附；无神则形不能活。形神结合，形神统一，便是生命存在的主要保证。总之，得出的结论是：“形与神俱”，神气储藏于形体。

（2）狭义之神藏于脑髓—“脑蕴神明”

狭义之神是指脑之神气，脑之神气可简称为“脑神”，“脑神”主要蕴藏于脑髓。在人体的重要脏腑中，大脑是五脏六腑之首，是八脏八腑新的“大主”。而“脑主神明”体现出大脑为各个脏腑首领的生理功能。“脑主神明”的主要内容包括有：脑主神气与作强；脑主聪明与思维；脑主睡眠与安神；脑主记忆与情欲；脑主意识与语言；脑主感觉与运动。此外，脑广泛开窍于五官，主宰视觉、听觉、嗅觉、味觉、触觉、痛觉、冷觉、热觉等知觉。在机体众多脏腑中，以大脑的功能为最重要、最广泛、最细致、最全面。在大脑固有众多的生理功能中，以神气、作强、思维、聪明为主要代表，故可派生出脑主神气、脑主作强、脑主思维、脑主聪明等生理功能，“脑主神明”则是重中之重。由此观之，表明狭义之神的确是蕴藏在脑髓之中。

（3）关于“五脏所藏”

《素问·宣明五气篇》云：“心藏神，肺藏魄，肝藏魂，脾（胰）藏意，肾藏志，是谓五脏所藏”。说明古代医家把“神”详细分为神、魂、魄、意、志等，而分别藏于心、肝、肺、胰（脾）、肾。《灵枢·本神篇》云：“两精相搏谓之神，随神往来者谓之魂，并精而出入者谓之魄……，心脑有所忆谓之意，意之所存谓之志”。王冰注：“神，精气之化成也，灵枢经曰，两精相搏谓之神；魄，精气之匡佐也，灵枢经曰，并精而出入者谓之魄；神气之辅弼也，灵枢经曰，随神而往来者，谓之魂；意，记而不忘者也，灵枢经曰，心（脑）有所忆谓之意；志，专意而不移者也，灵枢经曰，意之所存谓之志”。清楚地说明，魂是神之辅佐；而魄是精之辅佐；意是心脑有所记忆；志是意向确定不移之表现。皆属于精神智慧之范畴。

在“五脏所藏”的基础上进一步把情志按五行属性与五脏相匹配联系，故有心主喜，肝主怒，肺主忧（悲）胰（脾）主思，肾主恐（惊）。正如《素问·天元纪大论》云：“人有五脏化五气，以生喜、怒、思、忧、恐”。纵观五脏所藏，七情所主，说明五脏与精神情志的关系是相当密切的。关键的问题是，心藏神并不等于“心主神明”，五脏虽有精神情志活动的联系，患病后会出现一些精神情志的症状，但五脏没有思维能力和聪明智慧。这点早为古代医家所认识，并为近代解剖生理学所证实。主管神明者，应归属于大脑。其实，“脑主神明”与“心藏神”并不矛盾，“脑主神明”体现出中枢神经系统（脑与脊髓）的主要生理功能，而“心藏神”为代表的“五脏所藏”，则体现出胸腹腔内的脏器功能活动，都接受植物性神经（自主神经）系统的直接支配。因此，内脏和生理功能活动异常，会出现某些病理性的神经症状，例如与心脏的神经功能相关的疾病，常见有植物性神经功能紊乱、神经衰弱、神经官能症、臆病、更年期综合征等，每有心悸、心慌、惊惕、怔忡、烦躁、不寐等症，亦属于“心藏神”失调之表现。又如人受惊恐后，有时会出现遗尿，甚则二便失禁之现象。宏观可用肾志不能封藏解释。并联系到“脑髓司肾气，脊髓司二便”之理论，较好解释。微观医理则认为二便失禁与中枢神经（脑与脊髓）和外周神经的调节功能失常有关；还与肾和肾上腺的体液调节失常有关。精神情志失常产生病理变化的机理相当复杂，只要联系植物性神经系统的生理功能去理解，“五脏所藏”

的道理，尚有其可用之处。

（三）神的生理功能

1. 神是人体生命活动的主宰

神是人体生命活动的主宰。换句话说，神气是人体全部生命活动总的体现。没有神，便没有生命；没有生命，形体就要毁灭。故人体总离不开神，要保持“形与神俱”，因形乃神之宅，而神乃形之主；无形则神无以附，无神则形不能活。观察人体的神气：神气旺则生命力强；神气衰则生命力弱。神气旺，则脏腑器官的生理功能旺而协调；神气衰，则脏腑器官的生理功能衰弱而不协调。神气旺，则机体抵抗力强，卫气功能强；神气衰，则机体抵抗力弱，卫气功能弱。神气旺则机体的适应能力强，易于生存；神气衰，则机体的适应能力差，不易于生存。总之，人体各种生命活动的能力，都集中表现在神气上。微观医学对于生命功能活动的观察，比较重视人体重要的生命征：呼吸、脉搏、血压、体温等，尤其是在判断机体的死亡上，观察到呼吸停止俗称之为“无气”；触摸到脉搏停止跳动，俗称之为“无脉”，是心跳停止的外在表现；测量血压降到0，亦属心跳停止之征象；测量体温长时间降至35℃以下，全身出现“冰冷”现象。瞳孔放大，谓之“神气离散”，再加上心电图、脑电图出现0度直线图象，客观种种生命征表明，以心脑为代表的全部生命功能均已丧失，机体死亡。宏观上谓之神气耗散，神形分离，精神乃绝，人体死亡。

2. 神是人体生长发育的原动力

《灵枢·经脉篇》云：“人始生，先成精，精成而脑髓生……。”古人早已认识到，两精相搏，合而成形，产生新的生命。而新的生命是以“脑髓”为代表的。脑神是在“脑髓”的物质基础上产生的。故脑神不单是生命活动的主宰，而且又是人体生长发育的主宰。即脑神又是机体生长发育的原动力。上文通过“脑髓司肾气”的论述，阐明脑髓对人体的生长发育及生殖功能有着重要的调节作用。这属于先天遗传因素，为大脑所主宰。临床上，对于小儿生长发育障碍出现的“五迟五软”病症（即立迟、行迟、语迟、发迟、齿迟；头项软、口软、手软、足软、肌肉软），宏观医理和微观医理都同样认为，多与“先天禀赋不足”和“大脑智能发育不全”有关，表现为脑神呆滞。智力低下，语迟不利，发疏齿迟，肢体软弱，反应迟纯等症，症状可个别或合并出现，均责之于脑髓空虚，精神不足，无力促进机体生长发育。观察脑神可反映出脑髓的生长发育状况，进而反映出机体的生长发育状况。据此可知，神气具有推动机体进行新陈代谢，促进生长发育的生理功能。

3. 神气具有统率诸气之功能

探讨人体内主要的气，包括元气、神气、宗气、营气、卫气、脏腑之气、器官之气、经络之气等，在人体诸气之中，元气是诸气之根基，而神气则是诸气之统帅。它具有统率诸气之功能。也就是说，神气是人体诸气的集中表现。观察神气的旺盛与衰弱，能够反映出诸气的活动变化。分析“得神”与“失神”各个方面的表现，神志是否清楚，思考是否敏捷，语言应答是否准确等，是脑气功能表现，属于脏腑之气；饮食胃气是否正常，亦属于脏腑之气；目光之明亮与晦暗，是器官功能表现，属于器官之气；语言应答用口舌发音，亦属器官之气；面色改变，肢体活动，反映出血脉经络的生理功能，属于血脉之气，经络之气……。总之，概括了人体诸气的功能变化，据此可知，神气具有统帅人体诸气之生理功能，神气是人体诸气功能活动的集中表现。

4. 神能生精和强体

纵观神与精密切关系，精是人体生命活动的物质基础，神是生命活动的主宰；精是人体生命活动所需能量的源泉，神则是生命活动和生理功能的总体现。精是神赖以产生的物质基础，神则是精气运动的具体表现。没有精，神气无以滋生，神乃陨灭；没有神，精亦无从化生，精气乃绝，故神气是化生精华物质的原动力。没有这个动力，脾胃难以消化食物，吸收营养；没有这个动力，水谷营养不能生成水谷精气。故说神是化生精髓，进而强壮机体的原动力。在日常生活中观察发现：凡是神气充沛，则身强力壮，脏腑器官机能旺盛而协调；反之，若神气涣散或怯弱，则脏腑器官机能衰退而失调。于此认识到，神具有生精和强体的生理功能。

5. 神能生津，"望梅止渴"

神气无形而主动，津液有形而主静。考察津液的生成和输布，又与神气的推动与促进密切相关。首先，津液的生成，主要依靠胰（脾）胃从饮食中消化吸收，即津液生成于中焦。其次，津液之输布，依靠心肺之气推动津液伴随血液循环与输布（含淋巴液循环与输布），二者共同滋润和濡养全身上下内外，即津液的输布主要在于上焦。至于津液的排泄，依靠肾与膀胱的气化蒸腾，形成尿液从前阴尿道排出；依靠大小肠分清泌浊，形成粪便从后阴肛门排出，即津液的排泄主要在于下焦。津液的生成、代谢与诸脏腑气机功能密切相关，而脏腑之气都受神气的统率与调节，尤其是胰（脾）胃之气，受神气的推动、促进与调节十分明显。若神气衰弱，所谓"忧思伤胰（脾）胃"，导致不思饮食，纳少不化，便影响津液的生成和营养的来源；而神气旺盛，促进饮食增加，消化吸收正常，津液生成及营养来源均较充足，人体便会出现水津四布，欣欣向荣之状况。故知神气具有促进津液生成和输布之功能。对于精神因素影响津液的生成与输布，在微观机理上，可从两方面解释：一是中枢神经系统（脑与脊髓）通过"神经—体液"机制调节水液代谢；二是中枢神经（大脑皮层）通过"条件反射"刺激津液的分泌与调节。在日常生活中，"望梅止渴"便是一个很好的例证。

刘庆义《世说新语·假谲》云："魏武行役，失汲道军皆渴。乃令曰：'前有大梅林，饶子，甘酸可以解渴。'士卒闻之，口皆水出，乘此得及前源。"（三国时，曹操的军队一次行军，路上缺水，士兵都很渴。曹操说：'前头就有一大片梅树林，树上的梅子又甜又酸，可以解渴。'士兵一听梅子，嘴里就有了口水，渴感缓解了，都奋力向前进军）。从军事战术上看，这是带有计谋性动员号令；从生理学角度看，这是运用"抽象的条件反射"进行精神安慰和鼓励，在特定的环境条件下，短时间内可以产生精神安慰和精神鼓励的效果。所谓大脑皮层主宰的"条件反射"，相当于社会生活中的"触景生情""条件反射"一般是客观事物在人脑中的反映，是有物质存在的。由于在日常生活中，人们每次尝到又甜又酸的梅子时，都会刺激增加唾液分泌（口水增多）出现生津止喝之效果。现在缺水干渴的情况下，假设上文就有大片梅林，推理必有大量又甜又酸的梅子，足够一队士兵解渴之用。这种假谲是计谋性的精神安慰，原理属于抽象的条件反射，产生了一定的精神安慰和精神鼓励的效果。对于心脑相通的原理，现代微观医学仍然重视使用心理疗法治疗精神疾病。精神安慰及精神鼓励现今仍属于“心理治疗”的有效方法之一。西医同样可以使用中医术语。

6. 神具有创造发明的功能，“神通广大”

神气的生理功能是大脑功能的具体表现。神气最重要的生理功能之一是主聪明与思维，一般称为“聪明智慧”。它是大脑思维与记忆功能的综合表现。智慧活动是在记忆与思维的基础上产生的。是否有思维与记忆功能，是人类的大脑与动物大脑最主要的差别，尤其是思维。由于人类的大脑皮层高度发达，思维能力高度发展，目的思维和抽象思维均达到非常高深、广博、复杂的水平，甚至可以形成新的概念，构思出新的体系，设计出新的创造与发明。脑神具有这个十分重要的生理功能，体现出人类不单能够正确认识自然，适应自然，而且能够改造自然，改造客观世界，真正成为大自然的主宰，称得上“神通广大”。通过认识客观世界，改造客观世界的各种生理活动，发现脑神具有突出的“主观能动性”。一个人的“主观能动性”强与弱，反映出每个人对待学习、生活、工作、劳动、事业、情操理想的态度，反映出每个人的“世界观”。因而，又体现出精神具有创造物质世界的功能。

通过宏观与微观相结合，对比综合分析，人们认识到大脑具有聪明智慧、思维记忆、意识语言、情志欲望、睡眠养神、感觉运动等多种生理功能、集中体现出脑神多种生理功能具有复杂而高级的特点，正称得上所谓“神通广大”。倘若大脑发育不全，或者脑神劳损过度，出现思维功能障碍，表现出智能衰退，学习退步，工作懈待，动作缓慢，情感冷淡，严重时可出现思维不连贯，注意力不集中，反应迟钝，复杂思维能力急剧衰退。这都属于精神损伤、“元神”疲惫，导致“神气涣散”，“神情恍惚”或“神不守舍”的表现。

第三节　津　　液

（一）津液的基本概念

津液是机体内一切正常水液的总称。津液包括各脏腑、组织、器官的内在体液及其液性分泌物，如汗液、唾液、鼻涕、眼泪、胃液、胰液、胆汁、肠液、尿液、脑脊液、血浆（血液）、淋巴液、白带、精液等，都属于津液的范畴，可见津液所包括的内容是非常广泛的。在这些液体中，除了含有较多的水分之外，还含有一定数量的营养物质、血球、蛋白质、电解质、消化酶、酸性碱性物质、碳水化含物、脂肪质等，因此，不能把津液简单地看作水，而应当看作为机体内一切液态物质的总称。同气血一样，津液亦是构成人体和维持人体生命活动的基本物质。

津液是津和液的合称，同属于水液范畴。由于津和液的性状、功能、分布部位有所不同，二者之间又有一定的区别。正如《灵枢·决气篇》云：“腠理发泄，汗出溱溱，是谓津。……谷入气满，淖泽注于骨，骨属屈伸，泄泽补益脑髓，皮肤润泽，是谓液”。《灵枢·五癃津液别论》云：“津液各走其道，故三焦出气，以温肌肉，充皮肤，为其津；其流而不行者，为液”。说明其质地较清稀，流动性较大，分布于体表皮肤、肌肉、孔窍，并能渗入血脉，起滋润作用者，称为津；其质地稠厚，流动性较小，多灌注于骨节、脏腑、脑、髓等组织，起濡养作用者，称为液。医学上多按习惯用语命名，例如汗液、唾液、尿液等，按其特征，本属于“津”，却以“液”来命名，常称为汗液、唾液、尿液。有些分泌物，有时属津，有时则属于液。例如鼻涕和白带，其清稀者称为清涕或鼻水，清稀白带，属津的范畴；其稠厚者则称为浓涕或黄涕，黄稠白带或黄带，属于液的范畴。这又表明，津与液之间，可以互相转化，互相补充，而在一般情况下，往往统称为“津液”。至于临床上，识别“伤津”与“脱液”的病理变化，如汗出量大而稀薄者，多属于“伤津”；汗出量大而黏稠者，属于“液脱”。所谓“伤津”，多属大量水分丧失；所谓“液脱”，除了大量失水之外，往往影响到血浆渗出而浓缩，病情较为严重。

津液在人体的组织结构中，约占体重的2/3以上。它广泛存在于所有的脏腑、器官、孔窍等组织之内和组织之间，对脏腑、组织、器官、四肢百骸起着滋润和濡养作用。宏观所谓津液，微观认识称其为体液，体液的本质属水。水是人体中含量最多的成分，约占体重的60%。水以及溶于其中的多种物质构成人体的体液。体液可分为细胞内液和细胞外液，细胞内液为存在于细胞内的体液，其总容量约占体重的40%。细胞外液为存在于细胞与细胞之间的体液，其总容量约占体重的20%。细胞外液又可再分为血浆和组织液，血浆为血管中的细胞外液，其总容量约占体重的5%。组织液即是组织间隙液，为血管以外细胞间隙中的细胞外液，其总量约占体重的15%。

微观分析，体液中含有多种溶质。这些溶质大致上可分为两类：一类是分子量在几千以下的小分子物质。如各种无机离子、葡萄糖、氨基酸、尿素、多肽等称为晶体物质，它们溶解于水中形成“真性溶液”，又称“晶体物质溶液”。另一类是大分子物质，主要是各种蛋白质，或脂肪质，称为胶体物质，它们溶于水中形成“胶体溶液”。所谓“真性溶液”，其宏观特征较为清稀，流动性较大，例如汗液与尿液中含有较多晶体物质，故应属于“津”的范畴；而“胶体溶液”宏观较为黏稠，流动性较小，例如血中含有较多血球蛋白质，性胶黏稠厚，故属于“液”；淋巴之中含有较多的大分子脂肪质，性胶黏稠厚，故同属于“液”的范畴，专称之为“淋巴液”。

（二）津液的生成、输布与排泄

津液的生成、输布和排泄，是一个比较复杂的生理过程，涉及各个脏腑、组织、器官的一系列生理活动，属于整个机体进行水液代谢复杂的生理变化。《素问·经脉别论》云：“饮入于胃，游溢精气，上输于胰（脾），胰（脾）气散精，上输于肺，通调水道，下输膀胱，水精四布，五经并行”。这是对人体津液及水谷精微的生成、输布及排泄过程的概要论述。

津液的生成，首先来源于饮食物质。所谓“饮入于胃”是说水液从口腔饮入，经过食道，先进入胃府。胃主受纳与消化，靠胃气与胃津（胃液）腐熟水谷，消化吸收水谷中的营养精微，以胃津作为载体，吸附着营养物，通过“游溢精气”，将大量的津液及营养精微输送至胰（脾）。所谓“胰（脾）气散精”，是说胰（脾）脏具有消化吸收，运输水谷精微及输布津液的功能。胰脏把来自胃的津液及水谷精微送入血液（即“胰（脾）为胃行其津液”），转输到位置较高的心肺，谓之“上输于肺”，因心肺同理上焦水道，此时胰（脾）胃的津液转化为血浆。心肺主司血液循环和淋巴液循环，通过“体循环”，将营养物质及津液运送到全身各脏腑、组织、器官、四肢百骸。此时血浆又转化成含有丰富营养的津液，对全身起濡养与滋润作用。同时体现出胰（脾）脏具有“灌溉四旁”的功能。再者，胰（脾）脏不单具有运化水谷精微的功能，还具有运输水液，消除水湿的功能，当津液的输布代谢障碍时，津液停聚浓缩成痰饮，或聚集泛滥成水湿、水肿时，多责之于胰（脾）失健运，正如《素问·至真要大论》所云："诸湿肿满，皆属于胰（脾）"。

津液的输布与排泄，与肺、肾两脏的生理功能密切相关。论水液的输布，首先从源头开始，"肺为水之上源"，肺主气，司呼吸，肺气宣发，常呼出带有水分之气；同时，将津液输布至体表皮毛，润泽肌肤，又将部分津液转化为汗液。通过排泄汗液出体外，不仅可带走一些代谢废物，还可蒸发多余的热量，以调节体表温度，保持机体恒定的体温。此乃所谓"开鬼门"的作用。其次，肺气又主肃降，通调三焦水道，（微观属淋巴液流动管道），将津液向下输布至肾脏。盖肾为水之下源，肾对津液的输布与排泄起着十分关键的作用，《素问·逆调论》云："肾者，水脏，主津液"。肾主水，对津液的输布与排泄有两方面作用：其一，肾中精气的蒸腾气化，推动着肾脏本身的"泌尿"功能，将代谢后的部分津液转化为尿液，下输膀胱，通过膀胱气化把尿液排出体外，带走一些代谢废物，起着"洁净腑"的作用。其二，肾中精气的蒸腾气化，通调三焦水道，影响全身水液的输布与排泄，表现在"升清降浊"之功能上，即使津液之清者，蒸腾上升，通过三焦水道输布全身；使津液之浊者，下降转化为尿液，排泄体外。故肾脏除了具有"泌尿"功能外，还具有调节全身水液代谢平衡的功能。此功能，古人将其比喻为"关卡"作用。正如《素问·水热穴论》云："肾者胃之关也。关门不利，故聚水而从其类也"。说明津液生成，初起于胃，胰（脾）为其行津液上输心肺，复经心肺向下输送。到达肾关。肾关正常通利，津液经过后顺利下输膀胱，变化成为尿液，再从尿道排出体外；肾关若"关门不利"，水液难于通过关卡，积聚在体内，导致局部或全身性水肿。故小便癃闭与肾脏性水肿的关系相当密切，均属于津液输布与排泄失常所产生的病理变化。微观考察肾性水肿有小便不利，其发生机理除了与肾小球的率过率低下及肾小管的重吸收偏高有关之外，又与肾上腺皮质激素产生的水钠潴留作用密切相关，宏观上属于津液代谢失常的范畴。

津液的输布与排泄，与小肠、大肠的生理功能密切相关，《素问·灵兰秘典论》云："小肠者，受盛之官，化物出焉。"小肠主"液"，分清泌浊，能吸收饮食中大部分营养物质及水分，是消化吸收营养物质和进行水液代谢，输布津液的重要场所。小肠从食糜中吸收了大量营养物质和水分后，把剩余的糟粕下输于大肠。此时之食糜中营养物质基本已吸收尽，而内含水液仍然较多，必须发挥大肠对津液的重吸收功能，把多余的津液重吸收，更好地形成粪便。大肠主"津"，主要功能是通过回（重）吸收津液形成圆条状粪便和向下传送粪便，即是通过对肠道内水液的调节，促进粪便的形成、传导，和排泄。正如《素问·灵兰秘典论》云："大肠者，传导之官，变化出焉"。若大肠回收的水分过多，形成的大便干结，少津难于排出体外，称为"大便秘结"，简称"便秘"。因老人大肠津少，多出现"习惯性便秘"，此时要通便，必须使用生津润肠法，"增水才能行舟"。若因热邪伤津，导致大便秘结，多属实热秘结，对此必须使用泻下通便之法，才能达到致津增液，此乃属于古法"去菀陈莝"是矣。若大肠回吸收的水分过少，津液下泄，造成大便稀溏，频频排出体外，称为"大便泄泻"，简称"泄泻"，凡饮食不节或暴饮暴食者，胰（脾）胃消化不良，运化失职，水走肠间，多出现肠炎泄泻之症。

津液的输布和排泄，亦与"三焦水道"运输津液的生理功能密切相关。《素问·灵兰秘典论》云："三焦者，决渎之官，水道出焉"。宏观所谓"三焦水道"，微观是指淋巴管道。淋巴管道遍布全身，淋巴管内向心流动着无色透明的淋巴液，淋巴液中含有水分约占95%，故无数的淋巴管尤如“水网四布”，在各个脏腑中，三焦是个含水分最多的府库。考察淋巴液循环，向心流动，据实验测算静态情况下每小时约有120毫升回归血液，而运动时淋巴流速可增加3~14倍，以助解决体内消耗大量水分的需求。因此，“调节三焦水道”，实质便是调节津液的输布与排泄，在机体整个水液代谢体系中称得上一个相当重要的生理功能。

（三）津液的功能

津液的生理功能，简而言之，津液具有滋润和营养全身上下内外的作用。津液和血液都属于含有较多水分及营养物质的液体。相同的是，两者均具有滋润功能及营养功能；不同的是，血液所含的大分子营养物质相对较多，质地较为黏稠，属于“胶性溶液”，其生理功能以营养功能为主，以滋润功能为次；而津液所含的小分子晶体物质较多，质地较为稀薄，多属于“晶体物质溶液”（“真性溶液”）。其生理功能以滋润功能为主，以营养功能为次。津液的滋润和营养作用，具体分述如下：

1. 津液具有较强的滋润功能

津液能对全身的脏腑、组织、器官孔窍、四肢百骸、肌肤皮毛等起滋润作用，滋润脏腑，使脏腑柔和，功能活动正常。滋润肌肤毛发，使肌肤丰满，毛发光泽；若津液不足，则肌肤干燥，毛发枯萎，甚则面容憔悴，肌肤粗糙甲错或干皱瘪陷，津液能滋养五官孔窍，使眼、耳、口、鼻、舌等的视、听、嗅、味觉功能正常。若五官孔窍津液不足，在口则见咽干口燥，唇裂齿板；在鼻则鼻干、无涕、发红燥裂，甚则鼻孔出血；在目则见眼睛干涩，视力下降；在耳则出现耳鸣失聪，听力下降等。纵观脏腑之中，若胃液不足、干涸津少，则不知纳食，食不消化；胰液不足，则运化失职，吸收障碍。若肺津不足，则干咳无痰；肠液干涸，则燥屎内结，便秘难解。

2. 津液亦具有一定濡养功能

津液除含有较多的水分外，亦含有不少的营养物质，因此津液亦具有一定的濡养功能。例如所谓“三焦水液”，即指淋巴液。据微观分析，淋巴液之中含有多量的脂肪、蛋白质等大分子营养物质，尤其是靠近小肠附近的淋巴管道，含脂肪质最多。津液的颜色呈乳白色，故有“乳糜池”之称。胸腹内多条淋巴导管，胸导管等淋巴主干道都含有多量的营养物质，故津液亦具有一定的濡养功能。其次，考察脑脊液，对大脑及脊髓具有良好的濡养和滋润作用。多个关节之中的关节液，都含有一些营养与润滑物质，对诸关节起着良好的濡养和润滑作用，利于关节屈伸和运动。“生殖精液”之中，为保存种质，含有较丰富的营养物质，对“精子”起着良好的濡养与保护作用，一般呈黏稠状乳白色，包括前列腺液，精囊腺液，尿道球腺液等，属“胶体溶液”。而它们在交媾时混合，经射精排出体外，约半小时后，“生殖精液”便产生“液化”，从“胶体溶液”转变为稀薄的“真性溶液”。这一关键的转变，为“精子”向子宫腔运动、受精、着床提供了先决条件。临床上诊治不育不孕症，对“精液液化”不良，切不可等闲视之，解决其中之奥妙，促使精液及时液化，将有助医生迅速而神奇地打通成功之道路！

3. 津液能载气

津液有质而静，属阴；气无形而动，属阳。气化功能又称阳动功能。泛指人体的各种生理功能。气和津液的关系与气和血的关系十分相似，气在机体内，必须附着于有形的津液或血液，才能发挥其阳动功能的特点，故有“津液能载气”之说，相当于“血为气之母”的道理。津液是气的载体，是气存在、运动、变化的场所。人体的精液充足，气机功能便运动正常；若人体的津液大量损失，如临床上误用汗、吐、下法，导致汗出过多、呕吐频作、泻下失水，造成无津液载气之状况，气随之而耗散，出现“大汗亡阳”或“吐下之余，定无完气”的“气随津脱”之危象。此时，必须“救津”与“固脱”双管齐下，方为万全之策。故津液具有载气运行的生理功能。

4. 津液能旺血

宏观所谓“津血同源”，是说津液和血液不单来源相同，而且在性状与功能而言，津液与血液亦多有相同之处。所谓来源相同，指二者都是从胰（脾）胃运化而生成的水谷精气中化生而来。就性状而言，津液和血液都有是有形的物质，液体本质主静、属阴。就功能而言，津液和血液皆具有滋润与濡养的生理功能，差异仅在于：一是滋润为主，濡养为次；一是濡养为主，滋润为次。血液常运行于血管之中，津液常输布于血管之外（卫气所行之淋巴管道亦属于血管之外）。微观考察，组织液（津液）可通过血管外壁渗入血管之中变成血浆，血浆亦可通过渗透压变化渗出血管外，变成组织液（津液），互相转化，互相补充，组织液（津液）渗入血管中转变成为血浆，增加血容量，此乃是津液能旺血的表现之一。其次，淋巴液（津液）经常循环流动，回归静脉，安静状况下每小时回归入静脉为120毫升，若运动时，回归的速度可增加3～14倍，以助解决体内消耗大量水分的需求，淋巴液回归入血管，亦等于增加血容量，此乃是津液能旺血的表现之二。总之，渗入也好，汇入也好，津液能转变成为血浆，等于补充、增加血容量，故说津液具有明显的旺血功能。

据临床观察，失血大量之人多有口干的表现，反之失水大量之人，血管外的津液严重不足，会影响到血浆中的津液成分渗出血管之外，造成血管内的血容量相对减少，称为血液浓缩，此时，血浆变得更加黏稠，流行不利而导致血瘀出现，严重者甚至形成“干血”之危象。故古代医家一再强调：亡血家不可发汗；津液丢失多的人，不可再放血。正如《灵枢·营卫生会篇》云：“夺血者无汗，夺汗者无血”。《伤寒论》云：“家（经常出鼻血者）不可发汗“和亡血家（出血量大者）不可发汗”。探究其原理就在于“津血同源”。换句话说，即体现出“津液能旺血”的生理功能。

5. 津液能化精养神

《灵枢·决气篇》云：“谷入气满，淖泽注于骨，骨属屈伸，泄泽补益脑髓，皮肤润泽，是谓液”。说明满载水谷精微（营养物质）的津液，注于骨骼，除了润滑关节，利于屈伸之外，还能转化为精髓，补益脑髓和润泽皮肤，尤其是稠厚如脂膏的津液，其化生精髓，补益脑髓之功能最强。正如《灵枢·五癃津液别论》云：“五谷之津液，和合而为膏者，内参于骨空，补益脑髓”。盖津液，化生精髓，精髓充足，进一步资生和濡养神气，促进神气旺盛，精神充沛，达到人体生命活动的正常。

第五章 经络学说

经络学说，是研究人体经络的解剖部位、生理功能、病理变化及其与脏腑、组织、器官之间相互关系的学说。它是中医学理论体系的重要组成部分，又是针灸、推拿、气功、电疗、刮痧等疗法的主要理论依据。

经络学说是古人在运用砭石、针刺、艾灸、刮痧、按摩、推拿、导引、吐纳等多种方法治疗疾病的长期实践中不断总结经验，掌握当时的解剖生理学知识，紧密结合阴阳、五行、脏象、精神气血、病因等学说，归纳上升为具有规律性的论理学说。经络学说首创于《内经》，尤以《灵枢》部分为主，全书3/4的内容论述经络和针灸，宏观认识到经络体系完整，内容丰富广博，操作方法具体，指导临床实用，后世尊称它为《针经》。经过历代医家实践应用及补充发挥，形成独特的医学理论体系和整套的治病方法。临床使用针灸、推拿、刮痧、敷贴、气功、电疗等治法，离不开经络学说的理论知识。针灸治疗的卓越效果，针刺麻醉获得成功，更为祖国医学增添光彩。针灸在国内国外均受重视，早已成为祖国医学走向全世界的先锋。

经络学说和脏象学说、阴阳五行学说、精神气血学说和病因学说等共同组成了完整的中医学理论体系。其贯穿于解剖、生理、病理、诊断、治疗、预防、摄生等多个方面，不仅有效地指导着针灸、推拿、刮痧、气功、理疗等临床实践，而且对中医临床各个学科都有重要的指导意义。古今医家均重视经络学说，《灵枢·经脉篇》云："经脉者，所以能决死生，处百病，调虚实，不可不通也。"张子和在《医学入门》中云："不诵十二经络，开口动手便错。"近代，中国医药传播到国外，最先被批准开业者便是针灸医生，不论国内国外，"人体经络穴位挂图"及"耳廓解剖与针刺分部图"已成为中医业医者开诊必备之指导图象。

第一节 经络的概念和经络系统的组成

一、经络的概念

经络，大者为经，小者为络。经者，径也，经有路径、通道之意。经脉是经络系统中纵行的干线，大多循行于体表之深部；络脉是经络系统中横行或斜行的支线，大多循行于体表之浅部，有的还显露于体表皮肤。经脉具有一定的循行路线与分布规律，而络脉则纵横交错，网络全身。经络互相连接，出入离合，把人体内在的脏腑与外在的器官、孔窍、筋骨、肌肉，以及体表的分肉、皮肤等组织联结成为一个庞大而统一的有机整体。因而，经络便是人体运行气血，联络脏腑、器官、孔窍、肢节、皮肤，沟通全身上下内外的通路。正如《灵枢·海论》云："夫十二经脉者，内属于五脏，外络于肢节。"《灵枢·本脏篇》云："人之血气精神者，所以奉生而周于性命者也。经脉者，所以行气血而营阴阳、濡筋骨，利关节者也"。《难经·二十三难》云："经脉者，行气血，通阴阳，以荣于身者也。"

二、经络系统的组成

经络系统，主要是由经脉、络脉、经筋、经水、经穴与皮部等部分组成。

（一）经脉是管径最大的主干，一般分为正经与奇经两类。正经的特征是有一定的起止部位，有一定的循行路线和交接顺序，在肢体的分布和走向有一定的规律，同体内脏腑有直接的络属关系，并有一定数量的经穴分布于体表。以往的正经只有手足三阴、三阳经，仅十二条，称为十二经脉。”北宋医家王惟一铸针灸铜人时，把任、督二脉作为统领经脉并为正经，称为“十四经脉”。元朝医家滑伯仁著《十四经发挥》，亦赞同调整为十四条正经，可见正经与奇经的数量比例是可以适当调整的，古代医家把十二经脉比喻为“江河”，把奇经八脉比喻为“湖泽”，若江河水满则溢入湖泽，若江河水少，则可从湖泽引入，需要增加正经的数量，便可适当减少奇经的数量。今观察奇经中的任、督、冲、带四脉具有纵向与横向的统领十二经脉作用，此四脉又有体表穴位供临床针灸应用，调整后又有与内在脏腑建立络属关系及相互表里关系，完全具备了正经的各项条件，故应归属于正经范围，形成十六正经系统。这与脏腑系统中从六脏六腑扩大为八脏八腑的结构，而相对减少奇恒之腑的数量，其原理是一致的。奇经在调整后保留阴维、阳维、阴跷、阳跷四条，称之为“奇经四脉”。这样，调整后形成十六条正经，刚好与八脏八腑分别络属匹配，构成一个崭新的、范围广阔的、更利于指导临床实践的脏腑经络体系。

（二）经别，是十二经脉别出横行分布的部分。它仍属于十二经脉的范畴，故称之为“别行之正经”，简称“经别”。由于每一条正经都拥有一条经别，共有十二条，所以称之为“十二经别”。经别不参与十二经脉组成的循环流注，而是加强十二经脉与脏腑、器官、组织的联系，为从十二经脉别出，循行于胸腹部及头部的重要交叉联络线。

（三）络脉，是经脉的网络分支。按其管径的大小分为别络、孙络与浮络三种。像树枝那样，具有越分越细的特点。其中别络是较大的主要的络脉，共有十五条，故称之为“十五别络”。即由十二经脉，每经都有一条别络，加上任、督二脉亦各有一条别络，还有一支特殊的胰（脾）之大络，共成“十五别络”体系。若再加上胃之大络，则成为“十六别络”，孙络与浮络，是管径最小的络脉，而数量则相当多，不可胜数，最细小的浮络，是因其常浮现于皮肤而得名。

（四）经筋，是指十二经脉之气结、聚、散、络于筋肉、关节而形成的体系，属于十二经脉与筋肉、关节、体表组织的连属部分。其感觉特别敏感，有“以痛为腧”、“以知为数”的特征，具有联缀四肢百骸，主要关节运动的功能。经筋与经脉的循行路线基本一致，亦分为十二条，故称之为“十二经筋”。

（五）经水，即经络之水，是经络系统中一个不可缺少的组成部分。经脉可分十二条，经水亦分为十二条，一般称之为“十二经水”。经水与经脉相伴而行，周流循行，如环无端。十二经水、十二脏腑的络属关系和十二经脉、十二脏腑的络属关系是完全一致的。经水是经脉的辅助结构，其特征是水网四布，纵横交错，十二经水的生理功能主要是调节人体体表的水液平衡，主司卫气及输送大颗粒营养物质。

（六）经穴与皮部，是经络系统中处在最外表的组成部分。经穴是经脉之气比较集中的穴点，其解剖位置基本固定。它沿着经脉的走向排列与分布，是诊治疾病发挥疗效，最为突出的场所。因经气循行有深有浅，故穴位的得气，在反应点亦有深有浅，有些穴位的反应点在皮肤，有些则在皮下分肉间，有些则深入在肌层，甚至着骨寻求。《内经》记载的经穴数为365穴，以应一岁。经历代医家补充，发展至明清时期，总穴位数扩大为667穴，现今发展仍在不断地增加。皮部是指十二经脉的功能活动反映于体表皮肤的解剖部位，也是经脉气机散布于表皮部位的体现，受十二经脉的统属管辖，全身之皮肤统一划分为十二个区域，称之为“十二皮部”。

- 经络系统
  - 经脉（相当于血管系统）
    - 正经十六脉（相当于动脉血管）——营卫气血运行的主要通道，外有体表经穴排列与分布，内有与脏腑络属之联系。
      - 阴经统领：任脉属脑髓冲脉属；生殖脏（血海生阴）；统率诸阴经
        - 手三阴：手太阴肺经、手厥阴包络经、手少阴心经
        - 足三阴：足太阴胰（脾）经、足厥阴肝经、足少阴肾经
      - 阳经统领：督脉属脊髓带脉属；生殖器（带络诸脉）；统率诸阳经
        - 手三阳：手阳明大肠经、手少阳三焦经、手太阳小肠经
        - 足三阳：足阳明胃经、足少阳胆经、足太阳膀胱经
    - 奇经四脉：指阴跷脉、阳跷脉，阴维脉、阳维脉——有一定循行部位，加强内在脏腑络属关系，互相之间的表里关系。
    - 经别十二脉：指十二经脉别出横行分布的部分，称为“别行之正经”。每一经脉都有一条经别称为“十二经别”，具有加强表里经脉之间联系的作用。
  - 络脉（相当于血管侧支）
    - 别络十五脉：指管径较大的络脉。从十二经脉及任、督二脉各分出一支别络，加上胰（脾）之大络，共为十五支，称为十五别络。别络有加强表里两经脉在体表及四肢的联系，加强人体前、后、侧面的联系，并有灌输气血，濡养全身之作用。
    - 孫络、浮络（生理功能与别络类似）
      - 指管径小于别络之络脉，数目众多
      - 指管径小于孙络之络脉，数目更多
      - 常浮现于体表皮肤，相当于“毛细血管”
  - 经水（相当于周围淋巴系统）：经水亦有十二脉，称为“十二经水”，经水与经脉相伴而行，一齐循环，一齐络属于相同的脏腑，经水的特点是水网四布，纵横交错，其生理功能是调节人体体表的水液平衡，主司卫气及输送大颗粒营养物质。经水是经脉不可缺少的辅助结构。解剖部位相当于周围淋巴系统。
  - 经筋（相当于周围神经系统）：经筋亦有十二脉，称为“十二经筋”，指十二经脉之气、结、聚、散、络于筋肉、关节而形成之体系，其感觉特别敏锐，有“以痛为输”、“以知为数”的特征，具有联缀四肢百骸，主司关节运动的功能，解剖部位相当于周围神经系统。
  - 经穴与皮部（相当于皮肤反应点）：指经络系统中最外表的组织结构。经穴是经脉之气比较集中的部位。它沿着经脉走向排列与分布，现今已有六百多个经穴，是诊治疾病、发挥疗效最为突出的处所。皮部是指十二经脉的功能活动反映于体表皮肤的解剖部位，也是经络气机散布于表皮的体现。受十二经脉统辖，全身的皮肤统一划分为十二个区域，称之为“十二皮部”。

图5－1　经络系统表列图

第二节　十六正经

十六正经，又称十六经脉，是在原有的十二经脉基础上加入统率四脉—任、督、冲、带脉而构成，也即是在十四经脉（十二经脉加上任、督二脉）的基础上再扩展而成。十六经脉是人体气血运行的主要通道，是经络系统的主干，其特征是外有经穴联络体表组织、器官、四肢百骸等各部分，内与十六脏腑有着密切的络属关系，内外上下沟通，联系十分广泛。十六正经与八脏八腑相配络属，每一脏联系络属一条阴经，脏属阴；每一腑联系络属一条阳经，腑属阳；阴阳有序，脏腑分明，构成人体较为完整的脏腑经络体系。

一、十二经脉

（一）十二经脉的分布及表里关系

十二经脉作为传统的正经，在《内经》中早已具体明确。《灵枢·经脉篇》对十二经脉的起止部位、循行路线、分支交络、配属脏腑、表里关系及是动、所生病等均有详细的记载与阐述。

十二经脉对称地分布于人体的腹背两侧，分布于上肢或下肢的内侧或外侧。其基本规律是：手经分布于上肢，足经分布于下肢；阳经分布于背面、四肢之外侧；阴经分布于腹面、四肢之内侧。每一条阴经分别属于一个脏而络一个腑；每一条阳经分别属于一个腑而络一个脏。六条阴经配属六脏，六条阳经配属六腑，诸阳经属表，诸阴经属里。十二经脉通过经别和别络的相互沟通，组成六对经脉“表里相合”的密切关系。正如《素向·血气形志篇》云：“足太阳与少阴为表里，少阳与厥阴为表里，阳明与太阴为表里，是为足之阴阳也。手太阳与少阴为表里，少阳与心主（厥阳）为表里，阳明与太阴为表里，是为手之阴阳也。”互为表里的两条经脉，均在四肢的指端或趾端交接。手经都分别循行于上肢内侧或外侧，其中手太阴与手阳明经行于前缘，手厥阴与手少阳经行于中线，手少阴与手太阳经行于后缘。足经都分别循行于下肢的内侧或外侧，其中足太阴与足阳明经行于前缘，足厥阴与足少阳经行于中线，足少阴与足太阳经行于后缘（见表5－1）。

表5－1　二十经脉循引规律及表里关系对照表

<table>
<tr><th>经属
手足</th><th>阴经</th><th>属脏</th><th>属里</th><th>阴面</th><th>循引部位</th><th>阳面</th><th>属表</th><th>属腑</th><th>阳经</th><th>经属
手足</th></tr>
<tr><td rowspan="3">手三阴</td><td>手太阴经</td><td>肺</td><td rowspan="3">属里</td><td rowspan="3">上肢内侧</td><td>前缘</td><td rowspan="3">上肢外侧</td><td rowspan="3">属表</td><td>大肠</td><td>手阳明经</td><td rowspan="3">手三阳</td></tr>
<tr><td>手厥阴经</td><td>包络</td><td>中线</td><td>三焦</td><td>手少阳经</td></tr>
<tr><td>手少阴经</td><td>心</td><td>后缘</td><td>小肠</td><td>手太阳经足</td></tr>
<tr><td rowspan="3">足三阴</td><td>足太阴经</td><td>胰（脾）</td><td rowspan="3">属里</td><td rowspan="3">下肢内侧</td><td>前缘</td><td rowspan="3">下肢外侧</td><td rowspan="3">属表</td><td>胃</td><td>足阳明经</td><td rowspan="3">足三阳</td></tr>
<tr><td>足厥阴经</td><td>肝</td><td>中线</td><td>胆</td><td>足少阳经</td></tr>
<tr><td>足少阴经</td><td>肾</td><td>后缘</td><td>膀胱</td><td>足太阳</td></tr>
</table>

经注：在足背部和小腿下部，足厥阴经在前，足太阴经在中线，至内踝上八寸交叉后，足太阴经在前，足厥阴经在中线。

（二）十二经脉的走向与交接

十二经脉的走向与交接是有一定规律的。正如《灵枢·逆顺肥瘦篇》云：“手之三阴，从脏（胸）走手；手之三阳，从手走头；足之三阳，从头走足；足之三阴，从足走腹（至胸）。”形成一个如同营卫气血循环的经脉循环通路。又如《灵枢·营卫生会篇》云：“阴阳相贯，为环无端。”具体是手三阴经从胸腔走向上肢手指之端，交接手三阳经；手三阳经从手指末端起，走向头面部，交接足三阳经；足三阳经从头面部向下走至足趾末端，交接足三阴经；足三阴经再从足趾末端走向腹腔，上至胸腔。再交接从手三阴经开始，往复循环（见图5-2）。

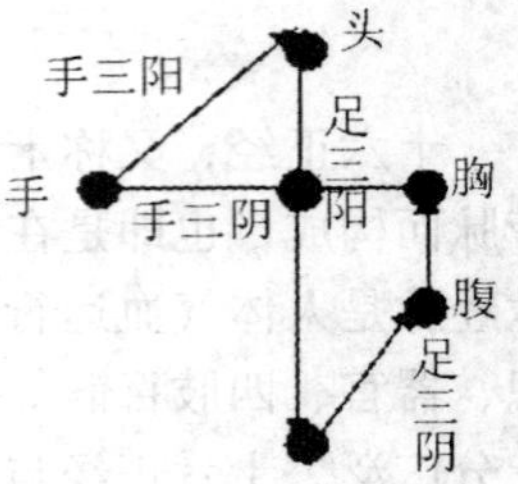

图5-2　手足三阴三阳经交会图

（三）十二经脉的流注次序

十二经脉的气血运行是循环贯注的。

流注从手太阴肺经开始，先传表里经，次传手足经，再传表里经，传遍手足三阴；三阳经，最后流注到足厥阴肝经。重新传至手太阴肺经开始，继续流注，首尾相贯，如环无端。其流注次序如下：

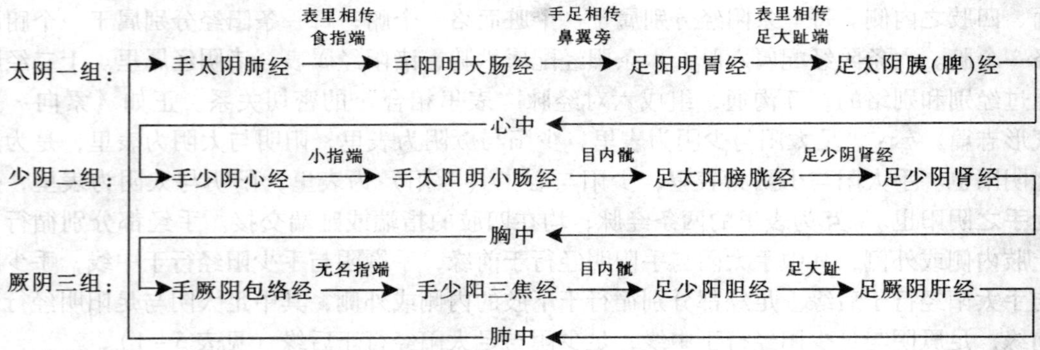

图5-3　十二经脉流注次序示意图

流注次序记忆法：把十二经脉分成三个组，每组有四条经脉，第一组为太阴（阳明）组，从手经开始，第一条经脉必是手太阴肺经，其中第一传是“表里传”，必然想到手阳明大肠经，第二传是“手足传”，必然想到是足阳明胃经，第三传是“表里传”，必然想到是足太阴胰（脾）经。从太阴开始，到太阴结束。第一组流注完后进入第二组，少阴（太阳）组，从手经开始，第五条必是手少阴心经，第六条是“表里传”，必然想到是手太阳小肠经，第七条是“手足传”，必然想到是足太阳膀胱经，第八条又是“表里传”，必然想到是足少阴肾经，从少阴开始，到少阴结束。第八条流注完，交接到第三组，厥阳（少阳）组，又从手经开始，第九条必是手厥阴包络经，第十条是“表里传”，必然想到是手少阳三焦经，第十一条是“手足传”，必然想到是足少阳胆经，第十二条又是“表里传”，最后想到的便是足厥阴肝经了。从太阴组开始，到厥阴组结束，三个组都是两个

“表里传”，中间夹一个“手足传”，规律明确，推理不会出错。

（四）十二脉经的循行部位及主病证候

1. 手太阴肺经

（1）循行部位：起于中焦，向下联络大肠，还循胃的下口幽门，上口贲门，上贯膈肌，入属肺脏，从气管横出腋下，沿上臂内侧，行于手少阴与手厥阴两经的前方，下达肘中，沿着前臂的内侧，经掌后高骨下缘，入寸口，上手鱼，沿手鱼的边际，直出拇指之端（少商穴）。

分支：从手腕后（列缺穴）分出，沿掌背侧走向食指绕侧端（商阳穴），交于手阳明大肠经（见图5－4）。

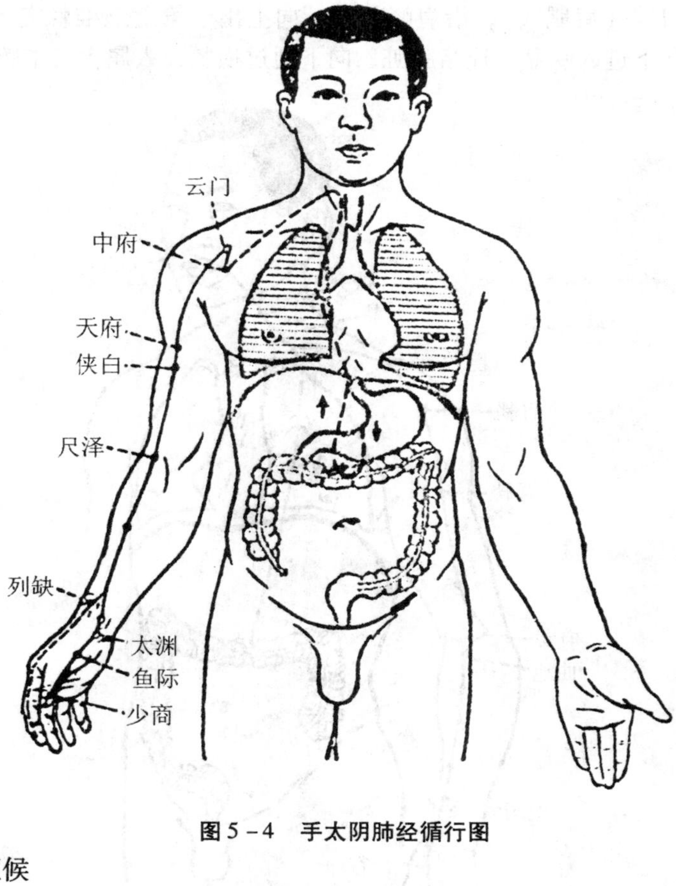

图5－4　手太阴肺经循行图

（2）主病证候

①“是动病”：肺部胀满，膨膨而喘咳，缺盆中痛，甚至因喘咳过剧而两手交捧于胸前，视力模糊。

②“所生病”：咳嗽，气逆，口渴，心烦胸闷，腰臂部内侧前缘作痛，或厥冷，或掌心发热。

本经气盛有余，出现实证，可见肩背疼痛，自汗出，小便数而少。本经气虚不足，出现虚证，可见肩背疼痛怕冷，气短，呼吸急促，小便颜色异常。

注：主要经脉运行示意图均摘自《中医基础理论》，下同。

《灵枢 · 经脉篇》原文："肺手太阴之脉，起于中焦，下络大肠，还循胃口，上膈属肺，从肺系横出腋下，下循臑内，行少阴、心主之前，下肘中，循臂内上骨下廉，入寸口，上鱼，循鱼际出大指之端；其支者，从腕后直出次指内廉，出其端。是动则病肺胀满，膨膨而喘咳，缺盆中痛，甚则交两手而瞀，此为臂厥。是主肺所生病者，咳，上气喘喝，烦心胸满，臑臂内前廉痛厥，掌中热。气盛有余，则肩背痛风，汗出，小便数而欠。气虚则肩背痛寒，少气不足以息，溺色变。"

2. 手阳明大肠经

(1) 循行部位：起于食指桡侧端（商阳穴），沿着食指桡侧向上，通过第一、二掌骨之间（合谷穴），向上进入两筋之中的凹陷处，沿前臂外侧前缘，至肘部外侧，再沿上臂外侧前缘，上走肩端（肩髃穴），沿肩峰前缘，向上出于第七颈椎棘突下（大椎穴），与诸阳经交会，再向下进入缺盆，连络肺脏，向下通过横膈，入属大肠本腑（见图 5－5）。

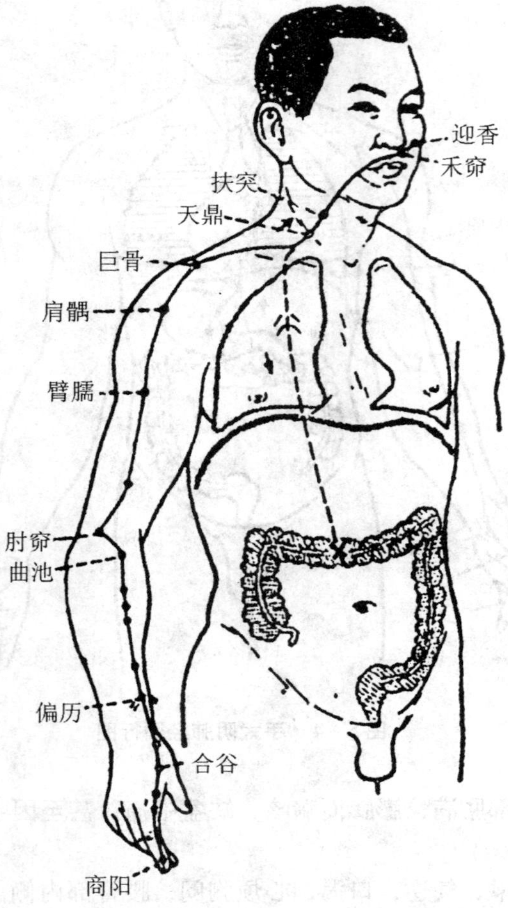

图 5－5　手阳明大肠经循行图

分支：从缺盆上走颈部，经过面颊，进入下齿龈，回出挟口两旁，回转过来绕至上唇，左右交叉于人中穴，再左脉向右，右脉向左，挟行于鼻翼两旁至迎香穴。交于足阳明胃经。

（2）主病证候

①“是动病”：牙齿疼痛，颈间肿大等病症。

②“所生病”：眼睛发黄，口内干燥，流涕或血，喉中肿痛，肩前与臑内作痛，食指痛不能动。

本经气有余之实证，为经脉所过之处红肿灼热，本经气不足之虚证，为经脉所过之处寒冷颤抖。

《灵枢·经脉篇》原文：“大肠手阳明之脉，起于大指次指之端，循指上廉，出合谷两骨之间，上入两筋之中，循臂上廉，入肘外廉，上臑外前廉，上肩，出髃骨之前廉，上出于柱骨之会上，下入缺盆络肺，下膈属大肠；其支者，从缺盆上颈贯颊，入下齿中，还出挟口，交人中，左之右，右之左，上挟鼻孔。是动则病齿痛颈肿。是主津所生病者，目黄口干鼽，喉痺，肩前臑痛，大指次指痛不用。气有余则当脉所过者热肿，虚则寒栗不复。”

3. 足阳明胃经

（1）循行部位：起于鼻翼两旁迎香穴，上行到鼻根部，与旁侧足太阳经交会，向下沿着鼻的外侧，进入上齿龈内，回出环绕口唇，向下交会于颌唇沟承浆穴处，再向后沿着腮后下方，出于下颌大迎穴处，沿着下颌角之颊车穴，上行至耳前，经过客主人穴（上关穴）沿着发际，到达前额（见图5-6）。

分支：从大迎穴前方下行到人迎穴，沿着喉咙，入缺盆部，向下通过横膈，入属胃腑，联络胰（脾）脏。

直行者：从缺盆出体表，沿乳中线下行，再向下挟脐两旁（旁约二寸），进入少腹两侧之气街穴。

分支：从胃下口（幽门）处分出，沿腹腔内下行至气街穴，与直行之脉相会合。而后下行至髀关处，抵达大腿前侧伏兔部，入膝盖，髌骨中，再沿着胫骨外侧前缘下行至足背，进入第二趾外侧端（厉兑穴）。

分支：从膝下三寸足三里穴（旁开一寸）处分出，下行进入足中趾外侧端。

分支：从足背上冲阳穴分出，进入足大趾内侧端（隐白穴），交于足太阴胰（脾）经。

（2）主病证候

①“是动病”：经脉受感动，全身发冷寒栗，像受冷水浇洒那样，喜伸腰打呵欠，面色晦暗，疾病发作时，怕见到人和火光，听到锯木声音就发惊惕、心悸。抑郁时，只想闭户独居；亢奋时，神志恍惚，甚则登高而歌，弃衣而走，上腹胀满，肠鸣如雷，古代谓之属“骭厥”证，现代相当于“神经官能症”或“精神分裂症”之类。

②“所生病”：为疟疾，温病，可发高热，神昏而狂，自汗出，流清涕或鼻，口角歪邪抽动，口唇起泡生疮，颈肿喉痺，腹水膨胀，膝髌肿痛，沿着胸乳部下至气街、伏兔、外缘及足背等处皆痛，足中趾不能屈伸。

本经气盛之实证，为身前胸腹部发热，热发于胃则消谷善饥，小便色黄。气虚则身前尽皆寒栗，胃中寒则腹胀满。

《灵枢·经脉篇》原文：“胃足阳明之脉，起于鼻，交中，旁约太阳之脉，下循鼻外，入上齿中，还出挟口环唇，下交承浆，却循颐后下廉，出大迎，循颊车，上耳前，过客主

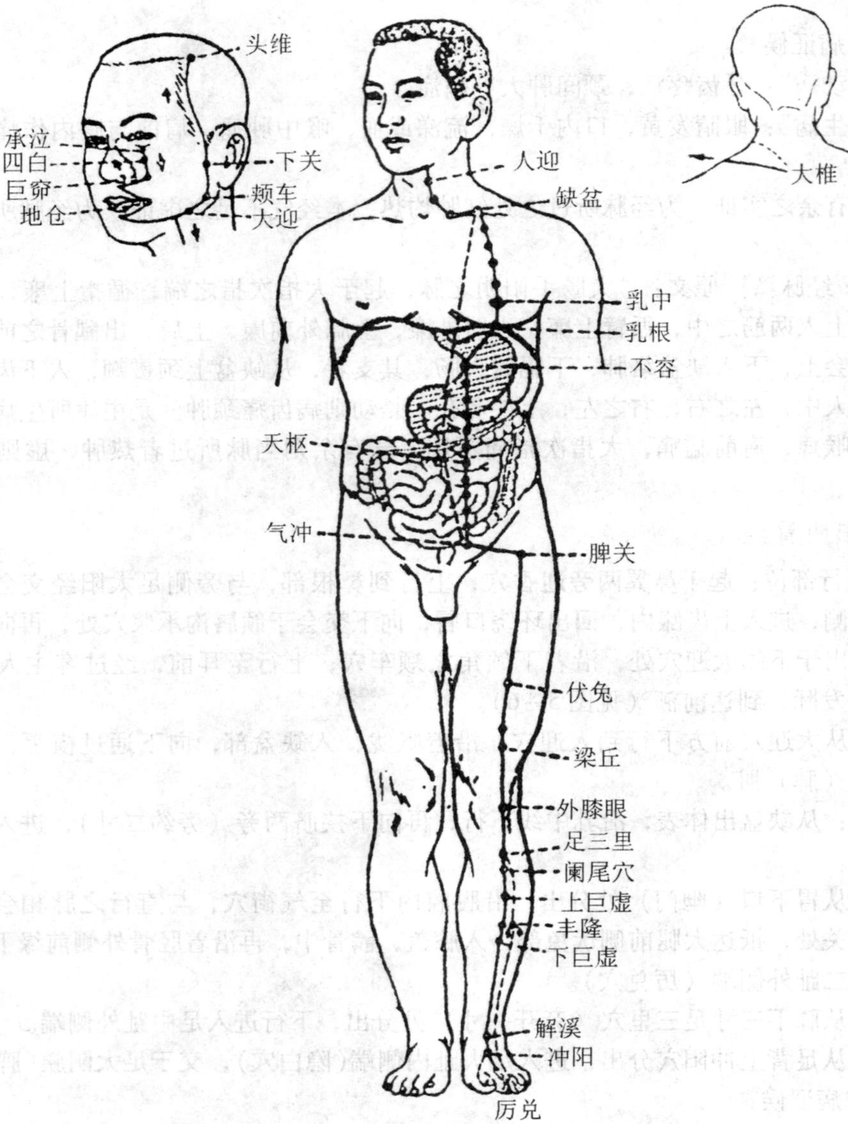

图 5-6　足阳明胃经循行图

人，循发际，至额颅；其支者，从大迎前下人迎，循喉咙，入缺盆，下膈属胃络脾（胰）；其直者，从缺盆下乳内廉，下挟脐，入气街中；其支者，起于胃口，下循腹里，下至气街中而合，以下髀关，抵伏兔，下入膝膑中，下循胫外廉，下足跗，入中指内间；其支者，下膝三寸而别，下入中指外间；其支者，别跗上，入大指间，出其端。是动则病洒洒振寒，善伸数欠颜黑，病至，恶人与火，闻木音则惕然而惊，心动，欲独闭户牖而处，甚则欲上高而歌，弃衣而走，贲响腹胀，是为骭厥。是主血所生病者，狂疟温淫汗出，鼽，口唇胗，颈肿喉痺，大腹水肿，膝膑肿痛，循膺、乳、气街、股、伏兔、骭外廉，足跗上皆痛，中指不用。气盛则身以前皆热，其有余于胃，则消谷善饥，溺色黄。气不足则身以前皆寒栗，胃中寒则胀满。”

4. 足太阴胰（脾）经

（1）循行部位：起于足大趾内侧端（隐白穴），沿着大趾内侧赤白肉际过大趾本节后的核骨，上行至内踝前面，再沿腓肠肌正中线上行，靠着胫骨后面，在内踝上八寸处，走出足厥阴肝经的前面，经膝、股部内侧前缘进入腹部，属于胰（脾）脏，联络胃腑。向上穿过横膈，沿着食道两旁，连系舌根，散于舌下。

分支：从胃部别出，向上通过横膈，注入心中，交于手少阴心经（见图5－7）。

（2）主病证候

①“是动病”：本经脉如受感动，可出现舌根强硬，食后作呕，胃脘疼痛，腹内胀满，频频嗳气，解大便后或矢气通，则会觉得轻松许多，身体困倦。

②“所生病”：为舌根疼痛，身体不能动摇，食物吞不下，内心烦忧，心下掣引作痛，大便泄泻或下痢，或水闭于内不泄。或发黄疸，不能安睡，勉强站立，则股膝内发肿而厥冷，足大趾麻木不用。

《灵枢·经脉篇》原文：“胰（脾）足太阴之脉，起于大指之端，循指内侧白肉际，过核骨后，上内踝前廉，上内，循胫骨后，交出厥阴之前，上循膝股内前廉，入腹属胰（脾）络胃，上膈、挟咽，连舌本，散舌下；其支者，复从胃别上膈，注心中。是动则病舌本强，食则呕，胃脘痛，腹胀善噫，得后与气则快然如衰，身体皆重。是主脾（胰）所生病者，舌本痛，体不能动摇，食不下，烦心，心下急痛、溏、瘕泄、水闭、黄疸，不能卧，强立股膝内肿厥，足大指不用。”

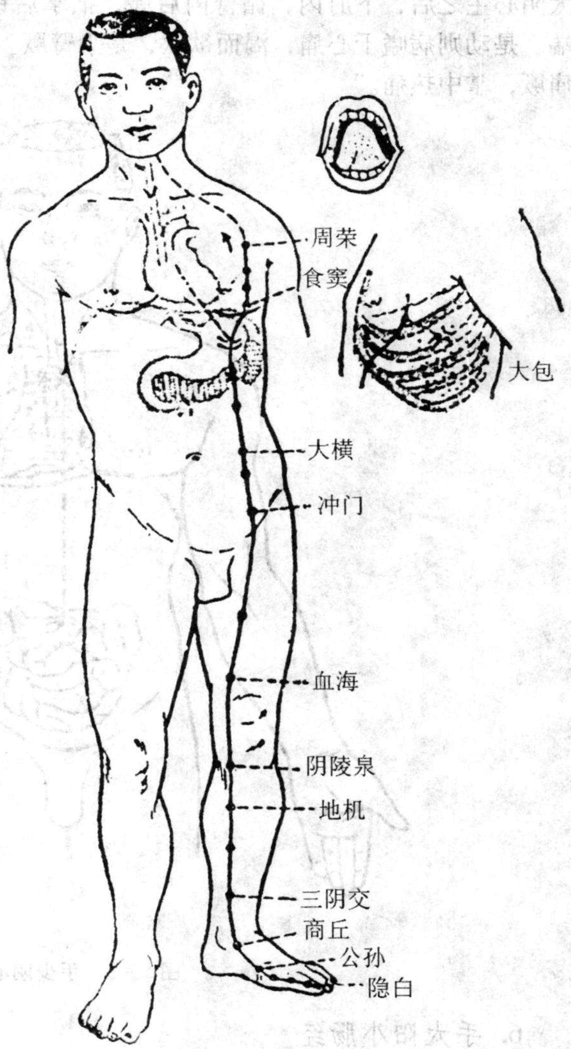

图5－7　足太阴胰（脾）经循行图

5. 手少阴心经

（1）循行部位：起于心中，走出后属心系，向下穿过横膈，联络小肠。

分支：从心系分出，挟着食道上行，连于与脑相通的目系。

直行者：从心系出来，再退回上行经过肺，向下浅出腋下（极泉穴），沿前臂内侧后缘，行于手太阴经和手厥阴经的后面，到达肘中，继沿前臂内侧后缘，经掌后锐骨端，进入掌中，沿小指桡侧直出末端（少冲穴），交于手太阳小阳经（见图5－8）。

（2）主病证候

①“是动病”：本脏经脉感动，可出现咽干、心痛，口渴引饮，称之为“臂厥”。

②“所生病”：为黄疸，胁肋疼痛，上肢内侧后缘疼痛或厥冷，掌中则热痛。

《灵枢·经脉篇》原文：“心手少阴之脉，起于心中，出属心系，下膈络小肠；其支者，从心系上挟咽，系目系；其直者，复从心系却上肺，下出腋下，下循臑内后廉，行手太阴心主之后，下肘内，循臂内后廉，抵掌后锐骨之端，入掌内后廉，循小指之内出其端。是动则病嗌干心痛，渴而欲饮，是为臂厥。是主心所生病者，目黄胁痛，臑臂内后廉痛厥，掌中热痛。”

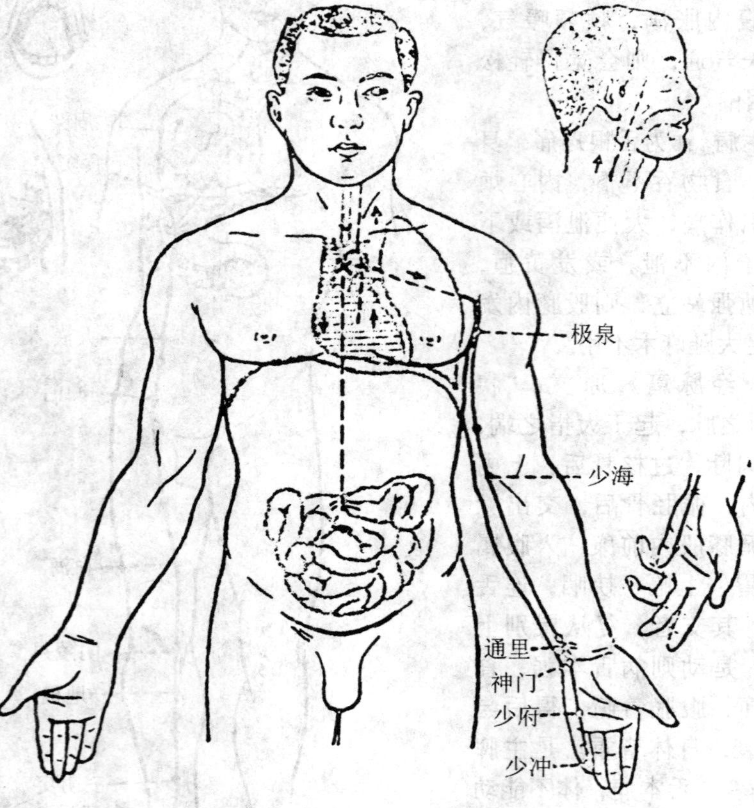

图5－8　手少阴心经循行图

6. 手太阳小肠经

（1）循行部位：起于小指外侧端（少泽穴），沿着手背外侧行至腕部，出于尺骨茎突上行，沿前臂外侧后缘过肘，经尺骨鹰咀，当肱骨内上髁之间，沿上臂外侧后缘，出于肩关节，绕行肩胛部，交会于肩上大椎穴，再向下进入缺盆部，深入体腔，联络心脏，又沿着食道穿过横膈到达胃部，下行属于小肠。

分支：从缺盆出来，沿着颈部上行到面颊，至目外眦，侧行进入耳中。

分支：从面颊部分出，向上行于目眶下，抵达鼻旁，至目内眦（睛明穴），交于足太阳膀胱经（见图5－9）。

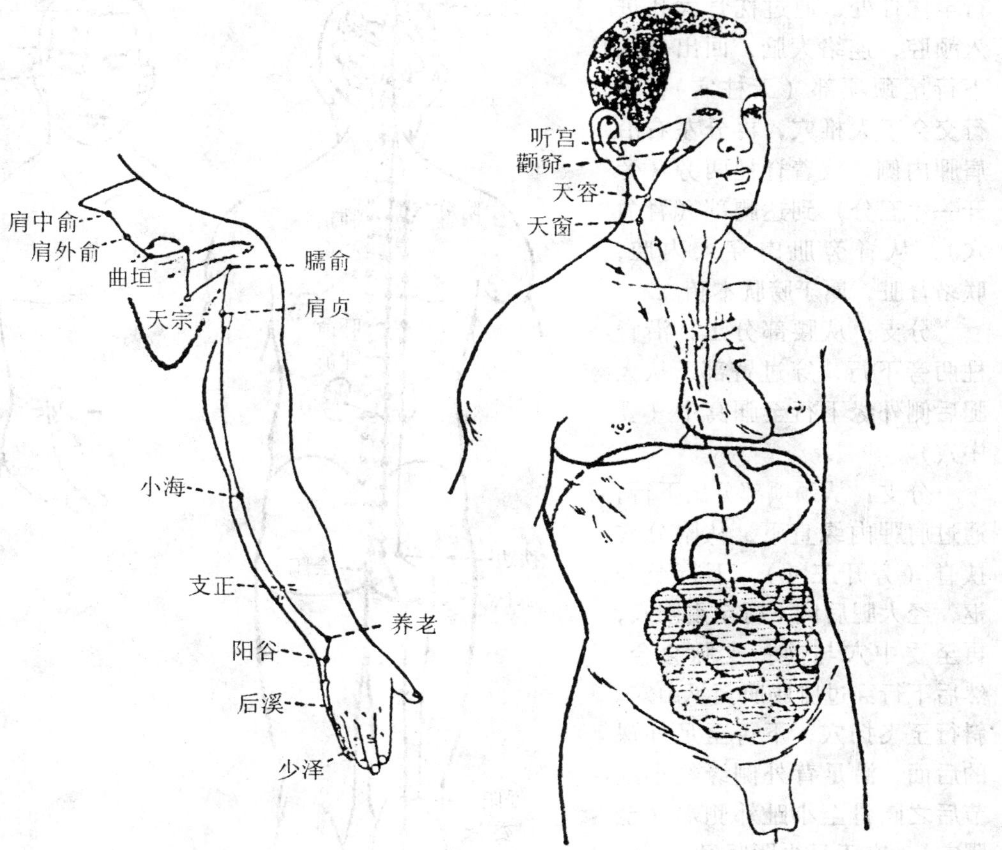

图5－9　手太阳小肠经循行图

（2）主病证候

①“是动病”：本腑经脉感动，可出现咽干疼痛，颌肿，头部不能回顾，肩痛如被拉拔，腰痛如被折断。

②“所生病”：耳聋、黄疸、颊部肿、面颈、下颌、肩关节、上臂、肘部、前臂等处的外侧后缘出现疼痛。

《灵枢·经脉篇》原文：“小肠手太阳之脉，起于小指之端，循手外侧上腕，出踝中，直上循臂骨下廉，出肘内侧两骨之间，上循臑外后廉，出肩，绕肩胛，交肩上，入缺盆、络心，循咽下膈，抵胃属小肠；其支者，从缺盆循颈上颊，至目锐眦，却入耳中，其支者，别颊上出抵鼻，至目内眦，斜络于颧。是动则病嗌痛颌肿，不可以顾，肩似拔，臑似折，是主液所生病者，耳聋目黄颊肿，颈颌肩臑肘臂外后廉痛。”

7. 足太阳膀胱经

（1）循行部位：起于目内眦（睛明穴），向上到达额部，左右交会于巅顶部（百会穴）。

分支：从巅顶部分出，到达耳上角部（见图5－10）。

直行者：从巅顶部分出后行至枕骨处，通过枕骨大孔进入颅腔，连络大脑，回出分别下行至颈项部（天柱穴），下行交会于大椎穴，再分左右沿肩胛内侧，挟着脊柱两旁（旁开一寸五分）到达腰部（肾俞穴），从脊旁肌肉穿入内腔，联络肾脏，属于膀胱本腑。

分支：从腰部分出，沿脊柱两旁下行，穿过臀部，从大腿后侧外缘下行至腘窝中（委中穴）。

分支：从颈项部分出下行，通过肩胛内缘直下，从附分穴挟脊（旁开三寸），下行至髀枢，经大腿后侧下行至委阳穴，再至委中穴与前一支脉会合，然后下行穿过腓肠肌至承山穴，斜行至飞扬穴，下行至足外踝的后面，沿足背外侧缘经小趾节后之圆骨至小趾外侧端（至阴穴），交于足少阴肾经。

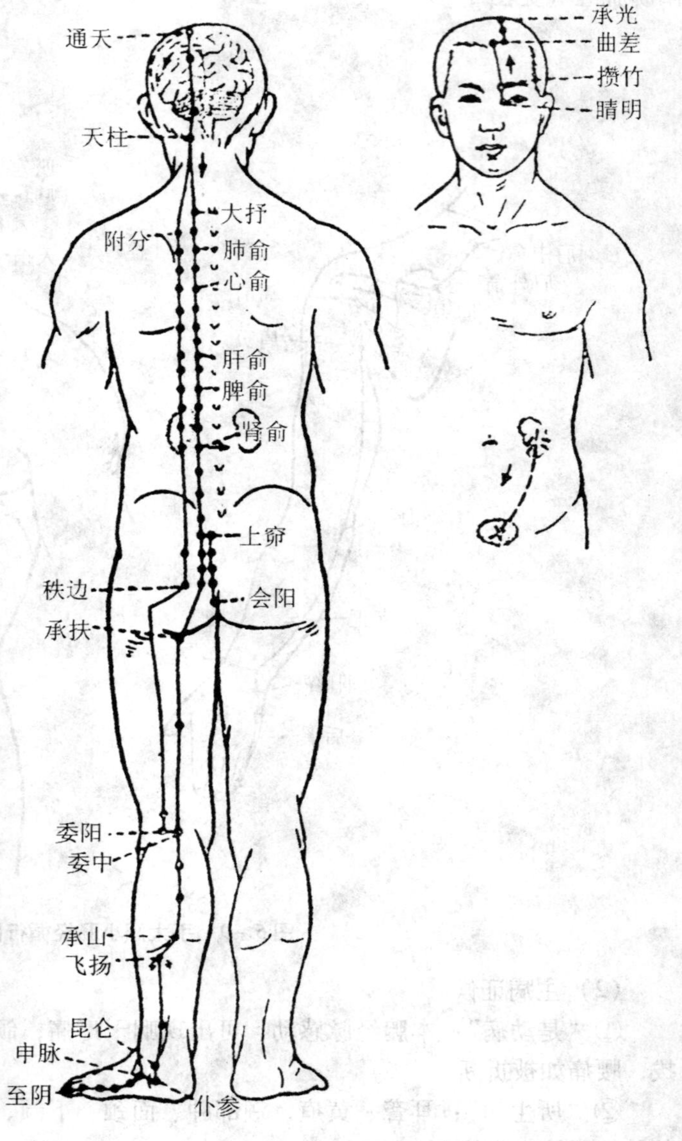

图 5－10　足太阳膀胱经循行图

（2）主病证候

①“是动病”：本腑经脉感动，可出现气上冲而头痛，眼珠痛如脱出，颈项痛如抽拔，腰脊痛如折断，髋关节不能屈曲，膝关节不能屈伸，腓肠肌剧痛如裂开，此谓之“踝厥”。

②“所生病”：为痔疮、疟疾、癫狂、头项疼痛、眼睛发黄、多泪、鼻流涕或血，颈项、腰背、尻尾、腘窝、腓肠肌、脚等处均疼痛，足小趾麻木不用。

《灵枢·经脉篇》原文：“膀胱足太阳之脉，起于目内眦，上额交巅；其支者，从巅至耳上角；其直者，从巅入络脑，还出别下项，循肩髆内，挟脊抵腰中，入循膂，络肾属膀胱；其支者，从腰中下挟脊贯臀，入腘中；其支者，从髆内左右，别下贯胛，挟脊内，过髀枢，循髀外后廉，下合腘中，以下贯踹内，出外踝之后，循京骨，至小指之端外侧，是动则病冲头痛，目似脱，项似拨，脊痛腰似折，髀不可以曲。腘如结，踹如裂，是为踝厥。是主筋所生病者，痔疟狂癫疾，头项痛，目黄泪出鼽，项背腰尻腘脚皆痛，小指不用。”

8. 足少阴肾经

(1) 循行部位：起于足小趾下（至阴穴），斜行于足心（涌泉穴），出行于舟骨粗隆之下，沿内踝后分出，穿入足跟，再向上沿小腿腓肠肌内侧后缘，行至腘窝内侧，上行于股内侧后缘进入脊柱内（长强穴），穿过脊柱，入属于肾，联络膀胱（见图5-11）。

直行者：从肾分出，向上通过肝脏和横膈，进入肺脏中，再沿着喉咙，挟于舌根部。

分支：从肺部分出，联络心脏，流注于胸中，交于手厥阴包络经。

(2) 主病证候：

①“是动病”：饥而不欲食，面色黯，咳痰带血，喘息有声，不能平卧，烦躁不宁，视物模糊，心烦空虚，体内嘈杂，气弱惊恐，心悸惊惕，此谓之“骨厥”。

②“所生病”：口热舌干，咽喉肿痛，气逆作喘，心烦心痛，黄疸痢疾，腰脊股部后缘疼痛，下肢痿软厥冷，嗜睡，足板心热痛。

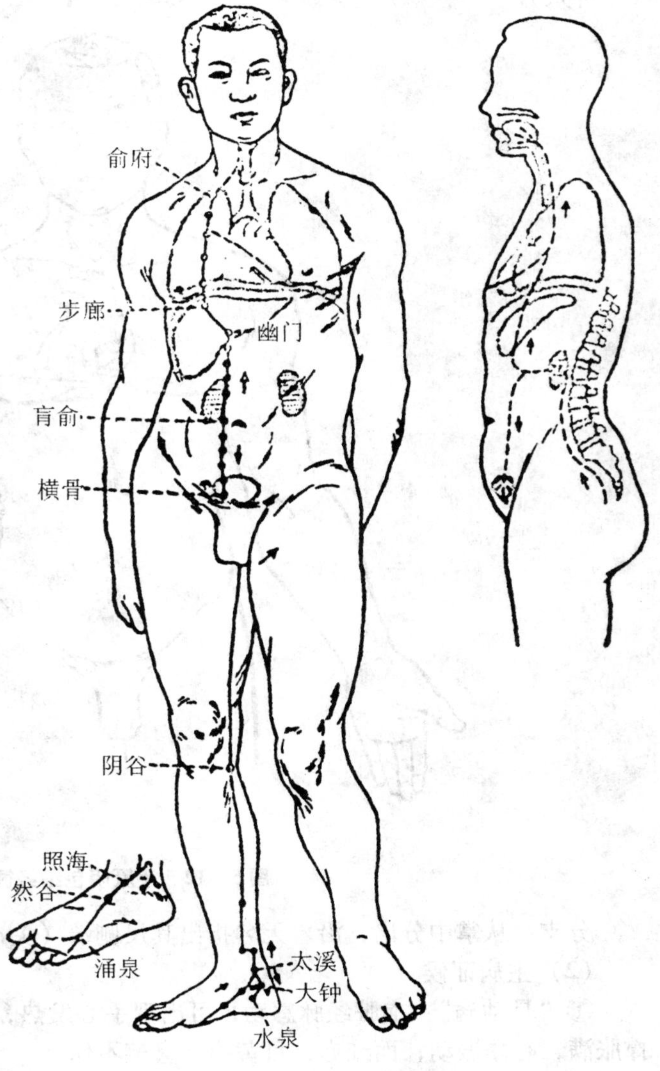

图5-11 足少阴肾经循行图

《灵枢·经脉篇》原文：“肾足少阴之脉，起于小指之下，邪走足心，出于然骨之下，循内踝之后，别入跟中，上踹内，出腘内廉，上股内后廉，贯脊属肾络膀胱；其直者，从肾上贯肝膈，入肺中，循喉咙，挟舌本；其支者，从肺出络心，注胸中。是动则病饥不欲食，面如漆柴，咳唾则有血，喝喝而喘，坐而欲起，目䀮䀮如无所见，心如悬若饥状，气不足则善恐，心惕惕如人将捕之，是为骨厥。是主肾所生病者，口热舌干，咽肿上气，嗌干及痛，烦心心痛，黄疸肠澼，脊股内后廉痛，痿厥嗜卧，足下热而痛。”

9. 手厥阴包络经

(1) 循行部位：起于胸中，属于心包络，向下穿过横膈，从胸走至腹，依次联络上、中、下三焦（见图5－12）。

分支：从胸中分出，沿胸线横出于胁部，当腋下三寸处（天池穴），向上行至腋窝下，沿上臂内侧，行于手太阴经和手少阴经之间，进入腋窝中，向下行至前臂两筋（掌长肌腱与桡侧腕屈肌腱）的中间，进入掌中（劳宫穴），再沿中指桡侧，直出中指桡侧端（中冲穴）。

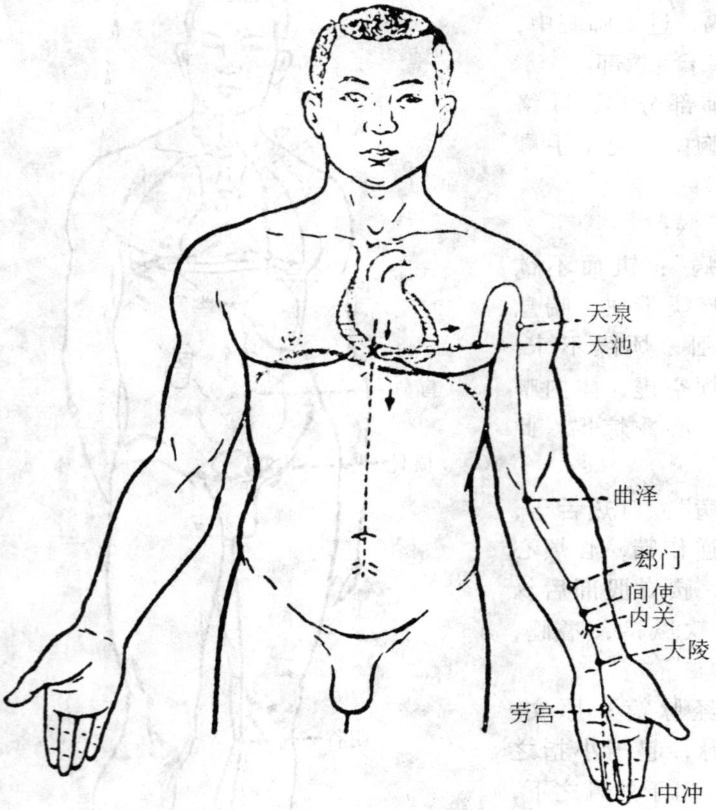

图5－12　手厥阴包络经循行图

分支：从掌中分出，沿着无名指出其尺侧端（关冲穴），交于手少阳三焦经。

（2）主病证候

①“是动病”：本脏经脉感动，可出现手心发热，臂肘部拘挛，腋下肿，甚则胸胁支撑胀满，心悸振动，面红赤，目黄疸，喜笑不休。

②“所生病”：为心烦扰，心中痛，掌心发热。

（注：心与心包络之解剖部位在胸中，脑与脑包络之解剖部位在头颅，依据古代“心脑相应”的理论，手厥阴经既可称为手厥阴心包络经，也可称为手厥阴脑包络经，一般通称为“手厥阴包络经”为宜。）

《灵枢·经脉篇》原文：“心主手厥阴心包络之脉，起于胸中，出属心包络，下膈，历络三焦；其支者，循胸出胁，下腋三寸，上抵腋，下循臑内，行太阴少阴之间，入肘中，下循臂行两筋之间，入掌中，循中指出其端；其支者，别掌中，循小指次指出其端。是动则病手心热，臂肘挛急，腋肿，甚则胸胁支满，心中澹澹大动，面赤目黄，喜笑不休。是主脉所生病者，烦心心痛，掌中热。”

10. 手少阳三焦经

（1）循行部位：起于无名指尺侧端（关冲穴），向上出于第四、五掌骨间，沿着腕背，出于前臂外侧桡骨与尺骨之间，向上通过肘尖，再沿上臂外侧，上达肩部，交行于足少阳经的后面，向前进入缺盆部，分布于胸中，联络心包络，向下穿过横膈，从胸至腹，依次属于上、中、下三焦（见图5－13）。

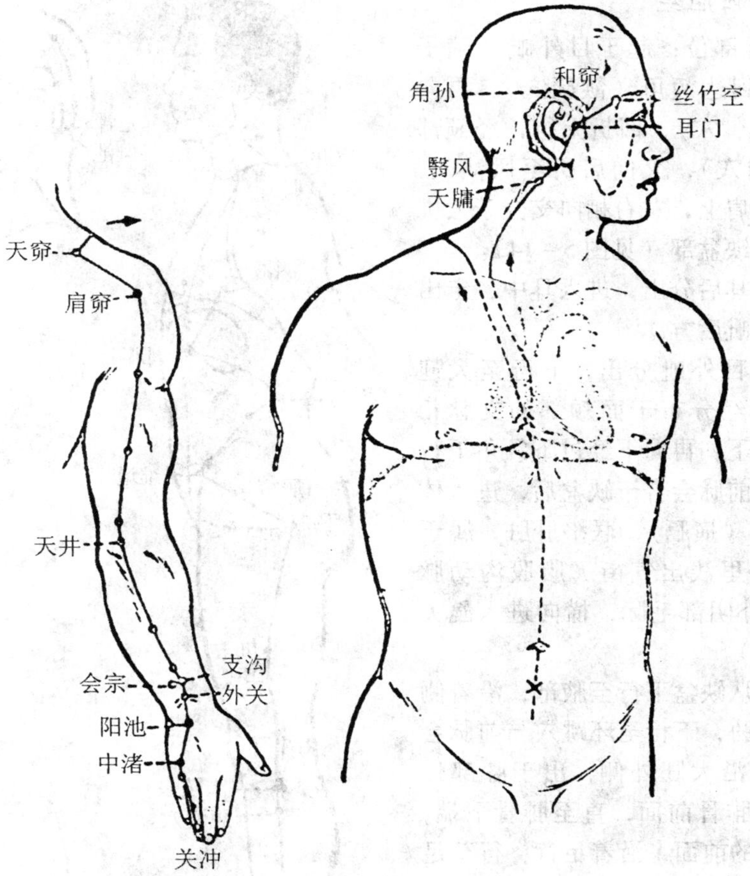

图5－13　手少阳三焦经循行图

分支：从膻中部分出，上行出缺盆，斜行至肩部，左右相向交会于大椎穴，上行至颈项，再沿耳后（翳风穴），直上至耳上角（角孙穴），然后弯曲向前下，经面颊部至目眶下。

分支：从耳后分出，进入耳中，走出耳前，经上关穴（客主人）前，在面颊部与前一分支相交，到达目外眦（瞳子髎穴），交于足少阳胆经。

（2）主病证候：

①“是动病”：本腑经脉感动，可出现听力不清，咽喉肿痛，扁桃体肿大有阻塞感。

②“所生病”：自汗出，目外眦痛，面颊疼痛，耳后、肩关节、上臂、肘关节、前臂的外侧皆疼痛，无名指麻木不用。

《灵枢·经脉篇》原文："三焦手少阳之脉，起于小指次指之端，上出两指之间，循手表腕，出臂外两骨之间，上贯肘，循臑外上肩，而交出足少阳之后，入缺盆，布膻中，散络心包，下膈，遍属三焦；其支者，从膻中上出缺盆，上项，挟耳后直上，出耳上角，以屈下颊至；其支者，从耳后入耳中，出走耳前，过客主人前，交颊，至目锐眦。是动则病耳聋浑浑焞焞，嗌肿喉痹。是主气所生病者，汗出，目锐眦痛，颊痛耳后，肩臑肘臂外皆痛，小指次指不用。"

11. 足少阳胆经

（1）循行部位：起于目外眦（瞳子髎穴），向上到达额角（颔厌穴），再向下到耳后（完骨穴），回折上行，经额部至眉上（阳白穴），又向后折至风池穴，沿颈项下行至肩上，左右相向交会于大椎穴，前行进入缺盆部（见图5－14）。

分支：从耳后分出，进入耳中，走出耳前，至目外眦后方。

分支：从目外眦分出，下行至大迎穴，同手少阳经分布于面颊部的支脉相合，行至目眶下，再向下经过下颌角下行至颈项部，与前脉会合于缺盆后，进入体腔，穿过膈肌（横膈），联络肝脏，属于胆腑，又沿胁里浅出气街（腹股沟动脉部），再经过外阴部毛际，横向进入髋关节部（环跳穴）。

直行者：从缺盆下行至腋部，沿着侧胸部，经过季胁，下行至环跳穴与前脉会合，继续向下沿大腿外侧，出于膝部外侧，再向下行腓骨前面，直至腓骨下端，再斜出于外踝的前面，沿着足背，行至足第四趾外侧端（窍阴穴）。

分支：从足背（临泣穴）分出，沿着第一、二跖骨间，出于足大趾外侧端，折回穿过爪甲，分布在足大趾爪甲后的丛毛处，交于足厥阴肝经。

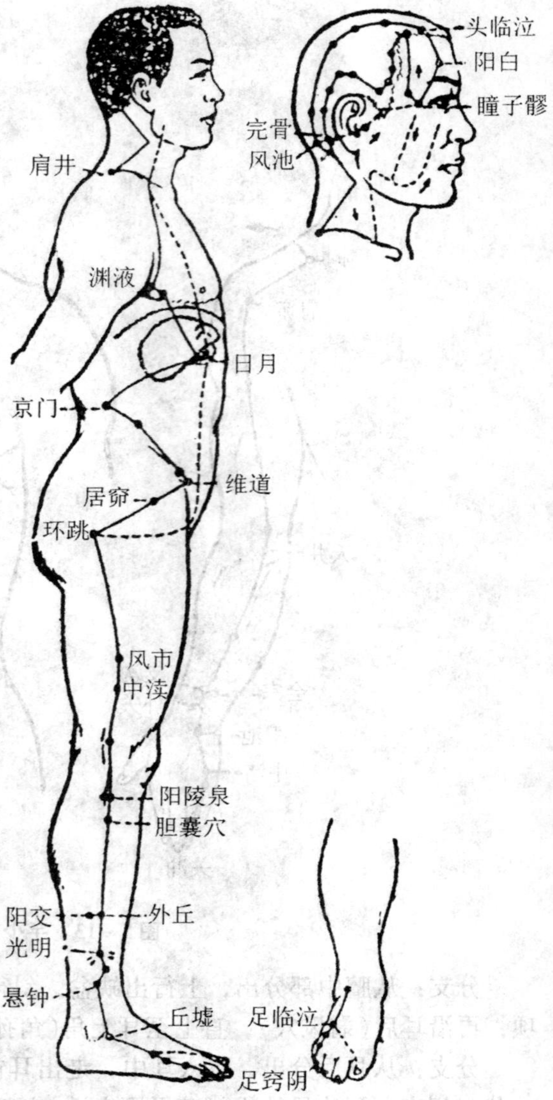

图5－14　足少阳胆经循行图

（2）主病证候

①"是动病"：本腑经脉感动，可出现口苦，喜叹气，胸胁作痛，不能转动，重症则面见无光泽，肌肤甲错，足外侧发热，此谓之"阳厥"。

②"所生病"：为头痛，下颌痛，眼外角痛，缺盆中肿痛，腋下肿，马刀，挟瘿，自

汗出而振寒，疟疾，胸、胁、肋骨、髋关节、膝关节等处的外侧，直至绝骨外踝以及各个关节皆疼痛，足第四趾麻木不用。

《灵枢·经脉篇》原文："胆足少阳之脉，起于目锐眦，上抵头角，下耳后，循颈行手少阳之前，至肩上，却交出手少阳之后，入缺盆；其支者，从耳后入耳中，出走耳前，至目锐眦后；其支者，别锐眦，下大迎，合于手少阳，抵于颇，下加颊车，下颈合缺盆以下胸中，贯膈络肝属胆，循胁里，出气街，绕毛际，横入髀厌中；其直者，从缺盆下腋，循胸过季胁，下合髀厌中，以下循髀阳，出膝外廉，下外辅骨之前，直下抵绝骨之端，下出外踝之前，循足跗上，出小指次指之端；其支者，别跗上，入大指之间，循大指歧骨内出其端，还贯爪甲，出三毛。是动则病口苦，善太息，心胁痛不能转侧，甚则面微有尘，体无膏泽，足外反热，是为阳厥。是主骨所生病者，头痛颌痛，目锐眦痛，缺盆中肿痛，腋下肿，马刀侠瘿，汗出振寒，疟，胸胁肋髀膝外至胫绝骨外踝前及诸节皆痛，小指次指不用。"

12. 足厥阴肝经

（1）循行部位：起于足大趾爪甲后丛毛处，向上沿足背至内踝前一寸处（中封穴），向上沿胫骨内缘，在内踝上八寸处交出足太阴经之后，上行至膝内侧，沿着大腿内侧进入阴毛中，环绕生殖器，上行至小腹，挟胃两旁，属于肝脏，联络胆腑，再向上穿过膈肌（横膈），分布于胁肋部，再沿着喉咙的后面，向上进入鼻咽部，上行连接目系，出于前额，再上行与督脉会于巅顶（见图5-15）。

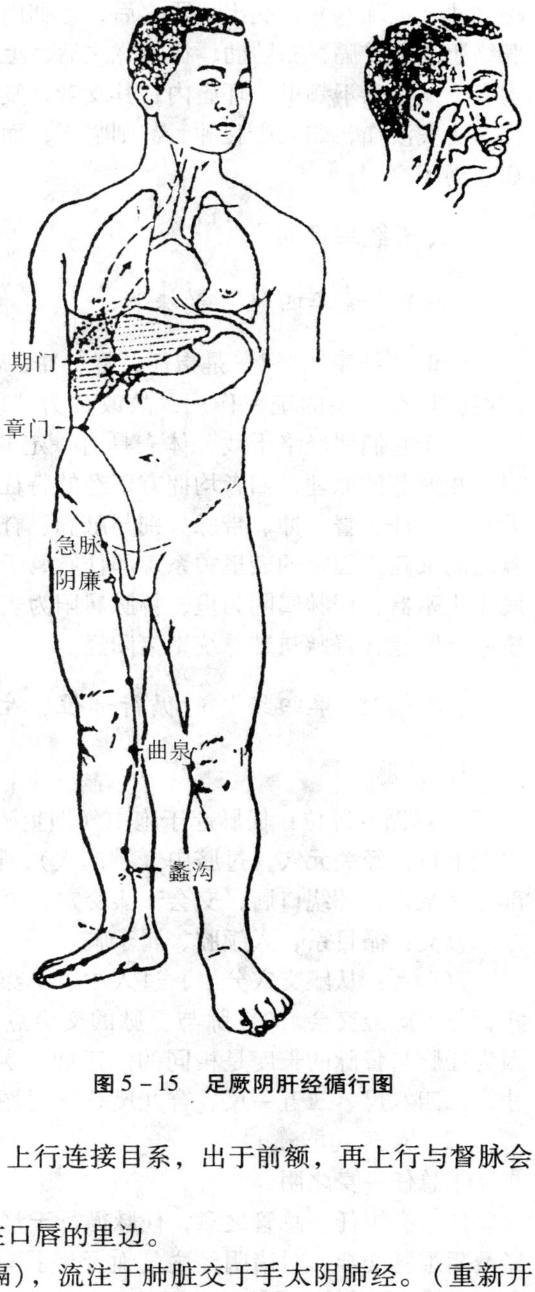

图5-15　足厥阴肝经循行图

分支：从目系分出，下行至颊里，环绕在口唇的里边。

分支：从肝脏分出，向上穿过膈肌（横膈），流注于肺脏交于手太阴肺经。（重新开始流注）

（2）主病证候

①"是动病"：本脏经脉感动，可出现腰痛不能屈伸，男子疝气，妇人少腹肿（属生殖脏器病变），重症则出现咽干，面无光泽而呈白脱色。

②"所生病"：为胸中满闷，呕吐气逆，大便泄泻，完谷不化，狐疝（即指睾丸时而

走上，时而走下之疝气），遗尿或小便癃闭。

《灵枢·经脉篇》原文："肝足厥阴之脉，起于大指丛毛之际，上循足跗上廉，去内踝一寸，上踝八寸，交出太阴之后，上腘内廉，循股阴入毛中，环阴器，抵少腹，挟胃属肝络胆，上贯膈，布胁肋，循喉咙之后，上入颃颡，连目系，上出额，与督脉会于巅；其支者，从目系下颊里，环唇内；其支者，复从肝别贯膈，上注肺。是动则病腰痛不可以俯仰，丈夫溃疝，妇人少腹肿，甚则嗌干，面尘脱色。是主肝所生病者，胸满呕逆飧泄，狐疝遗溺闭癃。"

二、"统率四经"

（一）"统率四经"的来源

所谓"统率四经"，是指任、督、冲、带四条经脉。它们与十二经脉交络运行，对十二经脉具有明显的统率作用，故改称为"统率四经"。任、督、冲、带脉原属于奇经八脉，由于它们属经络干线，体表具有一定的经穴可供使用，依据"江河"与"湖泽"可以互相调节的原理，四者均拥有正经的特征，故调整发展为正经，纳入十六正经的范畴。调整后，任、督、冲、带脉分别与脑髓、脊髓、生殖脏、生殖器相配，形成络属关系，相互之间又建立固定的表里关系，即任脉属于脑髓，督脉属于脊髓；冲脉属于生殖脏，带脉属于生殖器，任脉属阴为里，督脉属阳为表；冲脉属阴为里，带脉属阳为表。任脉与冲脉统率诸阴经，督脉与带脉统率诸阳经。

（二）"统率四经"的循行部位，生理功能与病理证候

1. 任脉

（1）循行部位：任脉起于胞中（即生殖脏之子宫），下出会阴，上经阴阜，沿腹部正中线上行，经关元穴，过脐中（神阙穴），行至胸部膻中穴，继续上行。经过咽喉至下颌部之承浆穴，环绕口唇，交会于龈交穴，再沿面颊，左右分行至目眶下。

分支：循目系、入颅腔、属于脑。

直行者：从龈交穴分出，过人中、鼻梁、印堂，沿前额之正中线上行，至巅顶百会穴，与督脉经交会。（任脉与督脉的交会点，应在巅顶正中的百会穴，而不应在龈交穴，因为任脉与督脉的长度是相同的。正如《灵枢·脉度篇》所云："督脉、任脉各四尺五寸，二四八尺、二五一尺、合九尺。"（见图5-16）。

（2）生理功能

①总任一身之阴经

任，有担任、总管之意，任脉循行于整个人体腹侧的正中线，其经脉多次与手足三阴经及阴维脉交会，对诸阴经之气血及经脉有着统领与调节作用，故任脉常称为"阴经之海"，或"阴脉之海"。任脉属脑，与脑为五脏六腑之大主，脑有统率与调节全身各脏腑、器官、窍道的生理功能，是相互吻合的。

②妊养胎儿

任脉起于胞中，是女子胞之简称，解剖学称为子宫，故任脉与妇女的月经、妊娠、产育、带下等生理功能关系密切。古代任与妊音义相通，妊养胎儿属主要生理功能，常有

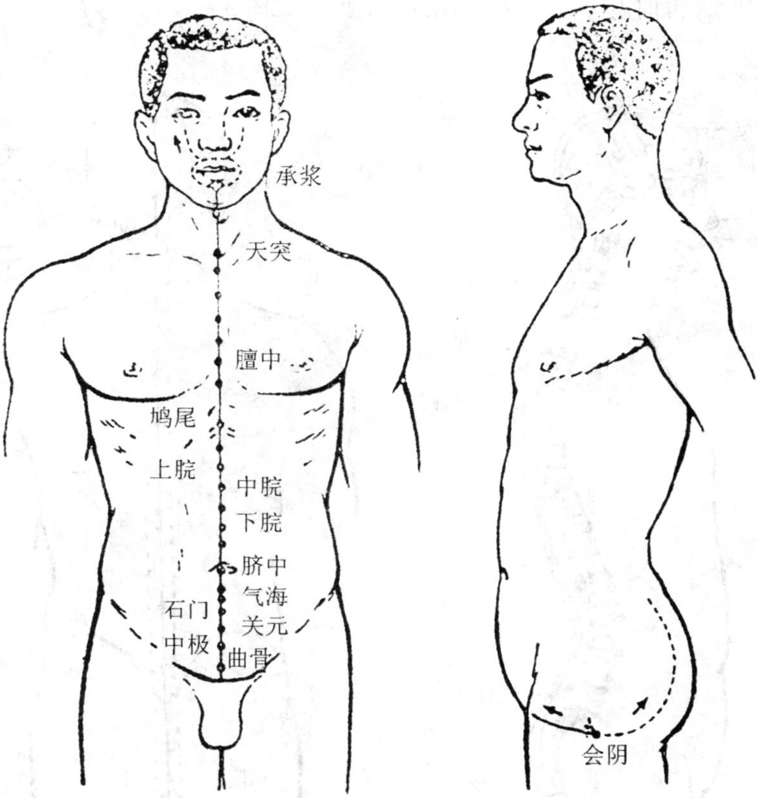

图5－16　任脉循行图

“任主胞胎”之说。王冰注：“冲为血海，任主胞胎，二脉相资，故能有子。”若妇女不能妊育胎儿，亦多责之冲任不足，如《张氏医通》论不孕症云：“冲任虚损，少腹有寒，月经过期不能受孕。”

（3）病理证候

任脉之气血主要供养生殖脏器，任脉之气血失调，主要导致生殖脏器产生病理变化，其证候表现为男子、女子均有：

男子疝气（狐疝为睾丸走上走下，小儿隐睾症），前阴白浊（前列腺炎，精囊腺炎之类），阳痿、早泄（性功能障碍），精冷不育（睾丸发育不全）等。女子月经失调，（功能性出血或闭经），带下异常（阴道感染多见），瘕积聚（宫肌瘤常见），不孕流产（子宫、卵巢发育不全常见）等。

2. 督脉

（1）循行部位：起于胞中（生殖脏，女子系子宫及附件，男子系睾丸及阴囊），下出会阴，沿脊柱里面中线上行，属于脊髓，上行至颈项部（风府穴），进入颅腔，联络大脑，并由颈项沿头部后面中线上行至巅顶（百会穴），交会于任脉。（因任脉与督脉长度相同，皆是长四尺五寸）。

分支：从脊柱里面分出，属肾。（古代脑髓之部分功能，含在肾内）。

分支：从小腹内部直上，贯脐中央（神阙穴），上贯心脏到咽喉部，走面部，行至下颌部，环绕口唇，再向上分开至两眼下部的中央（见图5－17）。

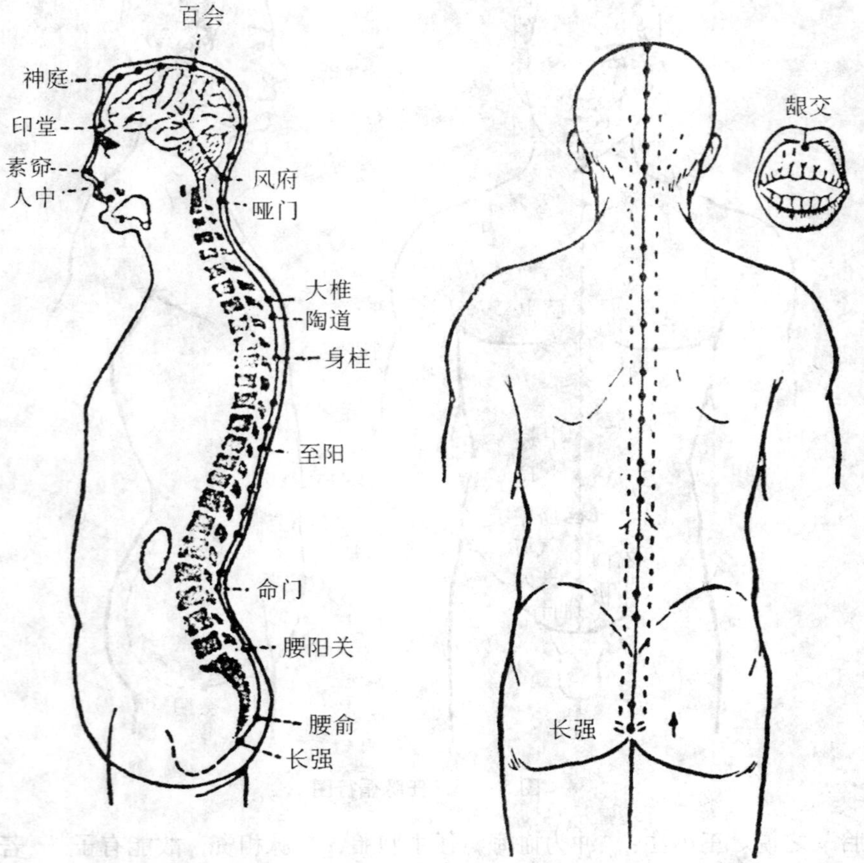

图5－17　督脉循行图

（2）生理功能

①总督一身之阳经：督，有总领、总统、管辖、统率之意。六条阳经（手三阳经与足三阳经），都与督脉交会于大椎穴，督脉对诸阳经之气血，经水有着显著的统率与调节作用。督脉常称为“阳经之海”或“阳脉之海”。

②反映脊髓与脑髓的功能：由于督脉行于脊柱内伴着脊髓自下往上行，是经脉与脏腑关系最密切者。循行本腑之后，再进入颅腔联络大脑，故督脉反映脊髓与大脑的功能是最直接的。可谓亲密无间。也就是说，督脉是反映中枢神经系统（脑与髓）生理功能最重要、最直接的一条经脉。既往医家未清楚这方面的联系，用肾代替脑髓的部分功能，只有通过“肾生髓、通于脑”间接地解释之。

③反映中医肾脏功能和生殖功能：从经脉结构考察，督脉有一分支从脊里分出，专属于肾，可见其与肾精、肾气的关系极为密切，肾精具有一定的司管生殖功能。（肾主生殖），故督脉也与生殖功能密切相关。

（3）病理证候

①头面抽痉，颈项、脊柱强直，角弓反张，截瘫麻木、二便失常。

②成人癫狂，小儿痫症。

③男子阳痿、早泄、精冷白浊；女子宫冷不孕，白带异常。

3. 冲脉

（1）循行部位：起于胞中（生殖脏，女子指子宫及附件，男子指睾丸及阴囊），下出会阴，上行从气街穴起，与足少阴经相并，挟脐上行，先后经过的穴位为横骨、大赫、气穴、四满、中注、肓俞、商曲、石关、阴部、腹通谷、幽门等。然后散布于胸中，再向上行经咽喉，环绕口唇，左右分行至目眶下（见图5－18）。

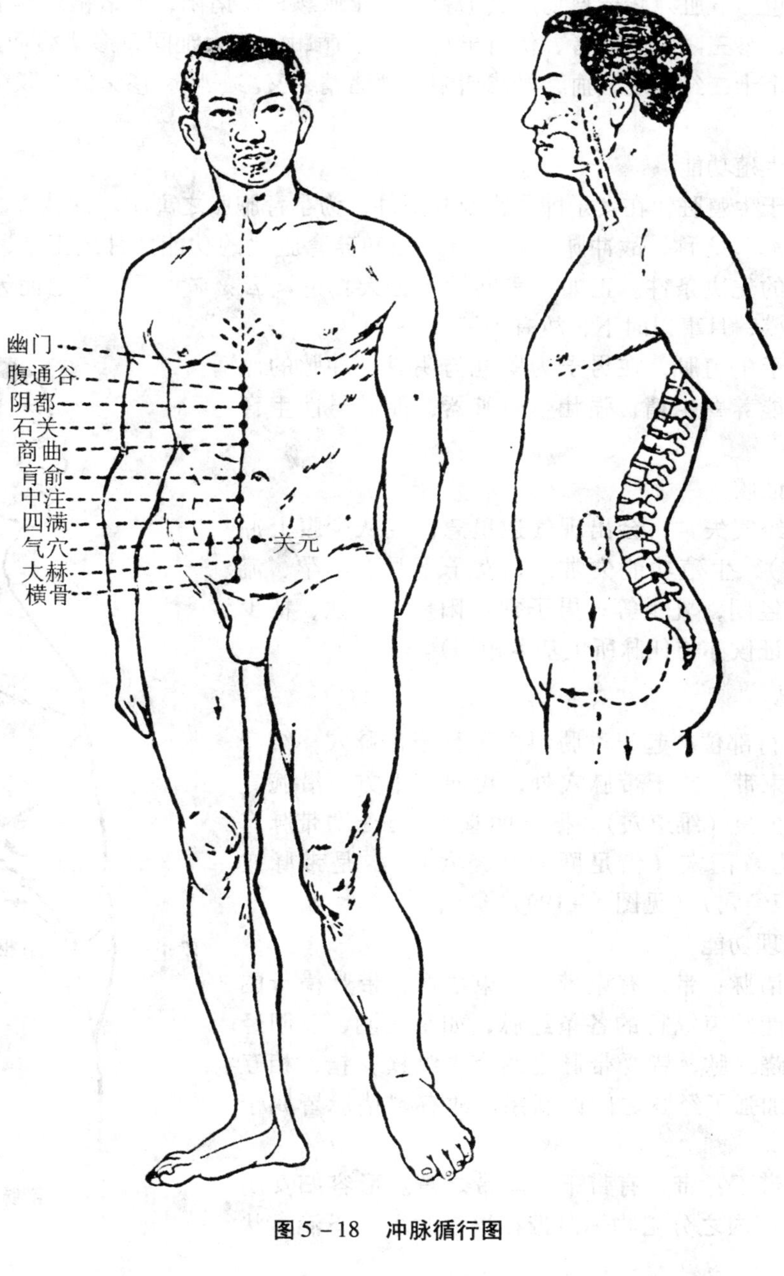

图5－18　冲脉循行图

分支：从胞中分出，沿腹腔后壁，与督脉相通，上行于脊柱内，与脊髓联络。

分支：与足少阴之大络同起于肾，向下从气街部浅出体表，沿大腿内侧下行至腘窝，再沿胫骨内缘下行至足底；又有支脉至内髁后分出，向前斜行足背，到达大足趾。

（2）生理功能

①调节十二经气血，冲，有要冲之意，冲脉循行上至于头部，下至于足，后至于脊，前至于腹，贯穿全身，成为气血运行的要冲，故能调节十二经脉之气血，称之为“十二经脉之海”，又称为“五脏六腑之海”。正如《灵枢·逆顺肥瘦篇》云：“夫冲脉者，五脏六腑之海也，五脏六腑皆禀焉。其上者，出于颃颡，渗诸阳，灌诸精。其下者，……并于少阴之经，渗三阴；其前者，伏行出跗属，下循跗，入大趾间，渗诸络而温肌肉。”冲脉容纳了整个十二经脉之气血，既渗诸阳，灌诸精，又渗三阴，渗诸络，联络的范围实在广泛。

②主司生殖功能

冲脉起于生殖脏，在女子即子宫及其附件，为孕育胞胎之寓所。冲脉含血量最大，素有“冲为血海”之称，故冲脉具有调节月经和养育胞胎的功能。月经正常，血海充足又是孕育胞胎的先决条件。正如《素问·上古天真论》云：“女子，二七而天癸至，任脉通，太冲脉盛，月事以时下，故有子。”

冲脉起于生殖脏，在男子为睾丸与阴囊，冲脉的血量充沛，故能养睾生精，强壮生殖脏器，促进男性生育功能。

③病理证候

冲脉之经气失常，会出现气逆里急，气从少腹上冲胸（奔豚气），生殖功能失常，如女子不月、不孕、流产、崩漏或经闭，乳少等；男子常见阳痿、白浊、精少不育之证（证候亦与任脉所主基本相同）。

4. 带脉

（1）循行部位：起于季胁斜向下行至带脉穴，绕身一周，状如束带，并于带脉穴处，再向前下方，沿髋骨上缘斜行到少腹（维道穴）。据《明堂经》云：“带脉有二穴。”一为章门穴（借足厥阴肝经穴），二是带脉穴（借足少阳胆经穴）（见图5－19）。

（2）生理功能

①约束诸脉：带，有束带、约束之意，带脉横行围腰一周，故能约束纵行的各条经脉，如足三阴、三阳经及阴跷、阳跷二脉，皆受带脉之约束。纵横交错，相互沟通，大大加强了经脉之间的联系。故有“诸脉皆属于带”之说法。

②主司带下：带，有带下、丝带之意。形容妇女阴道（生殖器）内之分泌物—白带在增多时不断下滴，状

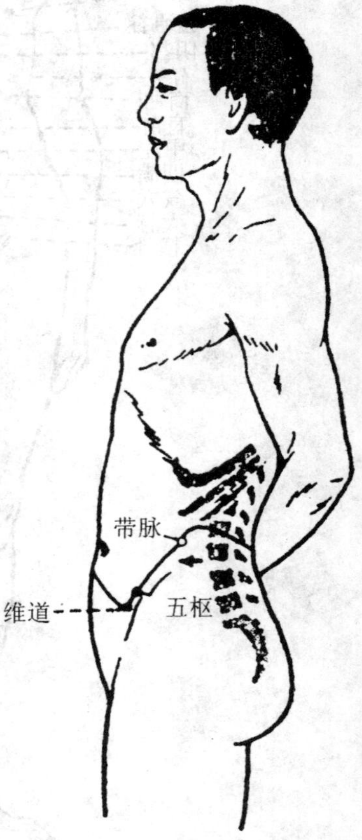

图5－19　带脉循行图

如白色下垂之丝带。白带增多或变色，或有腐臭异味，（临床通过嗅觉便可进行鉴别诊断）或伴有腰腹疼痛之症，为妇产科一种常见病症，称之为“带下病”（白带异常）。古代从事妇科诊疗的医生，有时可称之为“带下医”。(《扁鹊传》云：“扁鹊过邯郸，闻贵妇人，即为‘带下医’。”)

③安胎养儿：冲、任、督三脉皆起于胞中，孕育胎儿是其主要生理功能，而带脉则把三脉约束联结起来，形成一个下焦部位气血运行之“四经网络”。纵横罩护着生殖脏器，气血灌注非常丰富，带脉尤如网袋口之纲绳，纲绳一弛一张，能很好调节诸经脉之气血，渗灌生殖脏器，故谓带脉有固护胎儿，养宫摄血之功能。

④疏泄肝胆：由于带脉的三个主要经穴，其中两个是与肝胆共有的，故带脉经的生理功能，除了主司生殖功能外，与肝、胆经的生理病理息息相关，在临床诊断与治疗上，常常使用此原理。不少妇科疾患，亦可以从疏泄肝、胆经入手调治。

（3）病理证候

①赤白带下：带脉经气阻滞，下焦卫气失常、生殖脏器容易受外邪感染，每至炎症出现，带下增多或变黏稠黄色，甚则损伤血络，血液离经渗出，混入带下之中，形成赤白带下。

②子宫脱垂：带脉经气失约，冲、任、督三脉灌注衰少，维系子宫体位之筋腱乏力，以至子宫向下脱垂，甚则脱出外阴。多见于老年妇人冲任虚损，中气不足者，但亦与带脉之经气失约相关。

③痛经：带脉经气失约，冲、任、督脉气血运行阻滞，造成不通则痛，女子行经时多见痛经，伴见经血瘀阻，量少色暗，多表现为少腹部或腰骶脊部疼痛。（古人形容腰骶髂部疼痛，或刺或痠或胀，尤如浸坐在水中之感觉。）若经气上逆，甚则出现气上冲心而痛。

第三节　奇经四脉

新的奇经四脉，指阴跷、阳跷、阴维、阳维四脉，是调整经脉内部结构后形成的。由于任、督、冲、带四奇经与十二经脉存在统率关系，加之有固定体表经穴可供临床针灸推拿应用，又有内在脏腑与之络属相配，互相之间形成了一定的表里关系，完全具备正经的条件，故应调整归入正经的范围。经络系统的内部调整，古已有之，《内经》确立十二经脉为正经，宋代王惟一于1027年铸造成针灸铜人，确立十四经脉为正经，即增加任督二脉统率二经，以任脉统率六条阴经，督脉统率六条阳经，著作见于《铜人针灸腧穴图经》。元代滑伯仁著《十四经发挥》，亦赞成任督二脉发展为正经。现今依据冲、带脉的条件及发展需要，再增加二条正经，不是凭空捏造的，是有依据的。古人早把正经比作“江河”，奇经比作“湖泽”，江河扩大，湖泽减少，水液总量仍然保持着相对的平衡。这和十二脏腑扩大发展为十六脏腑，而奇恒之腑的数量相应减少，其调整原理是一致的。调整之后，奇经尚有阴跷，阳跷、阴维、阳维等四脉。此四脉，与作为“江河”范围的十六正经仍然有着一定的联系，只不过，由于它们对内不与脏腑建立络属关系，对外互相之间不形成固定的表里关系，照旧属于奇经的“湖泽”范畴。阴跷、阳跷、阴维、阳维四脉，今后称之为新的“奇经四脉”。

1. 阴跷脉

(1) 循行部位：起于足内髁下陷中（照海穴），沿内髁向上沿下肢内侧，行经前阴部、小腹、直上至胸，进入缺盆（锁骨上窝），出行于人迎穴之前，经鼻旁到目内眦，与足太阳经、阳跷脉会合（见图5－20）。

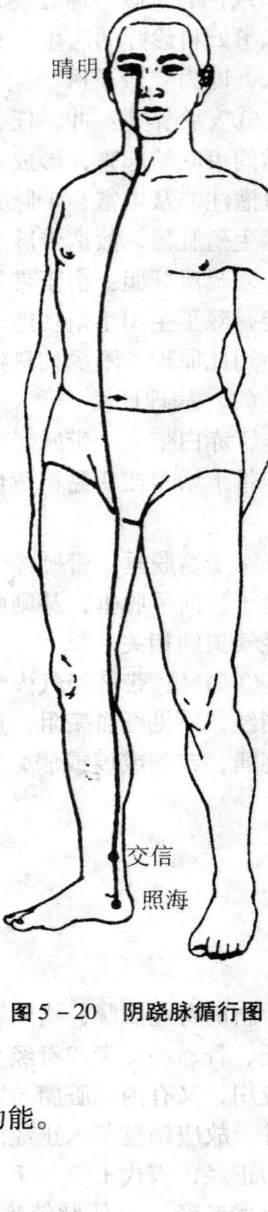

图5－20 阴跷脉循行图

(2) 生理功能

①跷，古字写蹺或蹻，今写跷或蹻，表示下肢运动轻盈、敏捷、跷健之意。阴跷脉主司人体一身左右之阴血供养。

②重点主司下肢运动的血液供应。

③数经会合于目内眦，故有濡养眼睛，调节眼睑的功能。

(3) 病理证候

①阴跷脉经气异常，阴血上供脑髓不足，常产生嗜睡、倦怠之症；阴血阻塞不通，脑髓失养，便会突然产生癫痫之疾。

②阴跷脉经气异常，阴血供应眼睛不足，失于濡养，会出现眩晕、视力模糊之症，目睛喜闭。

③阴跷脉经气异常，下肢血运不足，常出现下肢抽筋，足内翻之症。

2. 阳跷脉

(1) 循行部位：起于足外踝下（申脉穴），沿外髁后上行，经腹部、胸部之后外侧上行至肩部、颈项外侧部、上挟口角，到达目内眦，与手足太阳经、阴跷脉会合。再上行入发际，弯向后下到达耳后，与足少阳胆经会于项后（风池穴）（见图5－21）。

(2) 生理功能

①阳跷脉主司人体一身左右之阳气，有使人矫健、活泼之功能。

②数脉会合于目内眦，有增强眼神之功能。

③主司下肢运动，使人灵活敏捷，矫健强壮。

(3) 病理证候

①阳跷脉经气异常，影响脑髓阳气上亢，可出现失眠，多梦之症，影响脑髓失养，则会产生癫痫疾患。

②阳跷脉经气异常，影响两眼失养，出现目光无神，睡中露睛。

③阳跷脉经气异常，影响下肢阳动功能，常出现痉挛而足外翻之症。

3. 阴维脉

(1) 循行部位：起于小腿内侧足部三条阴经交会之处（三阴交穴），沿下肢内侧上行到腹部，再与足太阴胰（脾）经相会合同行，上至胁部，又与足厥阴肝经相合，继续上行至咽喉，然后与任脉相会（廉泉穴）（见图5－22）。

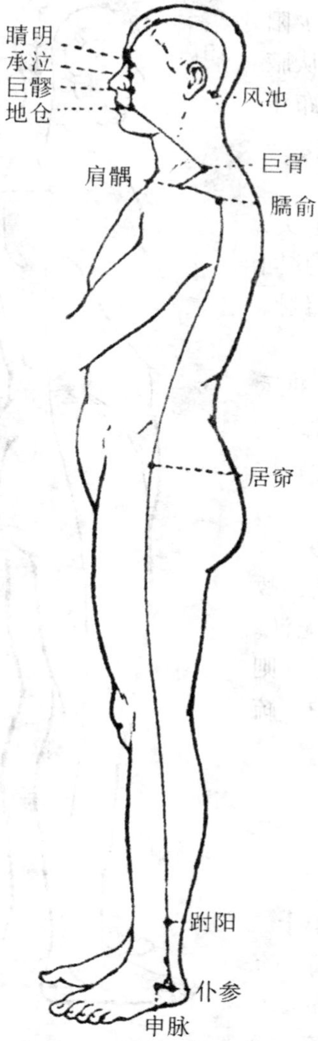

图5－21　阳跷脉循行图

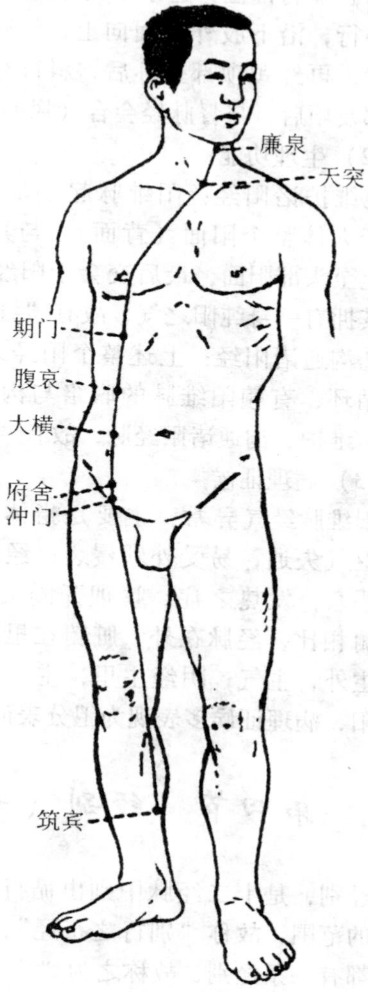

图5－22　阴维脉循行图

（2）生理功能：维，有维系、维持、联络之意，其生理功能主要有两方面：

①维护诸阴经：阴维脉与多条阴经交会、同行，最后又与诸阴经的统率经脉—任脉相会合，形成与整个阴经系统极为密切的关系，故有“维护诸阴”之说。

②沟通诸阴经：阴维脉从足走至头部，循行于整个阴面，又多次交会与并行，其联络与沟通相当广泛，整个阴经系统的气血、经水的运行，有赖奇经阴维脉的联系与沟通，它协助任脉统率诸阴经，管辖与沟通诸阴经，故又有“联通诸阴”之说。

（3）病理证候

阴维脉经气异常，主要表现有：上焦之心气疼痛，中焦之胃气疼痛，下焦生殖脏器之痛经，还有沿着经脉阴面上部的头痛和下部的足痛，多属里证。

4. 阳维脉

(1) 循行部位：起于小腿外髁下（金门穴），与足少阳胆经并行，沿下肢外侧面向上，经腹、胸部后外侧，从腋后上肩，再经颈项部、耳后，斜行至前额部，然后分布于头侧部及项后，与督脉经会合（风府穴）（见图5－23）。

(2) 生理功能

①维护诸阳经：阳维脉起于足背阳部，从足上走头，循行于人体整个阳面（背面），与其它阳经数次交会并同行，上至头部阳面，最后交会于阳经之总领经脉——督脉，可见其拥有一身纯阳之气，故有“维护诸阳”之说。

②沟通诸阳经：上述整个阳经系统之气血、经水的运行与循环，有赖阳维脉的联络与沟通，它协助督脉总领、统率、维护、沟通诸阳经脉，故有“联通诸阳”之说。

(3) 病理证候

阳维脉经气异常，主要是指体表诸经脉之阳气失常。经脉卫气失通，易受外邪侵袭；经脉阻塞，气机郁结，故出现恶寒，发热之症。腠理开阖失常，可见汗出或无汗。与脏腑相比，经脉在外，脏腑在里，而经脉之分阴阳，则阳经主外，主气；阴经主里，主血。阳维脉不能维护、疏通诸阳，病理证候多表现为卫分表证。

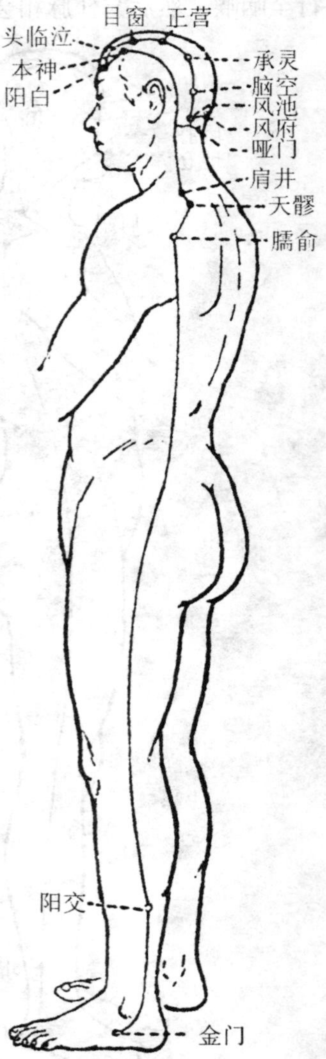

图5－23　阳维脉循行图

第四节　经别（十二经别）

经别，是十二经脉中别出循行的部分，它仍属于十二正经的范围，故称“别行之正经”，简称“经别”。每一条正经都有一条经别，故称之为“十一经别”。经别是不参与十二经脉流注循环的正经，而是加强十二经脉与脏腑、器官、组织联系的“别行之正经”。十二经别还是十二经脉别行分出，循行于胸、腹、头部的重要交叉联络线。

十二经别的循行，具有“离、合、出、入”的特点。所谓“离”是指经别从十二经脉的四肢肘、膝关节以上别出，故称为“离”。所谓“入”，是指经别为联络脏腑而向心地走入体腔内，故称为“入”。所谓“出”，是指经别联络脏腑后再浅出体表，故称之为“出”。所谓“合”，是指经别上行至头部后，阴经的经别会入阳经的经别，再分别注入手三阳经与足三阳经，故称为“合”。十二经脉按阴阳规律，组成六对表里关系，十二经别也按阴阳规律，组成六对表里关系，每一对互为表里的经别，则成一“合”。十二经别即组成“六合”。正如《灵枢·经别篇》云：“太阳与足少阴经别，下合于腘，上合于项，为一合；足少阳与足厥阴经别，合于毛际，为二合；足阳明与足太阴经别，合于髀（髋关节），为三合；手太阳与手少阴经别，合于目内眦，为四合；手少阳与手厥阴经别，合于完骨之下，为五合；手阳明与手太阴经别，合于喉咙，为六合。”

1. 循行部位

（1）足太阳与足少阴经别（一合）

足太阳经别：从足太阳经脉的腘窝部位分出，其一支脉在骶骨下五寸处别行，进入肛门，上行属于本腑膀胱，散布联络肾脏，沿脊柱两旁的肌肉行至心脏，散布于心脏内；直行的一条支脉，从脊柱两旁的肌肉继续上行，浅出颈项部，经气仍注入足太阳本经。

足少阴经别：从足少阴经脉的腘窝部分分出，与足太阳经别相合并行，上至肾脏，在第二腰椎（十四椎）处分出，归属带脉。直行者，继续上行至舌，系舌根，再浅出颈项部，经气注入足太阳经别。

（2）足少阳与足厥阴经别（二合）

足少阳经别：从足少阳经脉在大腿外侧分出，绕过大腿前侧，上行进入毛际，同足厥阴的经别会合，上行进入季胁之间，入腹腔内，属于胆腑，散布而上络肝脏，上行经过心脏，挟食道上行，浅出下颔，经口旁，散布于面部，上系目系，当目外眦部，经气仍注入足少阳胆经。

足厥阴经别：从足厥阴经脉的足背上面分出，上行至毛际，与足少阳的经别会合并行。

（3）足阳明与足太阴经别（三合）

足阳明经别：从足阳明经脉的大腿前面分出，进入腹腔内，归属于胃，散布联络脾（脾）脏，再向上通过心脏，沿食道浅出口腔，上行到鼻根部及目眶下，回过来联系目系，经气仍注入足阳明本经。

足太阴经别：从足太阴经脉的大腿内侧分出，绕到大腿前面，同足阳明的经别相合并行，上行过腹、胸，结于咽，贯通舌中。

（4）手太阳与手少阴经别（四合）

手太阳经别：从手太阳经脉的肩关节部分出，向下入于腋窝，向心而行，联络心脏，向下属于小肠。

手少阴经别：从手少阴经脉的腋窝两筋之间分出，进入胸腔，属于心脏，向上行至喉咙，浅出面部，在目内眦与手太阳经相合。

（5）手少阳与手厥阴经别（五合）

手少阳经别：从手少阳经脉的头顶部分分出，向下进入锁骨上窝（缺盆），经过上、中、下三焦，散布于胸中。

手厥阴经别；从手厥阴经脉的腋下三寸处分出，进入胸腔，分别归属于上、中、下三焦，再向上出循喉咙，浅出于耳后，并于乳突下与手少阳经脉会合。

（6）手阳明与手太阴经别（六合）

手阳明经别：从手阳明经脉的肩髃穴处分出，进入项后脊柱，分道上下，向下者走向大肠，属于大肠，再联络于肺；向上者，沿喉咙，浅出于锁骨上窝（缺盆），经气仍归属于手阳明本经。

手太阴经别：从手太阴经脉的腋窝部分出，行于手少阴经别之前，进入胸腔，走向肺脏，归属于肺，向下散布联络大肠，向上浅出锁骨上窝（缺盆），沿喉咙，与手阳明的经别相合。

2. 生理功能

(1) 二次络属的结构，进一步加强了表里经脉的内在联系。十二经脉与六脏六腑，每一经脉与第一脏腑，相配属、联络。已构成了相对固定的表里关系。例如，手太阴经脉属肺，络大肠；手阳明经脉属大肠而络肺。手太阴经别又走入胸腔，属肺，向下散络大肠；手阳明经别则属于大肠，再联络于肺。同是正经，这种二次络属的结构，进一步加强了表里两经脉的内在联系，由于经别与经脉的循行部位又有所差异，加之十二经别又多处相合与相交，故在一定程度上，又进一步扩大了表里两经脉的联络范围。

(2) 经别加强了经脉气血的向心性联系。由于十二经别都是从十二经脉的四肢部分别出，循行进入体腔后，多是向心性联系。这样，就进一步加强了全身经脉气血与循环中枢——心脏的联系。"心主血脉"的生理功能在经络系统结构中显著地体现出来。

十二经别、十二经脉与十二脏腑的二次络属结构，十二经别的向心性循行特征，清楚地说明一个心血管系统的解剖学结构，那就是：十二经别相当于静脉血管，多向心性流动（循行）；十二经脉则相当于动脉血管，多离心性流动（循行）。心脏是血液循环的中心（心主血脉），二次络属结构，表明每一个脏腑都有气血从"经脉"输入，而从"经别"离出，回归心脏，古人把"经别"与"经脉"都列为"正经"，同等重要。又明确阐述，十二脏腑与十二经脉、十二经别具有二次络属的结构关系，其中是有解剖生理学知识作依据的，不是信口开河的。"十二经水"的三次络属结构，将在下文再作介绍。

(3) 十二经别加强了十二经脉与头部（大脑）的联系。十六正经系统，不计统率四经脉在内，单十二经脉循行于头部的，仅有六条阳经（手三阳、足三阳），而十二经别则不仅六条阳经的经别循行于头部，六条阴经的经别亦上达于头部，还有足三阴经的经别、输入阳经经别之后又上达头部。手三阴经经别，皆走向喉咙而合于头面部。这就大大加强了十二经脉与大脑的联系，供给大脑的血液最丰富，大脑血流量可达到人体全身血量的五分之一。整个经络系统以至整个脏腑系统，均按受大脑的指挥与调节。正如《灵枢·邪气脏腑病形篇》所云："十二经脉，三百六十五络，其气血皆上于面而走空窍（指脑髓）"。

3. 病理证候

经别的病理变化及证候表现一般与所属的经脉基本相同。由于经别循行的部位与经脉有所差异，故其病理变化及主治范围相应地有所扩大。例如：手厥阴经脉的循行部位未经过咽喉，而手厥阴经别则出循喉咙，故有咽喉肿痛之症，取手厥阴之经穴大陵，间使等，治之有效。又如足太阳经脉并不到达肛门，而足太阳经别则有"别行进入肛门"，故取足太阳经脉之承山，承筋等穴，可治肛门痔瘘之证。又如治疗头痛证，前额部头痛属阳明经范围，常取手阳明经的合谷穴，（面口合谷收），但有时又可取手太阴经的列缺穴。（头项寻列缺）一般阴经不上行头部，但通过经别相合之后，借阳经的通道上行作用于头部，故可奏效。这是运用经别相合的原理。

第五节　络脉（十五别络）

络脉是经络系统中，次于经脉和经别的支脉。大多分布与循行于体表皮肤，浮而易见。络脉介于经脉与孙络之间，正如《灵枢·痈疽篇》云："血和则孙脉先满溢，乃注于络脉，络脉皆盈，乃注于经脉。”络脉与经脉的差异，则如《灵枢·经脉篇》云：“经脉十二者，伏行分肉之间，深而不见。……诸脉之浮而常见者，皆络脉也。”络脉其管径的粗细，一般分为三级：第一级为“别络”、第二级为“孙络”，第三级称“浮络”。

（一）别络

指络脉中最主要的部分，即是从经脉分出的较大较粗之络脉，一般有十五条，称之为“十五别络”。即十二经脉各有一条别络，加上任脉，督脉之别络和胰（脾）之大络。（此外，还有一条胃之大络，加上去可称为十六别络。）

十五别络的名称：常以经脉别出处的穴位名，为其名称。即：

手太阴——列缺	手少阴——通里	手厥阴——内关
手太阳——支正	手阳明——偏历	手少阳——外关
足太阳——飞阳	足阳明——丰隆	足少阳——光明
足太阴——公孙	足少阴——大钟	足厥阳——蠡沟
任脉——尾翳（鸠尾）	督　脉——长强	胰（脾）之大络——大包

从列缺穴——大包穴，共十五个穴位，称为“十五络穴”。别络之分布和循行部位：十五别络的分布与循行，有一定的规律性，其中十二经脉的别络，都是从四肢肘膝以下分出，循行与其本经的循行方向大多一致，尤其表里两经的别络，互相紧密联系。任脉的别络分布循行于腹部，督脉的别络分布循行于背部，胰（脾）之大络分布循行在身之侧部。

十五别络具体循行部位如下：

（1）手太阴之别络：从列缺穴处分出，起于腕关节上方，其脉在腕后一寸半处走向手阳明经。其支脉，与手太阴经脉相并，直入掌中，散布于鱼际部。

（2）手少阴之别络：从通里穴分出，起于腕关节上一寸，其脉在腕后一寸处别行走向手太阳经。其支脉，在腕后一寸处别而上行，沿着本经进入心中，向上系舌本，连属目系。

（3）手厥阴之别络：从内关穴分出，其脉从腕关节后二寸处分出，沿两筋之间别行走向手少阳经。其支脉，亦在腕关节后二寸处浅出两筋之间，沿着本经脉上行，维系包络，联络心系。

（4）手太阳之别络：从支正穴分出，在腕后五寸处向内注入手少阴经。其支脉，上行经过肘关节，上行络于肩髃部。

（5）手阳明之别络：从偏历穴分出，在腕后三寸处走向手太阴经。其支脉，上行沿上臂，经过肩髃，上行至下颌角，散布于牙齿；另一支脉进入耳中，与宗脉会合。

（6）手少阳之别络：从外关穴分出，在腕后二寸处绕行于臂膊外侧，斜行进入胸中，与手厥阴经会合。

（7）足太阳之别络：从飞阳穴分出，在外踝上七寸处，走向足少阴经。

（8）足少阳之别络：从光明穴分出，在外踝上五寸处，走向足厥阴经。与本经相并，向下联络足背部。

（9）足阳明之别络：从丰隆穴分出，在外踝上八寸处，走向足太阴经。其支脉沿着胫骨外侧上行，直至头顶部与各经的经气相合，再向下联络咽喉部。

（10）足太阴之别络：从公孙穴分出，在第一趾跖关节后一寸处，走向足阳明经。其支脉，进入腹腔，联络肠胃。

（11）足少阴之别络：从大钟穴分出，在内踝后绕过足跟，走向足太阳经。其支脉，与本经相并上行，走到包络下，外行下贯腰脊。

（12）足厥阴之别络：从蠡沟穴分出，在内踝上五寸处走向足少阳经。其支脉，经过胫骨，上行至睾丸部（生殖脏），结聚在阴茎处（生殖器）。

（13）任脉之别络：从鸠尾（尾翳穴）分出，自胸骨剑突下行，散布于腹部。

（14）督脉之别络：从长强穴分出，挟脊柱两旁上行，络属脊髓，经颈项，散布于头部，联络脑髓。下行的支脉，自肩胛部别出，分左右走向足太阳经，循行于脊柱两旁的肌肉。

（15）脾（脾）之大络：从大包穴分出，浅出于渊腋穴下三寸处，散布于胸胁部。

（二）孙络与浮络

是络脉中较细较小的部分，多分布于体表皮肤。管径越分越细，而数量则越分越多。一般从别络分出的称为孙络，如《灵枢·脉度篇》云：“络之别者为孙。”再从孙络分出的则是管径最细小，数量最多，最常见到的浮络，即《灵枢·经脉篇》云：“诸脉之浮而常见者。”浮络的形象，与现代解剖学所指的“毛细血管”十分相像。

（三）络脉的生理功能与病理证候

（1）加强十二经脉的表里两经之间在体表部分的联系。十二经脉之间，纵行的联系主要通过经别的联络，即通过阴经的经别走向阳经和阳经的经别，走向阴经而互相沟通。横行、斜行的联络主要靠络脉沟通，形成网络结构，重点在于体表部分，进一步扩大了表里两经脉之间的联系。

（2）建立侧支循环，保障气血渗灌，十六正经加上十二经别，已构成人体气血运行的完整循环体系。再加上横行联络，沟通，而且数目较多的大小络脉，形成纵横交错，纲举目张的全身性网络结构。络脉从头到足，从左到右，渗灌气血，濡养全身，络脉的沟通气血功能类似于现代脉管系统中侧支循环的建立。在某条经脉气血运行不通或阻塞时，通过侧支循环的补救，保障了病变局部或病变经脉的气血供应，从而进一步保障全身气血的正常运行。

（3）络脉的解剖结构是在十六正经的基础上形成网络系统的经脉侧支（血管侧支）生理功能主要是加强经脉系统的相互联系，保障气血运行通畅，加强全身濡养作用。由于解剖生理上已融合于整个经络体系中，成为经络体系中不可缺少的组成部分，因此，其病理变化、证候表现，亦与十六经脉系统基本相同。

第六节 经水（十二经水）

经水，即经络中之水，是经络系统中一个不可缺少的组成部分。对于经水，《内经》有专篇的记载与阐述，《灵枢》把“经水篇”排行第十二，而“经筋篇”则排行第十三，把经水摆在经筋之上文论述，说明经水与经脉的关系相当密切，不可等闲视之。实质上提示经水与经脉在解剖结构及生理功能上密切而不可分割。遗憾的是，后世医家失于继承，抛开解剖学结构，便不知道经水为何物，有何功能与作用。查历代医著均无阐述经水，无人问津，长此以往，经水遂被遗忘。这是不懂继承《内经》重视解剖学的观点而造成的错过。

《灵枢·经水篇》云："经脉十二者，外合于十二经水，而内属于五脏六腑。夫十二经水者，其有大小、深浅、广狭、远近各不同，五脏六腑之高下、大小、受谷之多少亦不等。"清楚地说明十二经水是十二经脉体系的外边，另有一个经络水液体系，它与十二经脉相伴而行，又与经脉密切地互相配合，它有大小、深浅、广狭、远近不同的特点，但都是可以量度出来的。经水、肉眼可以看见，证明当时对"循环系统"的解剖结构相当细致。

《灵枢·经水篇》又云："夫经水者，受水而行之；五脏者，含神气魂魄而藏之；六腑者，受谷而行之，受气而扬之；经脉者，受血而营之。"进一步说明经水是受盛水液而循行运动的。这个特点不单与五脏、六脏不同，而且与经络系统之中的经脉、经别、络脉、经筋等部分的特点亦不同。这段经文还说明医学中一个共同规律：即"经水"、"五脏"、"六腑"、"经脉"的解剖部位不同，其主要生理功能就不相同，分别是"受水而行之"、"藏神气魂魄"、"受谷而行之"、"受血而营之"。物质结构，决定其生理功能。

《灵枢·经水篇》云："凡此五脏六腑十二经水者，外有源泉而内有所禀，此皆内外相贯，如环无端，人经亦然。"更具体说明十二经水的内外联系及运行循环的特点。它向内联系五脏六腑，向外联系皮肉筋骨，四肢百骸。观察十二经水与十二经脉相伴运行循环，尤如"内外相贯，如环无端"，二者均属"循环系统"。鉴于经脉相当于动脉血管，经别相当于静脉血管，动、静脉血管流动着血液循环往复，而经水相当于淋巴液，经水所流动循环的管道即是淋巴管及毛细淋巴管，相当于周围淋巴系统。经水循环运行，向心汇集，通过三焦水道、最后归入经别即是淋巴液回归入静脉血液。因此，十二经脉运行循环相当于血液循环，十二经水运行循环相当于淋巴液循环。经水与经脉的相应关系，相当于说明"淋巴系统循环是血液循环的辅助装置。"十二经脉（相当于动脉）和十二经别（相当于静脉）与十二脏腑形成的二次络属结构，即是动脉血液注入脏腑，谓之一次络属，而静脉血液流出脏腑，这便是二次络属结构。再加上十二经水又络属脏腑，才形成了三次络属的特别结构。宏观与微观相结合，才能解释清楚这个解剖结构之谜。可喜的是，二千多年前，古代医家能把比较复杂的循环系统的解剖学结构认识得如此清楚，说明当时的解剖学操作已相当细致，不单血液循环系统能解剖出来。连淋巴液循环系统也解剖出来了，这说明祖国医学是十分重视人体解剖学的。正如《灵枢·经水篇》又云："若夫八尺之士，皮肉在此，外可度量切循而得之，其死可解剖而视之。其脏之坚脆，府之大小，谷之多少，脉之长短，血之清浊，气之多少……皆有大数。"这是《内经》中重视人体解剖学最著名的一段经文。

"经水"的解剖部位落实在周围淋巴系统，主要指体表，头部及四肢的淋巴管和毛细淋巴管。而"三焦"的解剖部位是指胸腹腔内具有较大管道结构的中心淋巴系统，包括9条淋巴干、左、右淋巴导管及乳糜池。"经水"与"三焦"的分界线：上肢是腋淋巴结群，下肢是腹股沟淋巴结群。既有分界又互相连通，脏腑连接着经络，完全符合祖国医学关于脏腑经络学说的理论。

十二经水与十二经脉的名称、内属脏腑、循环部位等皆一致。正如《灵枢·经水篇》

详细记载如下：

足太阳（经水），外合于清水，内属膀胱，而通水道焉。

足少阳（经水），外合于渭水，内属于胆。

足阳明（经水），外合于海水，内属于胃。

足太阴（经水），外合于湖水，内属于胰（脾）。

足少阴（经水），外合于汝水，内属于肾。

足厥阴（经水），外合于渑水，内属于肝。

手太阳（经水），外合于淮水，内属于小肠，而水道出焉。

手少阳（经水），外合于漯水，内属于三焦。

手阳明（经水），外合于江水，内属于大肠。

手太阴（经水），外合于河水，内属于肺。

手少阴（经水），外合于济水，内属于心。

手厥阴（经水），外合于漳水，内属于包络。

从以上经文阐述看出：(1) 十二经水的名称与十二经脉的名称是相同的，都是使用手、足三阴、三阳来命名。(2) 十二经水与十二经脉分别络属脏腑的关系也相同。阴脉属脏、阳脉属腑，每一经水、络属一个脏或腑。(3) 十二经水外合于自然界哪一条水，如渭水、汝水、渑水等，属具体的江河名称；如海水、湖水、江水、河水则是指某一地区或范围的水，由此看来，只要是水、不管是咸或是淡，不管是青是蓝，四面八方的水都可比喻为经水，不象三阴、三阳那么强调规律性，其实人体外周那么多淋巴管道，要一一清楚地区分命名是很不容易的。经水（淋巴管道）与经脉（血脉管道）相伴而行，在四肢的腕、踝关节以上部分，管径不小，跌打损伤，上肢或下肢折断，血管里边流出的是血液，淋巴管里边流出的是浅黄色的淋巴液，经筋是白色的实体性组织，肉眼便可以看出区分开来，上下肢的折断面都可以观察到经水伴随着经脉而循行，经脉、络脉、经筋、经水等解剖结构，古代医家重视解剖学，都可用肉眼识别、分辨，比开胸剖腹察看脏腑，容易办到。因此在《内经》时代，古代医家能撰写出“经脉”、“经水”、“经筋”等系列专篇，经络系统中的各个组成部分都有解剖内容作依据，故佐证经络系统的存在，不是凭空捏造的。

经水的生理功能及病理表现：

1. 主管水道，调节体表部分的水液平衡

经水与三焦都是主管水道的，解剖学本质都是属于淋巴系统。经水是经络中之水，其管径相对应较小，与十二经脉相伴而行，当然多分布在体表、头部及四肢部分，确切的解剖部位是周围淋巴系统，生理功能主要是调节体表部分的水液平衡。

2. 主司卫气、提高机体免疫功能

经水的解剖部位落实在周围淋巴系统，表明经水便具有一个极为重要的生理功能—主司卫气、提高机体免疫功能。在经络系统中，古人论述多以经脉为主，经水为次，所谓“营行脉中，卫行脉外”，是说营养物质多循行在血管中，而护卫身体，抗拒外邪的卫气，多循行于经水之中，因以血管为主，故循行于淋巴管而谓之脉外，实质便是淋巴管系统。现代解剖生理学认定，淋巴系统属于人体重要的防御系统，具有截留、吞噬、消灭进入机体的细菌、病毒等功能，亦是提高人体免疫功能。实验研究资料表明，针刺足三里、合谷等强壮穴位（多为原穴），发现白细胞吞噬指数均明显提高，临床上不单痛症常使用针灸治疗，不少“炎症”，亦可使用针灸治疗奏效。这与用针刺激提高经水主卫气的功能密切相关。或与刺激经筋，通过神经—体液（经筋—经水）机制提高免疫功能有关。经水主卫气的功能相当重要。

3. 协助运化，输送营养物质

淋巴系统具有运送脂肪及大分子营养物质的功能。这一功能，以三焦为主，经水为次。

第七节 经筋（十二经筋）

经筋，是经络系统中一个重要的组成部分。它是处于经脉、经别、络脉、经水之外而连属于筋肉之内的组织结构。解剖肉眼所见，经筋是实体组织呈白色，容易辨认，形状如绳索、丝线，树枝分叉，像络脉那样逐级细分，最后形成一极为柔细的“末梢”，相当于现代解剖学所称的“神经末梢”。经筋从表面观察不流动，不作整体循环，而其传导感觉的功能则十分敏感，经筋的分布一般在人体浅部发现较多，从四肢末端循行至头身，感觉经气（感觉神经纤维）向心脑方向传导；运动经气（运动神经纤维）则多交结聚于四肢关节和骨骼附近。有些经筋进入胸腹腔，但一般不络属脏腑（胸腹腔内的脏腑，统一由植物性神经系统所支配）。经筋的循行和分布，与十二经脉在体表的循行和分布基本一致，但有些循行走向亦不尽相同。它有环绕贯穿于经脉、经别、络脉、经水之间的走势。经筋的主干结构，伴随着十二经脉而分布，故亦划分为十二部分，称之为“十二经筋”。整个经筋体系的解剖学结构，落实在现代解剖学的“外周神经系统”。

（一）经筋的分布与循行路线

经筋的分布具有一定的规律性，手足三阳经筋分布于肢体的外侧，手足三阴经筋分布于肢体的内侧。《灵枢·经筋篇》记载有十二经筋的具体分布部位与循行的路线。

（1）足太阳经筋

起于足小趾，向上结于外踝，斜行向上，再结于膝关节。其分支，向下者，沿外髁结于足跟；向上者，沿跟腱结于腘部；中间有一分支结于腓肠肌，上行至腘部，再绕至内侧，与腘部另一支脉合并上行，结于臀部，再挟脊上行至颈项部。其分支，别行结于舌根；直行者，结于枕骨大孔，入内络属脑与髓，联系着神经中枢。继续上行到达巅顶，向前下行至颜面，结于鼻部。其分支，形成目上网，稍向下结于面颊鼻旁；背部有一分支，从腋后外侧上行，结于肩髃穴，又有一分支进入腋下，向上走出锁骨上窝（缺盆）。上行结于耳后乳突（完骨）；还有一分支从缺盆分出后，斜行向上，结于面颊部鼻翼旁。

（2）足少阳经筋

起于足第四趾，上行结于外踝，沿胫骨外侧上行，结于膝关节外侧；其分支，另起于腓骨部，上行于大腿外侧，前边结于伏兔（股大肌），后边结于腰骶部。直行者，经季胁，上走腋前缘，系于胸中、乳部，结于缺盆（锁骨上窝）；另一直行者，从腋部分出，穿过缺盆，行于太阳经筋之前方，沿耳后上行额角，交会于巅顶，再向前下走至颌部，上结于面颊部鼻翼旁；其分支，结于目外眦，形成“外维”。

(3) 足阳明经筋

起于足中间第三趾，结于足背上，斜向外沿着腓骨上行，结于膝关节外侧，直向上行，结于髀枢（髋关节大转子），沿胁肋部上行，连属脊髓（脊柱）；直行者，上沿胫骨，结于膝关节部；其分支，结于腓骨部，与足少阳经筋相合并；直行者，沿伏兔（股大肌）上行，结于股骨前，聚集于生殖脏器，再向上散布于腹部，继续上行至胸，结于缺盆部（锁骨上窝），上行颈项，挟绕口旁，会合于面颊鼻翼旁，下方结于鼻部，上方结合于足太阳经筋，太阳为“目上网”（上睑），阳明为“目下网”（下睑）；其分支，从面颊分出，结于耳前。

(4) 足太阴经筋

起于足大趾内侧端，上行结于内踝，直行者，结于膝内辅骨（腓骨头内踝），向上沿大腿内侧，结于股骨前，聚集于生殖脏器，再上行腹部，结于脐，沿腹里，结于胁肋，散布于胸中；其深入里边的分支，附着于脊柱（脊髓）。

(5) 足少阴经筋；

起于足小趾之下面，同足太阴经筋并行斜出内踝下方，结于足跟，与足太阳经筋会合，向上结于腓骨内踝下，再同足太阴经筋一起上行，沿着大腿内侧，结于生殖脏器，沿脊柱（脊髓），挟行于脊旁肌肉隆起处，上行至颈项，结于枕骨大孔（联络脑与髓），与足太阳经筋会合。

(6) 足厥阴经筋

起于足大趾上边，上行结于内踝之前，沿胫骨向上，结于腓骨内踝之下，再向上沿大腿内侧，结于生殖脏器，联络各条经筋。

(7) 手太阳经筋

起于手小指上边，结于腕关节背面，向上沿前臂内侧缘，结于肘关节里边的肱骨内上髁（锐骨）的后面，弹其经筋麻痛感反应在小指上（这是著名的弹筋反应实验），向内结于腋下；其分支，走腋部后侧缘，向上绕肩胛，沿颈旁行于足太阳经筋之前方，结于耳后乳突（完骨）；其分支，进入耳中；直行者，出于耳上，向下结合颌部，向上连属目外眦；还有一条分支从颌部发出，行下颌角部，沿耳前连属目外眦，再上前额，结于额角。

(8) 手少阳经筋

起于无名指末端，结于腕关节背面，沿前臂外侧上行至肘关节，上绕至上臂外侧缘，行至肩关节，走向颈项部，与手太阳经筋相会合；其分支，当下颌角下深入，联系舌根部；另一分支从下颌角上行，沿耳前，连属目外眦，上行至前额部，结于额角。

(9) 手阳明经筋

起于食指末端，结于腕关节背面，沿前臂外侧上行，结于肘关节外侧，沿着上臂外侧上行，结于肩髃穴；其分支，绕肩胛，挟行脊旁筋肉隆起处，直行者，从肩髃穴分出，上行至颈项部；分支上行经过面颊，结于鼻旁；另一直行者，上行于手太阳经筋的前方，上左额角，联络头颅（脑髓），下行至右颌部。

(10) 手太阴经筋

起于大拇指之上，沿大拇指上行，结于鱼际部，后上行寸口之外侧，沿着前臂行走，结于肘关节中，沿上臂内侧上行，进入腋下，复行出缺盆，结于肩髃穴前方；上行支结于缺盆，下行支结于胸里，分散穿过膈肌，会合于膈下，到达季胁部。

（11）手厥阴经筋

起于手中指，与手太阴经筋并行，结于肘关节内侧，沿上臂内侧上行，结于腋下，向下分散布于胁肋部的前后；其分支，进入腋内，散布于胸中，结于横膈（膈肌）。

（12）手少阴经筋

起于手小指之内侧，结于腕关节后之豆骨（锐骨），上行结于肘关节内侧，上行入腋内，与手太阴经筋相交，伏行于乳里，结于胸中，穿过膈肌向下，经过胃上口（贲门），下行系于脐部。

从以上十二经筋的具体分布与循环部位可以看出，经筋的分布循行路线与经脉的分布和循行路线是基本一致的。宏观、微观结合，十二经筋相当于周围神经系统的解剖学结构。依据如下：

（1）十二经筋按阴经与阳经，手经与足经的特征，又可分为手三阴经筋与手三阳经筋，足三阴经筋与足三阳经筋，详细观察发现：手三阳经筋与足三阴经筋的起点与经脉的起点同为腋下，而手三阴经筋与足三阳经筋的起止点则与经脉刚刚相反。经筋这种复杂结构体现出经筋具有向心（脑）性传导与离心（脑）性传导，向心脑（中枢）传导的是感受神经纤维，离心脑方向传导的是运动神经纤维，感受神经纤维向中枢传导，先传入脊髓，由脊髓再上传大脑，大脑作出决断，发出信号，传至脊髓，再通过运动神经纤维传至四肢关节、运动器官、组织。周围神经系统主要包括脑神经12对，主司头面部五官；脊神经31对，主司人体躯干、四肢关节运动，包括肌肉、骨骼、皮肤以及皮下的动脉、静脉、淋巴管等的运动。至于胸、腹、腔内的各个脏腑则由植物性神经系统支配。经筋分布与循行在头面四肢和躯干体表，“多数不入内脏”的特点，正好与周围神经系统的分布与循行特征完全一致。

（2）足三阳经筋均起于足趾，上行循于背脊面，终于头部，结合于面颊部，三条经筋循行经过的部位都会发生掣强、拘急、转筋之症状，属于神经系统的症状。其中，足少阳经筋发生病变，常出现维筋相交的现象，即“左络于右，故伤左角，右足不用”。头脑损伤在左额角，出现右足痿废不用的症状，这种神经纤维左右互相交叉反应的现象，只有在神经系统中才会出现。足太阳经筋可发生骨节挛急，脊强反折，颈项拘急等症。足阳明筋病，可发生的口角歪斜，目不能开阖，这些都属于神经系统的症状。

（3）足三阴经筋均起于足趾，上行于腹部阴面，三经筋皆聚集结于生殖脏器，分别循行后，分别终于头、胸、腹部，其循行面最宽广。三经筋循行所过的部位，都可发生掣强、转筋、疼痛之症，其中足太阴筋病、使用“阴器扭痛”来形容疼痛较剧。足少阴筋病，还可出现脊强反折，腰脊不能俯仰之症，属于神经系统症状。足厥阴筋病，则见阴股病转筋，属于抽搐、瘈疭之类的神经症状。三经筋交聚在生殖脏器，此处突受猛力撞击，尤如头部受创重创一样，会使人产生昏迷（称为神经性休克或疼痛性休克）。

（4）手三阳经筋均起于手指，沿着腕、肘、肩上行，终于头部、结于头角。循行的特点是三筋经皆有绕行络联的特点，太阳、阳明经筋绕于肩胛，少阳经筋绕于肩外廉。三经筋循行所过之处都可发生掣强、转筋、疼痛之症，以手太阳经筋最为严重。弹经反应“弹之应小指之上”。此乃神经系统特有的反应。手少阳经筋循行所过之处可发生转筋、舌卷之症，属神经系统症状；手阳明经筋循行之处产生疼痛、转筋抽搐、肩不能举、颈项不能转动等症。回顾，亦皆属于神经系统的症状。

（5）手三阴经筋均起于手指，沿腕、肘、肩内侧循行，经于胸腹、结合于贲。三经筋循行所过的部位，都可发生掣强，转筋、疼痛之症状，严重时，手太阴、手厥阴经筋为病，可发生息贲症（属肺积），手少阴经筋为病，可发生伏梁症（属心积）。

据国内众多学者的探讨，已达成共识：手太阴经筋与手阳明经筋的循行部位和路线，相当于桡神经；手厥阴经筋与手少阳经筋的循行部位和路线相当于正中神经及桡神经的分支；手少阴经筋与手太阳经筋的循行部位和路线，相当尺神经；足太阴经筋与足厥阴经筋的循行部位和路线，在深层相当于胫神经，在浅层相当于隐神经，而兼有股神经和闭孔神经；足少阴经筋的循行部位和路线，相当于胫神经的分支；足阳明经筋的循行部位和路线，相当于腓深神经和股神经；足少阳经筋的循行部位和路线，相当于腓浅神经，腓外侧皮神经及股外侧皮神经；足太阳经筋循行的部位和路线，相当于坐骨神经，胫神经和兼有腓总神经及其分支。周围神经系统便是十二经筋体系的解剖学结构。

（二）经筋的生理功能

（1）主司感觉与疼痛：依据《灵枢·经筋篇》的论述，十二经筋体系中的每一条经筋，在介绍了起止部位，分布位置、循行路线、病理症状之后，都有“治在燔针劫刺，以知为数，以痛为输”的论治规律，无一例外，说明其具有显著的规律性。所谓“知”，即知觉、感觉之意，是针灸的感应传导表现。所谓“痛”，即疼痛、痛觉，输穴是经络系统中疼痛集中表现的地方，临床上，消除疼痛，恢复感觉，是通过针灸治疗经筋病变，达到祛除疾病，保持健康的目的。故此认识到，主司感觉与疼痛便是经筋的主要生理功能。

（2）约束宗筋骨骼：主司四肢关节的运动，依据《素问·痿论》云：“宗筋主束骨而利机关也。”经筋主动，生理功能类似宗筋，对四肢骨骼关节的屈伸运动有着明显的主管功能。这种功能，超越了一般筋腱的功能，包含有感觉与运动互相统一，互相促进的生理功能。

（3）调节经络气血和经水的功能：结合经筋具有主感觉的功能，而又具有主运动的功能，说明在整个经络系统中，经筋还担负有综合调节功能。综合调节的功能包括两个方面：一是调节经脉中营血之运行，营血行于脉管中；二是调节经脉外卫气之运行，卫气行于脉管之外，载于经水（淋巴液）之上，说明营血与卫气的运行循环都受着经筋的调整与节制，通过宏观与微观的对照结合，认识到经筋相当于周围神经系统，它具有对经络气血及经水运行的综合调节功能。

（三）经筋的病理证候

《灵枢·经筋篇》云：“经筋之病，寒则筋急，（拘急、掣强），热则筋弛纵不收（麻痹、瘫痪），阴痿不用（意指生殖脏器功能障碍）。阳急则反折（角弓反张），阴急则俯不伸（不能仰）”。综上所述，经筋之为病，均有掣强、转筋、疼痛等基本症状。严重时，还可出现牵引性疼痛、放射性疼痛、角弓反张的挛急性疼痛；最严重时，可出现疼痛性休克，昏迷不省人事。治疗上，不论用针刺或者燔灸，每一条经筋都具有“以知为数，以痛为输（输穴）”的特点，与神经感觉症状密切相关，纵观人体的肌肉、肌腱、骨骼等系统，都没有经络系统的这种特征。在经络系统中详细对比分析，可知“经脉”相当于血管系统，“经水”相当于周围淋巴管系统，它们都没有“经筋”的特点结构、生理功能及病理表现，故从病理证候方面论证，得出的结论同样是：十二经筋体系，相当于周围神经系统的解剖学结构。

第八节　经穴与皮部

经穴与皮部，同是经络系统中处在最外表的组成部分。

一、经穴

所谓经穴，是经脉之气比较集中的穴点，其解剖位置基本固定，故又称为“穴位”。由于经穴的气血总是在不断地转输，故又称为“输穴”（古写“俞穴”）。它沿着经脉的走向路线排列与分布，是诊治疾病发挥疗效最为突出的场所。由于经气的循行有浅有深，故穴位的“得气”反应点亦有深有浅，有些穴位的反应点在皮肤，有些在皮下分肉间，有些则深入肌层，甚至着骨寻求。由于针灸治疗的效果卓著，近代国内外都十分重视经络系统与经穴的研究，大量的实验资料反映，与解剖学的神经系统、血管系统、淋巴系统等关系密切，尤与周围神经系统的关系最密切，故有把经穴称之为“反应点”或“敏感点”。

经穴的分类，大体上可分为三种：

（1）正经的穴位：古代主要为十二经脉之穴位加上统率二脉（任、督脉）的穴位，或者十二经脉之穴位加上统率四脉（任、督、冲、带脉）的穴位。一般在正经与奇经之间进行调整。最早记载经穴的《内经》谓全身有三百六十五穴之说，如《素问·气穴论》云：“气穴三百六十五，以应一岁”。《素问·气府论》云：“凡三百六十五穴位也。”由于脱简之故，具体计算则有出入，若除掉重复者，仅得单穴二十五个，双穴一百三十五个（即二百七十个），总数最多仅有二百九十五个。晋代《甲乙经》分经载穴共三百四十九穴。北宋·王惟一铸针灸铜人，著《铜人针灸输穴图经》及元朝·滑伯仁著《十四经发挥》均载有三百五十四穴。明朝《针灸大成》载有三百五十九穴再补中枢穴入督脉经，急腺穴入足厥阴经，最多到达三百六十一穴。

表5-2　历代典籍经穴数目对照表

典籍 经穴	《内经》	《甲乙经》	《铜人针灸输穴图经》	《十四经发挥》	《针灸大成》
单穴名	25	49	51	51	51
双穴名	135	300	303	303	308
总穴名	160	349	354	354	359～361
总穴数	295～365	649	657	657	667

（2）经外奇穴

所谓经外奇穴，古代是指十四正经（现今指十六正经）以外的经穴。它是在阿是穴的基础上发展起来的，而与阿是穴又不同。阿是穴的穴位不固定位置，而经外奇穴经过反复使用，证实对某些疾病确有疗效，从位置不定变为有固定的位置。如治疗头痛选取的太阳穴，治疗腰部疼痛的腰眼穴，治疗小儿疳积的四缝穴等。近代发现的新穴位，亦多属于经外奇穴之范畴。例如在下肢发现的“阑尾穴”，而面部发现一个治疗肝区疼痛的“肝外穴”等。经外奇穴随着临床实践的发展，多次重复使用，获得效果或者产生特殊的效应，不断总结提高，新的有效奇穴必然会越来越多。

（3）阿是穴

所谓阿是穴，即不定穴。它是以体表皮肤有压痛点或有特别反应的部位而定穴。《灵枢·经筋篇》云：“以痛为输”。由于阿是穴的存在，促进针灸治疗方法的使用范围更加广泛，治疗手段更加灵活，效果更加提高。临床上，依据“反应点”、“敏感点”所选取的穴位，都属于选取阿是穴的具体操作方法，“阿是穴”取穴治疗法，还含有诊断与治疗互相结合的双重意义。

主要经穴的基本特征—“五俞穴”特征，请参阅五行学说有关“六十六腧穴”的五行属性及表列。

二、皮部

所谓皮部，是指人体表面的皮肤按照经脉分布范围进行划分的部位。如《素问·皮部论》云：“皮有分部，脉有经纪，筋有结络，骨有度量。”又云：“皮部以经脉为纪。”说明皮部的划分是以十二经脉为准绳的。十二经脉及其所属络脉，在体表有一定的循行路线与分布范围。与之相应，全身之皮肤亦可划分为十二部分，称为“十二皮部”。因此，十二皮部是十二经脉之经气散布于体表皮肤的场所，十二皮部便是经络系统最外表的一个组成部分。

《素问·皮部论》云：“凡十二经络脉者，皮之部也。”外邪侵犯人体，首先是从皮部开始的。《素问·皮部论篇》云：“是故百病之始生也，先必于皮毛，邪中之则腠理开，开则入络于络脉；留而不去，传入于经；留而不去，传入于腑，廪于肠胃……。”又云：“邪客于皮则腠理开，开则邪入客于络脉，络脉满则注于经脉，经脉满则入舍于腑脏也。”清楚地说明了一条完整的外邪侵犯人体，由体表传入体内脏器的经络通道。

外邪侵犯皮部，从其色泽及形态的变化，可反映出病理变化的不同表现。《素问·皮部论》云：“其色多青则痛，多黑则痺，黄赤则热，多白则寒；五色皆见，则寒热（错杂）也。”这与五行五色主病的特点是基本一致的。根据皮部的病理变化，临床上除了常用针刺与艾灸治疗外，还进一步使用推拿、按摩、膏药、敷贴、温针、电针、穴位埋线、穴位结扎、热熨、红外线照射、微波、激光、坐盆、药浴等多种疗法，均与经络及皮部的中医理论密切相关。

关于经络实质的探讨：

由于针灸疗法的效果卓著和针刺麻醉获得成功，广大医务工作者对经络学说的研究非常重视，尤其是对经络实质的探讨，已成为全球中、西医学工作者较感兴趣的课题。在研究探讨中，国内外的学者做了大量的实验，发表了许多研究资料和实验结果，提出了种种论证与假说，为探明经络的实质作出了不少的贡献。

综合国内学者的研究，对经络本质提出多种相关学说：第一，经络与周围神经系统相关说：认为周围神经就是经络在外周的物质基础，认为穴位与内脏的反射性联系，是在植物神经参与下实现的。认为交感神经系统对针麻镇痛有重要的作用。第二，经络与神经节段相关说：认为经络穴位主治病证作用的分区情况，符合神经节段的划分，说明其二者的一致性。第三，经络与中枢神经机能相关说：认为经络乃是中枢神经系统特殊机能排列在人体局部的投射，并认为经络是一种存在于以大脑皮层—丘脑为主体的高级中枢神经内部的固有机能性路径。认为针麻是通过中枢不同水平的层层抑制而达到镇痛作用的。第四，经络与神经—体液调节机能相关说：认为经络基本上属于神经—体液调节这一范畴。第五，经络—内脏—皮层相关说：认为经络—内脏，皮层—内脏，都具有肯定的联系。第六，经络与类传导说：认为经络与神经系统有着密切关系，而又是一个独立的类传导系统的假说。第七，经络与生物电说：当器官活动增强时，相应经络原穴电位增高，器官摘除或经络线路的组织被破坏，则相应经络原穴电位降低或等于零。第八，经络与体电对向环流假说：有人提出“经络实质是人体内电的通路”的观点。第九，经络是反应神经反射的路线说：认为经络是受纳器到大脑皮层的反射通路等。

对经穴的形态学研究发现：第一，经穴与周围神经的关系密切：据实验资料，经多次深刺或浅刺经穴的解剖部位，证明绝大多数都刺中神经或近点（0.5 厘米内）有神经存在；从显微镜下观察，也证明经穴下的皮肤、肌肉等各层组织内具有丰富的、多样化的神经末梢、神经丛和神经束。据统计，一半穴位下有神经直接通过；另一半穴位附近（0.5 厘米内）有神经通过。第二，经穴与血管、淋巴管的关系也相当密切：据实验资料，在显微镜或电子显微镜的观察下获得结果，针刺经穴下除了见到神经末梢外，还见到有血管（毛细血管）和淋巴管（毛细淋巴管），百分之九十以上的穴位有动、静脉或较大的分支通过，认为血管与经穴的关系仅次于周围神经；淋巴管与经穴的关系，又次于神经和血管，形成神经末梢、毛细血管、毛细淋巴管的梯队结构。第三，对经穴的特异性研究：大多数实验资料证明，经穴与非经穴有着较显著的差别。例如针刺常用经穴足三里、合谷，发现白细胞吞噬指数均明显提高；若给予穴位封闭（或截瘫者），再针刺则不引起吞噬指数的提高。既往认为是刺激了神经末梢引起反应的结果，现在发现经穴中有淋巴管（内流行着淋巴液—经水）存在，刺激淋巴管道，便直接导致白细胞吞噬指数的提高（淋巴细胞是白细胞中具有吞噬功能的成员）。准确地说，通过神经—体液（即经筋—经水）机制而提高白细胞的吞噬功能。第四，据俄罗斯学者的研究，认为皮肤上发现许多“反应点”，其电位与其它处的皮肤不同，而其分布与神经纤维进入皮肤之点相同，有些还与内脏有特殊的反射联系。这些皮肤“反应点”的分布图，是与我国针灸穴位图相符合的。

通过半个世纪的宏观与微观相结合研究探讨，可以证实：宏观的经络系统由经脉、经别、络脉、经水、经筋、经穴与皮部等部分组成。落实其解剖部位及组织结构是：“十二经脉”相当于动脉管道，多离心流注；“十二经别”相当于静脉管道，多向心流注。“络脉”相当于血管侧支，形成侧支循环。“经水”相当于周围淋巴系统，与胸腹腔内的“三焦”—内脏淋巴系统（即中心淋巴系统）相互连接。“经水”与“三焦”的分界线，是腋、腹股沟淋巴结群。“经水”实质是指向心流动循环的淋巴液。“经筋”相当于周围神经系统，与中枢神经系统—大脑和脊髓相互连接，形成人体完整的神经系统。大脑是整个生命活动的指挥与调节中枢。“经穴”相当于皮肤上的“反应点”，有规律地沿着经脉分布于全身的“十二皮部”。

近代探讨经络的实质，主要是研究其解剖部位和组织结构。上个世纪七十年代，朝鲜学者曾提出过发现经络组织及经穴下的解剖小体，遗憾的是，各国的医学工作者都无法从解剖学组织结构上得到证实。笔者依据上述宏观与微观的对照研究，重点探讨《内经》所论述的“经水”，发现这一向被人们遗忘掉的“经水”是经络系统中不可缺少的组成部分，其解剖部位和组织结构正是周围淋巴系统。“经水”的实质是指流动在外周淋巴管道中的“淋巴液”。再对比其生理功能及病理变化，均互相吻合。因此，可得出结论：经络系统的实质，就是“以周围神经系统为主导，包含着血管系统、淋巴系统而组成的综合性管道网络结构”。经穴下的“解剖小体”，是指电子显微镜下所见，形成“神经末梢、毛细血管、毛细淋巴管的梯队结构”。此结论，既符合《内经》宏观方面论证，又符合现代解剖生理学、组织学的微观证实。它是“宏观医学”与“微观医学”相结合而产生的一个新成果（见图 5－24）。

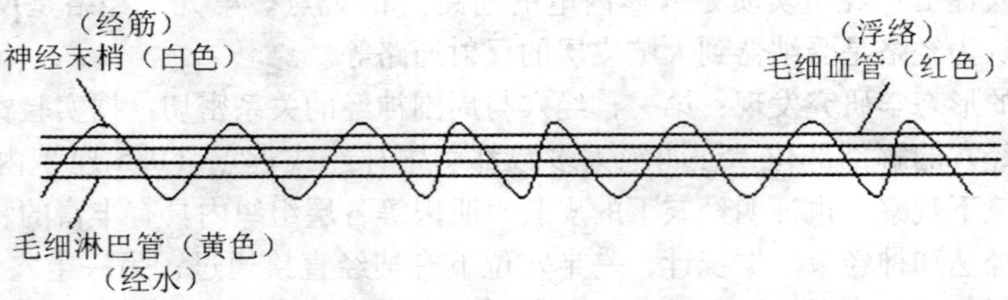

图 5－24　经络实质的局部示意图

第六章　宏观病因学说

病因学说是研究致病因素的性质、致病特点、临床表现及其发病规律的学说。中医学所阐述的病因，属于宏观病因，它概括了宏观病因学和发病学两部分内容。中医从整体观念出发，认为人体自身及其与自然环境之间是一个既对立又统一的有机整体。阴阳两仪在不断的矛盾对立运动中，保持着相对稳定的动态平衡一阴平阳秘，这种阴阳平衡由于遭受某种原因的破坏，而又不能立即自行调节得以恢复时，人体就会发生疾病。

一切破坏人体阴阳平衡而引起疾病的原因，都是属于病因。病因一般称为致病原因或致病因素。病因是多种多样的。古代常见的病因，如气候的变异、疫疠的传染、精神刺激、饮食不节、过劳过逸、持重努伤、跌仆金刃，虫兽外伤等。另外，在疾病过程中产生的一些病理产物，反过来作用于机体而致病，又会成为病因，有人称之为“二级病因”或特别病因，如痰饮（阻塞气道、阻塞经脉）、瘀血（阻塞经脉、阻塞脏腑器官）等。

以上各种宏观发现的因素作用于人体，导致人体发生疾病，故把这些致病原因统称为“宏观病因”。“宏观病因”以六淫病邪（风、寒、暑、湿、燥、火）为代表，属气象因素作用于人体引起发病。古代西方医学亦曾以“四元说”（水风火土）作为论理工具，就是由于古代未有发明显微镜，用肉眼是看不到细菌、病毒的。要用历史唯物主义的观点去看待“宏观病因”和“微观病因”，“宏观病因”产生在用肉眼观察解剖学结构的年代；“微观病因”则产生在用显微镜观察细菌病毒的年代。近代西医研究病因，重点放在以细菌、病毒、原虫、病原体等微生物上，归纳其特点，故称之为“微观病因”。宏观与微观对应，二者统一于证候（多种症状复合）。中医以“辨证论治”为主，用药针对证候，着眼于消除各种症状，随之消灭致病因子，特点属“审证求因”。西医以“辨因论治”为主，用药针对致病因子，着眼消灭致病因子，随之消除各种症状，特点属“审因求证”。二者殊途同归，同样达到治愈疾病的目的。宏观病因与微观病因通过证候的联系与沟通，便能有机结合起来。从病因的相互结合，联系到辨证的相互结合，进而联系到疾病诊断的结合，治疗的结合，预防的结合等。含联系上文的解剖组织结构结合、生理功能结合、病理变化结合，形成中医学（宏观医学）与西医学（微观医学）的全面沟通和结合。

宏观病因学说，重点介绍宏观病因，结合体会微观病因，主要包括病因学和发病学两方面的内容。

第一节　宏观病因

一、病因学说的形成与发展

中医病因学起源于春秋时代。据记载，当时的秦国名医一医和在《左传·昭公元年》中云：“天有六气，降生五气，发为五色，徵为五声，淫生六疾。六气曰阴、阳、风、雨、晦、明也。分为四时，序为五节，过则为灾：阴淫寒疾，阳淫热疾，风淫末疾，雨淫腹疾，晦淫惑疾，明淫心疾”。战国时期，我国最早的中医药学经典著作《内经》把病因分为阴阳两大类，如《素问·调经论》云：“夫邪之生也，或生于阴，或生于阳。其生于阳者，得之风雨寒暑；其生于阴者，得之饮食居处，阴阳喜怒”，东汉医圣张仲景把病因分为三类。他在《金匮要略·脏腑经络先后病脉证》中云：“千般灾难，不越三条：一者，经络受邪入脏腑，为内所因也；二者，四肢九窍、血脉相传，壅塞不通，为外皮肤所中也；三者，房室、金刃、虫兽所伤。以此详之，病由都尽。”奠定了三因学说的基础。宋代医家陈无择于公元1174年著成《三因极一病证方论》，完善了“三因学说”。他详述三种病因云：“六淫，天之常气，冒之则先自经络流入，内合于脏腑，为外所因；七情，人之常性，动之则自脏腑郁发，外形于肢体，为内所因；其如饮食饥饱，叫呼伤气，尽神度量，病极筋力，阴阳违逆，乃至虎狼毒虫，金疮踒折，疰忤附着，畏压溢溺，有背常理，为不内外因。”比较合理地将从外部入侵，传至内脏的六淫之邪，归属外因；将郁发于脏腑内的情志内伤，归属于内因；将“有背常理”的意外种种原因，归属于不内外因。表明陈氏对病因的性质认识清楚，传变方向明确，分类比较合理。三因学说把致病因素和发病途径结合起来进行病因分类的方法，对临床辨证论治确具有一定的指导意义。后世多赞成与遵循三因学说的理论。

对于宏观病因的认识，重点在于气象医学方面，现代医界已认识到“气象病”与“季节病”的发病原因和发病规律。微观医学也认识到某些疾病与四时气候变化确实存在直接与间接的关系。例如烧伤、中暑、冻伤、登山病、日射病、热痉挛、冻疮等，是“六淫之邪”直接作用于人体所造成的，与细菌病毒没有关系，故不能说“宏观病因”不是病因！应该说，“六淫之邪”属于病因。又如，哮喘性支气管炎（哮喘）多在冬季受寒冷刺激而发病；骨关节炎（风湿痹证）多在天气剧变时发作或加重；蚕豆病多在新鲜蚕豆上市的季节发生；东北地区的克山病多在秋冬季节出现，均与季节气象因素有着密切的关系。还有如乙型脑炎（暑温证）发病既与微观病因（乙脑病毒）有关，又与宏观病因（暑热之邪）有关。没有暑热的季节气候和蚊子叮人，传染不了乙脑病毒。故乙型脑炎的发病，是微观病因与宏观病因相结合的最好例证。

二、外因

（一）外感六淫

外感六淫，又称六邪，即风、寒、暑、湿、燥、火六种外感病邪的统称。所谓“淫”即侵淫、侵袭之意。考究风、寒、暑、湿、燥、火，原是自然界六种变化不同的气候，是人类乃至万物赖以生存的基本条件。一年四季的六气变化，寒暑更迭，人类在世代相传长期的生活实践与生产劳动中，已经与之相适应。正如《素问宝命全形论》云：“人以天地之气生，四时之法成。”而在气候异常，变化急骤时，“六气”便变成了“六邪”，侵淫人体，遂成为致病因素。正如《素问至真要大论》云：“夫百病之生也，皆生于风、寒、暑、湿、燥、火，以之化之变也”，所以“六淫”之邪，便是外感性疾病的主要致病因素，属于人体疾病的宏观外因范畴。

1. 六淫致病的基本特点

六淫侵袭人体致病，具有如下基本特点：

（1）六淫致病，多与季节气候、居住环境有关。按寒暑更迭规律，每个季节都有其比较突出的气候特点，春季多风病，夏季多热病，长夏多暑湿病，秋天多燥病，冬季多寒病。若季节气候反常，如暑天不热而反寒，或冬季不冷而反温，出现所谓非时之气，多有疫疠侵入为病，甚则流行成灾，环境居处不适宜，六淫之邪聚集，最易伤人为病，例如，久居潮湿低洼之处，多患风湿或寒湿痹证，长期从事高温作业者，应注意防患燥热病证。

（2）六淫致病，既可单独侵袭人体，又可合并致病。据临床观察，六淫之邪单独致病，以热邪最为多见，古代论述病因病机亦可佐证。《素问·至真要大论》中著名的“病机十九条”，火邪占五条，热邪占四条，火热共占九条，而风、寒、湿仅各有一条，可见火热为病，实属多见。至于合并致病，亦较为多见，例如，风寒感冒与风热感冒；湿热泄泻或寒湿下痢；“风、寒、湿三气杂至，合而为痹”等。

（3）六淫致病，既可相互影响，又可相互转化。上文已论述寒热二邪的相互转化，有渐进性的转化与突然性的转化（物极必反的转化）即“寒极生热”，“热极生寒”。临床上，在疾病传变中，常见寒邪入里，可以化热，故风寒感冒之证，亦可出现发热症状。还有，每见暑湿病证中，暑湿之邪郁结日久，可出现“化燥”，甚至“伤阴”之证。

（4）六淫致病，可多途径侵袭人体，既能侵犯肌表，从经络传入脏腑；亦可从口鼻窍道而入侵肺系；还可从下阴窍道而入侵犯州都，例如下焦湿热淋证（相当于膀胱炎，尿道炎之类）或湿热带下（相当于阴道炎、宫颈炎之类），多从下阴窍道感染六淫之邪而得。相当于感染细菌、病毒、病原体等微生物病邪。

（5）六淫病邪，既可即时发病，还可形成“伏邪”，日后才发病。正如《素问·生气通天论》云：“春伤于风，邪气留连，乃为洞泄；夏伤于暑，秋为痎疟；秋伤于湿，上逆而咳，发为痿厥；冬伤于寒。春必温病。”所谓“邪气留连”，正是说明“伏邪”留下后患之意。宏观病因学所论述的“伏邪”，相当于微观病因学所说的微生物病原体侵犯人体致病所出现的“潜伏期”。

2. 六邪的个体性质及致病特点

（1）风邪

风邪致病，以春季为多，因风为春天的主要气候；但因风邪而得病，一年四季均可发生，不完全局限于春季。宏观医学认为，风邪是外感发病中最为重要的一种致病因素，在六淫邪气中居于首位。

①风为百病之长，统率诸邪气

《素问·风论》云：“风者，百病之长也。”所谓长，取长辈、兄长之意，谓风居于六淫病邪之首位，是因其常为外邪致病之先导，凡寒、热、燥、湿、火诸邪，如外感合邪，有风寒、风热、风燥、风湿、风火等，表明风邪的兼夹最多，故能统率诸邪。《临证指南·卷五》云：“盖六气之中惟风能全兼五气，如兼寒曰风寒，兼暑曰暑风，兼湿曰风湿，兼燥曰风燥，兼火曰风火。盖因风能鼓荡此五气而伤人，故曰百病之长也。其余五气，则不能互相全兼。”古代医家，甚至把风邪看作是外感疾病总的开端。正如《素问·骨空论》云：“风者，百病之始也。”

②风为阳邪，其性开泄，易袭阳位

风性善动不居，具有向上、向外、升发、速变的特点，从阴阳的属性来看，必定属于阳邪。其性开泄，所谓开，即张开之意；所谓泄，指具有促使气津外泄之意。开泄，是说外感风邪致病，能使皮肤毛孔张开，多出现汗出恶风之症状。正如《素问·风论》云："风气藏于皮肤之间，内不得通，外不得泄风者，善行而数变，腠理开则洒然寒，闭则热而闷。"至于风邪易袭阳位，所谓阳位，是指人体的上部（上为阳，下为阴），尤其是指头部（头为诸阳之会）常见出现头痛、眩晕之症。正如《素问·太阴阳明论》云"故犯贼风虚邪者，阳先受之。"又云："故伤于风者，上先受之；伤于湿者，下先受之。"

③风性主动，善行而数变

《素问·风论》云："风者，善行而数变。"所谓"善行"，是指风本为空气之剧烈运动，具行走游移不定的特性。故其致病，便多见病位游移走动、行无定处的特征。正如《素问·阴阳应象大论》云"风胜则动，热胜则肿，燥胜则干，寒胜则浮，湿胜则濡泻。"又如常见病—痹证，《素问·痹论》云："风寒湿三气杂至，合而为痹也。其风气胜者为行痹，寒气胜者为痛痹，湿气胜者为著痹也。"行痹"又称"风痹"，以游走性关节红肿疼痛，病位多不固定为主症，所谓"数变"，是指风邪为病，发病迅速，具有变幻无穷的特征。例如"风块疹"，便有疹块大小不等，皮肤瘙痒、发无定处、此起彼伏的特征。又如小儿急惊风、破伤风、脑中风等病症，均具有发病迅速，急剧恶化、复化多端的特征。

④风性急骤突变，发病症多强直

《素问·至真要大论》云："诸暴强直，皆属于风。"这是《内经》著名的病机十九条中论风的一条，主要说明两个论点：一是阐明生于风的病证，起病多急骤而突发，势如风暴。临床多见病证，如脑中风、破伤风、小儿急惊风、羊痫风之类；二是说明风邪致病，多出现强直痉挛之见症，即多见颈项强直、抽搐拘急、角弓反张、肢体痉厥等症。二者相结合，说明风邪致病多属于具有急发性和强直性特征的病症。

（2）寒邪

寒邪致病，以冬令为多，因寒为冬季的主气。寒的实质就是冷，温度低下，常并称为寒冷。因寒冷而得病，一年四季都有，并不局限于冬季。正常的寒暑更迭，秋去冬来，气候从凉到冷，气温逐渐降低，人体为适应冬天的寒凉，必加衣添被，戴帽遮耳，烧坑烤火，避之有时。在气温骤降或气温过低之时，人体防寒保暖不够，便会受到寒邪侵袭，以致发病。此外，人体过于疲劳、淋雨涉水、汗出当风或扇风过长，散热过多，亦会导致寒邪侵入而致病。

寒邪致病，以外寒居多，古代称之为"伤寒"，宏观属外感寒邪侵入而致病。与微观医学所指的伤寒杆菌侵入导致发生的"伤寒病"不同，不宜混为一谈。古代对寒邪侵入致病尤为重视，汉代医圣张仲景总结外感性疾病的诊疗，创立六经辨证纲领，撰写成经典著作之一，命名为《伤寒论》，便是以寒邪伤人致病为主流的学术理论体系。寒邪致病，亦有不经皮毛、经络而传入脏腑，而是经过窍道直接侵犯脏腑，称之为"中寒"或"直中"，（此处的"中"，读音"纵"，不读"忠"）出现内寒之病证，此乃是机体内部脏腑之阳气不足，失却温煦的病理反映。内寒与外寒之性质基本一致，只是受邪的部位不同而已。二者之间互相联系，互相影响，又可互相转化。人体脏腑阳气不足，容易感受外邪侵袭；而外来寒邪侵袭人体，积久不散，又能损及人体脏腑阳气，形成内寒蕴伏而萌生。

寒邪的性质及致病特点：

①寒为阴邪，易伤阳气。

《素问·阴阳应象大论》云："阴盛则寒"。说明寒为阴气盛之表现，寒当属于阴邪。

又云："阴胜则阳病"，阴寒偏盛，必然损伤人体阳气，阳气受损，失去其正常温煦气化功能，便会出现阳气衰退的寒证。例如，外寒侵袭肌表，卫外阳气被遏，就会出现以恶寒为主的表证；又如寒邪直中胰（脾）胃，胰胃阳气受损，则出现腹中冷痛、呕吐、泄泻等症；若寒邪直中少阴（肾），便会出现恶寒，蜷卧，手足厥冷，下利清谷，小便清长，但欲寐，脉微细等症；若寒邪直中于心，导致心动而悸，脉迟缓或结代等症。

②寒性凝滞，不通则痛。

所谓凝，即凝结、凝固之意；所谓滞，即阻滞、迟滞之意；凝滞，即凝结胶固、阻滞不通之意。人体的气血津液能够循环输布，运行不息，全赖一身阳气的温运与推动。如果寒邪偏盛，阳气受损，则气血津液运行阻滞不通，出现寒凝疼痛之症。正如《素问·举痛论》云："寒气入经而稽迟泣而不行，客于脉外则血少，客于脉中则气不通，故卒然而痛。"气血因于寒而阻滞不通，不通则痛的发病机理已被后世公认，临床上广泛应用。《素问·痹论》云："痛者寒气多也，有寒故痛也。"寒邪主痛，机理早在《内经》时代已阐述清楚。又云："风寒湿三气杂至，合而为痹也。其风气胜者为行痹，寒气胜者为痛痹，湿气胜者为著痹也。"进一步说明寒与痛的关系更加密切，佐证痛已成为寒邪致病的基本特征。

③寒性收引，厥逆不仁。

"热则膨胀，冷则收缩"。这是具有共性的物理现象，热胀冷缩，众人皆知。所谓收引，即收缩、牵引、挛急之意。寒邪犯人，先伤阳气，阳气一伤，温运气化功能失常致使经脉、肌肉、筋腱等都收缩而挛急，同时，产生寒性疼痛。正如《素问·举痛论》云："寒则气收"。又云："寒气客于脉外则脉寒，脉寒则缩蜷，缩蜷则脉绌急，绌急则外引小络，故卒然而痛。"说明寒邪致病，产生收缩牵引为特征的症状。寒邪客于关节，会产生拘急收引，卒然而痛的痹证。即是"寒气胜者为痛痹。"至于寒邪重笃，阳气衰微，导致气血凝滞不通，四肢失养，还会产生厥逆不温，麻木不仁之病症。

④寒性清冷，发病证多滑泄。

《素问·至真要大论》云："诸病水液，澄沏清冷，皆属于寒"。这是病机十九条中唯一论寒的代表经文，说明寒性水液具有寒冷清洁，稀薄透明，白滑下泄的特点。考究寒水致病，相当于临床上所见的阴水证。《丹溪心法·水肿》云："若遍身肿，不烦渴，大便溏，小便少，不赤涩，此属阴水"。观大便稀溏，小便少而不赤涩，便是滑泄清冷的具体表现；再看舌象与脉象，阴水证多属胰（脾）肾阳虚，其舌质淡胖，苔多白滑，脉沉细而迟缓，亦属于清冷滑泄之征象。总之，寒邪致病，在水液代谢方面出现的病变，多具有清冷滑泄之特征。

（3）暑邪

暑为"长夏"季节之主要气候。所谓"长夏"，是古人在夏秋之间划出两个月（约62天）属暑湿最盛之时间，作为一个过渡性的季节，有认为是从大暑、立秋、处暑至白露四个节气，每个节气十五天时间，总共为两个月。暑邪致病，有着显著的季节性，一般以发生在"长夏"季节的热性病为多见。暑病与温病在发病的时间上有所差异，古代每以"夏至"为分界。正如《素问·热论》云："先夏至日者为病温，后夏至日者为病暑"。暑邪与火邪的关系是大同小异，《素问·五运行大论》云："南方生热，……其在天为热，在地为火，……其性为暑。"又云："暑以蒸之"。又云："暑胜则地热"。说明暑气是非常之热，不是一般之热，整个天地间皆热。暑邪伤人，致病每见其发热，古人使用“壮热”来形容，用“蒸热”来阐述，可见热势之盛甚。火邪的温度最高，属烧灼之热；暑邪的温度亦高，还与湿邪交蒸发热。我国南方地区基础气温较高，而地势偏低湿气又重，加上“长夏”的主要气候特点属湿热，故暑邪致病在南方地区最为多见。正如《时病论·四卷》云：“其时天暑地热，人在其中，感之皆称暑病。”

既往有认为暑病纯属外邪，无内暑之说。其实不然，在临床所见的暑病中，每见到所谓“阴暑证”，症见皮肤蒸热，恶寒，头重而痛或腹痛，呕恶，吐泻等，因暑必挟湿，湿热交蒸于内，发为“阴暑证”。属于“夏伤于暑，秋为痎疟”的“伏暑证”亦是暑邪蕴伏于体内，到一定时间才向外萌发，故内暑致病，确实存在。

暑邪的性质及致病特点：

①暑为复合阳邪，其性剽悍。

暑为“长夏”，火热天气所化生，炎势甚盛，故其性质当属阳邪。但暑气与火邪尚有不同之处，就是暑与湿气（长夏之主气）常交织在一起，两邪相加，其性变得更加剽悍，致病更重。例如“中暑”，多发生于盛暑烈日中劳作或长途跋涉，其人尤处在暑热与湿邪交蒸中受煎熬。轻则发生眩晕，烦心，呕吐，泄泻；重则突然昏倒，不省人事，喘喝，大汗出，手足厥逆。此为暑邪直中，复合阳邪严重损伤心脑，故此害人性命。正如《素问·六元正纪大论》云：“炎暑至，……民病热中聋瞑血溢，脓疮咳呕，鼽渴嚏欠，喉痹目赤，善暴死。”又云：“炎火行，大暑至，……故民病少气，疮疡痈肿，……目赤心热，甚则瞀闷懊憹，善暴死。”

②暑性升散，耗气伤津。

所谓升散，即向上发散之意。暑为复合阳邪，其性热盛而剽悍，一旦伤人，多直入气分，出现壮热高温导致腠理大开，大汗淋漓。盖汗大出必然津液大伤，因而出现烦闷、口渴引饮、尿短赤等症。“暑必伤气”此复合邪阳剽悍之性先伤人体卫气，越过卫气防线，直中于内，导致突然心脑气虚，加上阳气随汗出又大量耗泄，出现虚脱，甚则突然昏倒，不省人事，脉洪大而虚。形成暑邪直中心脑之重证。正如《素问·举痛论》云：“炅则腠理开，荣卫通，汗大泄，故气泄矣。”

根据暑邪严重耗气伤津的特性，清代名医王孟英制订“清暑益气汤”治之，方剂出自《温热经纬》，药用西洋参、黄连、石斛、麦冬、竹叶、荷梗、甘草、知母、粳米、西瓜翠衣，功效清暑益气，养阴生津。原理就在于针对暑邪致病之耗气伤津的特性。

③“暑必挟湿”，交蒸伤人。

暑季的气候特点，除了炎热高温的天气之外，并有多雨潮湿的地气，天热与地湿交结相蒸，伤人较剧。暑邪为病的临床特点，既有壮热、烦渴、尿短赤等火热象，又有四肢困倦、少气烦闷、呕恶泄泻等湿邪袭人之症。暑湿交结，比单纯热邪或单纯湿邪伤人更加厉害。“暑必挟湿”也是暑邪与火热之邪性质不同之处，若不然，暑邪与火邪之概念如何分得清楚？既往的论点仅说是“暑多挟湿”。现今应提高到“暑必挟湿”的水平来加以认识。概念分得清楚，理论才能更好地指导临床实践。金元四大家之一，名医李东垣根据“暑必挟湿”的原理，制订出“清暑益气汤”，治长夏湿热炎蒸，四肢困倦，精神减少，胸满气促，身热心烦，口渴恶食，自汗身重，肢体疼痛，小便赤涩，大便溏而脉虚者，药用黄芪、人参、白术、苍术、神曲、青皮、陈皮、炙草、麦冬、五味、当归、黄柏、泽泻、升麻、葛根、生姜、大枣等，在“补中益气汤”的基础上配用二妙散加味突出祛湿而清暑热之功。李氏清暑益气汤的组方宗旨，正是针对“暑必挟湿”交蒸伤人的特点。

（4）湿邪

湿为“长夏”季节之阴气，而暑为阳气。上文说过，“长夏”乃夏与秋之间一个过度性季节，约2个月时间。其气候特点是天暑与地湿俱盛，二气交蒸形成一种闷热的气候环境。水湿之气不断蒸腾，潮湿充斥，故长夏又是一年之中，湿气最盛（“湿度”最大）的季节。湿邪伤人致病，有外湿与内湿之分；外湿多由于气候过于潮湿，或淋雨涉水、或久居湿地而发生。湿邪又多与暑、热、风、寒等邪结合，形成风湿、暑湿、湿热、寒湿等复合邪气，侵袭人体，产生多种黏腻重着而缠绵难解之病症。内湿的产生，则是由于主管运化水湿的脏器—胰（脾）的功能失调，导致水湿停聚而形成的病理状态。外湿与内湿在发病过程中，常常互相影响，互相波累，伤于外湿，多向内传变，湿邪入里必困扰胰（脾）阳，胰（脾）失健运，又导致湿浊内生；而胰（脾）阳虚弱，水湿不化，亦易遭受外湿之侵袭。故不论外湿与内湿致病，皆与胰（脾）的运化功能密切相关。正如《素问·至真要大论》云：“诸湿肿满，皆属于胰（脾）。”湿邪致病，在湖泊、海滨、江边、河畔等低洼多水之地方较为多见。

湿邪的性质和致病特点：

①湿为阴邪，易伤阳气。

据气象学定性：“湿度大”，便十分是水分多，较为潮湿；“湿度小”，便是水分少，较为干燥。故湿气的实质即是水分，水气。水气清冷，性属阴邪。水湿同类，“湿之甚则为水，水之渐则为湿”。湿气既为阴邪，故湿邪犯人，容易损伤阳气。湿邪损伤阳气，尤以损伤人体的中气为甚。所谓“中气”，是指中焦之气，即属胰（脾）胃之气。中气一伤，胰（脾）胃阳气失健运，往往出现气短、四肢困倦，水湿停聚，发生泄泻、尿少、水肿、腹水等病证。正如《素问·六元正纪大论》云：“湿胜则濡泄，甚则水闭跗肿。”湿邪若兼寒邪，形成复合阴邪，损伤人体阳气更为严重。不单损伤胰（脾）阳中气。还会损伤及元阳肾气。此时若要振奋阳气，不单使用温胰（脾）之法—温中祛湿，还要运用到温肾壮元阳之法，才能根除寒湿为患。临床上常使用到附桂理中汤之类，胰（脾）肾同温之法，才能治愈寒湿复合阴邪侵入致病造成之重证。

②湿性重浊，其性趋下。

所谓重，即沉重、重着之意；所谓浊，即秽浊混浊之意。湿邪伤人，常见头重如裹，周身困倦，四肢酸软，步履沉重等症。正如《素问·生气通天论》云：“因于湿，首如裹。”形容湿邪袭人，导致气血不和，清阳不升。脑髓失养，故头脑昏沉，如束布帛。外感表证，若风寒挟湿或风热挟湿，湿邪阻滞经络关节，四肢肌肉，常见周身痠疼或困倦重着，侵犯各个关节，形成痹证。正如《素问·痹论》云：“湿气胜者为着痹”。着痹又称为“湿痹”，是以关节重着疼痛，步履沉重，肢体困倦为主要临床表现。至于形成湿浊，一般是指秽浊、垢腻之物，多为分泌物或排泄物。若湿浊在上，则会出现面垢油腻，目眵胶黏；若湿浊下注，分为两路：下注至后阴肛肠，则见大便溏泻，混浊不爽。甚则出现下痢便脓血，里急后重；下注至前阴尿路，则见白浊小便，淋沥不尽；妇女则见黄白带下缠绵不断。若湿热交结，侵淫皮肤，则发为疮疡、湿疹，甚则化脓流黄水。临床上湿浊之邪致病，有下趋之势，故湿浊下注之症较为多见。正如《素问·太阴阳明论》云：“伤于湿者，下先受之”。

③湿性黏滞，缠绵难解。

所谓黏，即胶黏、黏腻之意；所谓滞，即阻滞，停滞之意。黏滞，形容湿邪致病具有黏腻停滞之特性。主要表现在两个方面：其一，阐述症状的黏滞性，湿盛致病，多见其分泌物或排泄物黏腻不爽。常见如大便有黏液或黏腻不爽；小便混浊，淋沥涩滞；白带混浊变黄，黏稠不爽；精液黏稠变黄，不液化；伴见舌淡苔白滑或黏腻之症。其二，形容病程的缠绵性，湿邪致病，因其性黏滞，胶着不化，故病程多拖延较长；或反复发作，时作时止；或缠绵难解，岁月漫长。临床上常见缠绵难解的病证，如“湿痹”、“湿疹”、“湿温病”、“湿浊淋证”等。

④湿浊中阻，易发眩晕痉厥。

《素问·至真要大论》云：“诸痉项强，皆属于湿“这是病机十九条中唯一论述湿邪致病的发生机理。原理在于聚湿成浊，聚湿生痰，湿浊中阻，气血运行黏滞阻塞，上蒙清窍，以致大脑失养，神明昏乱，产生突然“眩仆而厥”。眩即头晕眼花，视暗旋转；仆即突然昏倒，不省人事；厥即四肢厥逆，手足冰冷。湿浊中阻，又常见产生痉证，痉以颈项强直为特征，还见四肢抽搐，甚则角弓反张，伴见筋脉拘急，肌肉痉挛，或牙关紧闭，苦笑面容。因此可知，湿浊中阻，多发生眩晕痉厥之病症。

（5）燥邪

燥为秋季的主气，秋季的气候特点是“秋高气爽”，天气逐渐变凉、清肃、收敛，空气中的水分明显减少，以致出现劲急干燥的气候。常言“秋燥”，说明秋天是“湿度”最小的气候季节。燥邪为病，有温燥与凉燥之分：初秋时节，尚有夏天暑热之余气，燥与热结合形成温燥复合阳邪；而到了深秋时节，又有近冬微寒之凉气发生，燥与凉结合形成复合凉燥，则属于阴邪。燥邪致病，尚有外燥与内燥之别，内燥多由汗下太过或精血内夺或伏邪化燥，耗损阴津所致；外燥则由于感受六淫燥邪而发病，燥邪多从口鼻而入。故致病便多从肺部开始。

燥邪的性质和致病特点：

①燥性“干涩”，易伤津液。

燥为秋令敛肃之气所化生其性干涩。所谓干，涸也，水分少之意，气象学认为是“湿度小”的气候特点。正如《素问·阴阳应象大论》云：“燥胜则干”。所谓涩，艰涩不滑，阻滞不润之意。形容水分少的物质，具有一种粗糙欠滑，阻滞不通之性。医学上，常用于形容皮肤干燥，甚则皮肤甲错，皮肤皱裂之征象。伴见大便秘结，小便淋沥不畅，脉失流利，舌干粗糙等症。燥邪干涩，损伤人体津液，燥邪致病，常出现口鼻干燥，咽痛口渴，吞咽难下，皮肤干涩甚则甲错皱裂，毛发枯萎，小便艰涩，大便干结，舌干粗糙，脉涩微细等症。

②燥性“干劲”易伤肺脏。

所谓“干劲”，是水少枯涸而刚劲，不柔和也。燥邪刚劲剽悍，易伤肺脏。一是由于肺与自然界天气直接相通，燥邪通过口鼻气管吸入，故最易伤肺。正如《素问·阴阳应象大论》云：“天气通于肺”。二是“肺为娇脏”，喜润而恶燥，燥邪伤肺，首先劫伤肺脏之阴津，继而影响肺气的宣发与肃降功能，出现干咳少痰，痰难咯出，口鼻干燥，胸痛气逆喘促，甚则可见痰中带血。临床上，这种干咳多发生秋天，与气候干燥密切相关，故宏观称之为“燥咳”，或“秋燥咳嗽”；微观称之为“刺激性咳嗽”，属支气管炎症较多。所谓“刺激性”即指燥气的刺激。考察气候干燥引发的咳嗽在高原、干旱地区较为多见。而在江边湖畔、滨海地区则相对较少，可见气候过于干燥，对“肺家”（肺系）疾病，多有不利。

③燥性“干裂”，易致“皴揭”。

燥邪的物理性能，在“干涩”（粗糙）的基础上产生“干劲”（刚硬）。“干劲”继续发展，产生“干裂”（爆裂）。

《素问·至真要大论》在论述“病机十九条”中，据统计：对于六淫致病，论火邪的有五条，论热邪的有四条。论风、寒、湿邪各有一条，缺少论燥致病的病机。刘元素对《内经》研究颇深，他发现这一遗漏，补充上一条达到完备。他在《素问玄机原病式》中云：“诸涩枯涸，干劲皴揭，皆属于燥”。刘氏在继承《内经》的基础上，发现欠缺，能够按规律加以补充发挥，难能可贵。此亦给后世医家一个启示：《内经》是祖国医学首部经典理论代表著作，已形成一个较完整的理论体系，但并不等于完美无缺，还存在一些欠缺和遗漏，仍需努力发掘，加以提高，不断向前发展。

所谓“皴揭”，是指皮肤启裂也。形容干燥到了极点，致使皮肤产生破裂（爆裂）。这个自然界的物理现象十分常见，如在天气大旱之时，严重干燥的气候，田地到处出现爆裂、龟裂、坍裂。比喻人体受燥邪侵袭，致病严重时多见皮肤开裂。而产生燥咳重症，每见痰中带血，就知道在燥邪侵犯之下，导致微观病灶一带的小血管产生干燥破裂之缘故。所以，“皴揭”干裂，正是燥邪严重的致病特征。

（6）火（热、温）邪

火邪包括热、温邪，三者之性均属于热，为夏天季节之主气。一般以火邪为代表，因火为热之极，而温为热之渐。火的温度最高，热次之，温又再次之。在中医学里外感疾病的病因，多使用热邪与温邪。如风热感冒，风热咳嗽，湿热痢疾；风温、暑温、湿温等。使用火邪相对较少，而其它六淫之邪化火者，则常有之，称为“五气化火”，如湿郁化火。燥热化火等，把火与热混合称呼。至于邪从内生之热，则多称呼为火。如心火、肝火、胃火、命门火等，称为热也可以，很少称为温，皆属医学习惯性用语，火热内生留待下面论述。

在六淫外邪中，火与暑较近似，其区别点主要在于季节性，一般把在“夏至”—“立秋”（为长夏季节）这段时间发生的热病称为暑病，而在其他季节发生的热病，称为温病。正如《素问·热论》云：“先夏至日者为病温，后夏至日者为病暑”。在病邪性质上，暑必挟湿，形成复合阳邪，暑中常常挟湿，与单纯的火热阳邪在性质上亦有所区别。

火热致病，在临床上较为多见，约占疾病的百分之五十左右，这在《内经》著名的病机十九条中得到旁证。《素问·至真要大论》十九条病机中，属火的有五条，属热的有四条，属五脏的有一条，属风、寒、湿的各一条，属上、下的各有一条。火热合计共为九条，约占去一半，证明火热病证，临床上亦较为多见，联系到“微观医学”所称的各种脏腑炎症，亦是多见，几乎每一脏腑都有炎症，炎症之“炎”字，为火上加火，其性火热，确实非常突出。“宏观医理”与“微观医理”在火热病邪作为致病因素这方面，其病因病理是很容易互相沟通的。

朱丹溪提出“阳常有余而阴常不足”的观点，从阳气经常有余引申出“气有余便是火”的独特见解。火属实火，又称真火，是《内经》所阐述的“阳胜则外热”的具体表现。而阴常不足，即是阴仪经常虚衰，导致阳仪相对亢盛，出现“阴虚生内热”，这个热，温度其实不高，属于“虚热”，又称“虚火”（假热、假火）。宏观医理有实热与虚热的区别，辨证论治很有特色，而微观医理只论发热与不发热，发热一般相当于实热，可以理解；但不发热则不能相当于虚热。微观对于虚热，可体会为一种“虚性亢奋状态”。临床上还发现一种因精神情志刺激而出现的“热象”，或伴见轻度的体温升高，对此炎热征象，宏观称之为“五志化火”，属于气机郁结而生内热范畴。微观则用“中枢性发热”理论进行解释，尽管医学术语不同，其原理实质是相通的。

火邪的性质和致病特点：

①火热为阳邪，其性炎上。

火性燔灼，实质即热，属阳仪偏胜，《素问·阴阳应象大论》云：“阳胜则热”。故火热之邪，当属阳邪。火性焚焰升腾，向上炎烧，其基本特性便是“火曰炎上”。火性炎上，易犯神明，灼伤脑髓，故火热伤人，多见高热、恶热，面红目赤，烦渴引饮，大汗淋漓，舌红赤而绛，脉洪数等症。兼见头痛、眩晕、烦躁妄动，甚则瘛疭抽搐，神昏谵语，失眠多梦或嗜睡昏蒙。《素问·至真要大论》论述病机十九条中，火热致病共占九条，可见火热致病确属多发，火邪致病的五条之中，上扰神明者亦占多数，例如“诸躁狂越，皆属于火”、“诸热瞀瘛，皆属于火”、“诸禁鼓栗，如丧神守，皆属于火”、“诸逆冲上，皆属于火”，皆具炎热向上的致病特性。

②火邪侵入，耗气伤津。

火邪侵入首先耗散人体的正气，正如《素问·阴阳应象大论》云：“壮火食气”，所谓壮火，即指阳热偏盛产生的实火，最易损伤人体正气，重点在于脏腑之气，包括脑气、肾气、心气、肝气、胰（脾）气、肺气等。使患者出现全身性或局部性的生理机能减退。火热愈盛，伤气愈重。临床上，可见大面积的或重度的烧伤，既伤阳气，又伤阴津，很快导致患者阴阳两虚，全身衰竭而死亡。

火为阳邪，最易消灼、耗损津液，同时，火邪还有迫津外泄之特性。故火邪伤人。耗津伤阴最为突出，常见口渴引饮、咽干舌燥、形体消瘦，小便短少、大便秘结等症。对此，临床上必须急用大剂量清火解毒、滋阴救津为治。

现代对“烧伤”一症，中西医结合已总结出一套较为优效的抢救方法，尤其是对于大面积烧伤，更加显示出两法结合的优势，以宏观方面“清火解毒、益气救津”这一治法来说，通过剂型改革，结合大量输液输血浆，抗感染；输入“清火解毒”之剂，如清开灵针、双黄连针、醒脑静针、穿琥宁针等；又选择输入“益气生津救脱”之剂，如参麦针、参芪针、参附针、刺五加针等，体现出中西医药结合救治的疗效更好。

③火热伤人，生风动血。

火热伤人，尤其是高热入里，灼伤脑髓，往往“热极生风”出现内风萌动之症，表现为高热烦燥，神昏谵语，抽搐瘛疭，目睛上视，颈项强直，角弓反张等，内风为脑髓所主，病机符合《素问·至真要大论》云：“诸热瞀瘛，皆属于火”。高热致“痉”，抽搐瘛疭，在儿科特别多见。其原因就是由于小儿脑髓发育未充，一般热邪损伤，极易发“痉”。中西医都有“高热致痉”的理论，机理是一致的。古代以热邪导致“肝风内动”解释之，不及近代“脑主内风”的原理解释更加准确。至于火热深入血分，可使血流薄疾，灼伤脉络，加上火热驱迫，迫血妄行，导致血液离经到处出血。如见呕血、咯血、尿血、便血、皮肤发斑（紫癜），妇女月经过多，甚则崩漏等症。均属火热动血之缘故。温病学中的“凉血止血法”便是根据火邪这一致病特点而建立的。

④火热伤人，易致痈疡。

火热之邪伤人，从局部开始，腐蚀血肉，发为痈肿疮疡。正如《灵枢·痈疽篇》云：“大热不止，热胜则肉腐，肉腐则为脓……，故名曰痈”。火热为阳邪，与痈疮的红、肿、热、痛，向上突起的特征相一致，故“痈”属阳疮，而相对应的“疽”，由于寒邪侵入而发，寒凝不通，不通则痛，其特征则是漫肿无头，皮色不变，不红不热，瘀黑而痛，故“疽”属阴疮，阳痈、阴疽、寒热有别，发病的病因病机有所不同。《疡医大全》云：“凡诊视痈疽，施治，必须先审阴阳，乃医道之纲领。阴阳无谬，治焉有差，医道虽繁，可以一言而蔽之，曰阴阳而已”。观点与《内经》基本一致。

宏观所谓“大热不止，热胜则肉腐，肉腐则为脓”。其机理相当于微观所谓感染性炎症，局部充血、发热、水肿、溃烂，化脓。白细胞（代表卫气）与细菌（代表邪气）互相战斗，两败俱伤，同归于尽，最后化为脓液（用显微镜观察脓液，可见尽是战斗死伤的白细胞与致病细菌的残骸），这是描述原发性感染的病变过程。临床上，阴疽发展到严重阶段可出现红肿热痛的症状，尤其是病灶溃烂者多见，表明病情有新的变化。正如《素问·痈疽篇》又云：“寒气化为热，热胜则腐肉，肉腐则为脓”。这是说明阴疽因寒邪致病，郁结日久，可以转化为热邪，热胜则腐烂肌肉，化为脓液。相当于微观的继发性感染，导致病灶局部溃烂化脓。继发性感染与原发性感染的致病菌，不一定相同，用药如用兵，治疗上使用排脓生肌的方药，实质便是清理、打扫战场。中西医结合，宏观病因病机与微观病因病机相结合体会，火热致病的机理最为清楚。

（二）外感疫疠（疫邪）

1. 古代宏观医学对疫疠的认识

疫邪，即疫气，疫疠之气，或称疠气，是外感传染性疫病的致病原因。是六淫之外，具有强烈传染性和较高死亡率的另一类外感病邪，它具有发病急骤，病情较重，症状相似，传染性强，易于流行等特点。疫邪最早见于《素问·遗篇·刺法论》，书中云：“五疫之至，皆相染易，无问大小，症状相似”。至晋代，名医王叔和云：“非其时而有其气，是以一岁之中，长幼之病多相似者，此则时行之气”。庞安常云：“天行之病，大则流毒天下，次则一方，次则一乡，次则偏着一家”。至隋代，巢元方在《诸病源候论》中云：“人感乖戾之气而生病，则病气转相染易，乃至灭门”。阐述除具有较强的传染性之外，还具有较高的死亡率，以致丧家灭门。巢氏又云：“人有染疫疠之气致死，其余殃不息，流注子孙亲族，得病症状与死者相似，故名殃注”。说明常在家族中传染，甚至传给后代。巢氏又云：“夫时气病者，此皆因岁时不和，温凉失节，人感乖戾之气而生，病者多相染易，故预服药及为方法以防之”。并指出：“非其时有而其气，是以一岁之中，病无长少，率相近似者，此则时行之气也”。明代，吴有性在《温疫论》云：“夫温疫之为病，非风非寒，非暑非温，乃天地间别有一种异气所感”。吴氏还提出“一病一气”之说，即阐明每一种疫病（传染病）都有它特定的一种异气（传染病—病源体）。这在宏观病因学中具有独特见解，对后世在传染病防治中，微观病因学为“每一种传染病都能找到一种特定的传染源”给予了启发。以上所述疫病（传染病）的致病因子，一般称为疫邪、疫气、疠气、疫疠之气、天行之气、乖戾之气。各种称呼虽不同，其实质都是具有明显传染性的致病因子。自显微镜发明问世后。微观病因学开始建立，发现了细菌、病毒、原虫、病原体等微生物的病原体，即发现了微生物致病因子，病因学说从宏观发展到微观，产生了一个质的飞跃。

2. 疫病（传染病）的发生与流行

(1) 疫病发生的传染途径

对于疫邪侵犯人体，宏观认识其传染途径。《温疫论·原病》云：“疫者，感天地之疠气，此气之来，无论老少强弱，……触之者即病，邪气从口鼻而入”。说明疫邪不单从接触而得之，还可通过口鼻而入。明确经过两条途径传染者，详如《医学心悟·论疫》云：“对疫之证，来路两条，……疫有在天者，有在人者，如春应温而反寒，夏应热而反凉，秋应凉而反热，冬应寒而反温，非其时而有其气。自人受之，皆从经络而入，或为头痛、发热、咳嗽、或为颈肿、发颐、大头天行之类，斯在天之疫也。若夫一人之病，染及一室；一室之病，染及一方；一方之病，染及合邑。此乃病气、秽气相传染，其气息俱从口鼻而入。其见症，憎寒壮热，胸膈满闷，口吐黄涎，乃在人之疫，以气相感，与天无涉（应与天有涉）。所谓来路两条。此也”。说明疫邪侵犯人体有两条基本途径，一是从气息经口鼻而入；一是从皮肤、经络（血脉循环）而入。从口鼻而入者，经过咽部交叉，分为呼吸道和消化道，扩展形成三个传染途径，近代发现下阴窍道亦能传染疫邪，故总共发现疫病（传染病）具有四个基本传染途径。下文以宏观疫邪结合微观病原体，具体说明四个基本传染途径：

①从呼吸道门户进入的传染途径

以呼吸道为进入门户的传染病（疫病），常见如：流行性感冒，简称“流感”（宏观病名为时行感冒），微观与宏观病名都是参考流行季节的特点而命名。病原体为流感病毒，其命名亦参照病名为主；麻疹（麻疹）病原体为麻疹病毒，微观病名参照宏观病名，二者一致，病原体的命名以宏观疾病的主症为依据；白喉（白喉）病原体为白喉杆菌，微观病名参照宏观病名，二者一致，病原体命名亦以宏观疾病的主症为依据；流行性脑脊髓膜炎，简称“流脑”（春温证）。病原体为脑膜炎球菌。微观病名突出其传染性，宏观病名突出其流行季节的气候特点，病原体命名依照疾病命名。多以空气、飞沫、尘埃等为传染媒介而传播给人。2003 年大流行的“非典”，病原体为冠状病毒，亦属于通过呼吸道门户为传染途径的烈性传染病。

②从消化道（粪—口途径）为进入门户的传染途径

以消化道为进入门户的传染病（疫病），常见如：细菌性痢疾（痢疾），微观病名参照宏观病名，病原体也参照宏观病名而命名为痢疾杆菌；伤寒（湿温证），病原体称之为伤寒杆菌。微观病名称为“伤寒”，取意于宏观所谓“广义伤寒”，即属于外感发热性疾病，区别点主要在于有否传染性。而宏观病名是依据夏秋间湿与热交蒸，侵袭人体而致病，故称之为“湿温”。病原体的命名与微观病名相一致；霍乱（霍乱），病原体为霍乱弧菌，微观病名与宏观病名一致，都是依据其临床症状“上吐下泻，挥霍潦乱”而得名，病原体命名亦与宏、微观病名一致。多以食物、水、苍蝇为传染媒介而传播给人。

③从皮肤、经络（相当于血脉—血液循环）进入的传染途径

此一传染途径多通过虫、兽的叮咬而实现，故又称为虫媒传播途径，常见的疾病如：疟疾（疟疾），病原体为疟原虫，蚊子叮咬为传染媒介，常发生在夏秋之间湿热皆盛的季节，微观病名及病原体，均与宏观病名保持一致；流行性乙型脑炎，简称“乙脑”（暑温证），病原体为乙脑病毒，蚊子叮咬为传染媒介，常发生在长夏暑热湿盛之季节，微观病名强调脑炎发病具有的传染性，而宏观病名较为强调发病具有的季节性；狂犬病（狂犬病或恐水症）病原体为狂犬病毒，多经过狂犬咬伤而把病毒传染给人。宏观、微观病名及病原体命名基本一致；恙虫病（沙风热），病原体为恙虫病立克次体，通过恙螨叮咬为此病的传播媒介，经皮肤、血脉把病原体（立克次体）传染给人。早在距今1600年前，晋代医家葛洪已发现此病，称之为“沙风热”。1948年，我国首次在广州分离病原体成功。

④从孔窍（阴道口、尿道口、肛门）为门户进入的传染途径

一般来说下阴孔窍，应包括前阴的阴道口、尿道口，以及后阴的肛门。此一途径以生殖道口为主，以生殖道口为进入门户的传染病（疫病），属于“性传播疾病”，常见如下传统性病：梅毒（梅毒），病原体为苍白螺旋体，又称梅毒螺旋体。微观病名与宏观病名一致。命名以疾病的主要症状为依据；淋病（淋病），病原体为淋球菌。微观、宏观病名及病原体的命名基本一致，以生殖器红肿热痛及排尿淋沥不通为特征；新发现的，最严重的一种“性传播疾病”，称为艾滋病（AIDS），全称是获得性免疫缺陷综合征，病原体是免疫缺陷病毒（HIV），生殖器性交是主要的传播途径。至于以肛门作为传染途径者，例如细菌性痢疾的带菌者，可通过坐垫排菌，把痢疾传染给其他人。

⑤复合性的传染途径

近代对传染病的研究，不单发现新的传染病，而且发现某种传染病的传染途径，不是单一的，而是具有两条途径以上，称之为复合性传播途径。例如，病毒性肝炎，其病原体为肝炎病毒，它一般通过粪—口（消化道）途径传播，另外，还可通过血液或体液的途径传播。又如艾滋病，其病原体是免疫缺陷病毒，主要通过性交接触传播，亦可通过体液传染；或者通过病毒污染血制品及输血注射而传染；还可通过胎盘及产道感染而传播；比较特别的是，器官移植及人工授精亦发现有病原体的传染。

关于传染媒介：在传染途径中，即在病原体离开传染源，而进入易感人群的过程中，还经过一些动物或物品，起协助传染及转嫁作用，病原体才能进入易感人群，实现传播。这些动物或物品，便称之为“传播媒介”。如经过节肢动物叮咬皮肤的传染媒介，则称之为“中间宿主”；经过消化道门户的传染媒介如食物、水、苍蝇；至于经过人手、用具、玩具等的传染媒介，又称“日常生活接触传染”。它既可传染消化道传染病（如痢疾），又可传播呼吸道传染病（白喉）。

（2）疫病发生与流行的有关因素

①气候因素

自然界气候的反常变化，对疫邪的产生起着决定性的作用。其作用原理有几个方面：其一，促进疫邪的产生与繁殖。古人从宏观上觉察，如自然界出现反常气候，像久旱、严寒、酷暑、飓风频发，湿雾瘴气充斥弥漫等，多有瘟疫来临，因为这种反常的气候使人体不易适应，适于疫邪的产生与繁殖。其二，反常的气候降低了人体的抵抗力（正气—免疫功能），易受疫邪侵犯而发病。其三，反常的气候资生疫邪，疫邪趁机侵犯人体致病，

致病的人体携带着病原体成为新的传染源。传染源的增加，促进传染病（疫病）又会扩大流行。古往今来，地球上某处发生一场巨大的天灾人祸，往往跟着的是一场肆疟的瘟疫流行。

②环境与饮食因素

环境污浊，卫生条件差，疾病便会丛生，疫病更易流行。新中国，建国初期便提倡“爱国卫生运动”，这在中国数千年的文明史上是空前的。提出“除四害，讲卫生”的全民口号，贯彻实施“移风易俗，文明礼貌”，种种生活举措，皆具有预防传染病（疫病）发生的重要意义。通过卫生宣教，使广大群众都知道蚊子可以传染疟疾、“乙脑”等疫病；苍蝇可以传染霍乱、疫痢等传染病，老鼠则是传播鼠疫的罪魁祸首。胃肠道传染的疫病多与饮食不洁或受污染有关，杜绝“病从口入”的传染途径，从幼儿园开始便培养“饭前洗手，便后洗手”等良好卫生习惯。

③体质因素

提高人体的素质，是预防疫病发生及流行的重要举措，体质强的人，不易受病邪侵犯，较少得病；而体质弱的人，极易受病邪侵犯，较多得病。正如《素向·刺法论》云：“正气存内，邪不可干”。《素问·评热病论》云：“邪之所凑，其气必虚”。疫邪的侵袭性比一般六淫之邪更加厉害，故古代医家又把它称为“疠气”，这种厉害的侵袭性，便表现为疫邪具有突出的传染性，故疫病到了近代便换称之为“传染病”。防止传染病的发生及流行，除了贯彻落实各种预防措施之外，提高人体的健康素质，亦是相当重要的。我国政府把“实行计划生育，提倡优生优育”作为基本国策，就是为了全面提高中华民族的健康水平，全民重视开展体育锻炼，亦是为了增强人民群众的身体素质；祖国宏观医学一向重视“摄生”宣教，正是为了提高人体的“正气”，增强抗病能力，达到健康长寿。对于预防传染病，一方面重视提高人体素质，一方面注重“避其毒气”，认真落实各种防治措施，便能有较地预防疫病（传染病）的发生流行。

④社会因素

疫病（传染病）的流行，与社会政治、经济、文化的状况密切相关。在世界上，富强、先进、发达的国家和地区，疫病的发生与流行较少；而贫穷、落后、不发达的国家和地区，疫病较易流行。解放前中国经济、文化落后，生活贫穷，导致疾病丛生，疫病肆虐。笔者童年时代曾亲眼看到霍乱（吐泻）流行的情景，社会上死人很多，街道上空荡荡，非常恐怖。解放后，党和政府十分重视医药卫生和预防工作，广泛开展爱国卫生运动，发动群众“除四害，讲卫生”，提高健康水平。建国初期，便消灭了鼠疫、天花等烈性传染病。开国领袖毛泽东专为全国消灭血吸虫病（疫臌胀）写下了“送瘟神”的不朽的诗篇。随着经济、文化的较快发展、医疗保健事业逐步兴旺，促使传染病（疫病）的发生相应减少。至1989年，我国制订并实施了第一部“传染病防治法”，对37种传染病分为甲、乙、丙三类实施防治，加强建立较先进的防治机构，建全传染病报告制度，有效地控制传染病的发生与流行。最近，2003年全球发生“非典”（SARS）大流行，我国亦不例外。国家主席胡锦涛率领全民抵抗，亲自深入防治第一线，全民动员，中西医结合团结奋战，疫情很快被扑灭。体现出社会因素对传染病（疫病）的发生与流行均有着重大的影响。

中西医传染病名对照：历史上，我国古代曾经发生或流行过的疫病（传染病）有天花（天花）、鼠疫（鼠疫）、霍乱（霍乱）、白喉（白喉）、麻疹（麻疹）、疟疾（疟疾）、疫痢（细菌性痢疾）、痄腮（流行性腮腺炎）、疫臌胀（血吸虫病）、烂喉痧（猩红热）、沙虱热（恙虫病）、痨瘵病（肺结核病）等。近代发生和流行过的传染病（疫病），有流行性感冒—“流感”（时行感冒）肠伤寒（湿温证）、流行性脑脊髓膜炎—“流脑”（风瘟证）、流行性乙型脑炎—“乙脑”（暑瘟证）、流行性非典型肺炎—“非典”（肺瘟证）等，纵观以上一系列传染病（疫病）的病名对照，清楚说明我国西医近代所取的传染病名，多数来源或参照古代中医的疫病病名，脱胎于中医学，有一脉相承的亲缘关系。中医学从宏观出发，用气象因素作为病因代表，强调染疫性；而西医从微观出发，与微生物病因作代表，强调流行性。共同的本质就是：此类疾病具有显著的传染性。中西医学的本质与含意基本上一致。故从“传染病学”的角度研究与探讨，中西医学肯定是可以沟通结合的。

（三）宏观外伤

作为致病因素，宏观外伤的范围相当广泛。自古至今，包括跌打损伤、骨折断裂、金刃箭簇刀斧所伤、虫兽所伤、持重努伤、挤压伤、烧烫伤、冷冻伤、枪炮伤等。一般为宏观肉眼所见，从外而来。祖国医学对外伤致病认识较早，在西周时便分科为四医，即疾医（内科医疗）、疡医（外科医疗）、食医（营养医疗）、兽医（动物医疗）。当时的疡医，对外伤中形成的瘀血、死骨、腐肉、化脓等病理变化便认识清楚，并开创了使用“五毒攻逐法”来清除之，促使创伤愈合的独特疗法。战国时期，古代医家集体撰写成内、外两部经典著作，称为《内经》和《黄帝外经》。可惜的是《外经》竹简已经亡佚，未能传至后世。而在《内经》的篇章中，亦有不少关于外伤的论述，如《素问·阴阳应象大论》云：“气伤痛，形伤肿”。对于外伤造成的瘀血，《内经》使用凝血、著血、恶血、衃血、留血等阐述，如外伤之后，常出现“恶血留而不去”，变生他病。在《足臂十一脉灸经》中，把外伤骨折分为“折骨绝筋”与“折骨裂肤”两类，相当于闭合性骨折与开放性骨折的现代分类法。说明古代对外伤骨折的诊疗水平已不低。我国最早的药物学专著《神农本草经》，就有了外伤及治疗的记载。南北朝时期，已有外科治疗学专著《刘涓子鬼遗方》问世。巢元方《诸病源候论》有金疮病诸候二十三论，腕伤病诸候九论，兽毒、蛇毒、杂病毒诸候共二十三论；还有汤火疮候、冻烂疮候等。证治范围广泛，诊疗经验丰富。巢氏还认为：创伤是一种复合损伤，皮肉、骨骼、筋脉常同时受损，治疗应注意清除碎骨、异物及腐肉（坏死组织）可见治伤水平已较为先进。元代·危亦林在《世医得效方》中，把长骨与关节损伤归纳为“四骨折”与“六脱臼”。所谓“四骨折”，指肱骨、桡尺骨、股骨、胫腓骨发生之骨折；所谓“六脱臼”，指肩、肘、腕、髋、膝、踝等关节发生了脱臼。这与现代分类基本一致。他认为脊柱骨折属于压缩性骨折，强调伸直脊椎方能复位，引用到过伸复位原理，并首先采用悬吊式复位法，开创了世界脊柱骨折治疗史上的新纪元。

随着科学技术的高速发展，沿着中西医结合的方向发展外伤性疾病形成新的专科、专病越来越多，分工越来越细，技术越来越精湛。宏观专科分为创伤、骨伤、软伤、烧伤、冻伤、枪炮伤、蛇伤、狗咬伤等。由于人体外部的皮肤、肌肉、骨骼、筋脉等解剖部位、组织、器官结构基本一致，中西医两套治疗技术很容易互相结合，融汇贯通，形成了中西医结合高度专业化的新格局。

1. 跌打、金疮伤

凡跌仆闪伤、拳棒打伤，或持重努伤，或房屋倒塌，矿山塌方、压榨躁蹋所伤，皆为跌打扭伤。凡金属器械外伤，包括刀斧砍伤、箭簇射伤、剑戟刺伤、机械切割、枪炮所伤等、称为金疮伤。跌打扭挫伤，可有伤口出血，亦可无伤口出血，而见皮肤、肌肉青紫肿胀疼痛；若伤及筋骨、血脉、则见功能障碍、局部畸形，内有瘀血；若伤及内脏及重要经脉，可导致内脏破裂或大量内出血，伤势比有伤口者更严重。头部藏脑髓，跌打撞击太重，每导致“脑震荡”，出现剧烈头痛、眩晕、呕吐等症，甚则昏迷不醒，危及生命。金疮伤必有伤口出血，轻则损伤皮肤、肌肉、经脉，重则伤及筋骨、脏腑、器官，若脏腑重度损坏或严重大出血，会危及生命，甚者立刻死亡。结合微观病因的作用，凡开放伤口，微观必有感染，凡有细菌感染，多有发热，创口肿痛加剧，化脓坏死。若感染控制不住，不单创伤难以愈合，而且严重感染，宏观表现为热毒内发之证，热毒内攻心脑，往往导致机体之死亡。这是治疗金疮外伤的关键所在。

中西医结合，即宏观与微观相结合探讨金疮外伤的治疗，主要是如何处理创口的问题，这使人联想起汉代名医华陀首创服用麻沸散进行腹部手术的成功案例。据《后汉书·方术列传》中“华陀传”记载：“若疾发结于内，针药所不能及者，乃令先以酒服麻沸散，既醉无所觉，因刳破腹背，抽割积聚。若在肠胃，则断截湔洗除去疾秽，既而缝合，傅以神膏，四五日则愈，一月之间皆平复”。从手术程序：麻醉—开腹—手术操作—术毕缝合—敷以“神膏”。(预防感染)，与现代手术程序相同，只是现代无菌技术操作的水平提高了预防感染多使用抗菌药而已。据近年医药部门对“神膏”的研究，发现它具有良好的抗感染作用，甚至对绿脓捍菌也能杀灭。说明古代医家对于金疮伤的诊疗是卓有成效的。

2. 烧伤、冷冻伤

烧伤是由于火焰直接烧灼所致。烫伤则多由沸水或滚油之类接触所伤，属于高温物理因素致病。冻伤则是多由寒冷低温因素直接侵袭人体而致病，它们的病因都属于宏观病因。

烧烫伤，轻者损伤皮肤、肌肉，局部产生红、肿、热、痛，皮肤干燥，或起水泡，灼痛剧烈，可伴有发热、口渴、烦躁不安等症状。重度烧烫伤，不单损伤皮肉，还损害筋骨，甚至脏腑、器官，造成面目全非，创面厚如皮革样，或焦黄，或腊白，或炭化变黑，常由于火毒内攻（微观合并继发细菌感染）剧烈疼痛（疼痛性休克），及体液大量蒸发与漏失，血液凝滞，少尿等脑、心、肾等脏腑功能衰竭而死亡。诊治烧烫伤，辨证施治注重两个方面：一是烧烫创伤面积过大；二是烧烫损伤程度过深，皆是造成机体死亡或重度致残的主要因素。我国开展中西医结合救治烧烫伤，大大降低了死亡率及致残率。现代全国各地普遍建立中西医结合抢救烧伤专科专病，救治水平与效果均进入世界各国先进之行列。

冷冻伤，一般习惯简称冻伤，是指寒冷低温长时间直接侵袭人体造成局部或全身性的损伤。冻伤的实质也是寒邪致病，但与外感六淫寒邪一时性的侵袭不同，它长时间直接侵袭人体，并且超越了人类各种防寒屏障，如山洞、房屋、衣袄、被服、帽罩、手套、皮靴等，造成对机体较为严重的损害。同时，冻伤具有明显的地区性、季节性，成为我国北方冬季的常见病证。局部的冻伤，多发生在手指、足趾、耳朵、鼻尖、面颊等部位。一般发病初起，受冻部位的经脉收引，气血凝滞，局部皮肤苍白、麻冷，继则青紫肿胀，痒痛灼热，生成冻疮。或者出现大小不等的水泡，溃破后常易继发感染，故需注意微观细菌结合致病，防止化脓、溃烂。《诸病源候论》云："严冬三月，触冒风雪寒毒之气，伤于肌肤，血气壅涩，因即瘃冻，焮热疼肿，便成冻疮"。全身性冻伤，多发生在郊野荒漠之地，正所谓冰天雪地。大凡阴寒过盛，首先损伤阳气，气滞血瘀，导致心脑功能失常。初则寒战，继则发热不起，体温逐渐下降或急剧下降。出现面色苍白，唇舌紫绀，四肢厥冷，精神萎靡，感觉麻木，凝视昏睡，呼吸微弱，脉沉迟细，表现出心脑功能衰竭之证。若不及时救治，多致死亡。据现代生物医学研究，急冻致死，属于功能性的损伤，生物体的脏腑、器官、组织、细胞的物质性未有改变，相当于蛋白质的低温凝固。有从冰川雪山发现的生物体，其形状与死亡前基本一样，完整无损。因低温下无微生物细菌繁殖，冰雪中的生物尸体不被腐化。故有科学家预言："当医学科学技术发展到更高水平时，急冻死亡的生物体可以复生，重新进行新陈代谢，比原来的生物体年轻了若干年"。这个科学预言是有道理的。这也是冻伤与烧伤致死在本质上的差别。

3. 虫兽所伤

主要是指虫类动物和兽类动物咬伤人体而致病。虫类动物一般形体较细小，常见为昆虫类动物如毒蜂、毒蝎、毒蚊蜈蚣等，它们生活在自然界，接触人体时，通过叮咬，把毒液排入人体，造成局部或全身的中毒损害，严重者可引起机体的死亡。虫类动物不包括从外部感染入人体，最后长时间寄生在人体的"寄生虫"，如蛔虫、钩虫、蛲虫、血吸虫、血丝虫、包囊虫等，它们大量争夺吸取人体的营养物质，造成人体营养缺乏，同时又排泄毒素，造成机体的损伤，危害很大。兽类动物形体较大，包括各种猛兽，如狮、虎、豹、狼、狗、毒蛇等。伤人易造成致命损害。纵观虫兽所伤，究其原因，基本上都是从外部而来，故把虫兽所伤归属于外因分类。由于社会变化，自然环境变迁，现今狮、虎、豹、狼等猛兽存在的数量已较少，仅在动物园、游乐园个别驯养，伤人的机会亦较少。对虫兽所伤致病，依据临床常见者，分为毒蛇咬伤，狗马咬伤，蜂、蝎、蜈蚣、蝙蝠咬伤等三类阐述。

（1）毒蛇咬伤

毒蛇咬伤为虫兽所伤中较为常见者，尤其是我国华南地区及东南亚各国。据调查，我国有蛇类达150多种，而毒蛇约占1/3，毒蛇多分布在深山老林，荒郊田野、海边湖泊等处。海蛇多属于毒蛇，民间有"海蛇干身咬死人"之说，其道理可能与海蛇干身之后，毒液浓缩，其毒性注入人体，使人中毒。毒蛇有2～4颗毒牙，毒液贮藏在牙根，若把其牙拔掉，毒液便难以注入人体，故拔牙便是去毒的方法之一。古往今来，毒蛇最怕见到中药硫磺、雄黄等，一旦遇到，蛇体变软、驯服而无攻击力，故民间便流传有"蛇见硫黄"之说。此乃山区民间防蛇、捉蛇常备的外用要药。

蛇毒分类，有按中毒的快慢分，故有五步蛇、七步蛇之称呼，形容其毒性之大传变之快。一般按毒液性质分，古代宏观分为风毒、火毒、风火毒三类，相当于现代微观分为神经毒、血循毒、混合毒三类，中西医结合分类认识：含风毒（神经毒）主要有银环蛇（银包铁）、金环蛇（金包铁）和海蛇。咬伤后局部微发痒，神经麻木，不红不肿，1～6小时出现中毒症状，轻者有头晕头痛、汗出胸闷、四肢软弱；重者视力模糊，瞳孔散大，牙关紧闭，昏迷不醒，呼吸困难，最后导致心脑功能衰竭而死亡。含火毒（血循毒）主要有蝰蛇、尖吻蛇、青竹蛇和烙铁头蛇等。咬伤后局部剧痛，肿胀灼热如火烧，随即起水泡或发黑。并伴有全身寒战、发热、肌肉疼痛，或发斑疹（皮下出血），或内脏出血，或发黄疸，严重者，最后导致心脑衰竭而死亡。含风火毒（混合毒）主要有眼镜蛇、大眼镜蛇和腹蛇等。咬伤后较快出现中毒症状，同时兼有前两种毒性的特点，症状重笃，救治更为复杂。为抑制蛇毒的快速传变，使用蛇药必须及时，外用与内服同时给药，我国著名的南通蛇药片（季德胜蛇药片）是特效的中药制剂，救人无数，享誉国内外，加上中西两法结合抢救，使用抗毒血清，疗效更好，对蛇伤中毒的救治，突出显示中西医结合的优势，达到世界医学的先进水平。

（2）狗马咬伤

狗马咬伤，在猛兽伤人中，仍属常见，尤以狗咬伤致病最为严重。

对于癫狗咬伤，古代《诸病源候论·兽毒病诸候》云："凡被狗啮疮，……重发者，与初被啮不殊。其猘狗啮疮，重发则令人狂乱，如猘狗之状"。所谓猘狗，即癫狗，即狂犬也，狂犬咬人致病，现称为"狂犬病"，初起见局部疼痛，少量出血，伤口愈合后，经过一段时间的潜伏期，一般为20～60天（10天～1年以上）随后突然发作，出现惶恐不安，低热烦躁，抽搐、麻痹，牙关紧闭，吞咽困难，怕风恐水等症。故又称这"恐水症"。病者多有流涎、狂躁、如犬吠之状，故称之为"狂犬病"，一旦发病，急剧恶化，多致死亡。现代微观医学对其病因的研究，从狂犬之唾液中培养分离出象子弹头样的嗜神经性病毒，称为"狂犬病毒"。此一微观病因的新发现，与临床上多属神经系统的症状相符合。针对狂犬病毒，现已研制出抗狂犬病毒的疫苗，效果较好。要于咬伤后，即刻注射一个疗程，能有效地控制狂犬病的发作。但尚有注射疫苗后，个别发作的病例，故还需其它方法配合，以求尽善尽美。由于狂犬病的死亡率极高，贯彻"预防为主"，"未病先治的方针"，显得更加重要。

《诸病源候论·兽毒病诸候》云："凡人被马啮蹹，及马骨所刺伤，并马缰靽勒所伤，皆为毒疮。若肿痛致烦闷，是毒入腹，亦毙人"。宏观诊疗可按风毒（神经毒）、火毒（血循毒）、风火毒（混合毒）辨证论治。微观诊疗亦可参考狗咬伤的防治方法，若有"毒疮"出现，宜先作微观病原体培养加上敏感试验，中西医结合诊治效果较佳。现代由于驯养马匹的知识及经验越来越丰富，马咬伤人临床上已经少见，但一旦发生，必须重视诊治，以防万一。

（3）蜂、蝎螯伤及蜈蚣、蝙蝠咬伤

蜂、蝎螯伤，主要是靠注入毒液伤人，损伤程度与毒液量密切相关。毒液量最大便是人体误捅"马蜂窝"，受群蜂攻击，全身受螯，中毒量大，即便倒毙。正如《诸病源候论》云："唯地中大土蜂最有毒，一螯中人，便倒闷，举体洪肿，诸药治之皆不能卒止"。个别蜂螯，多致局部红肿、疼痛、解毒即止。蝎螯伤，毒性比蜂螯伤大。疼痛走窜，可致四肢牵引灼痛，一昼夜之后，病势方可缓解，如若不解，或者数条毒蝎螯咬，尤如群蜂螯伤，毒势凶猛，急按中毒论治，以防意外。至于蜈蚣咬伤，一般引起局部红肿疼痛，究其病因，多属火毒（血循毒），可局部治疗，一、二日缓解；若是粗大蜈蚣或数条咬伤，毒量大，须防火毒攻心脑，应积极采取内、外用药，中西两法结合治疗，其它如蝙蝠咬伤，亦有中毒，可参考"蛇伤三毒"辨证论治之，中西两法结合可以万全。

三、内因

（一）内邪的产生及致病特点

1. 内邪的产生

中医病因学，古代从宏观方面认识疾病发生的原因，运用“取象比类”方法，将若干自然现象与疾病的临床表现联系起来，借以说明疾病发生的原因及机理。外感性疾病，把气象因素风、寒、暑、燥、火作为六邪，侵淫人体成为致病因素，即上文所论述的“外感六淫”。“外感六淫”是外因的代表，但不是唯一的外因，还有其它的外因，如疫邪、外伤等。对于内伤性疾病，其主要致病原因是什么呢？古代以“七情内伤”为代表，除此，便找不出其它内因了。纵观内伤性疾病的病种比较多，病情比较复杂，单用“七情内伤”（怒、喜、忧、思、悲、恐、惊）作为致病原因，肯定解释不了。笔者经多年研究，中西在病因对照分析探讨，发现存在许多“内邪”，其与六淫外邪相对应，称之为内风、内寒、内暑、内湿、内燥、内火，需要弄清楚的关键问题有三个：其一，内邪是否确实存在？其二，内邪是怎样产生的？其三，内邪是病因还是病机？首先，从宏观方面认证，内邪确实是客观存在的。《内经》的奠基论述就是最有说服力的证据。六邪以风为首，“风为百病之长”，就以风为例：风的内邪称为“内风”，《内经》有此名称，据《素问·风论》云：“入房汗出中风，则为内风”。内风的发生主要引起脏腑病变，故便有五脏六腑之风，即是“肺风、心风、肝风、脾（胰）风、肾风、脑风、（首风）、胃风、肠风”等。特别明显提出有“脑风”（脑中风的存在），为后世内风可以中人致病之论奠定了基础。对那些否定内风可以致病，认为内风不是病因的人提出批评。后世历代医家都一致认识脑风不属于外风，而明确属于内风，“脑中风”或者称为“类中风”，属于内风中人致病的范畴。其次，联系宏观“伏邪学说”，结合微观病因分析，例如狂犬病的病原体—狂犬病毒，侵入人体后，不少病例潜伏期较长，狗咬伤口早已愈合，长期潜伏的狂犬病毒到达发病之时，发病没有外感症状，表现为内邪致病的特征，呈现怕光、恐水、一派抽风症状，致病因子属于内风（神经性病毒—狂犬病毒）。《素问·风论》还详细记载有脏腑之风所出现的具有症状及诊断特征，描述十分明确。

内伤性疾病，热证较为多见，宏观肠道热证相当于微观肠道炎症，热邪相当于肠道致病菌（如大肠杆菌、沙门氏菌属、变形杆菌之类）。未发病之前，已有肠道致病菌寄生潜伏在肠道之中，谓之“热邪内蕴”或“湿热之邪内蕴”。当人体的抵抗力（免疫功能）降低时，或者内热环境、温热内环境形成之时，温热之邪（致病菌）便趁机大量繁殖，侵犯损害肠道，发为肠痈（相当于盲肠的阑尾炎症）。从上面肠痈的中西医结合发病机理可以看出，热毒、湿毒之内邪（致病菌）确实是存在的，其致病特点及症状表现早已被医学家们研究清楚，互相对照，确实无疑，近年对于胃部炎症，由于微观检测技术的进步，在充满大量胃酸的内环境下，已能成功地培养出“幽门弯曲菌”，又称为“幽门螺旋菌”。检查时，只需用口吐气便可取到菌样标本，培养相当方便。微观发现胃炎患者，其胃内同样存在有致病菌—幽门弯曲菌，证明酸性环境下同样有菌生长，致病；同时，相当于宏观胃中有“内热”（内火）之邪存在，病因称之为“胃热”。由于其势较盛，吐几口气便可以培养出致病菌，故常用“胃火”来称呼，古代医家用词十分讲究，“胃火”确属于内火病邪中较为突出的一种。

内邪的产生，第一条来路是根据“伏邪学说”，即由于外邪进入体内，潜伏日久，转变产生内邪。第二条来路是六邪之间，在一定条件影响下，可以相互转化，产生新的内邪。转化产生新的内邪相当多见，宏观如热极生风、热极生寒、寒极生热、热盛伤津化燥、寒盛聚水化湿、湿盛生痰、湿盛化饮、热盛血瘀、寒凝血瘀、寒郁化热、湿郁化火、痰湿郁结化火、瘀血郁阻化火、食积、虫郁久化火、“五志化火”等。

总之，经宏观与微观相结合论证，证明内邪是确实存在的。内邪产生的两条来路，其产生机制相当明确，相当具体，说明邪气可以从内而生。“内邪”是内伤性疾病的主要致病因素，“内邪”是病因，不是病机！“内邪”侵犯人体，损伤脏腑器官，导致精神、气血、津液及脏腑功能失调而产生相应的疾病。下文分别就内风、内寒、内暑、内湿、内燥、内火等具体介绍其致病作用及致病特点。

2. 内邪的致病特点

作为致病因子的内邪（致病菌寄生潜伏于体内），在内环境适合其生长、繁殖的情况下繁殖壮大到一定程度，便会侵犯人体，产生一定的致病作用，损害机体，破坏生理功能，引起一系列的病理变化，表现出各种相应的症状的体征。通过多个症状和体征的综合分析、归纳，找出其致病的规律性，便能总结出内邪致病的基本特点。

掌握住内邪或外邪的致病作用及致病特点的规律性，这才是真正的发病机理，简称为“病机”。《内经》十分重视医家对病机的掌握，这是宏观诊病进行辩证论治的首要本领，在《素问·至真要大论》中便记载有包括外邪和内邪致病规律的著名的“病机十九条”，为后世医家进行宏观病理分析树立了典范。

（二）内邪的特征

1. 内风的致病特点

“内风”发生，即是风气内动。它导致机体阳气亢盛、变动而出现一系列动摇、抽搐、上窜、厥逆、震颤、瘈疭等病理变化，临床表现可见头目眩晕、四肢抽搐、颈项强直、甚则角弓反张；或卒然昏倒，口眼㖞斜，半身不遂；或两目上视，牙关紧闭，痉挛瘈疭，四肢厥逆等症。正如《素问·至真要大论》云：“诸暴强直，皆属于风”。这才是病机。《临证指南医案》云：“内风，乃身中阳气之变动”。由于体内阳气变动的部位、范围及程度有所不同，内风可分为如下数种：

（1）肝风内动，又称肝阳动风

有一定先决条件，其人多有情志内伤，容易发怒；其人多体胖气粗，肝阳易动（多见高血压体形），或其人劳损过度，肝肾阴虚。一旦阴虚阳亢，水不涵木，肝阳浮动，内风骤起，上扰脑髓。或阻塞脑脉，或破损脑络，产生“脑卒中”，或称“脑中风”。其阻塞脑脉者，现称之为脑动脉血栓形成或脑梗塞，属于缺血性中风；若损伤脑络，血管破裂，引起脑内出血，称之为脑溢血或蛛网膜下腔出血，属于出血性中风，脑中风致病之风邪，属内风范畴，为区别于外风，有人把脑中风又称为“类中风”。重症脑中风，常见卒然仆倒，口眼㖞斜，半身不遂，不省人事，甚则出现闭厥或脱厥之症，急剧恶化，每导致机体死亡。

（2）高热动风

高热动风，又称热盛动风，是内风致病的一种常见病理变化。多见于发热性疾病的热盛期（极期）。盖因内热炽盛，内风萌动，风火相煽，灼津伤阴，损伤脑髓，出现四肢痉厥，抽搐，瘛疭，颈项强直，角弓反张，目睛上视等症。伴见高热嗜睡，神昏谵语，循衣摸床，撮空理线之症。尤其小儿脑髓未充，难耐高热煎灼，高热致痉极易发生。临床上是一个值得重视的诊疗环节。如小儿“急惊风”，便是由于惊恐致病，由于脑气未充，导致高热多发痉厥之证。

（3）虚风内动

虚风内动，属于一种虚性内风，包括阴虚风动与血虚风动。阴虚风动多见于热病后期，阴津大量亏损或久病耗伤阴液所致。热性病后期，多有气阴两伤。脑髓受损，脑气虚弱，虚风内动。症见筋挛肉瞤，手足瘛疭，常伴有五心烦热，神思不宁，舌红苔少，脉象细数而乏力等症。熄此内风，临床上宜用填阴益精之品，不宜再投泻火攻伐之剂。血虚风动，主要由于血少阴亏，筋脉失养，脑髓损伤，神明昏乱。脏腑之中，脑需要的血量最大，劳动工作时，脑血流量可达人体总血量的1/5，一旦缺血，大脑的反应最敏感，所谓血不养筋（筋经之筋，相当于外周神经），出现麻木不仁，筋肉跳动手足瘛疭等症，均属于神经性症状，为脑髓所主，即属于脑髓主内风的范围。正如《通俗伤寒论》云：“血虚生风者，非真有风也。实因血不养筋，筋脉拘挛，伸缩不能自如故手瘛疭类似风动，故名曰内虚暗风，通称肝风。温热病末路多见此证者，以热伤血液故也”。此内虚暗风，既区别于外风，又能理解内风的实质，外明而内暗，暗风者，内动之风也，脑髓开窍于五官，所谓“肝受血而视”，就是强调血液充足，脑髓才能通过眼睛而视物；若缺血，脑髓便不能通过眼睛而视物，还会引起内风萌动，产生虚风内动的病理变化。宏观联系脑主内风，微观联系神经系统，中西医结合，对内风致病的机理更容易理解。

（4）血燥动风

血燥动风亦属内风，其致病原理与虚风内动基本相同，每由于阴血、津液亏损，出现干燥的内环境，导致经脉失养，脑髓受损，瘙痒。血燥动风，多发生于皮肤表面，临床上可见皮肤干燥、瘙痒、憔悴，甚则肌肤甲错，皮屑脱落。瘙痒是个典型的神经性症状，可见干燥对于神经系统是个明显的致病因素。临床上每见于大量失水，失血时会出现一定的神经系统症状，治疗用药，补液输血时便可观察得到。血燥动风之内风，多见于久病伤阴耗血，或年老精血亏少或长期缺乏营养或生血障碍，或瘀血内阻，新血难生之证。

2. 内寒的致病特点

内寒，即寒邪内生，是内伤性疾病的致病原因之一。人类对于寒邪的认识较早。古代日常生活中，冬天寒冷，夜间寒冷，若不加衣被，易受寒邪侵袭而致病，称为伤寒，若兼挟风邪，则称为外感风寒。有些小孩夜睡不盖肚，第二天起来“拉肚子”（肠炎泄泻），认识到这是外寒侵人而致病，古代流传下来的习俗是专为小孩做个“肚兜子”，是防寒致病而保平安的一项民间风俗。有些人吃了生冷瓜果，突然间上吐下泻，腹痛拉稀，患了急性肠胃炎；有些人不见腹痛，而上吐下泻越来越剧，泻下清稀“米泔水”样，以致“挥霍潦乱”，严重失水，虚脱，知道得了疫病（传染病），名为“霍乱”，宏观辨证尽见一派阴寒症状，分析微观病原体（“霍乱弧菌”），便相当于宏观“寒邪中人”。因此，寒邪随生冷瓜果进入机体，古人分类属于“不内外因”。至于寒邪内生致病，可分为“寒邪中生”、“寒邪上发”、“寒邪下发” 等三类介绍。

(1) 寒邪中生

有些人患了胃脘痛，年长月久，一到夜间便疼痛加剧，夜睡不宁，饮些热汤，较为舒服；若吃着生冷瓜果，则疼痛加剧，大便拉稀。这类胃脘痛，宏观分析，属于较典型的“内寒胃痛”，是内寒犯胃致病的具体表现，结合现代检查，多发现有萎缩性胃炎，慢性胃炎，胃或十二指肠球部溃疡之类。致病菌培养较多发现有“幽门弯曲菌”。

患慢性胰腺炎者，每见腹胀满，不欲食，腹泻便烂（“脂肪泻”），头晕倦怠，四肢乏力，舌淡红，苔白腻，脉细缓。宏观分析其发病内邪，属于寒湿中生。而在急性胰腺炎发病阶段时，其致病内邪（致病菌）原是湿热内发，到了慢性阶段，由于湿热内邪转变成为寒湿内邪，故临床表现便见一派中焦阴寒之症状。

(2) 寒邪上发

寒邪发于上焦，多侵犯心肺而致病，每见内寒犯肺，发为哮喘。内寒致哮的发病机理，与“伏痰”之说密切相关。所谓“伏痰”，实即“伏邪”，因痰内含有致病菌，较多的医家主张“内外合邪”之理论。正如《证治汇补·哮病》云：“哮即痰喘之久而常发者，因内有壅寒之气，外有非时之感，膈有胶固之痰，三者相合，闭拒气道，搏击有声，发为哮病”。直接指明由于肺部寒邪萌动致病者，如《医学实在易·哮证》云：“一发则肺俞之寒气，与肺膜之浊痰，狼狈相依，窒塞关隘，不容呼吸，而呼吸正气，转触其痰，鼾齁”有声。“内外合邪”之理论证明内邪确实是存在的。所谓“狼狈为奸”之意，是说外邪侵袭人体起降低抵抗力，诱导内邪萌动的作用；而内邪一旦萌动，趁机作乱，致病伤人。临床上，诊治支气管哮喘，喘息性支气管炎、肺气肿、肺原性心脏病等病证，有些病人的“内邪”难以肃清，长时间两肺底留存有细小的湿性啰音，加上形成肺气肿，呼吸不利，很容易复感，重新形成“内外合邪”。使用抗菌药物很容易产生耐药，必须中西药结合，双管齐下，治愈才比较彻底。

(3) 寒邪下发

内寒之邪发于下焦，多侵犯肾、膀胱、生殖脏器及大肠，内生寒邪致病，可分为两类：一是物理性致病；二是菌（细菌）毒（病毒）性致病。

①内寒物理性致病：首先侵袭肾阳（元阳）导致全身阳气不足，可出现面色苍白，蜷卧喜暖，但欲寐，脉微细等症。其次，侵犯下焦各脏腑（器），可出现腰膝冷痛，小便清长；下利清谷，五更泄泻；男子阳痿，女子宫寒不孕等症。还有，肾为水脏，受寒所侵，又会产生一派阴水症状，临床每见全身或局部阴性水肿，尿频清长，大便泄泻，涕、唾、痰、涎、精液、白带等稀薄清冷等病症。正如《素问·至真要大论》云：“诸病水液，澄沏清冷，皆属于寒”。又云：“诸寒收引，皆属于肾”。此之谓也。

②内寒菌毒性致病

内寒之邪发于下焦，侵犯大肠及肛门周围，宏观常形成“肛痈”，微观相当于形成“肛周脓疡”。脓疡溃散，向四周扩展，往往形成漏管（瘘管）。其中有一种较特别的肛周脓疡及瘘管，是由结核杆菌（相当于内寒病邪）侵犯肛肠而引起的。症见肛门隐隐作痛，流出的脓液质地稀薄而清冷。特称之为“冷性脓疡”。伴见神疲乏力，舌淡苔白，脉细濡缓。呈现一派阴寒症状。宏观此乃内寒之邪客于下焦，侵犯肛肠致病的具体表现。微观病原体—结核杆菌，广泛侵袭人体致病，常见的是侵犯肺部发生肺结核病，临床症见咳嗽、潮热、盗汗、消瘦、舌红苔少、脉象细数，多属阴虚火旺之证候。还有消化系统结核病、皮肤结核病、结核性脑膜炎、肾结核病等，都与肺结核病的虚热综合征相似。唯独肛周“冷性脓疡”的证候特点属于内寒冰冷的。说明同一病邪（致病菌），侵犯人体的不同部位，由于部位的反应性不相同，故出现的症状表现，亦可各不相同。

3. 内暑的致病特点

内暑，即暑邪内生，伤人致病。内暑邪气致病，一般称为“伏暑证”。因其每发于暑令之后，在发病季节上有秋冬迟早的不同。故有“晚发”、“伏暑秋发”、“冬月伏暑”等名称。正如清代名医吴鞠通云：“长夏受暑，过夏而发者，名曰伏暑。霜未降而发者少轻，霜既降而发者则重，冬日发者尤重”（《温病条辨》）。而《温病条辨》叶霖按：“四时皆有伏气，非冬寒夏暑为然。伏暑多挟湿，脉色必滞，口舌必腻，或有微寒，或单发热，热时脘痞气室，渴闷烦冤，每午后则甚，入暮更剧。天明得汗稍缓。至午后又甚，似疟无定时，此邪从内发，非由皮毛口鼻吸受之外感，岂银翘轻剂可治，又岂丹皮、地、冬、芍滋腻所宜……。”阐明“此邪从内发”，非外感之暑邪。内暑发病的证型，有邪在气分与邪在营分之别，发于气分者较轻。发于营分者为重；病情轻重还与发病迟早有关，因伏邪越久，暗伤人体正气越重，故越迟发病，病情较重。

《素问·阴阳应象大论》云：“夏伤于暑，秋为痎疟。”说明夏天暑邪已侵入人体。但当时不发病。到了秋冬季节，伏邪形成内暑，生致病才萌动。症见寒热交作，但寒热多不规则，以后但热不寒，入夜尤甚，天明汗出热稍减，而胸腹灼热不除，大便多溏而不爽。病势既重，且又缠绵难解，称之为“痎疟”。

宏观伏暑之为病，相当于微观的疾病，如“乙型脑炎”、“流行性感冒”、“勾端螺旋体病”、“流行性出血热”等，多属于病毒性疾病；故宏观的内暑病邪，即是指流行性热病的微观病原体—“病毒”。

4. 内湿的致病特点

内湿，即湿邪内生。所谓湿者，水分多也；所谓燥者，水分少也，故湿与水具有性质相同之特性。另一个特点是水性清而湿性浊，这是水与湿又有不同之处。故一般湿浊并称，内湿之邪，称为“湿浊内邪”或“湿浊内生”。

湿为阴邪，易伤阳气，外湿如此，内湿亦如此。内湿致病，首先损伤胰（脾）胃阳气，影响运化功能失常，可导致三方面的病理变化：其一，导致胰（脾）胃虚弱，运化水谷精微失常，供给各脏腑器官的营养不足，尤其是大脑的气血不足，精神不振，饮食少进，便溏泄泻，肌肉瘦削，四肢乏力。导致胰（脾）胃虚衰，运化水湿功能失常，聚水为患，易成水肿。正如《素问·六元正纪大论》所云：“湿盛则濡泄，甚则水闭胕肿”。其二，湿浊化为痰饮，阻塞气道，导致咳嗽气逆，痰涎壅盛，湿浊阻塞中焦，造成脘腹胀满，食欲不振，伴见口腻口甜，小便不利，大便溏泄等症，均是湿浊内因，损伤胰（脾）胃功能之表现。正如《素问·至真要大论》云：“诸湿肿满，皆属于胰（脾）”。又云：“湿淫所盛……民病积饮。”

湿性黏滞重浊，易于阻塞气机，内湿萌动致病，常随其阻滞部位不同，出现不同的症状，如湿浊阻滞上行头部的经脉，症见头重痛如裹；湿浊阻滞四肢的经脉，则见肢体重着，步履沉重，关节肿痛，屈伸困难。正如《素问·生气通天论》云：“因于湿，首如裹”。《素问·痹论》云：“风寒湿三气杂至，合而为痹也……湿气胜者为着痹也”。

湿浊之邪内生，郁蒸日久，形成湿毒。宏观“湿毒”之邪，相当于微观病原体的“病毒”。湿毒郁蒸，上犯脑与脊髓，阻塞督脉，多出现颈项强直，抽搐发痉之症，例如流行性乙型脑炎（简称“乙脑”），多发病于夏秋季节，暑湿最盛之时，宏观称为“暑瘟证”。微观病原体—“乙脑病毒”，属于嗜神经性病毒，相当于宏观湿毒之邪。又如脊髓灰质炎，（小儿麻痹症），是由脊髓灰质炎病毒侵犯脊髓而导致两下肢痿软无力，行走困难的儿科传染病，宏观病邪亦属于湿毒内邪之类。中西医病因结合起来解释，其发病机理较为清楚，最易理解。

内湿之邪与外湿之邪在致病上可以互相影响，互相转化。常见湿邪外袭易损伤胰（脾）胃，引动内湿；而内湿素盛之人，因长期困阻胰（脾）胃运化功能。损伤正气，故亦易感外湿邪气而发病。

5. 内燥的致病特点

内燥之邪与外邪性质同样，都具有“干”的特点，正如《素问·阴阳应象大论》云：“燥生则干”。人体的内环境产生干燥，一是由于外燥的影响与转化；二是由于疾病的误治，如发汗太过，或泻下太多，或损耗津血太甚，微观相当于“失水”过多；三是由于伏邪内耗暗伤，日久化燥，形成机体内燥。燥本身是物理因素，缺少水分，宏观其表面干爽，较少生长细菌病毒等微生物。但形成过度干燥的内环境，对机体不利，内燥产生的致病作用比外燥更加厉害，因人体没有水，便不能长期生存，人体所含的水分约占体重60%，水分不足，“内燥”便可致病，约七日无水，则可致死！考察因疾病误治，耗损津血太过造成的内燥，例如“瘀血”与“痰饮”的生成，原属于病理变化的产物，后转化成为致病因素，按其致病的特点，仍属于内邪致病因素的范畴。

燥邪致病，一般都具有干涩、干劲、干裂的特点，外燥如此，内燥也如此。内燥致病可发生于各脏腑、组织、器官、窍道，但以肺、心、胃及大肠较为多见。兹分别简要叙述之。

（1）内燥犯肺，影响肺气的宣发与肃降，导致津液不能正常输布，出现津伤化燥之证。盖肺为娇脏，喜润恶燥，故内燥萌动，首先犯肺。临床可见鼻干唇燥，咽干而痛，干咳无痰，甚则声音沙哑，痰中带血。治宜滋阴润燥，益气生津，代表方剂为沙参麦冬汤，养阴清肺汤之类。内燥伤心，损伤心脏之阴津。盖心主血脉，内燥又继损精血，导致心阴亏损，精血内耗。临床可见心悸烦燥，两颧妆红，手足心热，咽干口燥，夜卧不宁，舌红苔少，脉功数而不足。治宜润燥生津，滋阴复脉，代表方剂为三甲复脉汤、大定内珠之类。

（2）内燥犯肠胃，耗津伤阴，最易导致大便干结，秘而不解，多伴见咽干口燥，腹满而烦，舌红苔少而干，脉细弱等症。病变的关键在于阴津耗损，肠内干燥无水，粪便难于向下输送而秘结，多日不能“解手”（上厕）。古人早识此病机，民间喜用“蜜煎导法，猪胆汁导法，医家选用生地、玄参、天冬、麦冬等一派滋阴生津润燥之品，制方“增液汤”，取其有增水行舟之妙。西医曾有从肛门注入石腊油，润滑道便。为解此燃眉之急，现今多使用成药“开塞路”、“上清丸”、“番泻叶焗水冲蜜糖”、“通便茶”、“口服甘露醇”、“麻子仁丸”、“三黄片”等。

6. 内火（内热）致病特点

内火，即内热，又称火热内生，是内伤性疾病一种较常见的致病因素。内火之产生：

宏观认识，主要是人体内部的阴阳两仪失去相对的平衡，即“阳胜则热”、“阴虚生内热”。微观认识，是人体内感染细菌、病毒等微生物病原体，产生各种炎症或隐性炎症，表现为火热从内而生之征象。各个重要脏腑皆有内火发生，习惯称之为心火、肺火、胰（脾）火、肝火、肾火、（命门火）、胆火、胃火、脑热、脊髓热、包络热、三焦热、大肠热、子宫热、睾丸热、阴道热、阴茎热等。

（1）火热内邪致病的机理

火热内邪致病，包括物理性病因、化学性病因、微生物病因等。兹举胃火致病为例说明之。宏观胃火致病，产生胃热证，相当于微观医学之“胃炎”。症见胃脘胀痛，嗳气反酸，灼热嘈杂、口苦咽干，舌红苔黄，脉弱或数。一派火热之象，属物理性气象病因致病的外在表现。对于主症灼热性疼痛，据微观分析，是由于胃的炎症，刺激引起胃酸分泌增高，增高的胃酸刺激已发炎损伤的胃黏膜，出现烧灼样疼痛，属于化学性病因。上个世纪70年代，有学者曾把胃酸增高作为消化道溃疡及炎症的主要病因，甚至提出过“没有胃酸，便没有溃疡”。临床上使用碱性药物已成了常规。近年由于检验技术的大步提高，在偏碱性环境下能够培养出幽门螺旋杆菌，确实是一个新的突破，终于发现了微生物病因，微观病理前进了一大步，宏观“火热内邪”亦找到了病原体。而宏观医理中，过去认为“只有外邪，没有内邪”的理论，应该否定。

（2）六邪化火的致病特点

火热之邪致病，向来最多，外邪如此，内邪亦如此。在《素问·至真要大论》中，根据对“病机十九条”的分析：论病机，属火的有五条，属热的有四条，共九条，约占有一半；论病症，属火的有十种，属热的有七种，合共十七种，可见火热病症相当之多。刘完素提倡“主火论”，十分重视研究火热致病的机理及火热病症。他在《素问病机原病式》中，把“病机十九条”的火热病症共扩大成五十多种，火热病症数量之多，于此可见一斑。他还提出“六气化火说”，重点阐述六气（即六邪）皆能化火的机理。纵观六邪（指风、寒、暑、湿、燥、热），只要是郁结于内，时间一长，皆能化火。如内风化火，寒郁化火，暑湿郁蒸化火，湿郁化火，燥郁化火，热郁化火等。另外，其他病因，如痰饮、瘀血、虫积、食积、结石等原属于病理性产物，郁积日久，转化为致病因子，亦多可郁结化火。下面兹举数例以说明之。

①内燥郁久化火

承接上面，内燥损伤肠胃津液，导致大便干结，秘而不解的“增液汤证”，如果大便秘结时间拖长，内燥之邪郁而化火，产生内火（相当于继发感染），内燥与内火相结合，变生燥热互结的“腑实证”，病情加重，症见发热、蒸汗、腹满而痛，舌红赤，苔黄燥。治宜泻热通便，急下存阴，方用增液承气汤。选用大黄、芒硝泻内热而通屎燥，配合增液汤，增水行舟而生津救阴。对于燥热内结的便秘，使用此法效果甚佳。此法在牧区行医最为常用，因牧区之人，平素多进肉食（高蛋白高脂肪），体质壮实，大便容易燥结，多形成燥热内结之证。活用增液承气法，妙手回春。

②寒饮郁久化火

寒饮内邪郁积，日久形成痰浊，上壅于肺，阻塞气道，肺气不得宣降。适值人体正气虚弱之时，寒饮痰浊之邪乘机而发，侵犯肺系，导致哮喘发作，症见气喘咳嗽，痰多黏腻，喉间痰鸣如水鸡声，胸闷痞满，恶心欲吐，纳呆，口淡，苔白脉滑。此属于寒饮郁肺型的射干麻黄汤方证。倘若痰湿郁久，肺气壅滞，缠绵难解（微观形成“肺气肿”），再加上郁久化火（继发肺部感染），病症重笃。症见哮喘气粗，痰黄黏稠，痰鸣如锯，双鼻翼扇动，胸闷心悸（心律失常），口渴烦燥，汗出，口苦，甚则发热而红赤，舌红苔黄腻，脉数而促。哮喘重症，形成“肺心病”。此乃寒饮郁久化火转化为痰热壅肺，肺损及心的复杂证型。治宜清肺化痰、平喘止咳，佐以宁心生脉。方用定喘汤合生脉散，随证加减化裁。若能中西医结合用药，选用抗菌素控制感染，再配用抗心律失常或抗心衰药物，抢救效果更佳。

③胆石阻塞，胆气郁久化火

胆石和瘀血、痰饮一样，原是病理性产物，郁积日久，转而变为致病因子，属于内邪范围。胆石阻塞胆道，不通则痛，常出现剧烈的右上腹疼痛，称之为“胆绞痛”。又出现阻塞性黄疸、目黄、尿黄、全身发黄。胆石刺激胆囊壁引起胆囊炎症，多有细菌感染，炎症较重，出现突然畏寒发热，甚则寒战高热，而一般没有外感症状，属于胆气郁久化火所致。临床上，重症可见高热寒战，上腹绞痛，黄疸口渴，尿黄便秘，舌红绛，苔黄糙，脉弦滑数或细数。甚则神昏谵语，意识不清，产生“中毒性休克”。治宜清热利胆，泻火解毒，佐以化石止痛，方用茵陈蒿汤合黄连解毒汤加减，酌加选用“高热三宝”（安宫牛黄丸、至宝丹、紫雪丹）。此症适宜运用中西药物配合抢救。

（三）内伤七情

1. 七情之含义

七情，即人情，是人类的七种情志变化，即是人体七种精神状态的具体表现。所谓“七情”，最早见于《礼记·礼运篇》云：“何谓人情？喜、怒、哀、惧、爱、恶、欲，七者，弗学而能。”说明“七情”或“情欲”，属于人的本能，不需经过学习。提出“治人七情”的观点，即掌握了“七情”变化的规律，便可以很好地“治人”。中医学宏观所指的“七情”，是指“怒、喜、忧、思、悲、恐、惊”，亦是人的七种情志表现，与前者本质相同，内容略有差异。

情志变化，是人脑对客观事务七种不同的反应。它又是人体大脑正常生理功能的具体表现，古代曾有“以心代脑”的观点，本书在“脏象学说”和“变革”中已阐述清楚，并已改正过来，确立“脑主神明”的新理论。情志与意识，亦是大脑的重要生理功能，为脑髓所主管。

古代由于五行学说引入中医学，宏观基本理论体系均以五脏为中心，精神情志，思维意识等都分属五脏。依据解剖生理学知识，人体的内脏器官组织，都由“植物性神经系统”所支配，说明外周神经系统在情志变化方面亦起一定的反应作用。因而，当脏腑功能异常失调时，常有一定的“神经性症状”出现，如心悸心惊，忧思伤胰（脾），不欲饮食，惊恐导致遗尿等。故在确立“脑主神明”、“脑主情志”的前提下，保留“五脏所藏”及“五脏配五志”的有关内容。宏观理论，能用微观原理解释的，千万不要一起废掉。这样，既不割断历史，又利于指导临床实践，能使辨证施治更为细致。但必须重申，五脏可以联系情志变化，而绝对没有思维智慧功能。

五脏配五志的理论依据，正如《素问·阴阳应象大论》云：“人有五脏化五气，以生喜怒悲忧恐。”又云：“在脏为肝，……在志为怒；怒伤肝，悲胜怒。……在脏为心，……

在志为喜；喜伤心，恐胜喜。……在脏为胰（脾），……在志为思；思伤胰（脾），怒胜思。……在脏为肺，……在志为忧；忧伤肺，喜胜忧。……在脏为肾，……在志为恐；恐伤肾，思胜恐。”在一般情况下，七情属于正常的生理活动，不足以成为病因，只有在突然的、强烈的、持久的精神情志刺激下，精神情志的异常变化导致人体气血、阴阳之失调，七情之太过与不及，便成为内伤性的致病因素。正如《素问·疏五过论》云：“故贵脱势，虽不中邪，精神内伤，身必败亡。”《三因极一病证方论·三因论》云：“七情，人之常情，动之，则先自脏腑郁发，外形于肢体。”由于七情致病，先从脏腑内发，是内伤性疾病重要致病因素之一，古往今来，素有“七情内伤”之说。

2. 七情致病的特点

七情致病的特点，归纳起来主要有三个方面：一是直接影响脏腑气机，导致发病；二是影响脏腑气机，郁久发病；三是通过影响脏腑气机，导致病情加剧或恶变。

（1）直接导致发病

《素问·百病始生篇》云：“喜怒不节则伤脏，脏伤则病起于阴也。”此处之阴，即“内”也。说明情志为病，多损伤内脏，病发于“里”也。与外感六淫，病多发于“表”，刚刚相对。《素问·阴阳应象大论》云：“怒伤肝”、“喜伤心”、“思伤胰（脾）”、“忧伤肺”、“恐伤肾”。临床上，最多见便是“暴怒伤肝”，导致肝阳上亢而发病。《素问·举痛论》云：“大怒则形气绝，而血菀于上，使人薄厥。”恚怒过度，导致肝气上逆，肝阳上亢或肝火上炎，同时损耗肝脏阴血，造成阴虚阳亢，气血随之冲上的病理变化。正如《素问·本病论》云：“人或恚怒，气逆上而不下，即伤肝也。”《素问·举痛论》云：“怒则气逆，甚则呕血及飧泄。”说到呕血，百姓都会联想起《三国志》中的周瑜呕血，就是引发于恼羞成怒，探讨其致病机理，关键在于气血随怒气上冲头脑（血压急剧升高），导致内风骤起。压力升高冲破血管，产生“脑溢血”或“蛛网膜下腔出血”，中西医结合称为出血性中风。若脑髓的血管内压力升高，影响血脉淤滞不通，造成阻塞，便会产生“脑动脉血栓形成”或“脑梗塞”，中西医结合称为缺血性中风，均属于“脑中风”的范围。

脑中风的病例临床多见，明显因恚怒引起的案例，三十年前有过记录。患者陈××，男性，52岁，是北海市网具厂厂长，平素身健力壮，面红体胖。因厂内一年青工人小王工作表现不好，屡次迟到早退，陈厂长一天便进行批评教育，讲他几句，谁料小王不服，与领导争吵不休，陈厂长火冒三丈，怒气难平，再说多几句，发音不清，身子一歪，突然倒下，不省人事，职工家属赶快送来医院急诊，收入住院。检查发现，面红耳赤，颈项强直，口眼㖞斜，半身不遂，遗尿，鼾声如雷鸣。舌红苔黄，脉象弦劲，测血压210/110mmHg，巴氏征（+）。初诊意见：脑卒中（脑血管意外），即予吸氧、输液、降血压及对症中性治疗，待血压稍降低进行“腰穿”（因当时还没有CT及磁共振检查设备）。腰穿结果为“血性脊液”，确诊为“脑溢血”。次日继发高热，喉间痰涎壅盛如牵锯，病情加重。有趣的是，我刚开完中药处方：犀角地黄汤合镇肝熄风汤加减，通知中药房快煎中药进行鼻饲时，患者家属前来问我：“能不能吃些犀角水？”碰巧患者亲戚从南洋带回一个“正摩犀角”，磨水洁白，我嘱患者家属四小时喂一次犀角水，（鼻饲）配合中西药两法结合积极治疗，诸症渐减轻，第四天高热退下，第五天神志恢复清醒，三周治愈出院。在离院时仅后遗轻度半身不遂，但已可扶杖行走，血压维持140/90 mmHg左右，诊疗20

天时间，家属说刚刚吃完一个“犀牛角”尖顶部，效果很好。

（2）影响脏腑气机，郁久发病

《素问·举痛论》云：“怒则气上，喜则气缓，悲则气消，恐则气下，……惊则气乱，……思则气结。”总览情志刺激，除了直接导致发病之外，还可影响脏腑气机，逐渐郁积，郁久而发病。观察各种精神因素，有属恶性刺激，有属良性刺激；良性刺激有利于维系机体的正常生理功能，而恶性刺激则会破坏、损害机体的正常生理功能，造成异常的病理变化。

①怒则气上：《素问·本病论》云：“人或恚怒，气逆而上不下，即伤肝也。”《素问·阴阳应象大论》云：“怒伤肝”。临床上，“暴怒伤肝”，除了导致内风萌动，使人产生“薄厥”之外，多导致肝气郁结，出现肝区疼痛，胁肋不舒之症。

②喜则气缓：气缓有两方面含义：其一，在生理情况下，欢喜属良性刺激，能缓和精神紧张，促进情志舒畅。正如《素问·举痛论》云：“喜则气和志达，营卫通利，故气缓矣。”其二，暴喜过度，则可导致脑气涣散，神不守舍，甚至出现精神散乱，分裂、发为癫狂。正如《灵枢·本神论》云：“喜乐者，神惮散而不藏。”临床上，多见突然的，意想不到的惊喜，所谓“喜从天降”，致使大脑精神涣散到不可集中的境地，甚至精与神分裂，产生“精神分裂症”之类的病变。如“范进中举”，惊喜过度，良性刺激太过，转变成恶性刺激，竟然发生癫疾的事例。符合“重阴必阳，重阳必阴”的物极必反原理。

③悲则气消：是指悲哀过度，可使肺气抑郁，导致脑气涣散，意志消沉的病理变化。临床上，悲伤过度，多见精神萎靡，情志淡漠，少气乏力之症。这种情志变化，多属于恶性刺激。

④恐则气下，惊则气乱：恐是恐惧过度，可刺激脑与脊髓功能失调，因脑与脊髓主司肾气，肾气不足导致二便突然失禁，尤其以遗尿症为多见。或者发生骨痛痿厥，遗精失觉之症。据微观医理，脊髓有低级排尿排便中枢，恐惧是恶性刺激，剧烈刺激脊髓，造成中枢神经系统功能严重抑制，尤其是脊髓反射障碍，导致外围脏器的括约肌松弛，可出现大小便失禁。惊则气乱，是指突然受惊，刺激脑气混乱，神无所倚，虑无所定，惊慌失措，言行乘乱。小儿脑气未充，极易受惊，甚则产生“小儿急惊风”之症。

惊与恐都属于害怕的情志，同属于剧烈的恶性刺激，致病的损伤性较大。而二者亦有不同之处：惊者，为不自知，如“祸从天降”，突然袭击，措手不及；如“死里逃生”，实属惊险。恐者，为自知，《素问·脉解篇》云：“恐，如人将捕之。”《诗经》云：“如临深渊，如履薄冰。”作为恶性刺激，恐者，损伤的时间相对较长；惊者，损伤的程度相对较重。

⑤思则气结：是指思虑劳神过度，劳神必损伤脑气，脑气抑制，气机郁结，进而损伤胰（脾）胃运化功能。《素问·举痛论》与：“思则心（脑）有所存，神有所归，正气留而捕行，故气结矣。”微观分析思虑过度之人，损耗神经递质过多，脑髓失养，精神涣散，出现失眠、健忘、多梦，烦躁不欲饮食，消化不良等症状，相当于“神经衰弱”。故思虑过度，不但损伤脑神，还会影响到胰（脾）胃的运化功能。

（3）情志异常刺激，促进病情加重

情志异常刺激，特别是恶性刺激，不单可导致疾病的发生，亦是促进病情的加重。例如诊治胃脘痛（相当于胃炎，上消化道溃疡）和眩晕症（相当于高血压，动脉硬化症），每当遇着精神刺激，尤其是恶性刺激，胃痛者，疼痛加剧，且消化功能更差；眩晕者，血压升高，头晕眼花加重。战争年代，群众精神长期处于紧张、惊恐、忧愁状态，故胃炎、上消化道溃疡及高血压等病的发病率显著升高，原有病症亦显著加重，甚至恶化。微观道理认为与精神紧张，植物神经系统失却平衡有关，尤其是迷走神经的长时间兴奋，导致胃酸分泌增加，刺激胃痛加重。至于过度的惊恐与忧愁，宏观道理有“恐伤肾”，长时间惊恐，损伤肾阴；肾阴伤久，波及肝阴；肝阴不足，导致肝阳上亢，故高血压眩晕之症便见明显加重，发病人数大幅度增加。

（4）避免恶性刺激，注重医疗保护

当患者得了奇难杂症或者目前治疗效果甚差的“绝症”，例如“癌肿”，患者一听到此确诊结果，形成一个绝望的恶性刺激，犹如“判处死刑”，患者的精神突然陷入崩溃，导致意志消沉，思想混乱，往往使病情急剧加重或恶化。从医疗保护的原则出发，措施分两步走：第一步，把诊断结果先告诉患者的主要家属，不准外传，而暂不如实告诉患者，避免突然袭来的恶性刺激。同时，嘱咐家属根据病情变化，在再瞒无益的情况下，只好走第二步：如实把诊断结果告知患者，把医疗保护的重点转移到唤起患者的抗病精神，面对现实，加强治疗，寻医问药，医患配合积极治疗，抗击病魔，要坚强地活下去。当今，全世界已出现不少与癌肿顽强抗争，不断地延长生命的感人案例，唤起患者的抗病精神，增加营养，提高机体抵抗力，进行思想教育的关键是讲清楚：①积极抗病，总比消极等死要好；②上个世纪的“绝症”，到了这个世纪，不一定再是“绝症”。

四、特别病因

（一）痰饮和瘀血（特别内因）

痰饮和瘀血，原是疾病过程中的病理产物，这些病理性产物形成之后，由于直接或间接作用于人体的脏腑、器官、组织，阻塞经络或窍道，阻断了脏腑、经络、组织之间的联系，造成脏腑、器官、组织产生多种病理变化与证候，因而转变成致病因素。这类致病因素，不同于一般病因，故称之为“特别病因”。它还有原发疾病的致病因素，故又称为“二级病因”。纵观痰饮和瘀血的生成与致病，皆发于体内，故进行病因学的分类，则属于内因范围，所以综合称为“特别内因”。

1. 痰饮

（1）痰饮的基本概况

痰饮是痰和饮的合称。痰和饮都是属于水液代谢障碍所形成的病理性产物。一般以较浓稠的称之为“痰”。较清稀的称之为“饮”。在《内经》中只有“积饮”与“淡饮”。“痰饮”一词，最早见于汉代《金匮要略》，医圣张仲景专篇论述其病脉证并治。痰饮有广义与狭义之分，广义的痰饮，包括“痰饮、悬饮、溢饮、支饮”四种；狭义的痰饮，即指四饮之中的第一种。现今所指的“痰”，是从呼吸道中分泌出来，常通过咳嗽从口吐咯排出。广义的“痰”，还包括有瘰疬、痰核和停滞在脏腑经络等组织中的痰液。这类“痰”，因不见从口中吐出，故称之为“无形之痰”。至于“饮”，是水液或痰液停留于人体某一局部，形成致病原因，在不同的部位产生不同的证候而得名，常见如上面《金匮要略》所称呼命名的四饮。

（2）痰饮的致病特点

痰饮生成之后，由于停滞的部位不同，致病产生的病理变化不同，临床表现多种多样。

①痰的致病特点是：痰阻于肺及呼吸道，影响肺气的宣发与肃降，常出现喘咳、哮鸣、咯痰等症。痰阻于脑窍及经络，影响神明功能。常出现眩晕、头痛，神昏、痴呆等症甚则发为癫痫。痰停留于胃，影响受纳失降，常出现恶心呕吐、胃脘痞满。痰阻于经络、筋骨，可导致瘰疬痰核，肢体麻木，感觉失灵，或形成阴疽流注。痰气凝结咽喉，则可出现咽干，灼痛，如有炙肉粘贴，吞之不下吐之不出，称之为“梅核气”。

②饮的致病特点是：饮在胸胁，咳唾引痛，胸胁胀满气喘倚息，尤如胸胁受物支撑，宏观属于“支饮”范畴，微观相当于胸腔积液之类。饮在脘膈之中，咳逆呕吐、胀满疼痛，如水饮悬吊在中央（胃中积液多在200毫升以上），属于“悬饮”范畴，相当于微观胃潴留，急性胃扩张之类。大量水饮停于肠间，导致蠕动肠鸣，沥沥有声，伴见腹痛、呕吐等症，相当于微观肠梗阻之类，其肠腔内大量的积液，亦属于“悬饮”的范围。宏观取名“悬饮”，就是形容一袋水悬吊在空中，（胃肠属中焦）。水饮泛滥，溢于肌肤，四肢浮肿，无汗出，身体疼痛而沉重，谓之“溢饮”。它属于全身性的水肿。一般全身性水肿的特征是：水液清稀，表皮较薄而按之凹陷。临床上碰见过另一种全身性水肿，微观称为“黏液性水肿”，其特征是：水液浓稠，表皮较厚而按之少凹陷。属于甲状腺功能低下造成的病症。古代宏观称为“瘿肿病”。

2. 瘀血

（1）瘀血的基本概况

瘀血，又称为恶血、积血、干血、败血、血栓等，是指体内有停滞的血液，大凡血液运行不畅，阻滞在经脉之内，脏腑之内，便形成瘀血。发现条块状的瘀血，往往栓塞血管内，故又称为血栓。血液运行失常，因出血而离开经脉，停留在经脉之外，谓之“离经之血”；仍停留在脏腑之内，谓之“留血”、“蓄血”、“积血”；时间一长，形成“干血”、“凝血”、“著血”，均属于瘀血的范畴。瘀血是某些疾病过程中形成的病理产物，瘀血形成之后，有导致机体产生一系列的病理变化与证候。因而，瘀血又成为体内较为特别的一种致病因子。故有“恶血”、“败血”、“衃血”之称呼。

对于瘀血，《内经》率先使用凝血、著血、恶血、衃血、留血等阐述之。正如《素问·调经论》云：“寒独留，则血凝泣，凝则脉不通，其脉盛大以涩”。这是指经脉内之凝血。又云：“孙络外溢，则有留血”。这是指离经之瘀血。《金匮要略》有专篇论述瘀血。《金匮要略·惊悸吐衄下血胸满瘀血病脉证并治》云：“病人胸满、唇痿、舌青、口燥，但欲漱水，不欲咽，无寒热，脉微大来迟，腹不满，其人言我满，为有瘀血”。《伤寒论》除有太阳“蓄血证”外，还有“辨阳明病脉证并治论”云：“阳明证，其人善忘者，必有蓄血，所以然者，本有久瘀血，故令喜忘。屎虽硬，大便反易，其色必黑者宜抵当汤下之（237条）。

（2）瘀血的致病特点

研究瘀血，认识经脉（血管）内凝滞、阻塞之瘀血，比之离经之瘀血更重要。近代探讨瘀血致病的机理，多着眼于血管内凝滞、阻塞方面，从“血液流变学”的血黏稠度，血脂含量，血小板凝集，凝血酶活性等观察，发现血脂越高，血黏稠度越大，越易导致瘀滞凝血。临床上常见的“冠心病”，其发病原因主要是供应心脏本身血液的冠状动脉粥样硬化，造成管腔变窄，心肌供血不足，出现“心绞痛”；一旦造成血管内瘀血阻塞，出现致命的“心肌梗塞”，心肌缺血缺氧，急剧梗死。相当于中医宏观所说的瘀血凝滞，阻塞心脉，造成严重的“真心痛”，往往朝发夕死，夕发朝死，甚则骤然猝死。宏观与微观的发病机理是一致的。

瘀血不单是凝心，亦可以凝脑，凝心与凝脑有密切联系。例如常见于二尖瓣狭窄伴有心房颤动的患者，由于左心房扩张和郁血，易产生血栓形成，因血栓（栓子）脱落，随着血液循环运行，可引起全身各处的动脉产生栓塞，其中以脑动脉栓塞最为多见，其它栓塞可发生四肢、肠道、肾、脾等处。栓塞还是导致风湿性心脏病常见死亡原因之一。

对于瘀血与出血的研究，微观医学已在人体中发现了凝血系统与抗凝血系统的存在。一般情况下，凝血与抗凝血系统维持着动态平衡。若其平衡一旦失调，即发生出血倾向或血栓形成的病变。这一对立而统一的规律，很明显与宏观阴阳学说的对立而统一的规律相一致，可互相对照进行解释。可见在现代医学理论中，阴阳学说的原理仍大有用武之地。

广泛性的瘀血对于人体的损害更加严重。临床上，微观见到“播散性血管内凝血”（DIC）分急性与慢性两种，它既有出血不止症状，又有广泛性的血管内凝血，一旦发生，救治较困难，死亡率极高。据病理解剖发现，不少病例，在各个脏器，特别在肝脏内，有大量纤维蛋白沉着，以及血管内凝血现象。动物实验中，静脉注射组织液或凝血酶，可产生如此类似情况。

瘀血凝滞在不同的部位，产生不同的病变：瘀阻于脑，产生头痛、眩晕、神昏、癫狂、痴呆、痫证、中风等病症。还有比较特别的“失忆症”（即“善忘症”）。瘀阻于心，可见真心痛、心悸、胸闷、汗出、肢厥、口唇指甲青紫等病症。瘀阻于肺，可见胸痛、喘促、咳血等症。瘀阻于肝，可见胁痛、食少、痞块、黄疸等病症。瘀阻于肾，可见肾绞痛、淋浊、排尿不畅等病症。瘀阻于肠胃，可见脘腹疼痛，消化障碍、甚则呕血、大便漆黑等病症。瘀阻胞宫，可见少腹疼痛、月经不调、痛经闭经、经色紫黑成块、甚则崩漏等病症。瘀阻于四肢末端，可产生脱骨疽、脉管炎、紫癜、斑块等病症。瘀阻于肌肤局部，可见肿痛青紫、麻木不仁、局部功能失常。跌打损伤某一局部，瘀血不散。可形成“伤”，每逢天气变化，便有刺痛、麻木、酸胀之感觉，对付陈旧“伤迹”，关键在于疏痛瘀结与补益气血相结合，缓而图之，不宜急攻强攻。民间喜用健身药酒或白酒冲服熊胆，亦可冲服云南白药，药膳“田七炖黑肉鸡”，既强体补气血。又善长活血去瘀，效果颇佳。

（3）瘀血的治疗

清代名医王清任，对瘀血病证的研究和诊治有较高造诣。他在《医林改错》中丰富并发展了补气活血和祛瘀活血等治疗方法。创立通窍活血汤，治疗头面四肢周身脉管血瘀之症；创立血府逐瘀汤治疗胸中血瘀之症；创立膈下逐瘀汤，治肚腹血瘀之症。又制订少腹逐瘀汤治少腹积块疼痛之症；运用身痛逐瘀汤治疗痹症；创通经逐瘀汤治痘疮，其色或紫、或暗、或黑如烟炲；立会厌逐瘀汤治痘疹五、六天后饮水即呛；妙用补阳还五汤治疗半身不遂以及瘫痿之症等，为后世广泛使用活血化瘀法树立了榜样。医家唐容川在《血证论·卷五》云：“世为血块为瘀，清血非瘀；黑色为瘀，鲜血非瘀，此论不确。……既是离经之血，虽清血鲜血，亦是瘀血”。对于瘀血的形成，强调离经之血，便为瘀血。因血既离经，难再运行，片刻之间，必然凝结。

(4) 瘀血致病的辨证特点

疼痛：瘀痛多属刺痛，部位固定，实痛拒按，夜间痛甚。内脏积瘀，可出现剧烈绞痛，如心绞痛，肾绞痛，胆绞痛等。

癥块：外伤积瘀，局部可见有形痞块，青紫肿胀。内伤积瘀，亦常形成癥积痞块，固定不移，触之作痛。

出血：瘀血一般多暗红，出血量大可见短暂的鲜红，黏稠度高，多夹有血块。

发热：多见夜间发热，属于血分阴热。

嗽水：口干渴，喜漱水，不欲饮下。

望诊：体内有严重积瘀，可见形体憔悴，面色黧黑，肌肤甲错，口唇及指甲青紊，舌质紫暗，或有瘀斑，瘀点，舌下青筋胀大（静脉曲张）。

切脉：脉象多见细涩，沉弦细或现促、结、代之象。

（二）饮食和劳逸（特别外因）

饮食、劳动与安逸，是人类赖以生存和保持健康的必要条件。一日三餐，按时饮食，摄入营养，补充能量属于生理需要。八小时劳动（工作、学习），八小时休息，八小时睡眠，几乎成为人们的基本生活规律。它与人体生命活动和生理功能息息相关。正常的饮食与劳逸要有一定的限度和节律，过饥与过饱，过劳与过逸，都会破坏人体的生活节律，影响正常的生理功能，产生异常的病理变化，导致疾病的发生。因此，不正常的饮食和不合理的劳逸，便成为一种特别的致病因素。饮食与劳作皆为来自外环境的生活条件。故病因分类应属于特别外因。

1. 饮食所伤

饮食所伤，是指由于饮食失节而导致人体疾病的发生。饮食一般经口腔进入人体。进食是否正常，与人体的消化功能状况及饮食的质量与数量，进食时间，速度，食欲好坏等密切相关，故饮食所伤主要包括：饥饱失常，饮食不洁，饮食偏嗜、饮酒过度等所造成的病理变化。饮食所伤，首先是影响胰（脾）胃的运化受纳功能及气机升降失常，进而通过聚湿、化热、生痰、生虫等机理，导致各种病症。

(1) 饥饱失常

人们进食，以定时适量为正常。早中晚三餐以相隔四小时左右为适宜（相当于胃排空时间）。进食量要适中，不宜过饥或过饱。凡暴饮暴食或长期饮食过量，属于过饱。凡饥而不食或长期进食过少，属于过饥。过饥与过饱均易导致疾病的发生。过饥，因摄入食物的能量不足，气血生化之源贫乏，日久则营养衰少，导致正气虚弱而易生疾病。过饱，食量过多，超过胃的受纳数量及胰（脾）的运化功能，包括小肠的消化吸收功能，必然损伤胰（脾）及肠胃。正如《素问·痹论》云："饮食自倍，肠胃乃伤"。急性的"伤食"，多见脘腹胀满，腹痛痞闷，嗳腐吞酸，厌食纳呆，呕吐泄泻等症。相当于微观急性胃肠炎症。小儿食滞日久，可以酿成"疳积"，出现手足心热，烦躁多啼，脘腹胀满，头发稀疏，嗜食异物，面黄肌瘦等症。相当于微观消化不良症或合并肠道寄生虫感染。经常饮食过量，不单导致消化不良，而且还可以影响血气流通，筋脉郁滞，湿热内邪萌生，导致痢疾、泄泻或痔疮、瘘管等症。正如《素问·生气通天论》云："因而饱食筋脉横解，肠澼为痔"。长期过食肥甘厚味之食物，易于化生内热病邪，导致发生痈疮疔毒之症。

《素问·生气通天论》云："高粱之变，足生大疔"。暴饮暴食之人，多消化不良，肠胃不和导致脑气衰弱，进而影响睡眠，即是"胃不和，则卧不安"之意，正如《诸病源候论》云："夫食过于饱，则胰（脾）不能磨消，令人气急烦闷，睡卧不安"。临床上可见到，饮食过饱，影响气血阻滞，有诱发冠心病（真心病）之案例。

（2）饮食不洁

饮食不洁，包括饮食受污染和食物变质两方面，可引起多种疾病，是"病从口入"的主要致病原因。通过宏观病因与微观病因结合阐述，其机理更好理解。《金匮要略·禽兽鱼虫禁忌并治》云："秽饭、馁肉、臭鱼、食之皆伤人，……六畜自死，则有毒，不可食之"。说明秽饭、馁肉、臭鱼等食物，属于变质食物，微观已有细菌病毒感染，发酵、变酸、变臭，若不慎食之，多有致病，产生急性胃肠炎症。上吐下泻，腹痛发热，相当于广义的食物中毒范畴。禽畜自死，多有微观病原体感染，误食之则可致病，道理是清楚的。饮食不洁中寄生虫的传染较为多见，如蛔虫、蛲虫，寸白虫之类，微观医理已经证实，寄生虫的虫卵通过粪—口途径传播，使用粪便作肥料栽培蔬菜瓜果，虫卵便会附着于瓜菜的表面，若有些人清洗不够干净或者喜食生冷，便容易感染寄生虫，小孩子不懂清洁卫生，乱抓乱食，故患肠道寄生虫感染及"疳积"之类的疾病，较为多见。

（3）饮食偏嗜

人体获得各种必需的营养，才能保持健康，减少疾病。若饮食长期偏嗜，某些营养物质缺乏，造成机体阴阳失调，便会发生疾病。临床上见到的脚气病、佝偻病、夜盲症等，就是某些营养物质缺乏而出现的病症。

饮食偏荤偏素：自古以来，饮食物分为两大类：一类是"荤菜"，即鸡鸭猪牛羊鱼虾蟹等，包括畜禽、海产品、野生动物肉类；一类是"素菜"，即瓜椒果豆蔬菜，还有木耳、冬菇、海带、海藻等植物类。宏观认识，"荤菜"所含热能较高，性偏温热，多蛋白质，多脂肪，多激素，多脂溶性维生素，微量元素等；"素菜"所含热能较低，性偏寒凉，多碳水化合物（淀粉、糖类），多水溶性维生素，多植物纤维等。"主食"稻米和麦面，属于植物类，南方多吃稻米，北方喜吃麦面。一般饮食，提倡荤素搭配，吸收营养较为全面。若长时间偏食荤菜及辛辣燥热之品，可造成内环境肠胃积热，出现咽干、口燥、喝水、便秘、腹满胀痛，甚则眩晕、头痛（血压升高）或好发痈疮（病菌感染）。若长期偏食素菜和生冷寒凉之品，可造成内环境肠胃寒凉，寒湿内生，缺乏蛋白质及脂肪，易致贫血、浮肿，血压偏低，出现面色苍白，四肢无力，腹痛泄泻，甚则头晕眼花，心悸气喘等症。

五味偏嗜，《内经》阐述较多，它与五行学说的理论有关。《素问·至真要大论》云："夫五味入胃，各归所喜攻，酸先入肝，苦先入心、甘先入脾（胰），辛先入肺，咸先入肾"。是说偏嗜与脏腑具有选择性联系，如果偏嗜某一味道时间长久，积累过多，便会起刺激作用，影响脏腑生理功能，产生某些病理变化。正如《素问·生气通天论》云："味过于酸，肝气以津，脾（胰）气乃绝；味过于咸，大骨气劳，短肌，心气抑；味过于甘，心气喘满，色黑，肾气不衡；味过于苦，脾（胰）气不濡，胃气乃厚；味过于辛，筋脉沮弛，精神乃央。"《素问·五脏生成篇》云："多食咸，则脉凝泣而变色；多食苦，则皮槁而毛拔；多食辛，则脉急而爪枯；多食酸，则肉胝䐢而唇揭；多食甘，则骨痛而发落，此五味之所伤也。"宏观所列举病变，微观需要有个理解的过程，能够理解，说明古代医家确有先见之明，值得效法。例如“过咸伤骨”，微观医学的急、慢性肾炎、肾病综合征之类的“水肿病”，就明确要限制食盐（钠盐）的摄入量，因为过于咸味的钠盐过多摄入机体，通过水钠潴留的机理，会导致水肿增加，排尿减少，而促使病情加重。现今，水肿病症忌吃盐几乎成为群众的基本生理卫生常识。又如味过于甘，损伤胰（脾），对于消喝病（糖尿病），忌吃糖，即忌“味过于甘”，微观的机理就在于胰脏的胰岛 B 细胞受损伤，造成糖代谢失常，血糖尿糖升高，很多糖分随小便排出体外，故称为“糖尿病”，病者体内大量葡萄糖游离在血中，无法转变成肝糖储藏，若再摄入糖分，便会促使病情加重。

（4）嗜酒所伤

酒用大米、高粱蒸酿而成，性甘温而芳香，可分为白酒、黄酒、糯米甜酒，“加饭”酒，药酒，还有进口葡萄酒、鸡尾酒，各式各样的健身酒。中国的“醫”字，酒是医药的基础。酒具有行气醒胃，活血祛瘀，通窍醒脑，温壮心阳等功效。少量饮酒，能增进食欲，促进肉类食物的消化吸收，提神醒脑，消除疲劳，愉快身心，健身壮体。但饮酒过多，嗜酒成瘾者；量变产生质变，有益变成有害，因酒性刚烈，大量酗酒，或嗜饮过度，常积为热毒，变成致病因子。轻者多发生内热炎症，损伤肝、胃等脏腑，重者发生臌胀（酒精性肝硬化或恶变成肝癌）、噎膈（食道癌、胃癌）之类。纵观酒醉的规律：暴饮大醉，热酒上攻，脑神昏乱，初则豪言壮语，滔滔不绝，继则胡言乱语，信口开河，最后，语无伦次，冒汗作呕，昏睡不醒。《诸病源候论》对酒醉为患论述颇详，有饮酒大醉连日不解候，饮酒中毒候、恶酒候和酒后诸病等证候。大量饮酒，刺激脑神经初兴奋后抑制，最后产生麻醉作用。这对于思想混乱，精神创伤之人，能暂时抑制起到安定欢慰作用，故有“借酒消愁”之说。但一时解闷可以，长此下去，则会变成“愁更愁”了。古语云“水能载舟，亦能覆舟”。总之，少量饮酒有益，大量饮酒有害；成瘾嗜酒，必有所伤。

2. 劳逸所伤

过度的劳累，超过了体力和脑力的负荷，便会损伤脏腑、气血、精神、津液，导致疾病的发生，故过劳成为人体致病的特别外因之一。而过度的安逸，不劳作，不运动，气血容易凝滞，精神容易空虚，胰（脾）胃功能减弱，新陈代谢失常，反而容易生病，故过逸亦导致精神、气血、津液损伤，转化成为特别的致病因素。《素问·宣明五气篇》云：“久视伤血，久卧伤气，久坐伤肉，久立伤骨，久行伤筋，是为五劳所伤”。详细分析其致病特点，“久视伤血”、“久立伤骨”、“久行伤筋”属于过劳致病，一般分为劳力过度、劳神过度及房劳过度等三个方面。兹分述如下：

（1）劳力过度

劳力过度，即体力劳动过度，是指劳动强度超过人体的承受能力，或劳动时间过长，超过人体的生理负荷，均属于劳力过度。大凡劳力过度则伤气（功能损伤），伤气日久（功能衰退）便积劳成疾，产生各种病症。正如《素问·举痛论》云：“劳则气耗”。又云：“劳则喘息汗出，内外皆越，故气耗矣”。分析《素问·宣明五气篇》中的“久视伤血”、“久立伤骨”、“久行伤筋”，属于劳力过度所伤，总体来说，属于气机功能损伤为主，体能的消耗。劳力过度在生产力水平低下，科学技术不发达的国家较为多见。它常与社会因素相关，有些劳力过度所伤，便是属于“职业病”。

（2）劳神过度

劳神过度即脑力劳动过度，是指脑力持续使用过度，又称“费神过度”。因脑主神明，主思维与情志，费神过度，大量耗损脑之精血（脑血量最大），日子一久，血损及气，导致脑气虚弱（功能衰退），出现眩晕、健忘、心悸、失眠、多梦等症；而思虑多又费神，并且导致胰（脾）胃功能减弱，出现食少纳呆，腹胀便溏等症。宏观谓之属脑（心）胰（脾）两虚之证，治宜归脾汤，今劳神过度，影响脑之气血亏损，日久反过来累及肾精，形成脑（心）肾两虚，不能交通平衡，出现失眠、烦燥、心悸、多梦；而又见腰酸倦怠，夜多小便，属于脑（心）肾不交之证，微观亦属“神经衰弱症”。治宜既济丹，天王补脑（心）丹之类。至于“久视伤血”，因眼耳口舌鼻等五官皆为脑髓之开窍，用眼久视，必致损伤脑之精血，故“久视伤血”，亦属于“劳神过度”的范畴。

(3) 房劳过度

房劳过度，是指房事性交过多，即性生活不节造成的气血亏损。鉴于性欲兴奋，性交情志等神经感觉，均属大脑与脊髓所主宰，为中枢神经系统所控制。性欲兴奋过多，耗损的神经递质亦多，日久多会导致脑气虚弱，全身乏力。肾藏精，主封藏，肾藏生殖之精，若性交过多，必致精液大量耗泄。精液与正气双重耗损，对机体来说，损伤较为严重。临床上常出现眩晕、耳鸣、精神萎靡、腰膝酸软，四肢乏力，甚则阳痿、早泄、遗精，性功能低下。女子则会出现月经失调，白带增多，失眠、烦躁、多梦，或出现梦交幻觉。

古代医家对内伤“痨瘵病”年轻患者，有过细致的观察。发现用新婚冲喜者，病情反而急剧加重，甚则迅速恶化，以致于不治身亡，责之于“房事过度”。宏观与微观结合分析其机理：痨瘵病（肺结核病），属于消耗性的传染病（疫病），是由病原体“瘵虫”（结核杆菌）侵犯人体肺部而致病，症见干咳痰少，午后潮热，夜间盗汗，形体消瘦，气短乏力，舌红少苔，脉象细数。常造成阴虚火旺内环境。一方面引起内分泌变化，刺激性功能亢进，频频性交；泄精过多，体虚冒汗，导致“气精两损”；另一方面，阴虚火旺之内环境正适合“瘵虫”的生长与繁殖，形成“邪盛正虚”之新局面。“气精两损”不断加重，反过来又促进阴虚火旺，刺激性欲亢奋，更利于“瘵虫”的生长繁殖，遂形成“恶性循环”，危害甚大。古代医家识此危机，在积极投药治疗的同时，提出戒律：“治疗期间，分室而居。待病愈后，方宜圆房”。此说可供参考。

(4) 过于安逸

所谓过于安逸，即是不劳作，不运动。宇宙间，事物总是运动、变化、发展的。事物过于静止，反而容易损坏。古语云：“流水不腐，户枢不蠹”。人体也是这样，过于安逸，新陈代谢退化，胰（脾）胃功能减弱，气血不畅，反而容易生病，故人类提倡体育锻炼，适当运动，才能增强体质，保持健康，延年益寿，这符合生物学组织结构“用进废退”的原理。人体过于安逸，多致体重增加过快，躯干肥胖，四肢臃肿，脂肪过多，腹大如鼓。考察机体过于肥胖，需加多血供应，血液循环量明显增加，加重心脏的负担，致使心肌容易疲劳，以致心肌劳损。动则心悸、气喘、汗出、眩晕（高血脂、高血压、心功能不全），发生多种心脑血管疾病。此外，过于安逸，久卧久坐，常因气血凝滞引发疾病。正如《素问·宣明五气篇》云：“久卧伤气”、“久坐伤肉”。实质是指过于安逸懈怠，导致气血阻滞，日子长久，气机损伤，肌肉痿弱无力。

第二节　宏观发病原理

疾病的发生，首先要寻找出致病的原因，在明确致病原因的基础上，再研究其发病的原理，只有弄清楚各个致病因子是如何造成疾病发生的机理，病因学说才称得上完整的理论。例如一场大风寒潮来临，有些人便得了伤风感冒，有的人则发生关节肿痛，屈伸不便，而其它大多数人则不见发病，又如许多人同样在阳光下劳作，有人出现“中暑”，眩晕、呕吐、烦躁不舒，其他人则安然无恙。又如同样喜庆赴宴，饮酒吃肉，许多人都兴高采烈，十分愉快，却有人吃完酒席便感腹闷不舒或者“拉肚子”。人人都说大虾、鱿鱼鲜美可口，却有人美味大餐之后感到浑身发痒，皮肤起风疹。人们都知道糖果甘甜好吃，但有些人吃多点糖，反而不舒服，会惹病症。大量的事例说明在一定致病因素作用下，有的人发病，有的人则不见发病；有的人病很重，有的人则病得很轻。清楚表明发病与否及发病轻重，与人的体质因素有关，即与人的正气旺衰密切相关。

一、邪正与发病

所谓邪，即邪气，又称为病邪，“不正之气”，而有“不正之谓邪”的说法。邪气有广义与狭义之分，狭义的邪气是指异常的气候变化，即属于“虚邪贼风”之类，正如《素问·上古天真论》云：“虚邪贼风，避之有时”。《灵枢·刺节真邪篇》云：“邪气者，虚邪之贼伤人也，其中人也深，不能自去。”广义的邪气，是泛指一切致病因素，包括了宏观病因和微观病因。正如王冰云：“邪者，不正之目，风寒暑湿，饥饱劳逸，皆是邪也，非唯鬼毒疫疠也。”张子和《儒门事亲》云：“病之为物，非人身所素有也，或自外而入，或由内而生，皆邪气也。”说明邪气分为“外邪”与“内邪”两类。所谓正气，指人体的正常气机功能，属生命活动及各种生理功能，外在体现。正气一般以元气为根基，以神气、宗气、卫气、脏腑之气、经络之气等为其外在表现，正如《灵枢·九针十二原篇》云：“神者，正气也。”神气的精神面貌，精神状态等，属于人体正气的集中表现。正气包含着卫气，古代称之为抗病能力，近代称之为免疫功能，探讨邪正斗争与发病的关系，主要观察卫气正常防卫的生理功能，卫气与邪气的力量对比及其斗争的结果。

正气与邪气是互相对抗着的一对矛盾，它们在矛盾运动中不断起着变化。气候急剧变化便会对人产生致病性的影响，从宏观方病因方面考察，风、寒、暑、湿、燥、火等邪气侵袭人体，若人体的正气能抵抗得住，人体不发生疾病，谓之“正气胜邪”；若正气抵抗不住，人体便会发生疾病，谓之“邪气胜正”，所以，人体发病与不发病，实质便是正气与邪气斗争结果的表现。从微观病因方面考察，在六淫邪气侵袭人体时，即某些细菌、病毒等微生物侵袭人体，大量繁殖，达到超过人体抵抗力时，便促使人体发生病变。这些微生物致病因素，肉眼上看不到，而通过实验室检测方法从患者的血液、体液、分泌物中，可以找到，予以证实。因此，把宏观病因与微观病因结合起来，发病原理论述会更加全面，更加清楚，更加具有科学性。

（一）“正气存内，邪不可干”

《素问·刺法论》云：“正气存内，邪不可干。”就是说人体的正气充沛，体现为脏腑、经络、器官等组织结构及生理功能正常，气血调和，精神协调，阴阳平衡，邪气便不能干涉、损害人体，即人体安和，不会发生疾病，这个发病学观点就是认为人体正气的强弱，决定着疾病的发生与否。正气充沛旺盛，不会发病；若正气虚弱，才可能发生疾病。正如《素问·评热病论》云："邪之所凑，其气必虚。"就是说邪气之所以能够侵袭人体，导致发生疾病，首先是因为人体正气虚弱，邪气才能得逞；若正气不虚弱，邪气便不能得逞。如《素问·生气通天论》云："清静则肉腠闭拒，虽有大风苛毒，弗之能害。"《内经》这个以正气强弱决定疾病是否发生的观点，受到后世的重视与遵循。汉·张仲景在《金匮要略》云："五脏元真通畅，人即安和。"又云："不遣形体有衰，病则无由入其腠理。"明·吴有性在《瘟疫论》中云："本气充实，邪不能入。""本气虚亏，呼吸之间，外邪因而乘之。"吴氏对疫邪致病研究较多，提出需要"避其毒气"之说，但仍强调保持正气充沛，才不易染病；就算染上了病，其发病亦相对较轻，其死亡率亦相对降低。

（二）"两虚相得"是发病的基本规律

《灵枢·百病始生篇》云："风雨寒热，不得虚，邪不能独伤人。卒然逢疾风暴雨而不病者，盖无虚，故邪不能独伤人。此必因虚邪之风，与其身形，两虚相得，乃客其形。"此段经文有二层意思：其一，六淫致病，如果没有人体正气虚弱的前提，尽管是比较厉害的邪气亦不能独自引起发病；其二，若虚邪贼风侵袭正气虚弱之人，谓之"两虚相得"，这样，才会发病。清楚阐明，发病与不发病，是由正气与邪气两方面斗争的胜负决定的。一般情况下正能胜邪，则不发病；邪若胜正，则会发病。若邪气盛而正气虚，则多发生大病；若邪气盛而正气充沛，邪气进入机体后既不发病，又不被消灭，便会形成"伏邪"，日后环境条件适合时才可发病。因此，清楚说明邪气侵淫是使人体发生疾病的重要条件。在特定的情况下，甚则起着主要的、决定的作用。例如，高温火烧、严寒冰冷、高压电流（雷击）、化学毒剂、枪炮炸伤、毒蛇咬伤、疫疠肆疟等，由于病邪的毒力较盛，损伤要害脏腑的范围广而深，突然破坏生命结构和功能，超越了人体正气的承受能力。即使正气强盛，也难免致病，甚则致死。

（三）疫邪肆疟，中人必病

宏观认识疫病（传染病），我国起源最早。《素问·遗篇·刺法论》云："五疫之至，皆相染易，无问大小，症状相似"。历代医家对此有诸多研究与发挥。细观疫邪（传染性微生物—细菌、病毒等）的致病特点是传染性强，死亡率高，说明疫邪的毒力较强，尤其是一些新发现的疫邪，明显超过一般"六淫之邪"，无论老幼，不分男女，不管正气强弱，触之即病，并相染易，容易流行。因此，从发病学的观点出发，对此类特殊病邪，不能再强调正气为主，必须以"避其毒气"为主，正如《素问·遗篇·刺法论》云："避其毒气"。对于烈性传染疫病，应首重预防，全力研究防护措施，及早消灭疫邪（控制传染源），千方百计切断传染途径，并保护易感人群。中西医结合积极治疗，提高杀菌灭毒效果，务求以最快的速度朴灭疫情。

二、内外环境与发病

疾病的发生，除了与邪正斗争密切相关之外，与人体的内外环境也密切相关。人体的内环境，主要是指人体的脏腑、经络、组织、器官等解剖结构及生理功能，即人体的正气，人体的素质，人体的精神状态。人体的外环境，主要是指人体生活、工作、学习、劳动的自然环境和社会环境。按照“天人合一”的观念，人与自然，人与社会，同是构成一个整体。自然因素和社会因素时刻都在影响着人体内环境的相对平衡，而人体则依靠自身的调节机制，不断地调节与适应，维持着内、外环境的协调平衡，保持身体健康。如果自然环境、社会环境过于恶劣，或急骤变迁，而人体的调节与适应能力低下，难以抵御和适应自然环境和社会环境对人体的挑战与影响，在一定致病因素的作用下，机体内环境相对平衡的生理状态遭到破坏，产生一定的病理变化，疾病便会发生。因此，研究人体内外环境与发病的关系，探讨内外环境与发病的规律，在病因学说中相当重要，对疾病的预防与治疗有着直接的指导意义。

（一）内环境与发病

1. 体质因素与发病

(1) 体质优劣与发病

所谓体质，即人体的根本素质，是在先天禀赋和后天营养的基础上形成的一种素质。先天禀赋强盛，即遗传基因优等，加上后天调养得法，即摄入营养充足，新陈代谢旺盛。形成机体的体质较强盛，称为“体质优”或“体质好”。若先天禀赋不足，即遗传基因劣等，或后天调养失宜，即营养不足，代谢能力差，形成机体的体质较虚弱，称为“体质差”或“体质劣”。体质的好与差，优与劣，可由“神”与“形”两方面表现出来。宏观视察：一般精神充沛，目光明亮，神采奕奕者，体质较好；形体高大，四肢灵活，健壮有力者，体质较好。而精神不足，目光暗淡，萎靡不振者，体质较差；形体瘦弱，四肢笨滞，矮小无力者，体质较差。考察体质强盛者精神焕发，正气充沛，抗病能力亦强，不易发病；即使患病，症状相对较轻，治疗易于康复；若体质差劣者，精神不足，抗病能力亦弱，容易发病；每逢患病，症状相对较重，治疗效果相对较差，康复较慢。这便是体质因素强弱与发病关系的一般规律。另有些人形体高大，而精神不足，气力较差，这种人可谓“外强中干”或“华而不实”，喻为“纸老虎”，仍属于体质差的范围。还有些人，其形体虽矮小，而精神充沛，气力不小。这种人，尚能刻苦耐劳，仍属于体质优良的范围。判断体质强弱，故神与形相对而言，应以“神”为主，以“形”为次。

(2) 古代医学对体质因素与发病的宏观认识

早在《内经》时代，医家对体质因素与发病的关系认识较深，总结归纳出不少学术经验。如《灵枢·本脏篇》云：“五脏皆坚者，无病；五脏皆脆者，不离于病”。对于脏腑的坚固与脆弱，只有在其死后，通过尸体解剖才能观察到，结合《灵枢·经水篇》有关解剖学的论述，可知古代医家在探讨疾病发生上亦十分重视脏腑的解剖学结构，依据脏腑素质的坚固与脆弱，判断人体素质的强弱，进而探讨清楚其与发病的关系，这种从解剖结构→生理功能→病理变化的研究方法是符合科学原理的。又如《灵枢·五变篇》云：“肉不坚，腠理疏，则善病风”；“五脏皆弱者，善病消瘅”；“小骨弱肉者善病寒热”；“理粗而肉不坚，善病痺”等。由于《内经》已阐明体质因素与发病的具体关系，后世医家多遵循奉行，并深入研究，总结出许多关于人体发病学的理论观点。如肥胖者多痰湿，善病眩晕、中风；瘦人多火气，易患阴虚痨嗽之疾，多患内脏下垂之症。可供临床参考。

（3）增强体质的有关措举

①优生优育与计划生育

先天禀赋是人体素质的关键部分。它是由遗传基因所决定的。实行优生优育与计划生育相配套的政策，已成为新中国的一项基本国策。众所周知，中国是世界上人口最多的国家。跨入21世纪，中国人口已达到13亿之多，中华民族的繁衍昌盛，与中国医药学的医疗卫生保健所作出的巨大贡献是分不开的。在人口数量较多的情况下，减慢繁衍速度，实行计划生育与优生优育相配套的政策是十分明智的。前者减少数量，后者提高质量，也就是说，重点在于提高民族素质。人体素质的增强与提高，从发病学的角度出发，便可以减少发病，促进健康与长寿。从社会学的角度出发，人体素质的提高，会促进文化教育、科学技术的发展。“科学技术就是生产力”，进一步提高生产力水平，改善生产关系，便加速经济发展，促进社会稳定，人民生活水平提高，综合国力增强，反过来，又会促进人体素质的再提高。国富民强，中华民族便会步入良性循环的轨道。

②增加营养，合理膳食

丰富的营养和合理的膳食是人体生长、发育的必要条件，也是增强体质，健壮体魄的基本条件。若营养不足，影响气血化生的来源，气少贫血，会导致体质虚弱，容易发病。有些人营养摄入虽足，但胰（脾）胃功能失常，消化吸收差，化生气血不足，还是造成体质虚弱，正气难以强盛。因此，宏观医学不单重视营养的来源，更加强调胰（脾）胃功能的健运，故有“胰（脾）胃乃后天之本”的著名论点。合理的膳食，正是保证胰（脾）胃功能健运，增加对营养物质消化吸收的重要举措。

宏观探讨饮食营养物质，一般而言，牧区、海边的居民多进肉类荤食，农村、山区的居民多进素食，都需要荤素搭配才能保持全面的营养，促进消化吸收功能健运。化生气血，达到强壮体质的目的。微观营养学分析，营养物质主要分为三大类：蛋白质、脂肪、碳水化合物（糖类）。考察人体是由大量的细胞（基本单位）构成，而细胞主要是由蛋白质组成，因此，蛋白质便是人体所需补充最多的营养成分。而脂肪与糖类亦不能缺少，三者之间存在许许多多的“转化酶”，可以互相转化，互相调节。合理的膳食还包括摄取一些维生素、微量元素等营养物质，故饮食多样化总比饮食偏嗜好得多，营养多样化最利于化生气血。强壮体质。

③忌吃“发物”，减少发病

宏观所谓“发物”，即指能引起“发病之物”。微观则称为“过敏之物”，食之会引起人体产生过敏反应而发病。忌吃“发物”，又称为“忌口”，古代医家重视这方面研究，因为它与发病、加重病情息息相关，故不可等闲视之。对于常见的“发物”与“忌口”，一般可分为两类：

其一，某种病的“发物”：此类“发物”较为多见，例如水肿病（心、肾性水肿）忌食盐，增加水钠潴留，消渴病（糖尿病）忌食糖。黄疸病症忌食油腻之品。肺痨病（肺结核病）忌食辛辣之品。眩晕症（高血压）忌饮酒。患疔痈毒疮忌食荤腥发物。小儿“乳蛾”红肿（扁桃腺炎）忌食辛辣燥热之品。风疹（荨麻疹）忌食虾蟹……。概而言之，温热病证，忌食辛辣油炸等热性食物；寒凉病证，忌食生冷瓜果等物，因为食物也属于药物，用药膳得当也利于控制发病。

其二，某些人的“发物”（过敏性体质）：某种人，忌食某些食物，多与体质因素有关。如有些人夜间饮杯浓茶，便会造成整晚失眠（微观分析，与茶叶中含有咖啡因产生兴奋作用有关，宏观谓茶叶有“提神作用”）。有些人每逢吃过虾蟹，便周身发痒，甚则起风疹（微观分析，与异性蛋白质进入人体产生过敏反应有关。说到过敏性体质，人们自然联想到临床上最常用的青霉素类抗菌药物，用药若不经过“皮试”，有些人便会产生过敏反应，甚则产生“过敏性休克”而死亡。近年发生的药物过敏反应较为多见，均与某种人的体质因素有关，故对于“特异体质”的患者，医生用药之时，必须提高警惕！

古代医著记载了不少饮食宜忌，例如鳖甲忌苋菜；荆芥忌鱼蟹；天门冬忌鲤鱼；白术忌桃子、李子、大蒜；蜂蜜忌葱；菠菜忌与豆腐同煮；茶叶忌铁屑等，有些其机理已搞清楚，多与化学反应有关，如茶叶忌铁屑，据分析，茶叶中含有多量的鞣酸质，遇到铁器便起化学反应，茶液变质，饮之有害，自古以来，饮茶多用瓷杯、玻璃杯，少用金属杯，不用铁杯。煎药习惯使用“瓦煲”，就是防止有些药物与金属器皿可能发生化学反应，一是降低了药效；二是产生新的有害物质。治病不要忘记防病，旧病治好了，却又得了新病，得不偿失。许许多多的化学反应，其机理尚待研究清楚，饮食的宜忌，食物与中药的搭配，食物与西药的搭配，中药与西药的搭配……，相信在新的世纪，会有学者专门研究清楚，实现新的突破。

④劳动锻炼，增强体质，减少发病

适当的劳动和体育锻炼，可使气血通畅，营卫调和，脏腑生理功能正常，新陈代谢旺盛，体质健壮，减少发病。

劳动锻炼，符合“用进废退”的生物学发展规律。人体是一个有机的生物体。其生长、发育、健壮、演变必然符合生物学的基本规律。生物学中有个“用进废退”的发展规律。据研究，远古时代，人类起源于类人猿，类人猿是有尾巴的，当其进化到人的时代，多用四肢，不用尾巴，故四肢进化粗壮有力，尾巴则退化了。人类由于适应直立行走，支撑躯体及奔跑，负荷更重，因而下肢更加发达，又粗又壮，比上肢更长。人的大脑，由于使用最多，大脑皮层高度发达，促进人类不单能适应自然，且能改造自然，成为宇宙万物的主人。

劳动锻炼，符合运动、变化、发展的客观规律。劳动与锻炼，利于人体保持动态平衡，符合事物总是在运动、变化、发展的客观规律，俗话说“流水不腐，户枢不蠹”。说明事物处在运动状态，向前发展，不易损坏；若事物长时间处在静止状态，反而容易被损坏。因此，启示人们，必须进行适当的劳动和锻炼，流通气血，增强体质，减少发病。

2. 精神因素与发病

精神情志异常可成为致病因素。究其发病机理，主要是精神损伤，情志过度，影响脏腑气血的调和，导致脏腑器官的功能失常，并影响防卫功能低下，易于受邪而发病。强烈的精神刺激，可直接导致发病；亦可造成郁久而发病。为了防止“七情内伤”而发病，古人十分重视精神调摄。大而言之，涉及人们的人生观、世界观、价值观；小而言之，涉及人们的七情六欲，理想情操，道德修养等，以及如何处理好物质生活与精神生活的关系，避免有些人物质生活是富裕的但精神生活是空虚的。精神空虚过度者，易“看破红尘，遁入空门”，寻求安静之境地。严重的精神损伤，情志错乱，导致脏腑气血功能失常，造成脑神昏乱，登高而歌，弃衣而走，或者意识不清，语无伦次，或者沉默寡言，生活淡漠，均属于精神因素异常所致的发病。

古代医家十分重视精神情志的健康，首创一整套“摄生”的理论，以精神情志为重点，包括饮食起居，劳动锻炼，适应自然，适应社会等内容，启示人们如何生活，故又称为“养生”。《素问·上古天真论第一》云：“上古之人，其知道者（道理、规律）法于阴阳·和于术数，食饮有节，起居有常，不妄作劳，故能形与神俱，而尽终其天年，度百岁乃去。”这是摄生典型示范。

上古圣人之教下也，皆谓之：“虚邪贼风，避之有时。”预防六淫外邪之侵袭。“恬淡虚无，真气从之，精神内守，病安从来。”重视精神情志修养，以减少发病。“美其食，任其服，乐其俗，高下不相慕”。效法“知足者常乐”的具体表现。

《内经》关于摄生的内容相当广泛，其重点就是启发人们尽量做到精神愉快，情志舒畅，思想健康，生活安定，务使气血调和，脏腑功能正常，减少发病。

（二）外环境与发病

所谓外环境，即人身以外的环境，包括自然环境和社会环境。在“天人合一”的整体观念指导下，宏观病因学已认识到“外感六淫”（气象因素）及疫邪（微生物传染性病原体）是主要的致病因素。探讨其发病机理，主要与气候变化、地理特点、劳动场所、生活环境等密切相关。而社会环境与发病，其机理更加复杂，主要包括其人所处的政治地位，经济状况、文化程度、家庭状况（伦理道德）、生活方式、人际关系等。社会环境与传染病（疫病）的发生及流行在上文已论述过。由于外环境与发病机理更复杂，有时自然因素与社会因素交织在一起，单用医理解释不了，必须把医理与哲理结合起来，才能解释清楚。

1. 气候因素与发病

作为气象因素致病，主要是外感六淫与疫邪，其发病特点具有明显的季节性。《素问·生气通天论》云：“四时之气，更伤五脏。”故一年四季，有其不同气候特点的多发病。例如春季多风病、温病；夏季多热病、暑病；长夏多湿病、泄泻；秋季多燥病、疟疾；冬季多寒病、冻伤。宏观与微观结合探讨，感冒、气管炎咳嗽，哮喘发作等呼吸道疾病，都在寒冷的冬春季节多发。而关节炎症（痹证）、荨麻疹（风疹）、过敏性鼻炎（鼻渊）等疾病多在气候急剧变化时发作，观察传染病（疫病）如麻疹、百日咳、“流脑”（风瘟证）等多在冬春季节发生流行。而肠伤寒、痢疾、疟疾、“乙脑”（暑瘟证）等，多在夏秋季节发生流行。“乙脑”与疟疾的发病，还与传播媒介蚊子的叮咬，传播病毒有关。观察夏秋季节暑湿交蒸的气候特点，最适合蚊子的繁殖，造成“乙脑”与疟疾的发病季节性十分明显。

2. 地域因素影响发病

《素问·异法方宜论》已详述了我国的地理环境与气候环境，二者密切相关。不同的地域环境便有不同的气候环境。地理学常把沿海地区（含沿江河湖泊的水网地区）的气候环境特点称为“海洋性气候”，把陆地、山岭、沙漠地区的气候特点称为“内陆性气候”。一般而言，“海洋性气候”的湿度比较大、气候温和、温差较小；而“内陆性气候”的湿度较大、气候温和、温差较大，或是炎热高温或是严寒冰冷。从发病学的角度观察，“内陆性气候”环境对人体的刺激较厉害，容易引起发病；而“海洋性气候”环境，对人体的刺激较小，较少引起发病。故属于优良的居住环境。我国沿海十四个开放城市，北起大连，南至北海市，常年受海风水气调节，环境优美，气候宜人，长江及珠江下游三角洲地带的气候环境以及我国五大湖泊周围地区的“鱼米之乡”地带称为“仿海洋性气候”环境，均属于优良人居环境，特别是著名的昆明市，地域虽属内陆，但得到500里滇池的水气调节，其气候环境有“四季如春”之美誉。气候环境宜人，空气质量全年优良，疾病发生率便较低，例如，2003年全球性传染病“非典”（SARS）流行，我国不少大城市亦发生不少病例，而北海市无一病例发生。尽管影响传染病发生的因素相当复杂，但气候地域环境对疾病发生的影响是相当重要的。高原山区，空气稀薄，容易发生高原性疾病，有些地区容易发生克山病，地方性甲状腺肿，血吸虫病等，其发病和流行与地域环境有一定的关系。

3. 生活环境与劳动条件影响发病

地域因素指大的自然环境，生活环境则指个人的居住环境。如长期居住在阴湿的房屋，诸关节易受风寒湿邪（链球菌之类）侵袭，发生痹证。住房矮小不通风，易患呼吸道感染，产生肺系疾病。户外环境卫生差，蚊蝇孳生，污水腐物堆积，适于细菌病毒繁殖容易引起发病，故开展爱国卫生运动，“除四害，讲卫生”，不仅是美化环境，更重要是减少发病，保障身体健康。

劳动条件对人体的健康及发病亦影响很大，例如粉尘较多的工作环境易得“矽肺”，高温作业易引起中暑或体液过度消耗而发病。工业产生的废气、废水、废渣易污染环境，影响发病。长期接触有害物质，如重金属，放射性物质，农药等，亦易引起发病，详细请参阅“职业病”有关专著。

4. 社会环境与发病

社会因素影响发病，自古至今，皆不少见。随着历史的推移，社会的发展，社会因素越来越复杂，影响发病更趋多见。社会因素影响发病的机理，主要是社会因素刺激大脑为主宰的神经系统，造成不同程度的精神损害及神经障碍。据世界卫生组织（WHO）2007年2月27日在日内瓦最新公布的《神经障碍：公共卫生挑战》报告称，神经障碍正在全世界影响10亿人，造成巨大的损失。神经障碍范围从癫痫到阿尔茨海默氏症，从中风到头痛，还包括脑损伤、神经感染，多发性硬化症和帕金森氏症。全世界每年约有680万人死于神经障碍。精神损害与每个人所处的政治地位、经济状况、文化程度、家庭状况、生活方式、人际关系等密切相关，特别是在境遇急剧变迁时，影响发病较为多见。精神损害影响发病常见的有：

（1）失落与发病

所谓失落，是指人在社会中拥有的权力、官职、名誉、地位、头衔等意外的丢失与陨落。由于这些头衔的丢失，意味着某人的显贵地位及富有突然消失，对人体大脑神经造成强烈的打击，导致精神气血混乱、脏腑功能失调而发病。古代医家对此早有认识。正如《素问·疏五过论》云：“尝贵后贱，虽不中邪，病从内生。”又云：“故贵脱势，虽不中邪，精神内伤，身必败亡。”就是说，显贵的政治地位突然丢失，优厚的经济俸禄随之消失，从富贵转到贫贱，精神创伤，打击太大，气血失常，极易引起疾病。

（2）破产（没落）与发病

社会生活中，有贫有富，有些人家财万贯，十分富有；有些人生活清贫，不敷温饱。观察清贫之人，多习惯其普通人的生活方式，一日三餐，粗茶淡饭，悠然自得，自古便有“粗茶淡饭分外香”之说法。这些人物质生活虽清贫，而精神生活尚健康，知足者常乐，发病不一定多。而富有之人，吃惯大鱼大肉，花天酒地，一旦破产，或者家道没落，前后对比，贫富差异太大，两极分化。古代描述之，即所谓“朱门酒肉臭，路有冻死骨。”破产与没落造成的精神创伤亦相当之大，每导致发病，临床上也不少见。正如《素问·疏五过论》云：“暴乐暴苦，始乐后苦，皆伤精气，精气竭绝，形体毁沮”。所谓始乐后苦主要是经济富有造成的乐与破产贫穷造成的苦。突然从乐变苦，精神创伤较大，气血逆乱，极易导致发病。轻则损伤精气，甚则造成形体沮丧与毁灭。

（3）离异与发病

《素问·疏五过论》云：“切脉问名，当合男女，离绝菀结，忧恐喜怒，五脏空虚，血气离守。”这是说明由于男女离异隔绝，无可挽回，造成情志郁结，精神创伤，喜怒失常，导致脏腑虚损，气血失调而发病。每个家庭，好比整个社会的一个基本细胞。家庭美满，为之幸福；家庭破散，是为不幸！现代有些男女，稍有不和，便闹离婚，那是没有感情的结合，必有一方受到损害。大多数的家庭都是恩爱和睦，幸福美满，构成一个和谐幸福的社会。所谓离异隔绝影响发病，是指古往今来，许许多多美满的婚姻被拆散，不少的幸福家庭遭破坏，不少的恩爱夫妻遭劫难而意外丧偶，离异隔绝，遗憾终生，极易导致发病。

第七章　防治学说

祖国医学的防治学说包括预防学说和治疗学说。预防学说主要是研究如何防治疾病的发生、发展及传播。治疗学说主要是研究如何治愈疾病的规律、原则及方法。疾病的预防和治疗是医药卫生保健工作者为人类健康事业服务的根本任务和天职，是研究和发展医药科学的最终目标和归宿。从发病学的观点考察，防止疾病发生是第一位的；治疗已经发生的疾病是第二位的。将疾病迅速治好，不使其加重、蔓延、恶变，不使其成为病邪（细菌、病毒等）的滋生地，不使其遗传给后代或传染给别人，反过来又包括有预防之意义。故治中含有防，防中含有治，防与治息息相关，密切而难以分割。宏观医学和微观医学都提倡、赞成“预防为主”和“防治结合”的观点，故常把预防学说和治疗学说联系在一起，并称为防治学说。“20世纪的医学更多关注的是医疗，但21世纪医学将更多地注重预防。20世纪人们更多追求治病，而21世纪更多向往、追求健康。新的世纪是中医的世纪，中西医结合的世纪。”

第一节　预防学说

所谓预防，是在正常人群中提倡摄生，并采取一定措施防止疾病的发生、发展、蔓延和恶变，保持身体健康。祖国医学首重预防，在2400年前经典巨著《内经》第一篇中，主要阐述的医理就是关于预防和摄生的问题。正如《素问·上古天真论》云：“虚邪贼风，避之有时；恬淡虚无，真气从之，精神内守，病安从来”。又云：“上古之人，其知道（道理、规律）者，法于阴阳，和于术数，饮食有节，起居有常，不妄作劳，故能形与神俱，而尽终天年，度百岁乃去”。阐明重视摄生之人，注意防避外邪侵袭，能够适应自然环境的变化规律，生活有节奏，精神情志协调稳定，有效地防止疾病发生，保持身体健康，达到长寿百岁。

古人高度重视对疾病的预防，常把疾病预防与治国防乱相提并论。正如《内经》第二篇，即《素问·四气调神大论》云“是故圣人不治已病治未病，不治已乱治未乱，此之谓也。夫病已成而后药之，乱已成而后治之，譬犹渴而穿井，斗而铸锥，不亦晚呼!”精辟阐明防病治病与治国防乱有着共同的道理，治国提倡“治未乱”，治病提倡“治未病”。所谓“治未病”意即防范于未然，对待疾病，应以“预防为主”。

一、未病先防

所谓“治未病”，是与“治已病”相对而言，意即指疾病形成与发生之前的一个阶段性表现。有些疾病称之为“先兆”，如脑中风病，称之为中风先兆；心肌梗塞证，称之为心肌梗塞先兆；有时则称为“危险因素”，如脑中风的危险因素便有多种因素。有些疾病则称为“前驱期症状”，如小儿麻痹症、丹毒（见第八章疾病的举例）“流脑”、“乙脑”

等。往往先出现类似“感冒”的前驱症状。故早治“先兆证候”，消除“危险因素”，治疗与消除“前驱期症状”，均属于“治未病”的范畴。能够认识并掌握“治未病”的医生，是高明的医生（“上工”）。

祖国医学提倡“上工治未病”，尽量把疾病控制在轻微的萌芽阶段（病情轻，损害少）而消灭之，不使其发生，发展，传变及恶化；因疾病发展到了严重阶段，对机体损伤相当厉害，病情深重，就算治愈疾病，挽救生命，亦会留下显著的后遗症，或造成残废，后果严重。正如《素问·阴阳应象大论》云：“风邪之至，疾如风雨（暗示此乃风邪中人之急证）。故善治者治皮毛，其次治肌肤，其次治筋脉，其次治六腑，其次治五脏。治五脏者，半死半生也”。所以高明的医生（“上工”）善于“治未病”，实际就是首重预防的思想表现，形成一个著名的“预防为主”之学说。贯彻“预防为主”的方针，从思想上先要解决如何认识疾病，如何快速消灭疾病，保持身体健康。上文有关发病学的观点提示：一般性疾病（非传染性疾病）的发生，以内因为主，即正气不足是疾病发生的内在根据；外因为次，邪气则是发病的重要条件。防病的关键是保持正气，提高正气的抗病能力。其具体措施有多种，包括精神情志调摄，注重锻炼身体，善于劳逸结合，懂得饮食宜忌，适当药物预防，重视人工免疫，讲究清洁卫生，注意气候变化，提防外邪侵袭等。而对于传染性疾病（疫病）的发生，则是以外因为主，即传染性疫邪在发病学中占主导地位，其毒力较甚者，即使正气不虚弱，触之也会发病。正如《素问·刺法论》云：“五疫之至，皆相染易，无问大小，症状相似”。吴有性在《瘟疫论》中云：“疫者，感天地之疠气，……此气之来，无论老小、弱，触之者即病”。《诸病源候论·温病令人不相染易候》云：“人感乖戾之气而生病，则病气转相感易，乃至灭门”。清楚说明疫邪毒力过盛，即使正气不虚，同样引起发病，特别疫病大流行之时，一般人“不论强弱，触之即病”。因此，古代医家对于疫病流行的预防，提出“避其毒气”为主。至于正气的强弱，仅与发病的轻重相关。一般来说，感疫邪轻而正气不虚者，发病的临床症状较轻；感疫邪重而正气虚弱者，发病的临床症状较重，甚至凶险。感邪轻而不即发病者，宏观称为“伏邪”；微观则称为潜伏性感染或携带者。相当于已进入机体内的一个暗藏致病因子，不易被发现，需要特别注意，提高警惕。

二、既病防变

疾病既已发生，还需要注意防止其传变、蔓延（加重）、恶化（恶变）。这是“上工治未病”的另一个含义。正如《金匮要略·脏腑经络先后病脉证第一》云：“上工治未病，何也？师曰：夫治未病者，见肝之病，知肝传脾（胰），四季脾旺不受邪，即勿补之；中工不晓相传，见肝之病，不解实脾（胰），惟治肝也”。清楚地阐明古代医家十分重视防止疾病的传变，早就掌握肝病必然影响到胰（脾）胃的运化功能（肝木克制胰（脾）土），故治疗肝病，必须顾及胰（脾）胃的消化吸收功能，才能达到“上工治未病”的高水平。《难经·七十七难》云：“上工治未病，中工治已病者，何谓也？然，所谓治未病者，见肝之病，则知肝当传之于脾（胰），故先实其脾（胰）气，无令得肝之邪，故曰治未病焉。中工者，见肝之病，不晓相传，但一心治肝，故曰治已病也”。这里上工与中工的技术差别就在于是否掌握疾病的传变规律。这个观点对后世医家产生一定的启发和影响。清代温病学家叶天士在治疗温热病耗伤胃阴时，往往顾及肾阴（元阴），先从根本上着手杜绝胃阴耗伤的进一步发展（传变、恶化）。具体表现为在甘寒养胃的方药中加入适量咸寒滋肾之品以充实肾阴（元阴），即治兼防。并用新的术语提出治疗疾病“务必先安未受邪之地”的先防原则。

历代医家皆重视对疾病的预防。解放后，“预防为主”已成为我国卫生工作四大方针之一。现代，在“未病先防，既病防变”的宏观原理启发下，微观医理发展成为“三级预防，防治结合”的新方案，一级预防：主要针对并消除病因及先兆症状；二级预防：包括早期诊断，早期检查，早期治疗；三级预防：对已发生并发症者，及时治疗，防止其恶化，延长病者寿命。例如，对冠心病（冠状动脉粥样硬化性心脏病）的防治：首先应积极预防动脉粥样硬化的发生（针对着病因，一级预防）。如冠心病已发生，应该积极治疗，防止病变发展并争取逆转（二级预防）。冠心病已发生并发症者，及时治疗，防止其恶化，延长病人寿命（三级预防）。

有些疾病比较急重，发则迅速恶化、致死，每令医生与患者皆措手不及，故应建立一级预防，针对其“先兆”而防之。除脑中风先兆外，还有较快速导致机体死亡的心肌梗塞证，现今发现其先兆已比较详细，值得医生与患者注意，切莫等闲视之。心肌梗塞先兆：50%～81.2%病人在发病前数日至数周有乏力，胸部不适，活动时心悸，气急，烦躁，心绞痛等前驱症状，其中以新发生心绞痛（初发型心绞痛）或原有的心绞痛加重（恶化型心绞痛），为最突出。心绞痛发作较以往频繁，性质较剧，持续较久，硝酸甘油疗效差，诱发因素不明显，疼痛时伴有恶心、呕吐、大汗出和心动过速，或伴有心功能不全，严重心律失常，血压大幅度波动等。同时，心电图示ST段一时性明显抬高（变异型心绞痛）或压低，T波倒置或增高（“假性正常化”），应警惕近期内发生心肌梗塞的可能，发现先兆及时住院治疗，可使部分病人避免发生心肌梗塞。

近年由于诊疗技术的提高，对于恶性肿瘤的防治趋于规范化，预防的重点在于建立早期诊断、早期治疗的二级预防：例如食道癌，对高危人群定期实施食管脱落细胞学检查，这是肿瘤二级预防（早查、早诊、早治）在食管癌的重要措施。又如胃癌，其具体预防措施为：一级预防（去病因）；普查发现早癌，及时予以切除（二级预防）。

三、预防传染病（疫病）

微观称为传染病，即祖国宏观医学所称的疫病。所谓瘟、疫、疠、戾、时行，均指具有传染性的疫邪。由于显微镜的发明，近代医学家能够看清楚并证实各种疫邪（相当于具有传染性的细菌、病毒、原虫、病原体等）的存在，从此医学科学打开一个广阔的新的微观领域。发展、形成以微观为特点的医学模式。各种疫邪侵袭人体便发生疫病（现多称为传染病）。我国解放后成立防疫机构，对外检疫则成立专门的检疫机构，现今统称为“疾病控制中心”。治疗机构成立传染病防治医院或相应的专科医院。具体防治传染病，基本上完成宏观与微观相结合。首先建立起完善的传染病报告制度和严格的隔离制度、消毒制度。同时，贯彻针对构成传染病流行过程三个基本环节，采取综合性措施的原则和根据各个传染病不同特点，对其主导环节采取适当措施的原则，明确提出并实施预防传染病三步骤：其一，严格管理控制传染源；其二，注重切断传染途径；其三，积极保护易感人群。1989年2月我国制定并实施了《中华人民共和国传染病防治法》及其实施细则，上升到用国家法律形式进行传染病防治。将法定传染病分为甲、乙、丙三类，包括各类传染病共35种。

（一）管理控制传染源

所谓传染源，是指受疫邪感染的病人、携带者或动物。古代防治疫病，最重视隔离与疫病有关的人，早在晋朝就有“朝臣家有时疾染易三人以上者，身虽无疾，百日不得入宫”的制度。对肺痨（肺结核病），《肘后方·治尸注鬼注方》谈到：“死后复传之旁人，乃至灭门”。到了元代，上清紫庭追痨仙方，就主张从速将尸体火化，以防其传染旁人。晋代医学家葛洪早在1600年前还发现了恙虫病（沙虱热），在防治上除隔离病人外，发现沙虱与鼠疫有关，故要注重灭鼠。与现今认为恙虫病是人与鼠共患的急性自然疫源性传染病的观点相符合。隋唐时期开始设置“疠人坊”，专门隔离治疗麻风病人，有效地控制传染源，不让其扩散。预防接种在祖国宏观医学中以发明种痘术最为突出。它始于明代（公元1567～1572年间），比欧洲发明种牛痘术预防天花早二百余年。种痘达到终身免疫，大大减少发病，减少传染源，为我国解放后很快消灭天花奠定了基础。清代《海录》有对外来海船实行了海港检疫，防止痘疮带入国内的记载。

跨入新的21世纪，对传染病的管理控制更加严格。我国法定报告及控制预防的传染病增至37种。其中甲类有鼠疫、霍乱2种，属于强制管理传染病，发现后报告时限从6小时内提高到2小时内的网络报告。乙类有：传染性非典型性肺炎、艾滋病、高致病性禽流感。炭疽、脊髓灰质炎、病毒性肝炎、细菌性和阿米巴痢疾。伤寒和副伤寒、淋病、梅毒、麻疹、百日咳、白喉、流行性脑脊髓膜炎、猩红热、流行性出血热、狂犬病、钩端螺旋体病、布鲁氏菌病、流行性乙型脑炎、血吸虫病、疟疾、肺结核病、新生儿破伤风、登革热等25种，属于严格管理传染病。其中前4种按甲类传染病管理。丙类有：流行性感冒、流行性腮腺炎、风疹、急性出血性结膜炎、麻风病、流行性和地方性斑疹伤寒、黑热病、包虫病、丝虫病、除上述病以外的感染性腹泻等10种，属于监测管理性传染病。乙、丙类传染病应在24小时内报告。通过及时报告，发现传染源，迅速采取隔离、控制、防治措施。

（二）注重切断传染途径

从周代开始，我国人民便懂得清扫环境卫生和除“四害”（老鼠、臭虫、苍蝇、蚊子）能够防止疫病的发生。周书《秘奥造宅经》记载有：“沟渠通睿，屋宇清净，无秽气，不生瘟疫病。”又如《梦粱录》中云：“过新春，街道巷陌，官府差雇淘渠人，沿门通渠，道路污泥，差雇船只，搬载乡落空闲处”。至于除四害：我国最早的《诗经》幽风（陕西一带）中便有灭鼠的记载：“穹室熏鼠，塞向墐户”。（堵住所有的洞用烟熏老鼠，堵住北窗泥门缝）。《左传》上记有捕杀狂犬的活动；《瘟疫汇编》云：“瘟疫大行，有红头青蝇千百为群，凡入人家，必有患瘟而亡者”。故防瘟疫，便动员百姓拍苍蝇，使用百部等中药“杀诸虫，灭蝇蠓”。公孙谈圃里云：“泰州西溪多蚊，使行者按左右以艾熏之”。《千金方》中云：“常习不唾地”。养成不随便随地吐痰的卫生习惯。古代开展这些活动，均与预防疫病发生有关，实际上便是起着切断疫病传播途径的作用。解放后，开展爱国运动及“除四害”，养成良好卫生习惯的活动更加广泛，有效地切断各种传染病的传播途径，大大减少发病率。尤其对消化道传染病、虫媒传染病以及寄生虫来说，切断传播途径通常是起着主导作用的预防措施。

（三）积极保护易感人群

提高人群的免疫力，可从宏观与微观两方面进行。宏观方面主要是增强体质，提高机体非特异性免疫力，其具体措施包括：①锻炼身体：开展群众性的体育活动，增强体质，提高正气（免疫力）；②加强营养：注意饮食宜忌，增加能量来源，以增强机体抵抗力；③适当药物预防：根据季节气候特点具体选择；④针对宏观发病学原理进行预防与调摄：微观方面主要是通过预防接种提高人群的主动或被动特异性免疫力。接种疫苗、菌苗、类毒素等后，可使机体对抗病毒、细菌、毒素的特异性主动免疫；接种抗毒素、丙种球蛋白，可使机体具有特异性被动免疫。儿童实施系统计划免疫对传染病预防起关键性的作用。例如广泛开展用脊髓灰质炎减毒糖丸活疫苗，已使小儿麻痹症的发病率显著降低，趋于消灭。

四、瘥后防复

“瘥”，音衩，[说文] 喻也；[玉篇] 疾愈也；[博雅] 瘥，愈也。综合其意义即病初愈之意。“复”，即复发、反复、复中、再燃之意。瘥后防复是体现大病初愈，尚需提防复发的预防思想，首见于《伤寒论》“辨阴阳易瘥后劳复病脉证并治。”自疾病初愈（基本症状消除）到疾病痊愈（症状完全消失）此一段时间里，仍需要适当的防治与调摄，才能防止疾病的复发。从宏观考察，疾病初瘥，尚有阴阳未和，正虚邪恶或体用失谐等病理特点，医者也要探讨、掌握这些病理特点，进行正确的调治和护理，预防复发，以达到完全康复。从微观考察，瘥后防复便相当于“恢复期的防治”；对传染病来说，便相当于防“复发”与防“再燃”。若结合微观防治的分级预防，则属于三级预防的范围。

瘥后的调治原则，应以扶正为主，袪邪为辅；结合精神、气血、津液并调，以平为期。具体方法：包括精神调摄，气血调和，津液补充，清除余邪，以平为期。常用方药善后，适当配合进行针灸、按摩、锻炼、气功、饮食、营养、药膳、药浴、理疗等。

瘥后防复的主要内容分为两类：一类是防瘥后邪复：包括瘥后防复感；瘥后防复中；瘥后防复发与再燃。另一类是防瘥后劳复：包括防神疲劳复；防体倦劳复；防房劳病复；防食劳病复。

（一）防瘥后邪复

大病初瘥之人，多正气虚弱，卫外不固，抗病力差，故常因再感六淫之邪引起原来疾病的复发。

（1）瘥后防复感：慎避六淫外邪、根据季节气候的变化，及时增减衣服和适当调节室内的温度和湿度，做到即不过冷，也不过热，温度适宜。如流行感冒，应自戴口罩，或进行空气消毒，或用食醋室内熏蒸，或适当服用预防药。若有外感先兆症状，微发热，可饮服小柴胡冲剂和解表里，扶正袪邪（依据《伤寒论》393 条：伤寒瘥以后，更发热，小柴胡汤主之）。

（2）瘥后防复中：脑中风患者，不论缺血性中风还是出血性中风，经过急性期的抢救，度过凶险关头，清醒后留下半身不遂，口眼㖞斜，语言不利等后遗症，进入恢复期防治。此时主要是防复中：缺血性中风防复中，主要是加强对动脉硬化、高血压、糖尿病等疾病的防治。同时，注意防止血压突然降低、脑血流缓慢、血黏稠度增加及血液凝固性增高的各种因素。出血性中风防复中，主要是积极控制高血压，除服降压药外，注意避免精神过度紧张及情志激动，低脂饮食，戒烟限酒，适当体操、太极拳等锻炼，注意劳逸结合，避免重体力劳动等。总之，注意中风先兆的出现，及时采取防治措施。

(3) 瘥后防复发与再燃：有些传染病（疫病）进入恢复期之后，已退热一段时间，由于潜伏于组织内的病原体再度繁殖至一定程度，使初发病的症状再度出现，称为“复发”。有些患者在恢复期时，体温未稳定下降至正常，又再重新发热者，称为“再燃”。相当于宏观所称余邪（疫邪）未清，瘥后复发的病理变化。如在菌痢、肠伤寒、疟疾等传染病较为多见。

(二) 防瘥后劳复

瘥后劳复，是指大病初愈后，由于精神刺激、劳倦损伤、房劳过度或饮食不当等引起的疾病复发。自《伤寒论》提出后，历代医家十分赞成瘥后劳复，甚为重视。正如《外台秘要》云：“伤寒病新瘥，津液未复，血气尚虚，若劳动早，更复成病，故云复也。若言语思虑则劳神，梳头、洗澡则劳力，劳则生热，热气乘虚还入经络，故复病也”。下面分开防精神疲劳、防形体劳倦、防房劳过度及防瘥后食复等四个方面阐述。

(1) 防精神劳损、大病初瘥，如不安心调养，过早或过多耗费精神，或再受精神刺激，皆会造成精神过度疲劳。它是精神重度耗损的具体表现（微观属于神经递质大量损耗）。精神重度损耗必导致机体气血逆乱，脏腑功能失去协调，因而机体抵抗力明显下降，极易引起疾病复发。尤其是对于患有与“七情内伤”相关的疾病，而思想不开朗的患者，值得注意。医护人员应多深入病房，了解病人思想动态，帮助消除急躁、疑虑、担忧、恐惧等不良情绪，帮助其掌握疾病康复规律。具体做法，如患者参加一些娱乐活动，如赏花、观鱼、散步、奕棋、打扑克、看画报、听音乐、看电视，注意识其爱好，不宜勉强。尚有喜欢唱歌跳舞者；有喜欢打太极拳、练八段锦者；有喜欢听故事、相声者；有喜欢练书法，作画者，因人制宜，达到轻松愉快，解开疾苦。

若发现用脑过度，精神有些恍惚的患者，还要和他谈谈“慢性疲劳综合征”及“过劳死”的危害性。近年社会上发现不少从事繁重脑力劳动者，多患有“慢性疲劳综合征”。在此基础上，每引发隐性冠心病，出现心梗，重度心肌劳损出现心衰，大量的脑溢血等严重心脑疾病，可导致“过劳死”而英年早逝。与突然猝死几乎没有什么不同之处。提醒注意，精神过度劳损既可以令人致死，亦可令人“旧病复发”，道理便不难理解了。

(2) 防形体劳倦：体力疲劳与脑力疲劳相似，都能引起气血逆乱，脏腑功能失调而导致疾病复发。据对猝死案例的观察分析，属于“过劳死”的案例中，体力过度损耗比脑力过度劳损的致死更为突然，更为快速。例如马拉松持续 42 公里长跑，尽管参加的运动员都经过体检，中途仍偶有突然倒下意外致死者；有些剧烈的运动项目，在激烈的对抗竞赛中，亦有因体力衰竭而致突然猝死的案例。这些案例说明一个道理：体育锻炼一般是有益的，但超过体力极限负荷的锻炼则是有害的。故医学生理科学提醒人们，要走出体育锻炼的误区，要依据每个人的不同生理情况而选定锻炼项目及运动量，不要逞强选项过高，避免陷入透支体力，过度疲劳的境地。对大病初瘥的患者，每因公私事务太多，形体活动容易过度，造成气血逆乱，脏腑功能失调，较易引起疾病复发。故临床上对于恢复期的病人，多主张散步、娱乐活动、打太极拳，练养生气功。做到小劳不倦，使气血流通，精神愉快；切忌过早或过多参加重体力劳动，以免瘥后复发。

（3）防房劳过度

祖国宏观医学对于男女性交，雅称为房中之事，简称“房事”。“房事”属于男女两性的本能。把房事称为“房劳”，是由于行房过程中两性兴奋交接活动需要一定的体能，类似于劳作，故称为“房劳”。尤其是频繁房事，消耗体能过多，便称为“房劳过度”。考察“房劳过度”消耗体能过多，会引起机体能量不足，身体虚弱，生理功能低下，抵抗力差，容易患病；患病每难以治愈与康复，故多造成未老先衰，英年早逝。认识“房劳过度”对机体的损害有如下五方面的依据：其一，从宏观医疗临床实践经验中总结出来；其二，从历代皇帝（多为社会特定的“房劳过度”者）多英年早逝的生活规律中归纳领悟出来；其三，从医者自己生活中切身体验出来；其四，从《生物学》中有些昆虫交尾后，雄虫很快衰竭死去的现象中推理出来；其五，从微观医学的生理病理知识得到证实。

微观医学也认识到，性交（房事、性生活、交媾）是一个全身性高度兴奋的活动过程，与中枢神经大脑和脊髓的指挥、调节密切相关，外周神经以交感神经兴奋为主，性高潮时，其欣快感亦达到高潮。性交时，可使心跳加快、呼吸急促、血压升高、肌肉紧张、心肌及大脑的耗氧量明显增加。高度过量的兴奋活动对于患有严重高血压、脑动脉硬化、冠心病的人造成较大损害。据有学者研究发现，因心肌梗塞致死的患者，性交时平均心率可达 107～120 次/分）（此心率极易诱发心力衰竭或心脏骤停）；约 20% 的患者有心率失常和（或）ST 段明显偏移，心肌缺血改变。故有冠心病（心绞痛或心肌梗塞病史）患者，应节制性生活；有心肌病、心肌功能不全、心律失常的患者，亦应节制性生活，因各种心脏病都可以导致猝死，而心跳骤停是造成猝死的主要原因。在心脏病的猝死中，一半以上为冠心病所引起，因此，把猝死作为冠心病的一种类型，目前已逐渐受到医学界的重视，并在人民群众日常生活预防保健中，引起广泛关注和高度警惕。

素有严重高血压者，持续时间较久，舒张压超过 110mm/Hg（二期高血压），或有过高血压危象者，极易在性交过程中发生出血性中风，若脑出血的血量较大，很快形成脑疝，压迫与损害呼吸、心跳中枢，引起呼吸、心脏骤停，可迅速导致猝死。宏观相当于性交时发生的“急中风”，有“马上风”与“马下风”之分。所谓“马上风”是指性交时兴奋过度，急剧出现心脏骤停而猝死，形容男方还骑在女方身上；“马下风”次急，形容男方猝死时已翻滚在女方身旁。亦有“急中风”案例中，患者未必死亡，仅已昏迷不醒者，多由女方呼救才被发现。古代救治多用针灸疗法，先用金针强刺激长强穴，或加用艾灸大壮灸之，或配人中穴，或配中级穴、关元穴，待苏醒后再进行辨证施治，现今可以中西结合进行抢救。

总之，素有重度心脑血管疾病者，在性生活过程中，发现心慌、憋气、胸闷、头晕、眼花等症状，应立即停止性生活。高血压若呕吐时，应尽快降低血压；也有人主张冠心病（心绞痛）患者在性交前 10 分钟，含服硝酸甘油一片，以预防心绞痛的发作。有学者提出冠心病患者，特别是心肌梗塞发生后 1～2 个月或出院前进行运动耐量试验，能够完成次量级运动试验或能上二楼者，其心功能才适合进行和谐的性生活。“房劳过度”既有如此复杂而严重的损害，在大病初瘥之时，“房劳过度”引起疾病复发，其机理便容易理解了。

（4）防瘥后食复

大病初瘥，胃气薄弱，如饮食不当而导致疾病复发者，称之为食复。正如《素问·热论》云："帝曰：热病已愈，时有所遗者，何也？岐伯曰：诸遗者，热甚而强食之，故有所遗也。若次者，皆病已衰而热有所藏，因其谷气相薄，两热相合，故有所遗也……。帝曰：病热当何禁之？岐伯曰：病热少愈，食肉则复，多食则遗，此其禁也"。这段经文说明两个医理：第一是热病初瘥，时有大便稀溏泄泻，是由于热病勉强多食，造成肠胃消化不良而大便泻泄。第二是热病初瘥，有些热邪潜伏下来，加之又食入热量高而难以消化的肉类食物，"两热相博"，可导致热性疾病复发。因此，热病初瘥，进食过量难消化的肉类，当属禁忌，否则，将有复病之虞。为了预防食复，瘥后饮食调养应遵循如下原则：其一，饮食性质要清淡，容易消化为好；其二，食量要适中，切忌过饱；其三，要辨证施养，适合病人口味；其四，注意忌口，不吃刺激性食物及"发物"（引起机体过敏反应，发生病变之物）；其五，特别注意清洁卫生，切忌食物受污染及变质。防止邪从口入，引起复病。

关于瘥后食复的热病案例：见于产后感冒，宏观（中医）初起恶寒、发高热、流清涕、头痛、汗出怕风、身骨酸疼等症。经治疗后高热退，诸症减，进入大病初瘥时期。有些地区习惯"月婆日日吃鸡"，奈因体弱而余邪未清，吃鸡肉之后反而不适，产生病变，又见发热（中、低热）各种症状重新出现。尽管积极治疗，但已造成"正虚邪恋，缠绵难解"之局面，民间称为"产后风"。有些病例拖延至一年半载亦难以治愈。从微观（西医）医理分析，此属于重症病毒性感冒，临床使用抗菌药物效果欠佳。因产后体弱，免疫功能低下，在进入恢复期之时，由于进食鸡肉营养丰富，成为良好的病毒培养基，将即将被消灭的病毒重新培养起来，繁殖到一定程度，在抵抗力差的情况下再次引起发病，再度发热、恶寒、汗出怕风，身体疲倦乏力，甚则有些产妇大热天穿着棉衣，戴帽裹头巾，自感怕风恶寒，迁延日久，难以治愈。此属于中西结合探讨瘥后食复的典型案例。

第二节　治疗学说

治疗学说主要研究如何治愈疾病的医理、规律、原则及方法。由于疾病在发生、发展过程中传变迅速，变化多端，症状表现错综复杂，因此，必须熟练掌握疾病的发生、发展规律，才能做到早发现，早治疗；合理、系统、正确的治疗，迅速消灭疾病。对于重大疾病的治疗，先要制定治疗方案，确立总的治疗原则（治则）；在治则的指导下，确定相应的治疗方法（治法）；在治法的统率下，具体选择需用的方剂及药物；这就是宏观治疗学中理、法、方、药的连贯性，又称为一致性。

确立治疗原则：所谓治疗原则，简称"治则"，是进行施治总的原则。首先，在医疗实践中，必须善于透过复杂多变的疾病现象，抓住病变的本质进行治疗，称之为"治病求本"总则。按照病情先后缓急，概括为采用"急则治其标"、"缓则治其本"及"标本同治"等治则。其次，根据邪正斗争所产生的虚实变化，"邪气盛则实，精气夺则虚"，制订出扶正与祛邪的治疗法则。再次，根据阴阳气血的病理变化，采取措施进行调理，使其恢复平衡协调，称为调理阴阳气血的治疗法则；根据脏腑、经络的生理病理特点，调理脏腑气机，疏通经络，调理脏腑的制化平衡关系，就是调理脏腑，疏通经络的法则。最后，按照发病的不同季节、地理环境和个体差异，建立“三因制宜”的治疗法则。

确定治疗方法：所谓治疗方法，简称“治法”，是治疗疾病的具体方法。治法是治则的具体表现，例如针对病因病机理论中的邪正盛衰的变化，归纳为“扶正”与“祛邪”的治则。采用治法中的益气法、养血法、温阳法、滋阴法等，就是体现“扶正”的具体方法；而使用发汗法、涌吐法、攻下法、祛瘀法、逐水法等，皆属于“祛邪”总则的具体治法。由于疾病的症状表现及变化错综复杂，疾病的治法亦异常繁复，常使用的治法有二十多种，其中以八法为代表，即汗法、吐法、下法、和法、温法、清法、消法、补法。宏观辨证论治的基本规律是，以理统法，以法统方，以方统药，形成理法方药一致性的系列结构。医理内容，方药内容，详见于中药学、方剂学及内科学、外科学、妇科学、儿科学等临床学科，本节主要阐述宏观治疗学中的治疗法则。

一、治病求本法则

治病求本法则，就是通过诊法辨证，寻找出疾病的根本病因和病理，抓住疾病的本质，进行根本的治疗。正如《素问·阴阳应象大论》云：“治病必求于本”。这是宏观医学进行辨证论治一个总的根本法则。概括为：（一）标本缓急法则，（二）正治与反治法则，（三）病治异同法则。

（一）标本缓急法则

《素问·标本病传论》云：“知标本者，万举万当；不知标本，是谓妄行。”对“本”的认识，离不开“标”，“本”和“标”是相对的概念。所谓“本”即根本，本质，有针对着病因之意，并有在“一般情况”之意；所谓“标”即标志、表现，有针对症状之意，并有在“特殊情况”之意。从邪正关系来说，正气是本，邪气是标；从病因病机和症状来说，病因病机是本，症状为标；从疾病发生先后来说，原发病是本，继发病为标；从新旧病关系来说，旧病属本，新病属标。“本”与“标”又是互相依存，互相统一的。治本与治标总是密切联系着，不宜截然分开，侧重不同而已。

宏观医学（中医）认识“本”，“本于阴阳”，因为阴阳失调便是疾病发生的原因。微观医学（西医）认识“本”，本于微生物病原体，因为细菌、病毒、原虫等病原体入侵人体是导致发病的主要原因。如何认清疾病的本质和原因，要靠对各种症状的认识、分析、归纳，综合成“证候”。宏观依据“证候”进行辨证论治。微观主张“审因而治”，如何审出微生物病原体呢？举个例子，诊治“感冒病”，要识别是细菌性感冒还是病毒性感冒，若要做病原体培养试验证实，需要一周左右时间，有哪位医生诊治感冒要等一周后才开药?! 视触叩听诊察后便开药，依据什么呢？主要还是症状和体征，归纳起来形成“证候”（病证）。亦属于辨证的范畴。通过辨证才能求因，故“辨证论治”是中西医共同使用的。“辨证论治”法则是科学的法则。现代“循证医学”模式的出现，更加证实“辨证论治”的科学性。辨“证”属于治本，辩“症”属于治标。辨证相当于“辨病”。

中西医结合诊治“感冒”，辨证的个人体会：（1）辨发热：一般中等发热，多属细菌性；低热或高热，多属病毒性；发热递增，用药不退，或退后复热者，多为其他病的前驱期症状。（2）辨流涕与头痛：流清涕重而头痛显著者，多属病毒性；多鼻塞而涕黄，头痛一般者，考虑细菌性。(3) 全身症状重，恶寒，发热，身体疲楚，小腿肌痛者，多为病毒性；局部症状重，多细菌性。其中咽痛突出者，多为咽喉炎或扁桃腺炎；咳嗽痰多者，多为气管、支气管炎；喘促者，多为喘息性支气管炎、肺炎或哮喘发作。(4) 发热不高，怕风自汗，体倦乏力者，多属气虚感冒；午后微热，咽干便秘，舌红苔少，脉细数者，多属阴虚感冒。

1. “急则治其标，缓则治其本”

一般来说，治病求本，辨证论治，立法、处方、用药总是以治本为主。只有在疾病出现某些特别的症状，危急的症状，不立即处理会危及病人的生命，或者导致病情恶变，向坏的方向发展，或者病人难以忍受的痛苦，才采取用“急则治其标”的治法。例如常见的“冠心病”(真心痛)，微观是由于冠状动脉粥样硬化造成阻塞而引起的。一般治本需要清洗冠脉内壁的脂肪堆积，除去阻塞，软化血管，治则是清热消脂，活血化瘀。但当出现“心绞痛”时，已出现一个冠脉阻塞加剧的标症，若不及时治疗，发展下去会形成“心肌梗塞”，缺血缺氧导致死亡。故对于具有绞榨胸闷感的“心绞痛”，其机理正是“不通则痛”，必须“急则治其标”，舌下立即含服硝酸甘油片、冠心苏合香丸、麝香保心丸、速效救心丸、复方丹参滴丸等，最快1~2分钟显效，待“心绞痛”缓解后，接着进行治本方药的治疗。又如泌尿系结石病（含肾结石、输尿管结石，相当于宏观的“石淋”）当出现“肾绞痛”的标症时，其疼痛相当剧烈而难忍，有些病人睡在床上或地上翻去滚来，满身冒汗，面色发青，手足逆冷。按照“急则治其标”的法则，使用阿托品类解痉止痛药针剂注射，数分钟后便开始缓解止痛，冒汗止，面不发青，手足暖和。然后进行正常的消石化石排石治疗。

《素问·标本病传论》在区别标本先后缓急方面提出10条治则，其中治其本者有7条，治其标者有3条。说明大多数情况是治本的，仅有1/3是治其标的。治标的3条是：“先热而后中满者，治其标”；“先病而后生中满者，治其标”；“大小不利，治其标”。说明“中满”与“大小便不利”是比较急重的症状，属应予急治之标症。体会中满而急重者，主要是指单腹胀（臌胀，肝硬化腹水），肝腹水发展到严重时，可上犯心肺，出现喘促、心悸、胀满、烦躁；下犯肾之气化蒸腾及大肠之传导功能，而致大小便不通。临床上严重的肝腹水必须“急则治其标”，有用逐水剂泻水，有用强利尿药利水，有用器械抽、放腹水，暂时减低腹压，虽属权宜之计，但缓解消除标证，为治本争取时间。治本主要针对肝胆疾患，常见有病毒性肝炎引起的肝硬化，酒精过多中毒引起的肝硬化，胆汁性肝硬化，血吸虫病引起的肝硬化，心源性瘀血引起的肝硬化，代谢障碍引起的肝硬化，工业毒物或药物引起的肝硬化，还有营养障碍、贫血引起的肝硬化。详细辨证，找出病因，方能达到治本之目的。

大小便不通属于两急。如诊治胃、十二指肠溃疡病（胃脘痛）。因胃肠实热，胃津不足，多出现大便秘结，数日不通之标症。由于大便不通，多日不解，胃肠腑气不能通降，导致腹胀中满，腹痛口苦，嗳气呃逆，不思饮食。燥屎中腐浊之气上逆，内含不少毒素物质，刺激心脑，产生头晕、头胀、疲乏无力、喘满烦躁等全身中毒不适症状，故此为一急。按“急则治其标”法则，先行通泻大便，待标证消除后，再按“缓则治其本”法则，运用“清热养胃，滋阴润燥”之方药修复溃疡。又如诊治急慢性肾炎，一般见水肿、蛋白尿、高血压等主症，由于炎症严重，影响肾小球的滤过率及肾小管的重吸收水分异常

（肾之气化蒸腾功能异常）造成尿少，出现小便癃闭不通之标症，因尿中大量酸性废物不能及时排出体外，潴留多日而产生“尿毒症”。轻则头晕头痛，失眠烦躁，记忆减退，注意力不集中，恶心呕吐，口中有尿味，重则抽搐、嗜睡、昏迷，甚则呼吸中枢、血管运动中枢麻痹而死亡。此为二急，按“急则治其标”法则，应先治疗“尿毒症”，待酸中毒的危险解除（尿癃闭解除），然后按“缓则治其本“法则，接着积极治疗肾脏炎症。正如《素问·标本病传论》云:”大小不利，治其标；大小利，治其本。”又云“甚者独行”。所谓独行者，指单独先行，即对于急重标症，宜单独先行治之。

2. 标本同治

标本同治是指本病和标病同时并重或急剧时，或标本处于不太急而关系密切者，所应用的一种兼顾治则。正如《素问·标本病传论》云：“间者并行”。例如增液承气汤证：身热，腹硬满痛，大便燥结，口干渴，舌燥苔焦黄等。从邪正标本关系分析，实热内结为邪盛，属标急之症；而津伤阴亏为正虚，属正急之证。此证胃肠腑实热结（相当于胃肠重度炎症，因有腹肌板硬，已兼有腹膜炎）。既便秘又耗津；津越亏，便越秘；便越结，热越盛。对此恶性循环，应该双管齐下，使用承气汤，泻热通便，才能达到急下存阴（保津液）；同时使用增液汤，只有大量生津增液，才能达到增水行舟（通大便）标本兼顾，并行成功。《温病条辨·中焦篇》云：“阳明温病，下之不通，其证有五：……津液不足，无水舟停者，间服增液，再不下者，增液承气汤主之”。

又如虚人感冒：素体气虚，复感外邪；气虚属本，风寒属标。症见恶风寒重，发热较轻，头晕而痛，肢体困倦，咳嗽气少，自汗出，舌淡苔白，脉浮缓。治法为益气解表，标本同治，方药选参苏饮加减；或补中益气汤加荆芥、防风；或玉屏风散加姜枣，均属于益气解表，标本兼顾的优选治法。

此外，大凡新旧同病，表里同病，脏腑同病，或寒热夹杂，虚实夹杂等病证，其治法皆可采取标本兼顾的法则。

（二）正治与反治

《素问·至真要大论》云：“逆者正治，从者反治”。

1. 正治　所谓正治，意即正常之治。正常的治疗，一般是寒证用热药，即“寒者热之”；热证用寒药，即“热者寒之”；虚证用补药，即“虚者补之”；实证用泻药，即“实者泻之”。正治是在疾病的临床症状性质与疾病的本质相一致情况下，逆其症状性质而治的一种常用方法，故又称为“逆治”。体现出“逆者正治”的理论。

2. 反治　所谓反治，意即反常之治，反常的治疗是在疾病的临床症状性质与疾病的本质不一致情况下，顺从其症状性质而治的一种方法。故又称为“从治”，体现出“从者反治”的理论。反治法在临床上有时用到，但其医理稍为复杂。关键的问题是，其症状的性质一般是“假象”，而其疾病的性质是“真象”。例如证候的性质是“假热”，而其疾病的本质是“真寒”，即“真寒假热证”，采用从治法，实质上是针对疾病本质的“真寒”。究其机理仍属于正治法的范畴。同样体现出“治病求本”的法则。除常见“真寒假热证”外，尚有“真热假寒证”、“真虚假实证”、“真实假虚证”。相对应采用反治法，便是“热因热用”、“寒因寒用”、“塞因塞用”、“通因通用”。兹分别阐述如下：

（1）热因热用：即以热治热，是指用热性的方药治疗表现假热的病症。它适用于阴寒内盛，格阳于外，反见浮表热象的“真寒假热证”。例如《伤寒论》格阳证：“少阴病，下利清谷，里寒外热，手足厥逆，脉微欲绝，身反不恶寒，其人面色赤，或腹痛，或干呕，或咽痛，或利止脉不出者，通脉四逆汤主之”。此属格阳证，由于阴寒内盛，阳气被格拒于外。临床上出现下利清谷，四肢厥逆，脉微欲绝等一派阴寒症状外，又反见身热，面赤等假热之象。因其本质属真寒，假热被格拒浮现于外，故治疗不能用“热者寒之”的正治法，而应用从治法，投大剂温热药“通脉四逆汤”针对着真寒而治，速使里寒除，阳气复，格拒和解，假热之象随之消失。这是“热因热用”的千古典范。

（2）寒因寒用：即以寒治寒，指用寒凉性质的方药治疗表现假寒的病症。它适用于里热盛极，阳盛格阴于外，反见外表寒象的“真热假寒证”。例如热厥证，因阳热盛于内，格阴于外，临床上，除出现四肢厥冷，脉沉等寒症外，又有壮热、心烦、口渴喜冷饮、小便短赤等内有真热的症状。因里热盛是其本质，外寒肢厥是被格拒的假象，故不能用“寒者热之”的正治法，应运用从治法，从其假寒而投用寒凉方药清除其里热，使其热一除，格拒在外的假象随之消失。这就是“寒因寒用”反治法的具体应用。临床上，阳盛格阴的病例不少，如微观的休克型肺炎、暴发型“流脑”、急性胆囊炎、化脓性胆管炎、急性肾盂肾炎、中毒性菌痢等高热疾病，发展到阳热盛极之时，便会发生格阴于外的寒象，症见四肢厥冷，面色苍白，全身冷汗，脉沉细欲绝，最后导致亡阴亡阳。相当于休克状态（感染性休克），由于高热灼烧大脑的呼吸、循环中枢，导致呼吸、循环衰竭，危及生命。在此热入营血的严重阶段，除了使用清营凉血，安宫解毒之外，尚需急用参附针（四逆汤制剂）和抗呼吸、循环衰竭的强壮心脑药物，回阳救逆，挽救生命。寒温并用，消除格拒。正如《素问·五常政大论》云：“治热以寒，温而行之。”此乃是一种消除格拒，抢救危重病症可行的反佐治法。亦是中西医结合救治危重病证的优选方法。

（3）塞因塞用：即以补开塞，是指用补益方药治疗闭塞不通的假实证。由于补益含有填塞之意，故可称为“塞因塞用”，“塞以通痞”（痞满亦属于塞之范围）。它使用于因虚致塞，因虚致痞的“真虚假实证”。例如胰（脾）虚患者，由于胰（胃）虚弱，中气不足，运化无力导致气机升降失常，出现脘腹胀满，食少纳呆，舌淡白，脉虚无力等症。表面痞塞不通之征象，实质上是胰（脾）胃虚弱所致，顺从痞塞之象以补气健胰（脾）法治之，使胰（脾）气健运，升降如常，痞塞胀满之症自消，谓之以补开塞，“塞因塞用”。此外，因精血不足，气虚不运之大便秘结（属塞）；命门火衰，肾失气化蒸腾引起的小便不通（属塞）；冲任虚损，气血不足所致的闭经（属塞）等，皆可用补益气血，温运填补之方药，以补开塞，产生开塞通便，开塞通经之效能。此乃属于“塞因塞用”之妙法。

（4）通因通用：即以通治通，是指用通利之法治疗表面有通泄之象而实属阻塞不通之病证。古代对于“慢性结肠炎”发展到严重阶段，出现大便粒状秘结而有稀烂便交替流出（属通的假象），专称为“热结旁流症”。治疗时，医家顺从其旁流之通，而采用大承气汤泻热通便，一旦泻下粒状之燥屎，其旁流之稀便亦随之而止。古代医家便创立了此“通因通用”之妙法，它还适用于食积消化不良引起的泄泻（属通之象），而使用消食导滞法治之，（属通利之法），亦属于“通因通用”之治法。尚有湿热下注引起的小便频数、泄泻、痢疾频解胶黏便、带下增多（均属通之象），使用清热利湿法治之，亦有“通因通用”之意。至于血证中因血瘀所致的崩漏、出血，采用活血化瘀法治之，皆属于“通因通用”治法的具体应用。

3. 寒热反佐，消除格拒：依据《素问·五常政大论》中谈到的“治热以寒，温而行之；治寒以热，凉而行之”，古代有一种寒热药并用，消除格拒，达到回阳救逆，避免亡阴亡阳的“反佐法”。兹结合临床诊疗，分两方面介绍如下：

“治寒以热，凉而行之”。指在治疗寒盛证时，在大队温热药中，佐加小剂量的寒凉药，以消除阴阳格拒的方法。例如治疗“寒厥证”阴盛阳衰，阴阳格拒。《伤寒论》云：“少阴病，下利，脉微者，与白通汤；利不止，厥逆无脉，干呕烦者，白通汤加猪胆汁汤主之”。救治寒厥重证，使用葱白、附子、干姜等大队温热药以通阳救逆，而反佐少量偏凉性的猪胆汁以及童子尿，旨在消除阴阳格拒，止呕除烦，促进温热药更好发挥疗效。服药法中运用热性药剂进行冷服，如四逆汤凉饮，亦含有反佐之意以消除格拒。

“治热以寒，温而行之”。指在治疗热盛证（高热性疾病）时，在使用大队寒凉药中，佐以小剂量的温热药，以消除阴阳格拒的治法。例如“寒因寒用”中治疗“热厥证”，主要用清营汤、清宫汤以清热凉血解毒，维护心脑，佐以凉饮四逆汤，回阳救逆，寒温并用，消除格拒。现今依据“司其法而不泥其方”的原理，通过剂型改革，改进给药途径，使用清开灵注射液等针剂静脉滴注以代替清营汤、清宫汤，同时佐加参附针注射替代四逆汤回阳救逆，同样保持寒温并用，消除格拒，及时清热补液，回阳救逆，避免亡阴亡阳出现，抢救效果特佳。说明中西医结合抢救危重病症，开创了新的途径，提高到新的水平，既有利于西医西药学的发展，更加有利于中医中药的发展，有利于发掘祖国医药学的宝库。

（三）病治异同法则

病治异同，主要是指“同病异治”和“异病同治”，均属于“病治异同法则”的具体治法。

1.“同病异治”

“同病异治”是指同一种病证，由于致病因子、发病的季节时间、地域环境不同，机体反应性差异及病变所处阶段不同，其所表现的证候与病理性质就有所不同，因而治疗方法便有所差异，这称为“同病异治”。例如同患感冒病，微观按其致病因子是细菌还是病毒，分为病毒性感冒（时行感冒）和细菌性感冒（普通感冒），前者治疗以抗病毒为主，后者以抗细菌为主。普通感冒按其偏重于咽喉或支气管，进行大同小异的抗炎治疗。宏观按其致病邪气是风寒、风热、风寒夹湿、暑湿的不同，就有辛温解表、辛凉解表、辛温芳化及清暑祛湿等不同的治法。按其体质偏气虚、阴虚，便有益气解表、滋阴解表的不同。按其传变不同阶段，处在表寒里热还是半表半里，便有使用解表清里的双解汤法及和解表里的柴胡汤法。以上对感冒病的辨证施治，都属于“同病异治”的范畴，或称为“一病多治”（一病多方）的法则。

2.“异病同治”

“异病同治”是指不同的病证，在病变发展过程中出现相同的发病机理及证候，或处于相同的病变阶段时，均可以使用相同的治法进行治疗。例如内脏下垂、脱肛、子宫下垂、久痢、久泻等，其病机和证候都属于中气下陷者，可以采用补气升提法治疗。方用补中益气汤或升陷汤。这称为“异病同治”或“多病同治”的法则。又如上海科研协作组对于肾病的研究，其结果发现子宫功能性出血、支气管哮喘、红斑性狼疮等七种不同性质的疾病，在发展到肾虚阶段时，都可以用补肾方法治疗取得满意的效果，这又是“异病同治”最好的例证法。

二、扶正与祛邪治疗法则

（一）扶正与祛邪法则，中西医可以通用

从正气与邪气的关系来说，疾病的过程是正邪双方相互斗争的过程。正邪斗争的胜负，决定着疾病的进程和虚实。若正胜邪负则病退；邪胜正虚则病进。正如《素问·通评虚实论》云：“邪气盛则实，精气夺则虚”。说明以邪气盛为特征则出现实证；以精气脱失为特征则出现虚证。因而治病可以从祛邪和扶正两方面着手。扶正与祛邪，均可改变邪正双方的力量对比，使之向邪去正复，有利于疾病痊愈的方向发展和转归。从微观医学考察，扶正相当于提高人体的抗病能力，即提高机体免疫力；祛邪相当驱除、抑制、消灭细菌或病毒，清除进入机体的微观生物病原体。所以扶正与祛邪是中、西医学临床上可共同使用的治疗法则。

（二）扶正与祛邪法则的运用

1. 虚者扶正为主

所谓扶正，就是扶助正气，增强体质和抗病能力的一种治疗法则。微观称为提高机体免疫力，增强人体抗病能力。扶正主要针对体虚病症（精、神、气、血、津液亏虚，脏腑经络功能低下）。正如《素问·通评虚实论》云：“精气夺则虚”。《素问·三部九候论》云：“虚则补之”。故扶正多使用补益之治法。除内服汤药及膏、丹、丸、散之外，还可接受针灸、推拿、气功，进行体育锻炼，还有精神安慰与调摄，饮食补益与增强营养，注意休息与增加睡眠等，都含有一定扶正的意义。此法适用于人体气血虚弱，精神劳损，津液不足，营养缺乏，功能低下为主的多种病症。通过补益气血，调摄精神，滋阴壮阳，生津补液，增加营养等方法补足人体之气血，填精养神，协调阴阳平衡，调动机体的免疫功能，激发机体的自卫机制，增强机体的自稳状态，提高抵御和祛除病邪的能力，从而达到治愈疾病的目的。

2. 实者祛邪为主

所谓祛邪，就是祛除邪气，消除致病因子，促使病退，以达到邪去正复，恢复机体健康的治疗方法。微观属于抗菌灭毒，消灭病原体，以恢复机体健康的治疗方法。祛邪多用消除微生物病原体的治法与方药，还包括针灸、推拿、手术、割治等方法，此法适用于机体因感受邪气盛实（感染细菌病毒等）为主的多种病症。正如《素问·通评虚实论》云：“邪气盛则实”。《素问·三部九候论》云：“实则泻之”。通过汗、吐、下、消、清、化湿、化浊、除痰、化石、活血化瘀等方法（相当于抗菌、杀菌、抑菌、灭菌、解毒、排毒、减毒以及抗炎、消炎、抗肿瘤、灭杀癌细胞等作用），以排除病邪的侵害和干扰，提高人体吞噬细胞的功能和自身的免疫功能，加强新陈代谢，达到治愈疾病的目的。

3. 扶正与祛邪兼用

适于用既有正虚又有邪实的虚实夹杂证。此时，病情复杂，若单纯补虚，容易恋邪；若单纯攻邪，又易伤正。故两法兼用，其目的是促使“扶正不留邪，祛邪不伤正”，达到两全其美的一种协调治法。要运用好扶正与祛邪兼用，必须先辨明正虚与邪实的主次。

如以正虚为主，邪实为次，其治法应以扶正为主，兼以祛邪；如以邪实为主，正虚为次，治则应以祛邪为主，兼以扶正。两法配合，有主有次，互相协同，相得益彰。

4. 扶正与祛邪法则运用的先后

（1）先祛邪后扶正

适用于邪盛正虚的病症。此时以邪盛为主，而正虚的程度尚能耐受攻伐；因邪气异常盛实，不立即攻邪，病情会迅速恶化，或者同时使用扶正，又会引起助邪恋邪，则应先攻邪而后扶正。例如，瘀血引起的崩漏而气虚不甚者，若瘀血不去，出血不止，故应先用活血化瘀，使瘀去新生，达到止血目的，然后给予补气扶正，务使邪去正安。又如阳明腑实证而兼有阴虚者，此时，腑实严重而阴虚的程度尚能耐受攻伐，故应先用泻热通便，急下存阴，然后再予滋阴扶正，邪去正安，恢复健康。

（2）先扶正后祛邪

适用于以正虚为主，邪盛为次的病症，此时正气虚衰已极，不立即重用扶正强壮治疗，必致正气消亡，危及生命，故治疗应以扶正强壮为先，先扶正救命，后祛邪治病。例如，中毒型菌痢，症见高热，腹痛腹泻，下痢便脓血，里急后重，甚则外邪过盛，正不胜邪，气虚阴脱导致亡阳证，出现神志不清，嗜睡，面色苍白，大汗淋漓，四肢厥逆，脉微欲绝，属感染性休克，呼吸循环衰竭，治疗应先扶正应急，抗呼吸及循环衰竭，纠正休克状态，然后治疗菌痢热毒之病邪（志贺菌）。又如患肠道寄生虫病（虫积，最常见为蛔虫证），由于蛔虫寄生在小肠内，吸收了人体大量营养物质，并产生毒素，日久，不单造成人体全身营养缺乏，消瘦、贫血，导致各脏腑生理功能低下，局部小肠及胰（脾）胃的消化吸收功能（运化功能）亦障碍。免疫功能低下，无力驱虫排虫。此时若使用大剂量杀虫驱虫药，一方面机体难以耐受其毒力；另一方面，杀虫驱虫药之疗效亦受影响，难达到杀虫驱虫之目的。故临床上有采取先健运小肠及胰（脾）胃的消化吸收功能，提高机体免疫力，同时，调理脏腑，清除湿热内邪，造成不适合于蛔虫生长之内环境，抑制其生长及活动，待胰（脾）及肠胃功能恢复健运时，再使用杀虫驱虫方药，一举成功，效果较佳。这便是属于先扶正后祛邪治疗法则的具体运用。

三、调理阴阳气血治疗法则

宏观认为疾病发生的原因，是由于阴阳气血平衡失调所致。阴阳平衡失调，产生阴阳偏盛偏衰，阴阳互损，阴阳格拒以及亡阴亡阳等病理变化。气属阳，血属阴，气血失调是阴阳失调的具体表现。气血失调主要表现为气血运行失常、气血功能紊乱及其互相影响等病理变化。通过调整阴阳气血，补偏纠弊，恢复其动态平衡，相互协调，乃是临床治病的根本原则。正如《素问·至真要大论》云：“谨察阴阳所在而调之，以平为期。”

古代治病，早就掌握具体调整阴阳气血之治疗法则。《素问·阴阳应象大论》云：“故因其轻而扬之，因其重而减之，因其衰而彰之。形不足者，温之以气；精不足者，补之以味。其高者，因而越之；其下者，引而竭之；中满者，泻之于内；其有邪者，渍形以为汗；其在皮者，汗而发之；其骠悍者，按而收之；其实者，散而泻之。审其阴阳，以别柔刚，阳病治阴，阴病治阳。定其血气，各守其乡，血实宜决之，气虚宜制引之。”阐明了调整阴阳气血治则是最重要而常用的治疗法则。

（一）调整阴阳法则

阴阳失调的病理变化最为复杂，但执简驭繁，主要表现为阴阳偏盛偏衰。对阴阳偏盛偏衰的治法，重点分为损其偏盛与补其偏衰及阴阳双补等。

1. 损其偏盛

损其偏盛，即是损其有余，此治则概括了“热者寒之”，“实则泻之”，“其在皮者，汗而发之”，“其骠悍者，按而收之”，“其实者，散而泻之”等，实质上是属于泻实、祛邪的治则。一般阳热偏盛形成的实热证，当用寒凉之方药清泻其实热，即是损其有余。例如《伤寒论》中的阳明病（指脏腑胰与胃之实热证），治无形之经热白虎汤证；治有形之腑热三承气汤证，俱是泻实热偏盛之具体治法。对于阴寒内盛之寒实证，当用温热之方药治之。例如《伤寒论》中太阴病之虚寒证，宜用温胰（脾）散寒为主的理中汤治之，少阴病之寒化证，宜用温肾散寒为主的四逆汤治之，均是体现损其寒实偏盛之治法。

关于阳病及阴与阴病及阳的治则，为纠正阴阳偏盛的治疗，还需遵循阴阳互根、阴阳消长之基本规律。阴阳两仪互相依存可发展为互相波累，即一方的偏盛可导致另一方的偏衰、消耗，属于阳病及阴和阴病及阳的治法。阳盛可耗阴、伤阴，形成阴的不足；阴盛可损阳、制阳而伤阳，形成阳的不足。正如《素问·阴阳应象大论》云：“阴胜则阳病，阳胜则阴病”。说明阴寒偏盛易损伤阳气，而阳热亢盛易耗伤阴津。故在进行协调阴或阳偏盛时，必须辨明有否另一方偏衰、耗损情况之出现。如阳热实证出现多汗、口渴甚而舌红绛无苔时，表明有阴津亏损出现，宜在清热泻实治疗时，佐以滋阴生津，兼顾其阴。又如阴寒盛证出现面色苍白，四肢厥冷，大汗淋漓而神志不清，脉微欲绝时，治宜在大量温剂四逆汤中，加入人参龙牡益气敛阴固脱，运用大温兼大补之法，主攻回阳救逆，兼顾救其元气虚脱。

2. 补其偏衰

补其偏衰，又称补其不足，是指阴仪或阳仪一方不足的病症，可用补益法治疗之。此法概括了“虚则补之”，“寒者热之”，“形不足者，温之以气；精不足者，补之以味”等治法。实质上属于补虚、扶正，“因其衰而彰之”的治疗法则。论全身之虚损，有精神、气血、津液之不足；论局部之虚损，则有脏腑、器官、组织、经络之损伤，故补虚治法的运用十分广泛。按阴阳气血分，一般分为阴虚、阳虚、阴阳两虚，可对应使用滋阴法、补阳法阴阳双补法治之。分气虚、血虚、气血两虚，可对应使用补气法、补血法气血双补法治之。

依据阴阳互根、阴阳消长的基本规律，在阴或阳一方偏衰时，另一方必然出现相对的亢盛，而出现一系列虚热之征象。正如《素问·调经论》云：“阴虚则内热”。这种内热，属于虚热。治疗虚热，宜滋阴以制阳亢，属于“阳病治阴”之法则。王冰注云：“壮水之主以制阳光”。简要地说明滋阴可以降熄虚火的治疗道理。对于虚热证的治疗，若误用寒凉药泻热治之，其热象不能消退，只有使用滋阴降火的方药治之，其虚热之象才能消退。《素问·至真要大论》云："诸寒之热者，取之阴"。运用滋阴法清退虚热，临床效果好，论理亦有其独到之处。又如阳虚不能制阴而出现一系列虚寒之征象。《素问·调经论》云："阳虚则外寒"。这种外寒属于虚寒，虚则功能低下，寒则温度低下，故治疗虚寒证使用温补法，属于"阴病治阳"之法则。既要温阳，又兼补虚，能对各脏腑器官具有又温又补作用者，只有肾阳（元阳）才能担负得起。王冰注云："益火之源，以消阴翳"。简要阐明应用温补法可消除全身性虚寒证的原理。临床上，对虚寒重证的治疗，若单纯使用温热药治之而虚寒证不除；若使用温热药与补益药配合，既温又补，双管齐下，才能奏效。《素问·至真要大论》云："诸热之而寒者，取之阳"。此法给后世两点重要启示：其一，抢救虚寒重证，单靠四逆辈的温热药力尚不够，宜合人参大补元气才能固脱；其二，不论何脏之阴寒盛证，发展到严重阶段，必然累及元阳（肾阳），故治疗必须以温肾为主；大温与大补结合，才是最佳的选择。

3. 阴阳双补

阴阳双补法，是针对出现阴阳两虚证而制订。由于阴阳之间存在着互根及互相转化之关系，正所谓"无阳则阴无以生，无阴则阳无以化"，而在发生病变时，出现阳损及阴、阴损及阳的互损变化，造成阴阳两虚的复杂证候，故治疗阴阳两虚之病证，一般采用阴阳双补的治法，详细分析阴阳两虚证型，从阴损及阳而来者，以阴虚为主，阳虚为次；从阳损及阴而来者，以阳虚为主，阴虚为次。因而在治疗时，必须善于运用"阳中求阴"与"阴中求阳"的治疗法则。所谓"阳中求阴"，便是在大队补阴药中，佐以适当的温阳药；所谓的"阴中求阳"，便是在大队补阳药中佐以适当的滋阴药。明代医家张景岳对此治法研究颇深，他从古方滋阴补肾的代表方剂六味地黄丸与温阳补肾的代表方剂附桂八味丸（肾气丸）的组成异同对比分析中，研制出肾阴肾阳并补，而以辅肾阴为主的左归饮、左归丸；肾阴肾阳并补而以辅肾阳为主的右归饮、右归丸。前者属于"阴中求阳"，后者属于"阳中求阴"；双补配合，相得益彰。《景岳全书·新方八略》云："此又阴阳相济之妙用也。故善补阳者，必于阴中求阳，则阳得阴助而生化无穷；善补阴者，必于阳中求阴，则阴得阳升而源泉不竭"。

（二）调整气血法则

《素问·至真要大论》云："疏其气血，令其条达，而致和平，此之谓也"。明确指出，疏通气血，促使气血条达舒畅，和平协调，就是治疗气血失调总的治疗原则。

考察气血失调，主要表现在三个方面的病理变化：一是指气血具有共性的基本生理功能失调而产生的病理变化；二是指气血运行失常所产生的病理变化；三是指气血之间平衡关系遭到破坏而产生的病理变化。根据气血失调产生病理变化的不同特点，其治疗法则相应分为三个方面论述：其一，气分失调为主的治则；其二，血分失调为主的治则；其三，气血关系失调的治则。

1. 气分失调为主的治则

主要是指气分因寒热虚实产生的病理变化及治则。

（1）气虚与气实的病复及治则

①气虚病变及治则：气分不足称为气虚，出现气虚证，一般治则称为“虚则补之”。常用补气法进行治疗，结合脏腑经络的不同特点，可详分为补脑、补心、补肺、补胰(脾)、补肝、补肾、补生殖脏等具体治法。

②气实病变及治则：所谓气实，是指气分有余，运行阻塞或闭结而出现气实之证，包括气滞、气郁、气闭、气结等证型，针对气滞证，治则是“气滞宜行”，使用行气法治之；对于气郁，治则是“气郁宜解”，使用行气解郁法治之；对于气闭证，治则是“气闭宜破”或“气闭宜开”，可使用破气法或开窍法治之；针对气结证，治则是“气结宜散”或“气结宜解”，“散”即使用“疏泄气机法”，而不称“散气法”，避免影响耗散元气之意；“解”即称为顺气解郁法，取解除郁结之意。

(2) 气寒与气热病变及治则

①气寒病变及治则：气分寒冷出现气寒证，宜用温气法治之。由于寒性收引、凝聚，体现在“热胀冷缩”的物理现象，故对气寒证多使用温热法与消散法结合的治法，称为“温散法”、“温通法”或“温运法”治之。例如苏合香丸证治，便是芳香辛散与温通开窍法结合的具体应用。

②气热病变及治则：气分大热，出现温热证或火热证，一般宜用清气法治之。由于火性炎上，光亮而动，此乃是常见的物理现象，故认识气热产生病理变化时，便分为无形之气热（经热）与有形之气热（腑热）。治疗无形之经热，常用清气热法，以白虎汤证为代表；治疗有形之热结（腑热），常使用泻实热法，以三承气汤证为代表。

(3) 气机升降之病变及治则

气升的病理变化称为“气逆”。“气逆”的病理变化多见于肺气逆与胃气逆。肺气逆多产生咳逆上气之喘证，治宜降气平喘之法。胃气逆多产生呃逆、呕吐、泛酸、嗳气等胃脘痛证，治宜和胃降逆，行气止痛相结合之法。

气降的病理变化一般称为“气陷”。“气陷”的病理变化多见于中气下陷及脏腑气机下陷。中气下陷多为胃及大小肠之气机下陷，出现胃下垂及脱肛症，脏腑气机下陷即出现脏腑下垂之症，如肝下垂、肾下垂、子宫下垂等症。大凡“气陷”之证治宜使用升提法，依据“陷者举之”的法则，代表方剂是补中益气汤和升陷汤，常是临床首选治疗气陷证的主要方药。

(4) 气闭与气脱之病变及治则

气闭与气脱皆是气分出入异常出现的病理变化。一般称气分过度入内谓之“闭”；气分重度耗散、外出谓之“脱”。闭证多属实证，又有阳闭与阴闭之分。阳闭证多因实热壅塞于里，治宜清热解毒，芳香开窍之法；阴闭证多因寒邪充斥于里，治宜温通散寒，辛温开窍之法。脱证多见于疾病严重阶段，性质属于元气大虚大寒，亡阳之象征。治宜大补元气配合回阳救逆，方可挽回生命。

2. 血分失调为主的治则

主要是指血分之寒热虚实和血液运行失常所产生的病理变化及治疗原则。

(1) 血虚与血实的病理变化及治则

①血虚病变及治则：血的不足、衰少、贫乏、称为“血虚”。血虚明显而时间持续较久，又专称为“贫血”。血虚证的治疗，遵循“虚则补之”原则，常使用补血法治之。宏观补血治疗，除使用常规方药之外，多兼用补血、生血、养血的膏、丹、丸、散及药膳配

合治疗。尤其重视服用增加造血营养来源的血肉有情之品。微观补血治疗，对严重贫血及突然大失血者，可用输血方法进行补血，效果特佳。

②血实病变及治则：所谓血实病变，医理上指血分有余或血液过于稠厚者，但习惯上不称为血实，多称为血瘀或血滞。所谓血瘀，是指血液阻滞而凝结，形成瘀血；所谓血滞，是指血液运行阻滞、缓慢、流通不畅，但未致凝结。滞为瘀之渐，瘀为滞之甚。治疗血瘀之证，主要使用活血化瘀法，其中对寒凝致瘀者，使用温通祛瘀法；因热甚耗津伤阴致瘀者，则宜使用凉血散血配合生津祛瘀之治法。至于治疗血滞之证，主要使用活血疏通法，对因寒性收引而滞者，使用温通活血法；因热盛伤津而滞者，则宜使用清热凉血配合导滞活血之治法。

（2）血寒和血热的病理变化及治则

①血寒的病理变化及治则：所谓血寒，是指血分寒冷，依据“热胀冷缩”的物理规律，血液在低温寒冷情况下便会发生收缩、收引现象，血液运行速度便要减慢，出现阻滞现象，严重时则会出现凝固，结块成栓，产生瘀血。故治疗血寒阻滞之证，应采用温通行血法；治疗血寒致瘀之证，则应采用温通法与活血化瘀法相结合而治之。临床上，治疗血分闭证亦须识别阳闭与阴闭。阳闭属血热，阴闭属血寒；血热而闭者，治宜活血化瘀配合凉血散血开窍法；血寒而闭者宜活血化瘀配合温通法而治之。

②血热的病理变化及治则：所谓血热，是指血分有热。血分有热，便会导致血液运行加速，出现“热血沸腾”之征象，形成血分热证。一般血分热证宜采用清热凉血法治之。若因血热而致耗津伤液者，急需救阴，常使用清营汤为代表的清营泄热，滋养营血之法。若因血热导致血液妄行而见出血者，即吐血衄血或发斑紫癜者，则宜采用犀角地黄汤为代表的清热凉血，滋阴止血法治之。二者属于《温病学》的营分证与血分证，是热邪入里的严重阶段。温病名家叶天士创立“卫气营血辨证”，在治疗上，他制订出著名的四阶段治疗法则：“在卫汗之可也；到气才可清气；入营犹可透营转气，如犀角、玄参、羚羊角等；入血就恐耗血动血，直须凉血散血，如生地、丹皮、阿胶、赤芍等物。”简明扼要，对温病临床治疗具有很好的指导意义。

3. 气血关系失调的病变及治则

当气与血互相促进、互相依存及互相为用的关系失调时，就会产生各种气血失调的病证，同时，由于气病可以及血，血病又可以及气，故治疗时，可进行气血互治，即气病可以治血，血病可以治气；或者分清主次，气血同治。常见气血关系失调的病变及治则有：

（1）气虚导致血虚

气虚导致血虚，治则应以补气为主，辅以补血或养血，但不宜停留在单纯的补血。古人早认识到补气促进补血的效果较好，故李东垣制订著名方剂“当归补血汤”由补气之黄芪与补血之当归二药组成，其药量比例是 5 ∶ 1，立方宗旨取大量之黄芪补气而生血为主药，而配适量之当归正面补血，配伍具有独特见解，医理妙在“气旺则血生”。

（2）气逆引起血逆

气逆导致血逆，可出现吐血、咯血者，治疗时调理气血宜顺气降逆为主，佐以和血止血为辅，皆因气得降而血亦降，气顺血和则其血自止。临床上多见于肝气上逆，血随气升（气血上冲，升高血压），妄行离经，往往导致吐血、咯血、衄血，甚则发生出血性中风，突然昏厥倒仆，不醒人事。治宜平肝熄风，柔肝降逆为主，佐以和胃止血为辅（气血和降相当于降低血压)。故有“治血先治气”,“气降血自止”之说。

(3) 气滞导致血瘀

①心气怯弱(气滞)导致心脉瘀阻:心主血脉而能运行气血,若心气怯弱,搏动乏力,血脉运行阻滞不畅,多会导致心脉(冠脉—冠状动脉)瘀阻。治宜强心生脉,行气化瘀。

②肝气郁滞导致肝血瘀阻:肝主疏泄而藏血,若肝气郁滞,疏泄失职,气滞血瘀,日久积聚形成癥瘕肿块。治宜疏肝解郁配合活血化瘀,只有行气导滞,活血化瘀,双管齐下,缓而图之,方能消散癥积肿块。

(4) 气虚不能摄血,导致血液妄行之证

脾(胰)气虚弱,便不能统摄血液正常运行,血液妄行离经,造成各种出血病证。治则以补气摄血为主,辅以止血生血之品。考察著名之归脾汤证,便是属于脾(胰)胃气血虚弱,导致运化失职,营养精微缺乏,脾(胰)气虚不能统血摄血,故用气血双补,方能引血归脾(胰),现今归脾汤适用于治疗血小板减少性紫癜(皮下出血症),效果颇佳。

(5) 大失血导致气随血脱证

大凡失血过多,阴损及阳,元气随着血液之大量流失而脱散,出现亡阳虚脱之危证。急救治宜大补元气,回阳救逆为先,后以补血生血之剂为治。究其机理,正如明代医家绮石所云:“有形之血,不能速生;无形之气,所当急固”。临床上,宏观多使用独参汤峻补元气以固脱,继用参附龙牡汤以回阳救逆。中西医结合提高抢救技术。现代可用人参针、参附针等注射给药,若能配合输血抢救,达到气血并补,快速给药的高新水平。

总之,气血失调之治疗应遵循“因气而及血者,先治其气;因血及气着,先治其血;气血同病者,气血互治,以平为期”之原则。至于气血虚寒者,宜温补气血为治;气血虚热者,宜清补气血为治;气血两虚者,则气血双补为治;气滞血瘀互见者,则宜行气导滞,活血化瘀,双管齐下,同时并举。

(三) 三因制宜治则

三因制宜治则,是指治疗疾病必须从实际出发,因时、因地、因人制宜,选择和确定适当的治疗法则。由于疾病的发生、发展与转归,受到来自各方面原因的影响,尤其是不同的季节气候,不同的地理环境以及不同人的体质、性别、年龄、职业、经济状况、社会地位等,对疾病都有不同程度的影响。社会越向前发展,社会因素对人体的影响越来越复杂。因此,治疗疾病时,有必要把各种复杂因素加以考虑,在整体观念的思想指导下,以宏观论证与微观分析相结合,辨证论治与辨因论治相结合,对具体病情进行具体分析,制订出更加适合病情的治疗方法。

1. 因时制宜法则

一年四季气候寒与温、燥与湿的变化,对人体的生理功能及病理变化都产生一定的影响。有些地方温差变化较大,造成早晚寒凉而日间炎热,稍有不慎便会感冒外邪发病,根据不同季节气候特点,考虑治疗用药的法则或不同的病变阶段来制订不同的治法,称之为“因时制宜法则”。

一年四季的气候特点,一般是春暖、夏热、秋凉、冬寒。春夏季节,气候由温转热,阳气升发，人体腠理疏通开泄，容易出汗，通过排汗散热调节体温以保持机体与气候环境相适应。此时受邪感冒，多属风热，治宜辛凉解表为主。偶有感冒风寒者，亦以表虚有汗多见。治宜辛温解肌法（桂枝汤证）。若暑天感冒，由于暑必夹湿，治宜清暑解表，佐以芳香化湿或淡渗利湿。又因暑多伤气，治宜采用清暑益气法。古代医家对此法研究较为深入，治疗暑热伤气证，偏湿着重选用李氏清暑益气汤；偏热盛者，则宜选用王氏清暑益气汤。转到秋冬季节，气候由凉变寒，阳消阴长，秋高气爽，秋凉汗少，气候干燥。盖秋燥致病者，初秋多温燥证，治宜清凉润燥法；晚秋多凉燥，治宜用微温润燥法，皆因气候特点之不同也。冬季寒冷，人体腠理致密，阳气内敛，少出汗而多排尿。感冒外邪多属风寒表实证，治宜辛温解表，助阳发汗。大凡寒冬季节。若非患大热之证，当慎用寒凉冰伏之品，以防伤阳。正如《素问·六气正纪大论》云：“用寒远寒，用凉远凉，用温远温，用热远热，食宜同法”。即是辨证地说明因时制宜的道理。因此，临床上，往往对同一个疾病，在不同的季节，考虑到气候特点对发病的影响，所采用的治法和方药就有一定的差别。这也是属于“同病异治”的范畴。微观医学（西医学）对气候季节与疾病发生、发展、流行、传染的关系十分重视，尤其是在“流行病学”方面的研究相当详细，与宏观医学（中医学）对气候季节的认识意见是一致的。

因时制宜法则的观点，与“时间生物学”的认识是密切联系的。古代医家观察一天之中，亦有分为四时的特点，并且与患者之病情变化有一定的关系。正如《素问·顺气一日分四时篇》云：“春生、夏长、秋收、冬藏，是气之常也，人亦应之。以一日分为四时，朝则为春，日中为夏，日入为秋，夜半为冬。朝则人气始生，病气衰，故旦慧；日中人气长，长则胜邪，故安；夕则人气始衰，邪气始生，故加；夜半人气入脏，邪气独居于身，故甚也”。通过一日分四时对疾病邪正关系盛衰与病情变化的观察，发现早朝（上午）正气开始旺盛，病气（邪气）衰退，故病情多好转，神志清醒；中午人气最旺，抑制住邪气，故病情安稳；傍晚起正气衰减，邪气开始萌动，故病情有所加重；至夜半人体正气入内潜藏，邪气充斥于人身，故病情明显加重。通过临床诊疗细致的观察，发现病人有此规律性变化实不简单，对观察病情变化及预后相当重要。经现代医学工作者通过对人体一天四时的主要激素代谢进行测定，证实有此规律性变化。并可以解释孕妇分娩及老年人辞世的时间多发生在下半夜，符合时间生物学的科学原理。针灸学中的循经取穴进针法之一即“子午流注”治疗进针法，通过推算经络气血流注穴位的时间而进针，较为容易“得气”，治疗效果较佳。其机理亦与“时间生物学”的原理（生物钟原理）有关，值得深入研究。

2. 因地制宜法则

根据不同的地区的地理特点、环境条件对机体和疾病的影响而考虑治疗用药的原则，称为“因地制宜法则”。因为不同的地区，地势高低不同，气候特点不同，生活环境各异，人体的生理活动和病变特点也不尽相同，故治疗用药的方法亦相应有所差异。正如《素问·异法方宜论》所云：“黄帝问曰：医之治病也，一病而治各不同，皆愈何也？岐伯对曰：地势使然也。”该论根据地理位置、气候特点、生活环境等不同，划分出我国东南西北中五个方位的不同地域，结合风俗习惯、饮食爱好、体质因素等特点，阐明其常见病的发生及常用之治法。概而言之：我国西北高原地区气候寒冷，干燥少雨。其民依山陵而居，经常处在寒冷及干燥环境中，多食牛羊乳酪，体质较强，外邪不易侵犯，故其病多内伤。我国东南海滨傍水地区，平原沼泽地较多，地势低洼，气候温热，多雨湿，其民多食鱼而嗜咸，皮肤色黄带黑，腠理疏松，病情多痈疡，较易外感。正如《素问·五常政大论》云："地有高下，气有温凉，高者气寒，下者气热"。

说明西北方天气多寒冷，其病多外寒而里热，故治疗应散其外寒而清其里热；东南方天气炎热，影响人体阳气外泄而变生内寒，故治疗应收敛其外泄之阳气而温其内寒。正如《素问·五常政大论》云："西北之气，散而寒之；东南之气，收而温之。所谓同病异治也"。考察西北严寒地区，治疗外感风寒证多使用辛温解表法，常以麻黄汤为代表，发汗药量较重；而东南沿海湿热地区，外感风寒较少，风热居多；有风寒者亦多表虚自汗，宜用辛温解肌法，以桂枝汤为代表，或常用荆防败毒散治之，发汗药量宜轻。这也是贯彻"因地制宜法则"而运用方药的具体表现。

3. 因人制宜法则

因人制宜法则是指依据病者的年龄、性别、体质、职业、精神情绪等不同特点，全面考虑治疗用药的原则，称为"因人制宜法则"。

（1）年龄不同，治有差异

年龄不同，因发育过程不同，生理状况和气血盈亏就有所不同；患疾病后，其病理变化及见症便有所差异，因此，治疗原则及用药亦随之有所差别。老年人生机衰退，新陈代谢缓慢，气血亏虚，患病多出现虚证或虚中夹实。治疗虚证宜用补法，对虚实夹杂之证，治宜攻补兼施，祛邪必须顾及扶正，注意提高老年人之抗病能力。治疗实证，须用攻泄法，用药剂量要比青壮年轻些，切忌过量伤正，适可而止。还有，老年人胰（脾）胃较虚，消化能力较弱，用药尽量少伤胃气，以保持水谷营养的来源，顾护元气。盖老年人多患眩晕、（高血压、脑动脉硬化症）、脑中风、冠心病、慢支喘证（肺气肿、肺心病）等，治法用药均宜考虑体虚气弱之特点，应与青壮年人的治法及药量有所区别。小儿生机蓬勃，新陈代谢旺盛，但其气血未充，脏腑娇嫩，正气怯弱，一旦患病，易虚易实，易热易寒，变化快速。故治疗小儿病时，忌用峻药猛攻之法；除虚证之外，少投大补；用药分量宜稍轻。考察小儿多患麻（麻疹）、痘（水痘）、惊（急惊、慢惊）、疳（疳积、消化不良、虫积）等四大证，百日咳、肺炎喘嗽、痢疾泄泻等亦属常见。对老年人及小儿病论治较为全面而中肯者，首推古代医家吴有性，他在《温疫论·老少异治论》云："凡年高之人，最忌剥削（过度攻伐）。设投承气（泻下剂），以一当十；设用参术（补益剂），十不抵一。盖老年荣卫（气血）枯涩，几微之元气易耗而难复也。不比少年气血生机其捷，其气勃然，但得邪气一除，正气随复。所以老年慎泻，少年慎补，何况误用也。亦有老年高禀厚（体质强），年少，赋薄（体质差），又当从权（权宜之法），勿以常论"。

（2）性别不同，分立专科

男女性别不同，各有其不同的生理特点和病理表现。生理特点，如男子一般体形多壮实，气力较猛；女子体质则比较柔弱，气力较小。由于妇女有胎、产、经、带、哺乳等特殊情况，发生病症时，必须考虑专科之特点。我国早在宋代便明确分出妇产专科，又称为女科。专科之中有专病，专病有专治，故对专病之治疗应体现出专科专病之特色。如在受孕有胎时，对峻下、破血、滑利、走窜伤胎或有毒药物，明文规定禁用或慎用。又如产后病具有多虚、多瘀之特点，不论何种产后病症，其气血亏虚明显者，应兼顾使用补气益血之治法；其气血瘀滞者。宜兼用活血化瘀及行气导滞之法。妇产科还有不孕症、月经失调、痛经、崩漏、乳痈等病症，现代已发展到专科专病论治之高水平。

既往中医学基本理论发展滞后，在脏象学说中，未能确立生殖脏腑（器）为正式重要脏腑。把男性的生殖脏器（腑）常包括在“中医的肾”（含解剖学的肾和肾上腺）范围内，故把睾丸称为“肾子”，阴囊称为“肾囊”，男子的性功能包含在肾和肾上腺（命门）的生理功能之内。男子特有的遗精、滑精、阳萎、早泄、前列腺炎、精囊腺炎、精液异常或性功能障碍导致的不孕症等，其治疗方法大都概括在“中医肾病”范畴内。解放后，为适应现代宏观医学的高速发展，不少专家学者写过论著主张成立男性专科，又称之为“男性科”或“男科”。至80年代，我国第一套大型系列《中华中医男科学丛书》由北京中医药大学王琦教授主编，标志着我国宏观医学的男性学科获得长足发展。把宏观医学男性学科与微观医学男性学科有机结合起来，尤其是辨证论治与辩因论治有机结合起来，促使男性学科的医理水平及诊疗技术的提高，必将突飞猛进，后来居上。

（3）体质差异，治法不同

由于先天禀赋和后天调养各不相同，故人体之体质有肥瘦、强弱、寒热及阴阳特征之分别，尽管某些人患有同样的疾病，其治法用药亦有所不同。一般来说，体质强壮，偏阳热之体，病多实证热证；体质怯弱，偏阴寒之体，多患虚证寒证。前者治法以清热泻实为主，后者治法以温热补虚为主。对阳盛阴虚之体，慎用燥热伤阴之剂；对阳虚阴盛之体，忌用寒冷伤阳之品。肥人多夹气虚寒湿，治宜配合补气散寒祛湿之法；瘦人多易阴虚火旺，治宜配合滋阴降火之法。体质强弱不同，对药物的毒副作用耐受性亦不同。故对于毒副作用偏大之药物，体质差者要慎用，或用量要轻；体质强者，才能按常用量使用。《灵枢·论痛篇》云：“胃厚、色黑、大骨及肥者皆胜毒；故其瘦而薄胃者，皆不胜毒也。”《素问·五常政大论》云：“能毒者以厚药，不胜毒者以薄药。”此外，有些患者由于体质因素特别或免疫功能低下，对中、西药物极易产生“过敏性反应”。对于这些属于“过敏体质”者，临床诊疗用药应特别注意提高警惕。

（4）职业不同，证治有别

职业不同，工作环境差劣，对疾病之发生及治疗都具有相当大之影响。如从事脑力劳动者（古代所谓劳心者），体质多柔弱，每因思虑过度，易患神经衰弱（怔仲不寐）、植物性神经功能紊乱、癔病、更年期综合征等，宏观多属于阴阳气血虚衰之功能性疾病，治宜补虚安神扶正，调和阴阳气血为主，少用攻伐之剂，养精蓄锐，缓而图之。如从事体力劳动者（劳力者），体质多壮实，病多为实证，治宜用泻法、清法，若需使用补法时，注意避免过补而留邪。从事厂矿劳动之人，应注意排除有否重金属中毒、矽肺、放射性物质致病，有则按职业病论治之。如从事水湿环境工作，易得风湿痹证（关节炎之类），辨证以风胜者为“行痹”，治宜疏风通络，宣痹止痛；以寒盛者为“痛痹”，治宜温经散寒，和营止痛；以湿盛者为“着痹”，治宜祛湿宣痹，通经活络；以热胜者为“热痹”，治宜清热解毒，活络通痹。长期在烈日下或从事高温作业者，易发生中暑，多以清暑益气，生津养阴为治。长期从事搬运作业或体育工作者，易患筋骨肌肉损伤或关节疼痛，除按照扭挫伤或痹证论治外，多配合采用理疗治法。久坐过多或过度安逸者，因静脉瘀血，郁久发炎，易患痔疮，治宜清热活血，化瘀消痔。总之，贯彻劳逸结合的原则，对防治职业病具有重要的指导意义。

（5）精神情绪失常，注重心理治疗

人体不同的精神状态和情绪，会引起不同的病理改变。出现以功能性病变为主的复杂病证（兼有器质性病变）。这类病人，宏观涉及心脑、肝胆、胰（脾）胃、肾与生殖脏器等脏腑功能病变，表现为“七情内伤”之病症。微观属于中枢神经系统及植物性神经系统的功能紊乱症。故治疗时，必须着重照顾精神、思维、情绪变化的特点，除了适当的药物之外，更重要的是进行积极的心理治疗。

所谓“心理”，来源于二千多年前中医《内经》有关“心主神明”及“心脑相应”之道理。所谓“神明”，概括了精神、情志、思维、意识、聪明、智慧等生理功能活动，通过“心脑相应”之桥梁作用，发展成为现代“脑主神明”之新理论。一般所说的身心健康，是指精神、思维、情志等心理健康；所谓心理疾病，即是指精神、思维、情志变化障碍而产生之疾病。心理疾病可简称“心病”，故有“心病要用心药（精神类药物）医”之说。

近代所称的“心理卫生”，简而言之，“心理卫生”是研究和讲求心理健康的道理。一百年前，起源于美国，1908 年比尔斯写成一本新书，名为《自觉之心》，抒发出内心的感受，动员愈来愈多人关心精神病的预防和研究。开展了声势浩大的心理卫生运动。随后向世界各国扩大发展，建立了世界性心理卫生组织。中西医理论相结合的产物，形成了“卫生心理血”，最新发展形成“医学心理学”。

“医学心理学”是一门新兴学科。它横跨于社会科学和自然科学两大领域，主要研究人类如何保持心理健康，预防和治疗心理疾病，提高心理健康水平。“医学心理学”包括有临床心理学；变态心理学；神经心理学；护理心理学；缺陷心理学；药物心理学等。凡是心理学都属于思维科学之范畴，医学心理学是人类特有的医学卫生新科学。

随着现代经济文化和科学技术的发展与进步，社会学和心理学的进步也适应了医学模式从生物学模式向“生物—心理—社会”医学模式转变的需要，心因性精神病和身心疾病、变态人格、行为适应不应等疾病似乎用单纯生物学因素难以阐明。因此，也愈来愈多人们注意到心理和社会因素的致病作用，据国内外有关方面的资料，报道各种身心疾病的发病率占人类发病总量的 50% ~ 80%，它不但影响到疾病的发生，同时影响到疾病的发展与转归，还影响到对疾病的预防与治疗。

宏观心理治疗，主要体现为对精神情志太过与不及的治疗。所谓“七情内伤”，是指怒、喜、忧、思、悲、恐、惊等情志的损伤，七情之间存在着相互促进（相生）与相互抑制（相克）的关系，当其生克制化关系遭破坏便发生疾病。调整恢复其协调平衡，意味着进行了积极的心理治疗。例如，根据“以其胜治之”的治则，即是“恐胜喜”、“喜胜悲”、“悲胜怒”、“怒胜思”、“思胜恐”。说明七情病变的心理治疗中具有突出的互相制约联系。

所谓心理状态，其实是由对立统一法则所组成。这一法则在宏观医学上称为“阴阳法则”。精神情志的对立统一，如自信与自卑，勇敢与怯懦，充实与空虚，镇静与焦虑等。前者属于积极的心理状态，后者属于消极的心理状态；积极的心理状态，代表人体的正气，消极的心理状态代表致病的邪气。在正不胜邪而产生情志病变时，要善于进行心理治疗，要化消极因素为积极因素，相当于使用“扶正祛邪”之治疗大法。

心理治疗，何以能证明其确具有疗效，微观医学可以用心理防卫功能进行解释。据生理学、医学心理学有关知识，人体拥有两大防卫生理系统，一是免疫系统（第一防卫系统），包括皮肤、黏膜、淋巴系统、胸腺、脾脏、扁桃腺等。其功能具有防止外邪（病原体）入侵，清除病原体，保持机体内环境平衡作之用；二是心理系统（第二防卫系统），包括大脑、神经系统、内分泌系统等。其防卫机制是通过神经调节，或神经—体液调节。归纳综合其防卫功能有保护人体的安全和尊严；维护自我人格完整；防卫并消除各种不良的社会、心理压力，适应外环境的自然条件和社会条件，并与之保持协调平衡；保持心身健康，达到机体内环境的协调平衡。对比以上两个防卫系统，其中第二心理防卫系统是人类所特有，其作用更为重要。

多项研究显示：通过神经—体液调节，处在心烦焦虑的患者，其免疫系统功能是不活跃的；而处在思想放松，情绪安定的患者，其免疫系统功能则是活跃而强盛的。联系气功养生与治疗，其主要机理在于入静，入静才能消除心烦焦虑。据观察，对于功能性疾病的治疗，静（沉）思常常可使病变有部分缓解。静（沉）思疗法出现了新势头，成为解除精神痛苦的保健运动之一部分。总而言之，精神情绪紧张、焦虑，会降低人体免疫系统功能；而精神情绪安稳，进入静（沉）思过程，可使机体的活动由消极变为积极，从而提高免疫系统功能，起到防病治病的良好作用。

第八章　中西医理疾病评析

以《内经》为代表著作的祖国医学宏观理论体系是科学的理论体系。古往今来，其指导着广大医务工作者临床实践，取得丰硕的成果，为中华民族和全球人民的医疗卫生保健作出了巨大的贡献。为适应医学科学不断向前发展的规律，古代宏观医学理论体系经过重大变革，大步向前发展，形成了现代宏观医学理论体系，其核心是八脏八腑配属十六经脉的脏腑经络体系。同时，恢复了中医学（宏观医学）亦是以解剖学为基础的基本特征。由于重要脏腑的解剖部位和组织结构明确落实，与现代解剖学基本一致，依据“物质结构决定功能表现”的原理，通过解剖学基础进行沟通，人体各脏腑的生理功能、病理变化，以及病因、辨证、诊断、治疗、预防、摄生等多方面的内容，都能互相对照、互相渗透、互相沟通、互相结合，完成中西医有机结合的历史使命，从而创立中国新医学模式。

本章从中西两种医学（宏观医学和微观医学）里选择五个不同专科的疾病，进行互相结合的示范举例。这在过去是无法沟通结合的。现在，依据《新医学原理》的阐释与解释，都可以逐一沟通结合。采用宏观医理与微观医理相结合汇编的五个疾病是：其一，内科疾病—脑中风（急性脑血管病），病变的脏腑是大脑。其二，内儿科疾病—病毒性心肌炎（病毒心悸），病变的脏腑是心脏。其三，儿科疾病—脊髓灰质炎（小儿麻痹症—软脚瘟），病变的脏腑是脊髓。其四，妇科疾病—阴道炎症（带下病），病变的脏腑是女生殖器（腑）。其五，皮肤科疾病—丹毒（丹毒—三焦流火），病变的脏腑是三焦（包含“经水”，解剖部位相当于淋巴系统）。

一、内科疾病

脑中风（急性脑血管病）

中风（Apoplexy），即急性脑血管病，又称脑中风、脑卒中、脑血管意外。系脑部或支配脑的颈部动脉病变引起的脑局灶性血液循环障碍，或脑实质内血管破裂而出血，导致急性或亚急性脑损害，出现突然仆倒，不省人事，偏瘫（半身不遂、口眼㖞斜），失语，昏迷等为主症的常见疾病。中风一词，最早见于汉代，《金匮要略·中风历节病脉症并治第五》云：“夫风之为病，当半身不遂，或但臂不遂者，此为痺，脉微而数，中风使然。”《内经》对中风病使用“偏枯”为病名，如《灵枢·刺节真邪篇》云：“虚邪偏客于身半，其入深，内居营卫；营卫稍衰，则真气去，邪气独留，发为偏枯。”还使用过仆击、大厥、薄厥等名称进行阐述。对突出的主症“半身不遂”，则使用偏风、身偏不用等名称记载。对于中风致病原因的认识，唐宋以前偏重于“外风学说”；唐宋以后则偏重于“内风学说”。近代进一步认识到与大脑的血管病变直接相关，正如《医学衷中参西录·治内外中风方》云：“内中风之证，曾见于《内经》。而《内经》初不名为内中风，亦不名为脑充血，而实名之为煎厥、大厥、薄厥。……盖肝为将军之官，不治则易怒，因怒生热，煎耗肝血，遂致肝中所寄之相火掀然暴发，挟气血而上冲脑部，以致昏厥。”宏观落实脏腑病变的解剖部位在于脑，故应把中风的病名确定为脑中风、脑卒中。微观病名为脑血管病，宏观与微观统一。在古代，中风乃是“风、痨、臌、膈”四大危重病证之首，死亡率甚高，危害性极大。在老年人病中，中风、心脏病及癌肿已成为三大主要死因之一。

中风的另一特点为脑受损症状的局灶性，并与脑部血管血液供应的分布有密切的联系。无论缺血性中风与出血性中风，都与血管的分布，以及病变的好发部位有关，故必先认识与病变相关的解剖学结构和有关的生理功能及病理变化。

【脑血管的解剖学结构】

脑的血液由颈动脉系统和基底动脉系供应。颈动脉系统主要通过颈内动脉，以及它的分支眼动脉、后交通动脉、前脉络膜动脉、大脑前动脉及大脑中动脉供应眼球及大脑半球前3/5的血液。基底动脉系统主要通过两侧椎体动脉、基底动脉、小脑上动脉、小脑前下、后下动脉和大脑后动脉供应大脑半球后2/5部分（枕叶和颞叶底部）、丘脑后半部、脑干、小脑的血供。

两侧大脑前动脉之间由前交通动脉互相沟通；大脑中动脉和大脑后动脉之间由后交通动脉沟通，在脑底形成了一个脑的基底动脉环（称Willis环）。

基底动脉环是脑部最重要的侧支循环，对沟通脑前后及左右的血液供应，以及在血管病变时的调节及平衡作用极为重要。但脑底动脉环的发育异常相当常见（尸检资料发现为48%），影响了在血管病变时的侧支循环建立。因此，临床上有时发现有1根或2根大血管闭塞，但可以完全没有任何症状。而有些病人因血管有发育异常，不能迅速地建立侧支循环而导致严重脑梗塞。

其它的侧支循环有：颈外、颈内动脉的吻合支，例如颈外动脉的面动脉与颈内动脉的眼动脉之间，枕动脉的脑膜支与大脑后动脉分支之间，颈外动脉的上颌动脉，通过鼓室前动脉、脑膜中动脉与颈内动脉的颈—鼓室动脉及大脑中动脉分支之间。在大脑中、前、后动脉的远端软脑膜分支之间也存在吻合支，但该处的侧支循环作用不是很大。

【脑血液循环的生理与病理】

成人脑的重量约1400克，占总体重的3%左右，但心脏输出的血液约有16%～17%供应脑。每分钟有350ml血液经颈动脉进入脑部，通过基底动脉供应100～200ml。说明脑是一个代谢非常旺盛的器官，但脑细胞几乎没有能源储备，需要循环不间断地供应氧和葡萄糖。要维持正常的脑功能，每24小时内需要不间断地供应150克葡萄糖和72升氧。因此，脑对缺血、缺氧特别敏感。若血流完全被阻断，30秒钟脑代谢开始改变，1分钟后神经功能停止活动，5分钟后因缺氧而开始一系列的变化，最后导致脑死亡。若富含氧气的血流能很快地重新恢复供应，损害可以逆转。中断5～10分钟则可引起脑组织不可逆的损伤。因此，对于心跳停止或各种原因导致脑供血停止的患者必须争分夺秒地抢救，必须在脑组织发生不可逆损伤前的短短时间内恢复血液供应。

健康成人的脑血流量（CBF）为每100克脑组织每分钟40～50ml。脑各部位的血流量是不相同的，如灰质比白质高，额区比顶、颞区高。维持正常的CBF主要处决于脑灌注压和脑血管阻力，在一定范围内CBF与脑灌注压（平均动脉压—平均静脉压）成正比，与脑血管阻力成反比。在正常情况下，平均动脉压在70～110mmHg范围内变动，高血压时自动调节的上限范围可以上移。机体通过自动调节机制（Bayliss 效应），能使总 CBF 维持恒定。脑血管阻力主要取决于颅内压、血液黏稠度及脑动脉管径大小，其中动脉管径是最重要因素，尤其是脑小动脉的收缩与扩张。植物神经对脑动脉舒缩调节作用不大。颅内一些较大的动脉由颈交感神经末梢分布，颈星状交感神经节阻滞后并不引起明显的脑血管扩张及 CBF 增加。脑血管调节主要是体液调节，氧吸入使动脉内氧分压（PaO_2）增高，脑动脉收缩和 CBF 减少。动脉内二氧化碳分压（$Pa-CO_2$）增高使脑血管扩张，CBF 增加。动脉内 $PaCO_2$ 增高，动脉血 pH 改变是扩张脑血管增加 CBF 的最强因素。

维持脑代谢的最低 CBF 为 20ml/100g/min，低于该水平就会引起脑缺血，最终造成脑梗死。脑梗死的产生和低血流持续的时间有关。动物实验证实，缺血后存在一个“时间窗”，若实验动物脑血流阻断后，在 3～4 小时内，人脑在 6 小时内恢复正常脑血流者，受损脑组织有逆转可能。因此，“时间窗”也是一个“治疗窗”，临床上应尽可能在 6 小时之内给予溶栓药物，使脑组织能及时得到血流，神经功能得到恢复。事实上，上述“治疗窗”的时间并不是一成不变的，而是根据每个人的具体情况不同而变的。糖尿病患者“治疗窗”的时间短于无糖尿病者。在临床治疗中应根据具体情况具体处理，但是脑梗塞 12 小时后作溶栓治疗使血流再通者，将造成明显的再灌注损伤，加重症状。当动脉血压低于 60mmHg 时，脑血流量显著减少，可引起脑功能障碍（如昏厥）；反之，当动脉血压超过脑血管自身调节的上限时，脑血流量会明显增加，可导致脑水肿和脑功能障碍，过高之血压甚至会引起脑血管破裂，产生脑出血（脑内溢血）。

【脑中风的病因】

（一）微观病因

脑血管疾病是血管源性脑部病损的总称，是全身性血管病变或系统性疾病在脑部的表现。仅有一小部分是局部的脑血管病损，如先天性动脉瘤，动静脉畸形（AVM），或因脑部肿瘤或因外伤累及血管。引起脑血管的病因可分为血管因素，血液动力学因素及血液因素等。

1. 血管因素

主要是动脉硬化，包括动脉粥样硬化及高血压性小动脉硬化，其他血管因素有脑动脉炎，动脉栓塞等。糖尿病及高脂血症，可以促使动脉硬化形成。药物过敏或中毒，以及外伤等也可造成血管损害。

2. 血液动力学因素

主要是高血压及低血压。高血压造成细小动脉硬化及玻璃样变，易破裂出血。高血压会损伤血管内膜，促进动脉粥样硬化。血压突然剧烈下降（如心跳骤停或大量出血时）可造成严重脑缺血或脑梗塞。

3. 血液因素

主要为血液病，如白血病、贫血、红细胞增多症等情况。血液流变学异常，如高血脂、高胆固醇血症，血黏度增高及糖尿病等因素。

4. 其他

①血管外因素的影响，主要是大血管邻近的病变（如颈椎病、肿瘤等）压迫，影响供血不全。②颅外形成的各种栓子等。

（二）宏观病因

1. 积损正衰

“年四十而阴气自半，起居衰矣。”年老体弱，或久病气血亏损，元气耗伤，脑脉失养。气虚则运血无力，血流不畅，而致脑脉瘀滞不通；阴血亏虚则阴不制阳，内风动越，挟痰浊、瘀血上扰清窍，突发本病。《景岳全书·非风》云：“卒倒多由昏愦，本皆内伤积损颓败而然。”此病因多导致缺血性中风。

2. 劳倦内伤

“阳气者，烦劳则张。”烦劳过度，易使阳气升张，引动风阳，内风旋动，则气火俱浮，或兼挟痰浊、瘀血上壅清窍脉络。因肝阳暴张，血气上涌而骤然中风者，病情多重。此一病因可产生出血性中风，亦可发生缺血性中风。

3. 胰（脾）失健运，痰浊内生

过食肥甘醇酒，致使胰（脾）胃受伤，胰（脾）失运化，痰浊内生，郁久化势，痰热互结，壅滞经脉，上蒙清窍；或素体肝旺，气机郁结，克伐胰（脾）土，痰浊内盛；或肝郁化火，烁津成痰，痰郁互结，携风阳之邪，窜扰经脉，发为本病。此即《丹溪心法·中风》所谓“湿土生痰，痰生热，热生风也。”因饮食不节内生之痰浊乃指经脉中之痰浊，非呼吸道中之痰饮也。此一病因可导致缺血性中风，亦可引发出血性中风，二者俱有。

4. 五志所伤，情志过极

七情失调，肝失条达，气机郁滞，血行不畅，瘀结脑脉；暴怒伤肝，则肝阳暴张，或心火暴盛，风火相煽，血随气逆，上冲犯脑。凡此种种，均易引起气血逆乱，上扰脑窍而发为中风。尤以暴怒引发本病者最为多见。此一病因多导致出血性中风。

【脑中风的病证分类及临床表现】

脑中风是一个较为复杂的脑血管病变。它主要分为缺血性中风和出血性中风两大类型。缺血性中风的病症包括短暂脑缺血发作、脑血栓（动脉硬化性脑梗塞）及脑栓塞；出血性中风的病证包括原发性脑出血及蛛网膜下腔出血。脑血栓在各类型脑中风中发病率最高，约占70%左右。

（一）脑血栓形成的临床表现

病人60岁以上有动脉硬化者多见，男性稍多于女性，有高血压、糖尿病、红细胞增多症及吸烟者发病率较高，约25%患者病前曾有短暂脑缺血发作病史。可有某些未加注意的前驱症状，如头晕、头痛等。常于睡眠中或安静休息时发病。多数典型病例在1～3天内达到高峰。

临床上出现的局灶性损害症状随受累血管的分布而定。颈动脉系统脑梗塞（脑血栓）表现为一侧大脑半球受累，病损对侧中枢性偏瘫、中枢性面瘫及舌下神经麻痹，对侧感觉障碍。主侧半球病损常伴有不同程度的失语。特定部位损害可出现失读、失写、失认或顶叶综合征。非主侧半球病损可出现对侧偏瘫无知症。发病初期病人可有两眼向病灶侧凝视。如果瘫痪和感觉障碍以面部及上肢为重，大脑中动脉供血区梗塞可能较大，大脑前动脉的梗塞以对侧下肢瘫痪为重。椎基动脉系统梗塞主要影响脑干及小脑的功能。临床表现为交叉性瘫痪，交叉性感觉障碍，眩晕、复视、眼肌麻痹、构音障碍、吞咽困难等颅神经麻痹症状，及肢体共济失调。重者出现不同程度的意识障碍及四肢瘫痪。

完全性中风系指在起病 6 小时内病情即达高峰，病情一般较重，可有昏迷。进展性中风则指局限性脑缺血逐渐进展，数天内呈阶梯式加重。此外，尚有几种较为特殊的临床分型：

1. 缓慢进展型　在起病 2 周以后症状仍逐渐进展。常与全身或局部因素所致的脑灌流减少、侧支循环代偿欠佳、血栓向近心端逐渐扩展等有关。此型易与颅内肿瘤、硬膜下血肿等病发生混淆。

2. 大块梗塞型　由于较大动脉或广泛性梗塞引起，往往伴有明显的脑水肿、颅内压增高，可发生出血性梗塞。患者意识丧失，病情严重，常难与脑出血鉴别。

3. 可逆性缺血性神经功能缺损（简称 RIND）　此型患者症状体征持续超过 24 小时，但在 2～3 周内完全恢复，不留后遗症。可能是由于侧支循环迅速而充分地代偿，缺血尚未导致不可逆的神经细胞损害；形成的血栓不牢固；或伴发的血管痉挛及时解除等机制的结果。

4. 腔隙性梗塞　此型是持续性高血压、小动脉硬化引起的一种特殊类型的脑血管病。系起源于直径为 100～400um 的深穿支闭塞而产生的微梗塞。晚期因微小的软化灶内的坏死组织被清除后，遗留小的囊腔得此名称。一般腔隙的直径多在 10mm 以下，少数可为 10～20mm 的巨大腔隙。多发性的腔隙则称为腔隙状态。主要见于深穿支的供血区，如壳核、内囊、丘脑、脑桥基底部、幅射冠等处。

（二）脑出血的临床表现

多见于 50 岁以上高血压病人。常在白天活动、或在过分兴奋或情绪激动时发病。脑出血发生前常无预感，个别人在出血前数小时有短暂的行动不便，言语含糊或短暂意识模糊。绝大部分病人突然起病，在数分钟到数小时内病情发展到高峰。临床表现依出血部位、累及范围及全身情况而定。发病时剧烈头痛伴频繁呕吐，可合并胃肠道出血，呕吐物呈粟壳色，意识逐渐模糊，常于数十分钟内转为昏迷。呼吸深沉带有鼾声，脉搏缓慢而有力，面色潮红或苍白，全身大汗淋漓，大小便失禁，血压升高（收缩压达 180mmHg 以上）。若意识障碍不深时可见明显偏瘫、失语等情况。但在深昏迷时四肢呈弛缓状态，局灶体征较难发现，需与其它昏迷状态相鉴别。多数病人脑膜刺激征阳性。瞳孔常有双侧不等，早期变小，脑疝后散大。眼底可见动脉硬化、出血。针刺瘫痪侧肢体时无反应。

1. 壳核出血（35%～50%）为最常见出血部位。大的壳核出血病人在数分钟到数小时内出现嗜睡或进入昏迷。当血肿扩大并累及内囊时，会出现病灶对侧偏瘫及中枢性面瘫，同向偏盲和两眼向病灶同向凝视，不能看向偏瘫侧。

2. 丘脑出血（10%～15%） 发病早期常有意识丧失，但在清醒者常可发现对侧偏身感觉障碍早于对侧偏瘫。常伴有同向偏盲。丘脑出血可造成两眼向上凝视障碍，但不会出现两眼侧向凝视障碍，这是和壳核出血的鉴别点。

3. 桥脑出血（10%～15%） 起病即出现昏迷。一侧少量桥脑出血可出现偏瘫，但多数累及两侧桥脑，除深昏迷外，双侧瞳孔针尖般缩小，但对光反应存在。四肢瘫痪或呈去脑强直，伴中枢性高热及呼吸困难，预后很差。

4. 小脑出血（10%～30%） 突然发病，通常神志清楚，首发症状为后枕部痛，伴严重的反复呕吐及眩晕，继之出现行走不稳或不能行走、手部动作笨拙等共济失调症状。神经系统检查可发现眼球震颤、共济失调等小脑体征。通常肢体瘫痪症状不明显，亦无浅感觉障碍。随着病情进展，当血肿增大压迫脑干或破入第四脑室，可引起对侧偏瘫及枕大孔疝，病人很快进入昏迷，呼吸不规则或停止。因此，凡拟为小脑出血或有可能者应尽快作头颅 MRI 予以证实，并积极进行手术治疗之。

【脑卒中的诊断与鉴别诊断】

综合分析脑卒中的发病原因及临床表现，首先区分出脑卒中属于缺血性中风还是出血性中风，然后再与相关的疾病相鉴别。

中年以上高血压及动脉硬化患者，在安静状态下突然起病，于 1～3 天内达到最严重程度的脑局灶性损害症状；并且这些症状又可归纳为脑部某一血管供血区的功能损害，无脑膜刺激征，脑脊液正常，多无意识障碍，临床上应考虑有缺血性中风之可能。有明显感染史的，需除患外动脉炎的可能。老年人病情呈逐渐进行性加重者，应作 CT 或 MRI 等检查，除外颅内原发性或转移性肿瘤，及颅内血肿的可能。

在缺血性中风中，以脑血栓较为多见，而脑栓塞的栓子来源 80% 为心源性，故要注意检查发现心脏异常，或其它末梢栓塞，加以鉴别。

出血性中风以脑出血为常见，多在白天活动状态下，或情绪激动，或兴奋过度而突然发病。常伴有剧烈头痛、频繁呕吐、肢体偏瘫、失语等症，意识逐渐模糊，迅速转为昏迷而倒仆。蛛网膜下腔出血则以剧烈头痛而颈项强硬，脑膜刺激征最为明显。脑卒中诸病证的鉴别诊断，具体详见附表各项指征。

宏观鉴别诊断：脑卒中不论缺血性还是出血性，多有半身不遂之偏瘫，常伴有口眼㖞斜（面瘫）及语言不利。其中脑栓塞病症，多出现某肢体之局瘫。痫证（癫痫）亦有突然昏仆的见症，昏迷时四肢抽搐，口吐涎沫，或作异常动物叫声，醒后一如常人，且肢体活动正常，发病以青少年居多。厥证，有神昏常伴四肢厥冷，一般移时苏醒，醒后无半身不遂、口眼㖞斜、语言不利等症。痉证以四肢抽搐，颈项强直，甚至角弓反张为主症。病发亦可伴见神昏，但多出现在抽搐之后，亦无半身不遂、口舌歪斜等症。痿证有肢体瘫痪，活动无力，以双下肢瘫或四肢瘫为多见，患肢多肌肉痿缩，或见筋惕肉润，而脑中风的肌肉萎缩多见于后遗症期，因废用所致。

表 8－1　脑卒中病证鉴别诊断表

鉴别要点	缺血性卒中		出血性卒中	
	脑血栓	脑栓塞	脑出血	蛛网膜下腔出血
发病年龄	老年（60 岁以上）	青壮年	中老年(50～60岁)	不定
发病情况	安静、休息时	不定	活动、激动时	活动、激动时
发病缓急	较缓（小时、日）	最急（秒、分）	急（分、小时）	急（分）
发病常因	动脉粥样硬化	心脏瓣膜病	高血压	动脉瘤或 AVM 破裂
昏迷	较轻	多无或较轻	深而持续	短暂较浅
头痛	多无	多无	神志清楚者	剧烈
呕吐	少见	少见	多见	多见
血压	正常或增高	多正常	明显增高	正常或增高
瞳孔	多正常	多正常	脑疝时患侧大	患侧大或正常
眼底	动脉硬化	可见动脉栓塞	可见网膜出血	可见玻璃体下出血
偏瘫	多见	多见	多见	无
脑膜刺激征	多见	多无	偶有	明显
颈项强直	无	无	多有	多明显
脑脊液	多正常	多正常	血性压力高	血性压力高
TIA 史	多见	无	少见	无
高血压史	有或无	无	常见	无
CT	脑内低密度区	脑内低密度区	脑内高密度区	蛛网膜下腔或脑室内高密度区
MRI	T1w 低信号区	T1w 低信号区	T1w 脑内高信号区	T1w 蛛网膜下腔或脑室内高信号区
	T2w 稍高信号区	T2w 稍高信号区	T2w 脑内高信号区	
DSA	可见阻塞的血管	可见阻塞的血管	可见破裂的血管	可见 AVM 或动脉瘤

【脑卒中的分证治疗】

（一）脑血栓的治疗

缺血性中风的治疗以脑血栓的治疗为代表。脑血栓的治疗关键是处理好半暗区。该处脑组织缺血，但神经细胞尚存活，若能尽快恢复脑血流，可减轻继发性神经元损伤，改善一部分脑功能。因此，脑血栓急性期的治疗原则是：尽早除去动脉内血栓，解除阻塞，增加或改善缺血区的血液供应。降低脑代谢，保护脑细胞。控制脑水肿，防治脑疝。防治各种并发症及合并症。

1. 急性期治疗

（1）护理及全身状况的处理　调整血压，保持呼吸道通畅，维持氧气供应，治疗肺及泌尿道感染，注意水及电解质平衡，以及防治褥疮等。

（2）稀释血液、降低血黏度、促进侧支循环　常用低分子右旋糖酐（平均分子量 2～4 万），它能扩容、稀释血液、降低血黏度、减少血细胞的聚集，有利于促进侧支循环及改善微循环。给药前应作皮肤过敏试验，通常每次 500ml，静脉滴注，每日 1～2 次，10～14 日为一疗程。多种“活血化瘀”，“行气活血”的中药都有抗血细胞聚集，降低血黏度，促进微循环的作用。常用药物有丹参、川芎、葛根（黄酮）、灯芯草及黄芪等。血液稀释疗法的疗效尚有争议。

（3）溶解血栓　是目前国际上认为最具前途的一种治疗措施。它有严格的治疗时间窗的限制。使用指征为：发病在3～6小时内；意识清醒；头颅检查证实无颅内出血；无全身出血倾向；家属理解配合。目前常用制剂有以下几种：

①重组组织纤溶酶激活剂（rt－PA）该类药物应在发病6小时内应用。常用剂量为0.85mg/kg。先将总剂量的10%作静脉推注，余下的90%剂量在1小时内由静脉中滴入。

②尿激酶（Urokinase）　目前国内应用颇多。推荐剂量为100万单位静脉给药，其中10%首次静脉推注，其余的置于葡萄糖水中滴入。若效果不满意，可予静脉内追加20万单位。最大剂量为150万单位。

（4）抗凝治疗　急性脑梗塞是否应用抗凝治疗意见不一，通常认为抗凝治疗仅对进展型中风及脑栓塞的预防有一定疗效，但易诱发出血性并发症，需谨慎使用，严格掌握适应症及禁忌症。国人用量往往只需西方人的1/3。常用制剂有：

①低分子肝素　常用方法为4100单位，皮下注射（不能肌注），每日2次，10天为一疗程。

②普通肝素3125单位（1/4支）　静脉滴注，每日2次，10天为一个疗程。

③华法林（Warfarin）　口服：每次0.2～0.5mg/kg，维持量2～8mg/日。治疗中密切随访KPT和TT，需持续用药至少3～6个月。

（5）降纤治疗　通过降低纤维蛋白原以达到间接抗凝和溶栓作用。常用制剂有：

①东菱精纯克栓酶　初次用量10Bu，以后隔天静脉滴注5Bu，总共用3次。最好在急性脑梗塞后6～24小时内即开始应用。

②降纤酶　国内应用较广泛。首次剂量与东菱克栓酶同，静脉滴注10Bu，以后隔日5Bu静脉注射。适用的时间窗与东菱克栓酶同。

（6）脱水治疗　脑梗塞后脑组织有不同程度的水肿，可适当选用脱水剂。常用药物有：

①20%甘露醇静滴，每日1～4次。应用时需注意肾功能损害，不宜常规应用。

②人体白蛋白，20%人体白蛋白5～10克静脉推注，每日1～2次，适用于大块脑梗塞，发病24小时后应用。

③皮质固醇类激素，若无伴发糖尿病及严重的继发感染，可考虑应用激素。暂短应用地塞米松或甲基强的松龙静脉滴注，对重证病人消除脑水肿往往有效。

（7）脑神经元保护剂 ·到目前为止，经动物实验和临床证实具有保护神经元作用的药物不多。

①脑复康　脑梗塞急性期治疗，每次4.0g，每日2次，静脉滴注。恢复期剂量为0.8～1.2g，每日3次口服。副反应有腹胀、纳减，偶有GPT增高。

②胞二磷胆碱　500mg加于5%葡萄糖水中静脉滴注，每日1～2次。临床疗效不肯定，有文献认为具有神经元保护作用。

2. 恢复期治疗

（1）抗血小板聚集药物：①阿司匹林每次口服30～50mg，每日1～2次。长期应用可减少复发几率。②塞氯匹定（Ticlopidine）常用剂量为250mg，每日1次。

（2）改善脑循环药物

①钙通道阻滞剂　常用药物有：尼莫地平（Nimodipine）口服剂量为40～60mg，每日

3～4次。桂利嗪（脑益嗪，Cinnarizine）口服每次25～50mg，每日3次。氟桂利嗪（西比灵，Flunarizine），口服每次5mg，每日1～2次。有锥体外系和抑郁等副反应。

②其他　如甲胺乙吡啶（Betahistine），环已扁桃酸（Cyclospasmol），已酮可可碱，及银杏制剂等均可应用。

③中药与针灸，康复疗法均可同时应用。

（二）脑出血的治疗

脑出血急性期的主要治疗原则是：防止进一步出血、降低颅内压和控制脑水肿、维持生命机能和防治并发症。脑出血发病24小时后，病人死亡的主要原因是各种并发症及脑水肿。因此，基础护理，维持水及电解质平衡，控制感染及维护好心肾功能等措施是极为重要的。

1. 一般治疗

（1）为防止出血加重，首先要保持病人安静，避免不必要的搬运。要保持呼吸道通畅，勤吸痰，通常需要作气管内插管或气管切开术。

（2）严密观察意识、瞳孔、血压、心律及血氧饱和度等生命体征。保持血压稳定和心功能正常。收缩压控制在150～160mmHg为妥。

（3）要重视基础护理，防治泌尿道、呼吸道感染及褥疮等并发症。昏迷病人需安置鼻饲管，以利抽吸胃内容物，防止呕吐引起的窒息。若无消化道出血可予胃管内补给营养品及药物。保持电解质平衡，维持营养及适当的入水量。

（4）若并发感染应选用适当的抗生素。

2. 脱水剂应用

病人意识障碍逐渐加重，频繁呕吐，血压升高及心率减慢往往提示脑水肿，及可能出现脑疝。因此控制脑水肿，降低颅内压极为重要。

（1）应用20%甘露醇250ml，每日2～4次静滴。短期应用，但不主张把甘露醇作为预防脑水肿用。

（2）速尿20～40mg静脉推注，每日2～4次。既可降低颅内压，又能降血压。

（3）10%复方甘油或甘油果糖均可应用。

3. 保护脑细胞

近年来有研究认为，出血性脑水肿和出血灶周围的凝血酶及脑组织缺血有关。主张在脑出血时可应用脑细胞保护剂，如GABA激动剂及酶的抑制剂（如抑肽酶等），但效果不肯定。

4. 止血药的应用

出血性中风一旦发生，止血药对已经逸出血管之出血并无效果，但对继续出血或合并消化道出血或有凝血障碍时，仍可使用。常用的药物有：6－氨基已酸（EACA）、对羧基苄胺（抗血纤溶芳酸，PAMBA）、止血环酸（AMCHA）、安络血、止血敏、仙鹤草素等。并发消化道出血时，尚可经胃管鼻饲或口服云南白药、三七粉、氢氧化铝凝胶及/或冰牛奶、冰盐水等。

5. 手术治疗

血肿在皮质下、壳棱（大脑半球血肿量大于30ml）或小脑半球（血肿量大于10ml），意识状态处于中、浅昏迷，或从清醒刚转入浅昏迷者，或早期出现脑疝表现时应考虑手术治疗。年龄过大，病情迅速恶化，出现脑干损伤症状及有严重其他系统并发症或多脏器功能衰竭者，不宜手术。脑叶出血手术效果较好，大脑半球深部如丘脑以及脑干的血肿清除效果不佳。小脑出血死亡率高，应及早诊断，作血肿清除术（血肿量大于10ml）或作侧脑室引流术，均能得到良好疗效。

据以张祥建教授为首的多中心脑出血课题组2007年研究成功的新治疗模式，应用早期微创手术去除血肿可以有效地减轻脑损伤，促进脑组织恢复，显著降低致残率和病死率，提高患者日常生活能力，改善了生存质量。该项诊疗技术正在全国大范围推广使用。

6. 康复

针灸、体疗等均可应用。

（三）宏观辨证论治

一般对比体会：微观脑卒中急性期的治疗，相当于宏观“中脏腑”重证的治疗；微观恢复期的治疗，相当于宏观“中经络”轻证的治疗。常见的证型有：

1. 缺血性中风偏多的证型

（1）气虚血瘀型

症状：半身不遂，口舌歪斜，语言蹇塞或不语，偏身麻木，面色㿠白，气短乏力，口角流涎，自汗出，心悸，手足肿胀，舌质暗淡，舌苔薄白或白腻，脉沉细。

治法：益气活血，扶正祛邪。

方药：补阳还伍汤化裁。

本方重用黄芪补气，配伍当归养血，赤芍、川芎、桃仁、红花、地龙以活血化瘀通络。此方亦适用于中风病恢复期和后遗症期的治疗。

（2）阴虚风动型

症状：半身不遂，口舌歪斜，舌强言蹇或不语，偏身麻木，烦躁失眠，眩晕耳鸣，手足心热，舌质红绛或暗红，少苔或无苔，脉弦细数。

治法：滋养肝肾，潜阳熄风。

方药：镇肝熄风汤化裁。

方中龙骨、牡蛎、代赭石镇肝潜阳；龟板、白芍、玄参、天冬滋养肝肾之阴。又重用牛膝辅以川楝子引气血下行，合茵陈、麦芽以清肝舒郁，并可配以勾藤、菊花熄风清热。

（3）风痰瘀血，痹阻脉络型

症状：半身不遂，口舌歪斜，舌强语蹇或不语，偏身麻木，头晕目眩，舌质暗淡，舌苔薄白或白腻，脉弦滑。

治法：活血化瘀，化痰通络。

方药：化痰通络汤化裁。

方中半夏、茯苓、白术健胰（脾）化湿；胆南星、天竺黄清化痰热；天麻平肝熄风；香附疏肝理气，调畅气机，助胰（脾）运以化湿；又配以丹参活血化瘀；大黄通腑泻热凉血，以防腑实，此大黄用量宜轻，以除痰热积滞为度，不可过量。

特别提示：缺血性中风急重证的治疗，近年可选用新中药针剂快速给药：脉络宁注射液、血栓通注射液、血塞通注射液、复方丹参注射液、刺五加注射液、黄芪注射液、灯盏花注射液等，效果更佳。

2. 出血性中风偏多的证型

（1）肝阳暴亢，风火上扰型

症状：半身不遂，偏身麻木，舌强语蹇或不语，或口舌歪斜，眩晕头痛，面红目赤，口苦咽干，心烦易怒，尿赤便干，舌质红或绛，舌苔薄黄，脉弦有力。

治法：平肝泻火通络。

方药：天麻勾藤饮化裁。

方中天麻、勾藤平肝熄风，生石决明镇肝潜阳，川牛膝引血下行，黄芩、山栀、夏枯草清肝泄火。伴眩晕头痛加菊花、桑叶；心烦易怒加丹皮、白芍；便干秘结加生大黄。若症见神识恍惚者，为风火上扰清窍，由中经络向中脏腑转化，可配合灌服牛黄清心丸或安宫牛黄丸以开窍醒神。若风火之邪挟血上逆，可加用凉血降逆之品以引血下行

（2）痰热腑实，风痰上扰型

症状：半身不遂，口舌歪斜，语言蹇塞或不语，偏身麻木，腹胀便干秘结，头晕目眩，咯痰或痰多，舌质暗红或暗淡，苔黄或黄腻，脉弦滑或偏瘫侧脉弦滑而大。

治法：化痰通腑。

方药：星蒌承气汤加味。

方中生大黄、芒硝涤荡肠胃，通腑泄热；栝蒌、胆南星清热化痰；可加丹参活血通络。

诊察苔黄腻、脉弦滑、便秘是本证的三大特征。热象明显者，加山栀、黄芩；年老体弱津亏者，加生地、麦冬、玄参。大便多日未解，痰热积滞较甚而出现烦扰不宁，时清时寐而谵妄者，此为浊气不降，携气血上逆，犯于脑窍，而为腑实证。正确掌握和运用通下法是治疗本证的关键。针对本证腑气不通而采用化痰通腑法：一可畅通腑气，祛瘀达络，敷布气血，使半身不遂等症进一步好转；二可清除阻滞于胃肠的痰热积滞，使浊邪不得上扰神明，气血逆乱得以纠正，达到防闭防脱的目的；三可急下存阴，以防阴劫于内，阳脱于外。

特别提示：出血性中风急重证的治疗，近年可选用新中药针剂快速给药：清开灵注射液、醒脑净注射液、穿琥宁注射液、炎琥宁注射液等，效果更佳。

3. 危、急、重的闭脱证型

脑中风出现闭脱之证是危急、重笃之征象，必须争分夺秒施治和抢救。闭证与脱证施治的区别：闭证以邪实内闭为主，属实证，急宜祛邪；脱证以阳气欲脱为主，属虚证，急宜扶正。闭证的主要表现是：突然昏仆，不省人事，牙关紧闭，口禁不开，两手握固，大小便秘，肢体强痉等。闭证根据热象之有无，又有阳闭与阴闭之分。阳闭有面赤身热，气粗口臭，烦扰不宁，舌苔黄腻，脉弦滑数等症。阴闭有面白唇暗，静卧不烦，四肢不温，痰涎壅盛，舌苔白腻，脉沉滑或沉缓等症。

（1）阳闭Ⅰ型—痰热上扰，内闭脑窍

症状：起病急骤，神昏或昏愦，半身不遂，鼻鼾痰鸣，肢体强痉拘急，项背身热，躁扰不宁，甚则手足厥冷，频繁抽搐，偶见呕血，舌质红绛，舌苔黄腻，脉弦滑数。

治法：清热化痰，醒神开窍。

方药：羚羊角汤配合灌服或鼻饲安宫牛黄丸。

方中羚羊角、珍珠母、竹茹、天竺黄清化热痰；石菖蒲、远志化痰开窍；夏枯草、牡丹皮清肝凉血。痰多者，加竹沥、胆南星；热甚者，加黄芩、山栀；神昏重者加郁金。

（2）阳闭Ⅱ型—血热妄行，上溢脑窍

症状：活动中突然昏仆，不省人事，半身不遂，口眼㖞斜，颈项强直，面赤身热，气粗口臭，鼾声雷鸣，或见抽搐呕血、四肢瘫痪，舌质红绛，苔黄，脉弦。

治法：清热熄风，凉血止血。

方药：犀角地黄汤合镇肝熄风汤加减。灌服或鼻饲安宫牛黄丸、十灰散。

方中犀牛角清热解毒，凉血止血为主药，辅以生地养阴凉血，佐以赤芍、丹皮清泄血分之热，且能散离经之瘀血，配伍甚佳。再配合镇肝熄风汤、安宫牛黄丸、十灰散，诸药合用，共奏清脑解毒，凉血止血之功。

微观诊察发现，所谓脑出血，是因脑内的血管破裂而出血，属于“内出血”范畴。与紫癜的发病机理相同，而与外出血（吐、衄、咳、尿血等）的发病机理不同，故出血性中风，应按“内出血”论治，疗效更佳。

（3）阴闭证—痰湿上涌，蒙塞脑窍

症状：素体阳虚，湿痰内蕴。发病神昏，半身不遂，肢体松懈，瘫软不温，甚则四肢逆冷，面白唇暗，痰涎壅盛，舌质暗淡，舌苔白腻，脉沉滑或沉缓。

治法：温阳化痰，醒神开窍。

方药：涤痰汤配合灌服或鼻饲苏合香丸。方中半夏、陈皮、茯苓健胰（脾）燥湿化痰；胆南星、竹茹清化痰热；石菖蒲化痰开窍。寒象明显，加桂枝温阳化饮；兼有风象者，加天麻、勾藤平肝熄风。

（4）脱证—元气败脱，神明散乱

症状：突然神昏或昏愦，肢体瘫软，手撒肢冷汗多，重则周身湿冷，二便失禁，舌痿，舌质紫暗，舌苔白腻，脉沉缓、沉微。

治法：益气顾元，回阳固脱。

方药：参附汤。

此为危重脱证。方中人参大补元气，附子温肾壮阳，二药合用共奏益气顾元，回阳固脱之功。大汗淋漓不止者，加山萸肉、黄芪、龙骨、牡蛎以敛汗固脱；兼有瘀象者，加丹参祛瘀生新。

特别提示；闭脱重证抢救，相当于微观抗呼吸、循环衰竭。近年可选用新中药针剂快速给药：生脉注射液、参附注射液、参麦注射液、人参针、参附青注射液等，效果更佳。

4. 宏观恢复期（后遗症）的治疗：脑中风经过急性期的救治，往往遗留半身不遂、言语不利、口眼㖞斜等后遗症。必须抓紧时机，进行积极治疗，争取尽快康复。

（1）早期开展对证治疗：针对“半身不遂”，以补阳还五汤为主加减治之。缺血性中风或出血性中风的血压回降稳定者，均可采用。针对“言语不利”，以资寿解语丹为主加减治之，适当配合面对面语言训练。针对“口眼㖞斜”，以牵正散合大秦艽汤加减治之，及早配合针灸治疗，效果颇佳。

（2）中期开展综合治疗：除使用药物治疗外，采取针灸、推拿、理疗、外敷、外洗、穴位注射、红外线、微波、电疗等。

（3）积极开展康复锻炼：鼓励患者学走路，坚持走下去，争取生活自理，改善、提高生存质量。

【脑卒中的预防】

针对宏观病因、微观病因及发病特点，采取适当的措施，是预防中风发生（一级预防）及复发（二级预防）的关键。

（一）积极防治高血压眩晕。有高血压眩晕者，表明患者已有相当程度的动脉硬化，再进一步就会造成脉管阻塞或破裂出血，发生脑中风。故控制血压，延缓动脉硬化，能明显减少中风的发生及复发。自上个世纪60年代起，广泛应用降压药或中草药预防凉茶如桑寄生茶、玉米须茶、夏桑菊茶等，近年脑中风的发病率已下降了近25%，防之有效。

（二）合理饮食，低脂多素。老年人多食素菜瓜果，少吃动物脂肪、内脏及猪肝、蛋黄等，能降低血黏度，减少动脉粥样硬化，预防脑中风的发生。控制高胆固醇血症，最好使胆固醇水平低于200mg/dl，低密度脂蛋白降至130mg/dl以下，高密度脂蛋白要超过50mg/dl。

（三）戒烟限酒，控制钠盐的摄入。吸烟量大，时间长久，易诱发动脉硬化、血管痉挛及血浆纤维蛋白原增高。经常大量饮酒易产生毒性刺激异促发血小板凝集。至于限制钠盐摄入过多，与预防高血压有关，同时可降低脑中风的发病率，与宏观医理所谓“过咸伤肾”之说相符合。

（四）积极防治心脏病及糖尿病（消渴病）。在非风湿性、非瓣膜性的房颤病人，应用抗凝治疗可减少血液栓子的形成，从而降低缺血性中风的发生率。糖尿病（消渴病）患者中，动脉粥样硬化症及脑中风的发病率要高出数倍，发病年龄较轻，病情进展亦较诀，故有效防治糖尿病，利于减少动脉粥样硬化，降低脑中风的发病率。

（五）其它　控制肥胖，避免精神紧张及刺激，安排合理的生活方式，适量的体育锻炼，不用高雌激素类避孕药等，均有利于预防脑中风的发生。

本病由于发病率高、死亡率高、致残率高，故预防重于治疗。古代宏观医学特别重视对中风先兆的认识，正如《卫生宝鉴·中风门》云：“凡人初觉大指次指麻木不仁或不用者，三年内有中风之疾也。”《证治汇补·预防中风篇》云：“平人手指麻木，不时眩晕，乃中风先兆，须预防之，宜慎起居，节饮食，远房帏，调情志。”故临床上，对40岁以上的人，经常出现头痛、眩晕、肢麻、肌肉抽动，以及一时性语言不利等症，多属中风先兆，应提高警惕，注意预防调摄，落实预防措施，符合“上工治未病”之医学道理。1988年5月，全国中风病科研协作组制订了《中风病预防方案》。1993年11月国家中医药管理局急症脑病协作组又讨论通过了《中风先兆证诊断与疗效评定标准》，明确了中风先兆证的诊断标准、疗效评定标准及防治措施等。说明我国宏观医学和微观医学都对中风病的预防十分重视。

注：本疾病举例所选用的示范材料均摘自国家医学名著和高等医学教育规划教材：《实用内科学》2001年第11版；《神经病学》1995年10月第2版；《中医内科学》1997

年6月第1版；《中医内科学》1985年10月第1版。

本文献尽量按原样文字摘录，以证明中西医学宏观和微观两套理论，可以互相沟通，互相结合。

二、内儿科疾病

病毒性心肌炎（病毒心悸）

心病病毒性心肌炎（Viral myocarditis）是由于病毒（邪毒）侵犯心脏，造成急性或慢性心肌炎症病变而以心悸为主症的疾病。本病以心悸、气短、精神疲倦、肢冷多汗为主要表现。常继发于流感、麻疹、乙型脑炎、腮腺炎、病毒性腹泻等病毒性疾病之后。一年四季均可发病，春秋季节较为多见。近年来，由于对心肌炎的病原学进一步认识以及诊断方法的改进，心肌炎已成为常见的心脏病之一。心肌炎病证，宏观称为心悸或惊悸，古代最早见于《金匮要略》和《伤寒论》两部医学典籍。致病原因属于邪毒，相当于微观之“病毒”，对照结合，宏观病名称为“病毒心悸”。本病老幼均可发生，男多于女，以年轻人为多，尤以3~10岁小儿多见，故又属于常见的儿科疾病。

【病因】

（一）微观病因　各种病毒都可引起心肌炎，其中以引起肠道和上呼吸通感染的各种病毒感染最多见。肠道病毒为微小核糖核酸病毒，其中柯萨奇、埃可、脊髓灰质炎为导致心肌炎的主要病毒；黏病毒如流感、副流感、呼吸道合胞病毒等引起的心肌炎也不少见；腺病毒也时有引起心肌炎。此外，麻疹、腮腺炎、乙型脑炎、病毒性肝炎、巨细胞病毒等也可引起心肌炎。临床上，绝大多数病毒性心肌炎由

柯萨奇病毒和埃可病毒引起。柯萨奇病毒的B组为人体心肌炎的首位病原体，按其分型以2、4二型最多见，5、3、1型次之；A组的1、4、9、16、23易侵犯婴儿，偶尔侵犯成人心肌。

（二）宏观病因　致病因素有二：一是邪毒（病毒）入侵，如《素问·痹论》云：“脉痹不已，复感于邪，内舍于心。……所谓痹者，各以其时重感于风寒湿之气也。”气象因素变化，导致外感六淫之邪侵犯人体，其中便包括微观的病毒和细菌。二是心脏虚弱，包括心阳（心气）虚与心阴（心血）虚。如《伤寒明理论》云：“其气虚者，由阳气虚弱，心下空虚，内动而为悸也。”《丹溪心法》云：“怔忡者，血虚，怔忡无时，血少者多。”《素问玄机原病式·火类》云：“水衰火旺而扰火之动也，故心胸躁动，谓之怔忡。”说明心气虚、心阳虚、心血虚、心阴虚等都会导致心悸怔忡之发生。

【发病机理】

（一）微观发病机理　微观从动物实验、临床与微生物病毒学、细胞学基因结构、及病理学观察等研究，发现有以下二种机制：

1. 病毒直接作用　实验中将病毒注入血循环后，可以造成心肌炎。在急性期，主要在起病9天以内，病人或动物的心肌中可分离出病毒，病毒荧光抗体检查结果阳性，或在电镜检查时发现病毒颗粒。病毒感染心肌细胞后产生溶细胞物质，使细胞溶解。在心肌炎病人的心肌，用聚集酶链反应技术可检测到病毒基因片段或核糖核酸（RNA）。

2. 免疫反应　实验表明，与人体病毒性心肌炎起病9天后心肌内已不能再找到病毒，但心肌炎仍能继续；有些患者病毒感染的其它症状轻微而心肌炎表现颇为严重；还有些患者心肌炎的症状在病毒感染其它症状开始一段时间以后方出现；有些患者的心肌中可能发现抗原抗体复合体。以上都提示免疫机制的存在。实验中小鼠心肌细胞感染少量柯萨奇病毒，测得其细胞毒性不显著，如加用同种免疫脾细胞，则细胞毒性增强；如预先用抗胸腺抗体及补体处理免疫脾细胞，则细胞毒性不增强；若预先以柯萨奇B抗体及补体处理免疫脾细胞，则细胞毒性增加；实验说明病毒性心肌炎有细胞介导的免疫机制存在。研究还提示细胞毒性主要由T淋巴细胞所介导。临床上，病毒性心肌炎迁延不愈者，E－花环、淋巴细胞转化率、补体C均较正常人为低，抗核抗体、抗心肌抗体、抗补体均较正常人的捡出率为高，说明患病毒性心肌炎时免疫机能低下。最近发现患病毒性心肌炎时自然杀伤细胞的活力与a－干扰素也显著低于正常，y－干扰素则高于正常，亦反映有细胞免疫失控。小鼠实验性心肌炎给免疫抑制剂环孢素后感染早期使病情加重和死亡率增高，感染1周后给药则使死亡率降低。以上资料提示：病理眼见心肌非常松弛，呈灰色或黄色，心腔扩大。病变较轻者在大体检查时无发现，仅在显微镜下有所发现而赖以诊断，而病理学检查必须在多个部位切片，方使病变免于遗漏，在显微镜下，心肌纤维之间，与血管四周的结缔组织中可发现细胞浸润，以单核细胞为主。心肌细胞可有变性、溶解或坏死。病变如在心包下区则可合并心包炎，成为病毒性心包心肌炎。病变可涉及心肌与间质，也可涉及心脏的起搏与传导系统如窦房结、房室结、房室束和束支，成为心律失常的发病基础。病毒的毒力越强，病变范围越广。在实验性心肌炎中，可见到心肌坏死之后由纤维组织替代。

（二）宏观发病机理　宏观病因病机主要包括肉眼可见的气象因素、病理症状、舌象脉象等，认识邪毒侵犯人体产生的病理变化。

病因为感受风热邪毒，内损于心脏所致。主要病机：初为外感风热邪毒，从口鼻而入，蕴郁于肺胃，症见发热、恶寒、咳嗽、汗出不畅、大便稀薄等。继则邪毒由表入里，留而不去，内舍于心，导致心脉痹阻，心血运行不畅，或热毒之邪郁而化火，灼伤营阴，以致心之气阴两伤，出现心悸气短，乏力胸闷等症。心气不足，血行无力，阻滞不畅，可导致气血瘀滞。肺失宣达，或热毒灼津，都可内生痰邪。痰瘀互结，加重心脉痹阻，气血运行更显涩滞不畅，故见胸痛、唇紫、脉促或结代等。甚至由于心阳虚衰，阳气敷布不利，不能达于四末，而四肢厥冷，脉微欲绝等。本病后期常因医治不当，或汗下太过，气阴受损，心脉失养，出现以心悸为主的虚证。总之，本病以感风热邪毒为发病主因，瘀血、痰浊为病变中的病理产物。根据本病临床表现，病初常见邪实正虚，虚实夹杂的证候；后期则以正气虚亏，心脏的气阴不足为主。

【临床表现】

（一）症状

多数患者在发病前有发热、全身痠痛、咽痛、腹泻等症状，反应全身性病毒感染，但也有部分患者原发病症状轻而不显著，需仔细追问方被注意到，儿童对自身的发病记忆较差。一般心肌炎患者常诉胸闷、心悸、心前区隐痛、乏力、恶心、头晕等。临床上诊断的心肌炎中，90%左右以心律失常为主诉或首见症状，其中少数患者可由此而发生昏厥或阿·斯综合征。极少数患者起病后发展迅速，出现心力衰竭或心源性休克。

（二）体征

1. 心脏扩大　一般有暂时性扩大，不久即恢复。轻者心脏不扩大；心脏扩大显著者，反映心肌炎广泛而严重。

2. 心率改变　心率增速与体温不相称，或心率异常缓慢，均为心肌炎的可疑征象。

3. 心音改变　心尖区第一音可减低或分裂。心音呈胎心样。心包摩擦音的出现反映有心包炎的存在。

4. 心脏杂音　心尖区可能有收缩期吹风样杂音或舒张期杂音，前者为发热、贫血、心腔扩大所致，后者因左室扩大造成的相对性二尖瓣狭窄。杂音响度都不超过三级，心肌炎好转后即消失。

5. 心律失常　极常见，各种心律失常都可出现，以房性与室性早搏最常见，其次为房室传导阻滞；此外，心房颤动、病态窦房结综合征均可出现。心律失常是造成猝死的原因之一。

6. 心力衰竭　重症弥漫性心肌炎患者可出现急性心力衰竭，属于心肌泵血功能衰竭，左右心同时发生衰竭，引起心排出量过低，故除一般心率衰竭表现外，易合并心源性休克。

（三）实验室检查

1. 白细胞计数　可升高，急性期血沉加速，部分患者血清心肌酶增高，反映心肌坏死。各种测定的项目中以心肌肌钙蛋白的定性测定或肌钙蛋白 T 的定量测定、心肌肌酸磷酸激酶（CK－MB）的定量测定最为明显。

2. 心电图　①ST－T 变化：T 波倒置或减低常见，有时可呈缺血型 T 波变化，ST 段可有轻度移位。②心律失常：除窦性心动过速与窦性心动过缓外，异位心律与传导阻滞常见。房性、室性、房室交接处性早搏均可出现，约 2/3 患者以室性早搏为主要表现。早搏可有固定的联律间距，但大多数无固定的联律间距，部分符合并行收缩，这种无固定联律间距的早搏可能反映异位兴奋性。患者除早搏外无其它发现，可能来自局灶性病变，早搏可为单源性，也可为多源性。室上性或室性心动过速比较少见，但室性心动过速有可能引起昏厥。心房颤动与扑动也可见到，扑动相对较少见。上述各种快速心律可以短阵屡发，也可持续不止。心室颤动较少见，但为猝死的原因。一至三度窦房、房室、束支或分支传导阻滞都可出现，约 1/3 患者起病后迅速发展为三度房室传导阻滞，成为猝死的另一机制。上述各种心律失常可以合并出现。心律失常可以见于急性期，在恢复期消失，也可随瘢痕形成而造成持久的心律失常。瘢痕灶是引起早搏反复出现的基础之一。

3. X 线检查　局灶性心肌炎无异常变化。弥漫性心肌炎或合并心包炎的患者心影扩大，心搏减弱，严重者可见肺充血或肺水肿。

4. 超声心动图　可有左室收缩或舒张功能异常、节段性及区域性室壁运动异常、室壁厚度增加、心肌回声反射增强和不均匀、右室扩张及运动异常。

5. 核素检查　2/3 患者可见到左室射血分数减低。

6. 病毒学检查　包括从咽拭子或粪便或心肌组织中分离出病毒，血清中检测特异性抗病毒抗体滴定度，从心肌活检标本中用免疫荧光法找到特异抗原或在电镜下发现病毒颗粒，以及根据聚合酶链反应从粪便、血清、心肌组织中检测病毒 RNA。

【诊断和鉴别诊断】

病毒性心肌炎的诊断必须建立在有心肌炎的证据和病毒感染的证据基础上。胸闷、心悸常可提示，心脏扩大，心律失常或心力衰竭为心脏明显受损的表现，心电图上 ST－T 改变，异位心律或传导障碍反映心肌病变的存在。病毒感染的证据有以下各点：①有发热、腹泻或流感症状，发生后不久出现心脏症状或心电图变化。②血清病毒中和抗体测定阳性结果，由于柯萨奇 B 病毒最为常见，通常检测此组病毒的中和抗体，在起病早期和 2～4 周各取血标本一次，如二次抗体效价示 4 倍上升或其中一次 >1：640，可作为近期感染该病毒的依据。③咽、肛门病毒分离，如阳性有辅助意义，有些正常人也可阳性，其意义须与阳性中和抗体测定结果相结合。④用聚合酶链反应法从粪便、血清或心肌组织中检出病毒 RNA。⑤心肌活检，从取得的活组织作病毒检测，病理学检查对心肌炎的诊断有帮助。

本病的主要临床诊断依据有下列几项：①急、慢性心功能不全或心脑综合征；②心脏扩大，有奔马率或心包摩擦音；③心电图示心律失常或明显 ST－T 改变；④心脏核素扫描发现异常；⑤发病同时或 1～3 周前有上呼吸道感染、腹泻等病毒感染史；⑥有明显乏力、苍白、多汗、心悸、气短、胸闷、头晕、心前区痛、手足凉、肌痛等症状中至少两种，婴儿可有拒食、发绀、四肢凉、双眼凝视等，新生儿可结合母亲流行病学史作出诊断；⑦心尖区第一心音明显低钝或安静时心动过速；⑧病程早期血清肌酸激酶、谷草转氨酶或乳酸脱氢酶增高。以上各项尤以前 4 项诊断意义较大。

临床上，尚需与风湿性心肌炎、先天性心脏病等疾病加以鉴别。风湿性心肌炎亦常引起心肌损害，出现与本病相似症状。但常伴游走性关节疼痛，或有皮下结节，化验抗链球菌溶血素“O”、黏蛋白增高，红细胞沉降率增快。先天性心脏病亦可出现乏力、心悸、头晕、胸闷等症状，而在胸骨左缘可听到粗糙响亮的全收缩期杂音，或有严重紫钳，杵状指等。患者若是儿童，常见发育落后。

【综合治疗】

（一）早期治疗

以抗病毒为主，护心为辅。

1. 抗病毒治疗

（1）早期见有类似“流感”症状，可使用病毒唑（Ribavirine）或阿昔洛韦（Aciclovire）加入 5% 葡萄糖注射液中静脉滴注。

（2）使用干扰素或干扰素诱导剂。

（3）可静脉滴注板蓝根注射液，或清开灵注射液，或双黄连注射液。

（4）辨证施治：风热表证出现高热，以银翘白虎汤为基本方，随证加减；若早期出现心悸，则以银翘生脉散为基本方，随证化裁。

2. 护心治疗

（1）宜用大量维生素C静脉滴注，并用三磷酸腺苷（A. T. P.）、辅酶A、胰岛素、氯化钾等溶于10%葡萄糖注射液中静脉滴注。每日或隔日1次。

（2）用生脉注射液或参脉注射液溶于10%或5%葡萄糖注射液中静脉滴注。

（3）用黄芪注射液溶于10%葡萄糖注射液中静脉滴注。

3. 重证治疗

以护心治疗为主，抗病毒为辅。

（1）对急性危重病例，可用地塞米松或氢化可的松静脉滴注。出现心力衰竭，可用毛花甙丙（西地兰）或地高辛，并加用利尿剂。出现心源性休克，除加速静脉滴注大剂量肾上腺皮质激素外，还应及时使用多巴胺、异丙基肾上腺素、尼可刹米等维持血压，改善微循环。配合肌注参附针、静滴参麦针或人参针。如因高度房室传导阻滞，快速室性心律或窦房结损害而引起昏厥或低血压，则需用电起搏或电复律，多数三度房室传导阻滞患者借起搏器度过急性期危重时刻后得到恢复。

（2）对重证病例，若见高热心悸、神智不清、胸闷气短、痰涎壅盛者，可静脉滴注醒脑净注射液，鼻饲给服安宫牛黄丸。或静脉滴注炎琥宁注射液，或静脉滴注清开灵注射液。若高热心悸、胸闷气短、精神疲惫、意识不清、嗜睡者，宜鼻饲给服至宝丹；若抽搐、瘈疭明显者，宜鼻饲给服紫雪丹；患儿见喉间痰涎壅塞者，宜鼻饲或喂服猴枣散1～2支。

（二）中、后期治疗

重点进行护心治疗（不少患儿病程超过6个月）。

1. 上文各项护心治疗可继续进行。

2. 增加选用促进心肌代谢的药物，如肌苷、环化腺苷酸、细胞色素C等。近年来，用辅酶Q10治疗心肌炎亦有效果。中药黄芪制剂对提高免疫功能及改善心功能有益，注射或口服均可。亦可用免疫核糖核酸针皮下注射，胸腺素针肌注，还可用转移因子、干扰素等进行治疗。

3. 宏观辨证施治

（1）气阴两虚型

症状：身微热，心时悸，活动尤甚，精神疲倦，少气懒言，头晕目眩，烦热，口渴不多饮，夜寐不安，手足心热，舌红赤，少苔，脉细数或促（快中一止，止无定数）。

证候分析：动则心悸，神疲懒言，眩晕虚烦，脉细数而促乃气虚不接乏象；烦热口渴，渴不多饮，夜寐不安，手足心热属阴虚微热之征。

治法：益气滋阴，补心复脉

方药：三甲复脉汤合生脉散加减。

方药分析：采用生脉散配伍加减复脉汤构成强大之补气养阴，复脉止悸的阵营，此处生脉散之参，最好选用西洋参；汇集使用龟板、鳖甲、牡蛎等三甲滋阴镇潜，减慢心率而止悸。三甲复脉再加入鸡子黄和五味子，补心复脉之功力更宏，构成补血养阴，熄风复脉之名方“大定风珠”。

（2）心气虚损型

症状：心悸不安，面色皖白，头晕目眩，短气乏力，动则汗出，夜寐不宁，舌淡苔白，脉细弱而结代。

证候分析：面色皖白，短气乏力，心动悸，脉结代属心气虚损，脉搏间歇（结脉：慢中一止，止无定数；代脉：慢中一止，止有定数）。盖心悸日久，气病及血，气弱血虚，故见面色皖白无华，舌淡脉弱；心血不能上养脑髓，导致头晕目眩，夜不安睡，自汗时出，乃是心气虚衰造成的外在表现。

治法：补气固本，温阳复脉。

方药：炙甘草汤加减。

方药分析：炙甘草汤是在滋阴养血的加减复脉汤基础上，配伍人参、大枣、生姜、桂枝等大补气血，温通心阳而达到复脉止悸。常用于心率慢，见“心动悸，脉结代”者，临床上用于治疗心肌炎之心律失常，心率慢而有早搏者，最为适宜。

（3）痰瘀互结型

症状：心悸气短，头晕目眩，胸闷或痛，咳嗽痰多，喘不得卧，时欲呕恶，舌微紫或瘀斑，脉弦滑或结代。

证候分析：邪毒犯肺，肺失肃降，见咳嗽痰多，时欲呕恶；需知“无痰不作眩”，故见心悸气短，头晕目眩；痰浊中阻，则见胸闷气短而心悸；脉滑，苔白腻乃痰浊内盛之征；胸阳不振，气滞血瘀，导致心脉痹阻不通，不通则痛，故见胸闷刺痛，舌暗微紫，或有瘀斑；痰瘀互结，阻塞心窍，造成病情迁延，心肌受损，脉搏出现结代之象。

治法：祛痰通窍，活血化瘀。

方药：瓜蒌薤白半夏汤合失笑散加减。

配伍分析：瓜蒌、薤白、半夏合用，宣肺通窍，化痰定喘；蒲黄、灵脂合用，活血化瘀，开胸止痛。胸痛剧者，可加丹参、郁金、绛香祛瘀行气止痛；痰浊化热者，加川连、竹黄、竹茹清热化痰降浊；睡眠不安者，适加夜交藤、合欢皮、酸枣仁补脑安神；汗出较多者，加龙骨、牡蛎、碧桃干固表敛汗。

（4）心阳虚衰型

症状：心悸头晕，胸脘痞满，神疲乏力，四肢不温，形寒冒汗；甚者大汗淋漓，面色苍白，四肢厥冷，口唇紫绀，指末青紫，呼吸微弱，苔白，脉细弱而疾，或脉微欲绝。

证候分析：心阳虚弱，鼓动无力，导致气血运行不畅，故见心悸头晕，神疲乏力；阳气虚，卫表不固，故自汗出；胸阳不振，心脉阻滞，故胸腹痞满；阳气不达四肢，故形寒而肢冷。严重者，心阳衰竭（心力衰竭），宗气大泄，则大汗淋漓，面色苍白，唇紫息微，四肢厥冷，脉微细欲绝（心源性休克）。

治法：益气强心，回阳救逆。

方药：桂甘龙牡汤合四逆汤加减。

配伍分析：一般阳气虚弱，使用桂枝、炙甘草辛甘化阳，龙骨、牡蛎，敛汗固脱；有形寒肢冷，脉微欲绝者，必合附子、干姜回阳以救逆。神疲乏力者，可加高丽参、黄芪补益元气；睡眠不宁者，可加酸枣仁、五味子补脑安神。阳气暴脱者，宜合人参生脉散，再适加红茶叶，回阳救逆，益气护阴。

（5）正虚邪恋型

症状：心悸气短，神疲乏力，胸闷叹气，时有低热，面色萎黄，纳呆食少，自汗盗汗，易患感冒，感冒后病情加重，舌偏红，苔薄白，脉细缓或结代。

证候分析：神疲乏力而心悸，谓之正虚；时有低热，邪毒未尽，谓之邪恋。心肌受损，心气不足，故心悸气短而善叹息、脉象细缓或结代。气虚多自汗，阴亏则盗汗，自汗盗汗同见，表明气阴两亏。心气虚日久，累及卫气不固，故患者极易患感冒，一旦复感，邪毒增加，正气更弱，故病情必然反复，此乃属虚虚实实之理也。

治法：扶正祛邪，调和阴阳。

方药：黄芪桂枝五物汤加减。

配伍分析：黄芪益气固表，桂枝、白芍温通心阳，调和气血；生姜、大枣温中补虚，调和营卫；饴糖补虚建中，炙甘草调和诸药。有低热不退，夜热早凉者，可合青蒿鳖甲汤，酌加地骨皮、白薇清退虚热；心悸明显者，加龙齿、琥珀宁心复脉止悸；夜烦少寐者，加五味子、酸枣仁补脑而安神；易反复感冒者，可加太子参、防风、白术补气固表，取玉屏风之意也。

【其它治疗】

（一）针灸治疗

1. 体针　主穴取心俞、巨阙、间使、神门、血海，配穴取大陵、膏肓、丰隆、内关。用补法，得气后留针30分钟，隔日1次。

2. 耳针　取穴：心、交感、神门、皮质下，隔日1次，或用王不留行籽压穴，用橡皮膏粘压固定，每日按压2~3次。

（二）经验方介绍

1. 丹参30克，琥珀15克，共研细末。每次服3~5克，每日2~3次，开水送服。用于痰瘀互结证。

2. 党参、黄芪、麦冬、当归、柏子仁、白芍、生地、炙草各10克，五味子、丹参各6克，每日1剂，水煎服。可用于气阴不足证。

3. 党参、生黄芪、炒白术、茯神、当归、茯苓各10克，桂枝、远志、薤白、炙甘草各6克。每日1剂，水煎服。多用于儿科正虚邪恋证。

【预防与调摄】

1. 重视预防病毒感染。近年来，对中药如板兰根、连翘、大青叶、虎杖、苦参等，据实验研究，认为可能对病毒感染有效。故平素机体免疫力较弱者，应与防“流感”结合，适当服用预防茶。

2. 注意休息，急性期至少休息到热退后3~4周。避免过度疲劳，不作剧烈运动。

3. 饮食宜清淡和富有营养，忌食过于肥甘厚腻及辛辣油炸之品，不饮浓茶。

4. 多接触阳光，注意天气变化，特别要注意小儿的衣服增减，防止感冒发生，尤其要防“流感”。

5. 预防接种，儿科与本病密切相关的病毒性疾病，如麻疹、脊髓灰质炎、乙型脑炎等，通过完善的预防接种达到预防的目的。

6. 儿科要仔细观察，因小儿病情变化迅速，特别是心率（脉搏）、呼吸、面色等，一旦发现呼吸急促，面色青紫，大汗淋漓，脉细数而促，应及时按病毒性心肌炎“重证”进行抢救，时间就是生命！

注：本疾病举例所选用的示范材料均摘自国家医学名著和高等医学教育规划教材：《实用内科学》2001 年第 11 版；《儿科学》1999 年 10 月第 4 版；《中医儿科学》1999 年 6 月第 1 版。

本文献尽量按原样文字摘录，以证明中西医学宏观和微观两套理论，完全可以互相沟通，互相结合。

三、儿科疾病

脊髓灰质炎（小儿麻痹症—软脚瘟）

脊髓灰质炎（Poliomyelitis）是由脊髓灰质炎病毒侵犯人体引起的急性传染病。以初期呈双峰热，肢体疼痛伴咳嗽，咽痛，或伴呕吐，腹泻，后期出现肢体瘫痪，骨骼畸形为特征。本病多发生于 5 岁以下小儿，初生儿也可感染，且病死率较高。故又称为小儿麻痹症。发病时间多集中在夏秋季，患病后终身免疫。病变主要在脊髓灰质，表现为驰缓性肌肉麻痹。病情轻重不一，轻者无瘫痪出现，严重者累及生命中枢而死亡，大部分病例可治愈，仅小部分患者留下瘫痪后遗症。自从使用口服减毒活疫苗后，发病率明显降低。世界卫生组织提出 20 世纪末全球消灭脊髓灰质炎的目标。

古代医籍中虽无本病的系统论述，但早已有类似记载。正如《灵枢·邪气脏腑病形篇》云：“风痿，四肢不用，心慧然若无病。”《诸病源侯论·小儿杂病诸侯》云：“若风挟寒气者，即拘急挛痛；若挟于热，即缓纵不随。”《脾胃论·湿热成痿肺金受邪论》云“六七月间，湿令大行……痿厥之病大发，腰以下痿软瘫痪不能动，行走不正，二足奇侧。”《瘟疫明辨·胫腿痛酸》云：“时疫初起，胫腿酸痛者，太阳经脉郁也……兼软者，属湿温，俗名软脚瘟。”使用“软脚瘟”为病名，充分说明小儿麻痹症属于具有传染性的瘟疫病。其后遗症则按“痿证”论治。

【病因与发病机理】

（一）微观病因病机　脊髓灰质炎病毒属肠道病毒，是细小核糖核酸病毒的亚群，直径约 20～30um，呈圆形颗粒状。根据抗原不同可分为Ⅰ、Ⅱ、Ⅲ型，Ⅰ型易引起瘫痪，各型间很少交叉免疫。病毒在室温下能存活数天，低温环境中能长期生存并保持活力。加热至 56℃以上、甲醛、2%碘酊、升汞及各种氧化剂如过氧化氢、高锰酸钾等，均能使其灭活。

病毒通过宿主口咽部进入体内，因其耐酸，故可在胃液中生存而在肠黏膜上皮细胞及局部淋巴组织中增殖，并向外排出病毒，此时如机体免疫反应强，病毒可被消除，为隐性感染；否则病毒可经淋巴系统进入血循环，出现发热等症状，如果病毒未侵入神经系统，机体免疫系统又能清除病毒，患者不出现神经系统症状，轻者有神经系统症状而无瘫痪，重者发生瘫痪，称瘫痪型。

病毒在神经系统中复制导致病理改变，复制的速度是决定其神经毒力的重要因素。病变主要在脊髓前角、脑髓质、桥脑及中脑，开始是运动神经元的尼氏体变性，接着是核变化、细胞周围多形核及单核细胞浸润，最后被噬神经细胞破坏而消失。但并不是所有受累神经元均坏死，损伤呈可逆性，起病3~4周后，水肿、炎症消退，神经细胞功能可逐渐恢复。引起瘫痪的高危因素包括过度疲劳、剧烈运动、肌肉注射、扁桃体摘除术、及遗传因素。

（二）宏观病因病机　发病原因系风热暑湿疫毒之邪从肌表、口鼻侵入，郁闭肺胃，痹阻阳明经络，而致宗筋失利。夏秋暑湿行令，长夏胰（脾）土司天，易患湿疾。暑湿疫毒，由肌表入侵，先犯肺胃，肺失肃降，胃失和降，大肠传导失司，故先见发热，咳嗽，咽痛，吐泻等症。由于邪毒蕴结，不能一发即尽，且善注阳明大络，影响胃经濡润宗筋而利机关的功能，所以初期热退之后，间隔2~3天，热势复起，构成本病双峰热，肢体疼痛等特点。

病邪由阳明中道注于经脉，出现全身肢体疼痛，拒绝抚摸，烦躁哭闹不安。邪重正虚可内传脏腑，闭肺则咳喘不停，甚则呼吸不利。入心脑入肝，则神志不清，抽搐痉厥。闭阻肠腑则大小便闭滞不通，此为病情危急的证候。邪在经络，耗气伤血，后期邪气已衰，正气大伤，出现气虚血滞的证候，身热下降而肢体局部瘫痪不用。若损害严重，精血大伤，久必损及肝肾，肝主筋，肾主骨，筋、脉、骨、肉俱痿，可出现肢体痿缩，骨骼畸形等后遗症，导致终身残废。

【流行病学】

本病自然宿主仅限于人，隐性感染及轻证瘫痪型病人是主要传染源，瘫痪型有明显症状，故在传播上意义不大。发病前3~5天至发病后1周期间患者鼻咽部分泌物及粪便内排出病毒，通过飞沫及粪便传播，少数病例粪便带毒时间可长达3~4月。密切生活接触，不良卫生习惯均可使之布散。人群具有普遍易感性，感染后有持久免疫力并具有型的特异性。4个月以下婴儿有来自母体的免疫抗体，故很少发病。以后发病率逐渐增高，至5岁以后又降低。本病在全世界发病分布广泛，温带地区流行高峰在5~10月，热带地区终年可见。由于减毒活疫苗的应用，发病率已明显下降乃至消灭。

【临床表现】

本病潜伏期为5~14天，临床上可表现多种类型：隐性感染；顿挫型；无瘫痪型；瘫痪型。

（一）前驱期　主要为低热（<39℃）、厌食、恶心、呕吐、多汗、烦躁、全身感觉过敏、头痛、咽喉痛、便秘及弥漫性腹痛等，少见症状有鼻炎、咳嗽、咽渗出物、腹泻等，持续1~4天。如病情不发展，即为顿挫型。

（二）瘫痪前期　前驱期症状消失后1~6天，体温再次上升，头痛、恶心、呕吐严重，皮肤发红、有短暂膀胱括约肌障碍、颈后肌群、躯干及肢体强直灼痛，常见便秘。体检可见：三角架征（tripod sign）：即患者坐起时需用两手后撑在床上如三角架，以支持体位；吻膝试验（kiss－the－knee test）阳性：即患者坐起、弯颈时唇不能接触膝部；头下垂征（head drop sign）：即将手置患者肩下，抬起其躯干时，正常情况下，头与躯干平行，如病情到此为止，则3~5天后热退，为无瘫痪型，如病情继续发展，则常在瘫痪前12~24小时出现腱反射改变，最初是浅反射，以后是深腱反射抑制，因此早期发现反射改变有重要临床诊断价值。

（三）瘫痪期　自瘫痪前期的第3、4天开始，大多在体温开始下降时出现瘫痪，并逐渐加重，当体温退至正常后，瘫痪停止发展，无感觉障碍。可分以下几型：

1. 脊髓型　表现为驰缓性瘫痪，分布不对称，腱反射消失，肌张力减退，下肢及大肌群较上肢及小肌群更易受累，但也可仅出现单一肌群或四肢均有瘫痪，如累及颈背肌、膈肌、肋间肌时，则出现竖头及坐起困难以及呼吸运动障碍、矛盾呼吸等表现。

2. 延髓型　又称球型。系累及颅神经的运动神经核及延髓的呼吸、循环中枢。此型占瘫痪型的5%~10%，呼吸中枢被累及时出现呼吸不规则，呼吸暂停；血管运动中枢受损时可有血压及脉率的变化，两者均为致命性病变。颅神经受损时则出相应的神经麻痹症状及体征，以面神经及第X对颅神经损伤多见。

3. 脑型　少见。表现为高热、烦躁不安、惊厥或嗜睡昏迷，有上运动神经元痉挛性瘫痪表现。

4. 混合型　以上几型同时存在的表现。

（四）恢复期　恢复进程持续几周至几个月，从肢体远端开始，一般病例8个月完全恢复，严重者需6~18月或更长时间。

（五）后遗症期　严重者受累肌肉出现萎缩，神经功能不能恢复，造成受累肢体畸形。部分瘫痪型病例在感染后数十年，发生进行性神经肌肉软弱、疼痛，受累肢体瘫痪加重，称为"脊髓灰质炎后肌肉萎缩综合征"。病因不明，可能不是因为潜伏病毒再激活，而是免疫病理机制。

【合并症】

由于外周型或中枢型呼吸麻痹可继发吸入性肺炎、肺不张、化脓性支气管炎和呼吸衰竭引起严重出血；长期卧床可致褥疮及氮和钙的负平衡，表现为骨质疏松、尿路结石和肾功能衰竭。

【实验室检查】

（一）血象　无明显变化。

（二）脑脊液　在前驱期无改变，瘫痪前期始出现异常，外观清亮或微浊，细胞数一般为0.05×10^9~0.3×10^9/L，早期中性粒细胞增多，蛋白增加不明显，晚期则以淋巴细胞为主，蛋白逐渐增加，且维护时间较长，常出现蛋白细胞分离现象。

（三）病毒分离　通过组织培养可以从鼻咽分泌物、粪便、血液、脑脊液中分离出病毒，但需要良好的实验室及技术条件，且价格昂贵，耗时较长，临床实用意义不大。

（四）血清学检查　可采用补体结合试验及中和试验，前者抗体在体内保持2~3月，表示近期患过本病；后者阳性持续时间较长，表示以前曾患过本病。一般在起病时及恢复期各取血1次，如抗体有4倍以上升高，有诊断价值。

PCR和ELISA法敏感性高、特异性强、需时短，但迄今尚未普遍广泛应用。

【诊断和鉴别诊断】

本病除瘫痪型外，其他各型症状、体征特异性不强，仅在瘫痪前期出现三角架征、吻膝征阳性、多汗、全身感觉过敏等神经系统异常的症状体征，仅能提供临床拟诊证据，此时脑脊液检查有助于诊断，但需与其他病毒、细菌引起的脑炎、脑膜炎相鉴别，确诊需病毒学及血清学检查阳性。当肢体瘫痪出现，根据其病情经过及瘫痪特点，诊断较易，但仍需与下列疾病鉴别：

（一）感染性多发性神经根神经炎（Guillain－Barre 综合征） 本病发热、头痛、脑膜刺激征不太明显。瘫痪特点是对称性、上行性、有感觉障碍，锥体束征常见而脊髓灰质炎不见。脑脊液中细胞数正常，早期即出现蛋白增高现象。

（二）周围神经炎 由于肌肉注射、维生素缺乏、瘫痪型脑带状疱疹、白喉后神经病变等均可引起瘫痪，应根据病史、感觉检查及有关临床特征鉴别。

（三）家族性周期性瘫痪 瘫痪突然出现，无前驱症状，呈对称性，发展迅速，血钾低，补钾后很快恢复，不难鉴别。

（四）假性瘫痪 常见者有外伤（挫伤、扭伤、骨折、骨骺分离）、非特异性滑膜炎（髋及膝多见，一侧性，跛行）、急性风湿热（有关节局部及全身其他表现）、坏血病（摄入维生素 C 不足史，骨 X 线特异表现）、先天性梅毒骨髓炎（出现年令小，疼痛，有关病史）等，应予以鉴别。

（五）宏观鉴别诊断

1. 暑湿感冒（相当于病毒性感冒）初起发热，流涕，咽痛，咳嗽，或有腹痛，呕吐，全身痠疼。一般少向营血阶段传变，无双峰热及肢体瘫痪。

2. 小儿暑瘟（流行性乙型脑炎）起病突然，高热不退，头痛项强明显（有脑膜刺激征及锥体束征等）；重症见神昏嗜睡，抽搐瘈疭；恢复期多见强直性瘫痪，与本病产生的驰缓性瘫痪不同。

【治疗】

治疗原则：前驱期及瘫痪前期以清热解毒，化湿通络和抗病毒为主；瘫痪后期以补气活血，疏通经络或补肾益肝，温通经络为主。

（一）微观分期治疗

1. 前驱期及瘫痪前期

（1）抗病毒治疗 ①选用抗病毒制剂，如板蓝根注射液、双黄连注射液、清开灵注射液、炎琥宁注射液等加入 5% 葡萄糖或 5% 葡萄糖盐水注射液中进行静脉滴注，每日 1 次，每次 1～2 种药物。②选用抗病毒药物，如病毒唑（Ribavirine），或阿昔洛韦（Aciclovire）等加入 5% 葡萄糖注射液中静脉滴注。

（2）卧床休息 病人卧床持续至热退 1 周，以后避免体力活动至少 2 周。卧床时使用踏脚板，使脚和小腿有一正确角度，以利于功能恢复。

（3）对症治疗 缓解全身肌肉痉挛不适和疼痛可使用退热止痛剂、镇静剂；湿热敷每次 15～30 分钟，每 2～4 小时一次，热水浴亦有良效，特别对年幼儿童，与止痛药合用有协同作用；轻微被动运动可避免畸形发生。

2. 瘫痪期

（1）正确的姿势　患者卧床时身体应成一直线，膝部稍弯曲折，髋部及脊柱可用板或沙袋使之挺直，髁关节成90°。疼痛消失后立即进行主动及被动锻炼，以避免骨骼畸形。

（2）适当的营养　应给予营养丰富的饮食及大量水分，如周围环境温度高或热敷引起出汗，则应补充钠盐。厌食时可用胃管保证食物和水分摄入。

（3）药物治疗　①继续或调整上文所采用的抗病毒药物；②应用促神经传导功能药物，如地巴唑，每日剂量：1岁1mg，2～3岁2mg，4～7岁3mg，8～12岁4mg，12岁以上5mg，每日或隔日1次口服；③应用增进肌肉张力药物，如加兰他敏，每日0.05～0.1mg/kg，肌肉注射，一般在急性期后使用。

（4）延髓型瘫痪　①保持呼吸道通畅，采用头低位（床脚抬高成20～25°），以免唾液、食物、呕吐物吸入，最初数日避免胃管喂养，使用静脉途径补充营养；②每日测血压2次，如有高血压脑病，应及时处理；③气管切开：声带麻痹，呼吸肌瘫痪者，需行此术；通气受损者，则需机械辅助呼吸。④宏观重证抢救，可参考“病毒性心肌炎”有关闭、脱证的治疗用药。

3. 恢复期及后遗症期

体温退至正常，肌肉疼痛消失及瘫痪停止发展后应进行积极的功能恢复治疗，如按摩、针灸、主动和被动锻炼及其他理疗措施。

（二）宏观分证论治

1. 邪郁肺胃

症状：发热，咳嗽，咽痛，全身不适或肢体疼痛，头痛，呕吐或腹泻，伴神倦，嗜睡，舌红，苔薄白或白腻。

证候分析：风热暑湿疫邪从口鼻而入，郁于肺胃，肺窍不利失于清肃，胃失和降，故发热，咳嗽，头痛，咽痛，呕吐或腹泻。湿热痹阻，则全身不适或肢体疼痛。若湿热困胰（脾），则神倦、嗜睡。舌红，苔薄白或白腻，为风热湿邪内郁之象。

治法：祛风解表，清热利湿。

方药：甘露消毒丹合葛根芩连汤加减。

方解：两方合用能疏风解表，清热利湿。呕吐者，加半夏止呕降逆；头痛者，加勾藤平肝熄风；咽痛者，加板蓝根、桔梗清热利咽。

2. 邪注经络

症状：再次发热，嗜睡，一侧或两侧肢体疼痛，或伴颈项背部疼痛，转侧不利，烦躁哭闹，拒抚抱，甚则呼吸不利，痰鸣气弱，昏迷抽痉，面色青灰，舌红，苔黄腻。

证候分析：湿热邪毒内伏阳明，流注经络，经脉痹阻，气血瘀滞，故再次发热，肢体、颈项、背部疼痛，转侧不利，烦躁哭闹。重证邪热炽盛，炼液为痰，痰闭肺络则呼吸不利，痰鸣喘促则气弱。痰热蒙闭脑窍则嗜睡、昏迷、抽痉。

治法：清热化湿，疏通经络。

方药：四妙丸合三仁汤加减。

方解：两方合用能清热化湿，疏通经络，畅通脑窍。呼吸不整，痰鸣气促者，加葶苈子、天竺黄、猴枣散豁痰利气；抽搐，昏迷者，加服安宫牛黄丸、至宝丹开窍熄风。

3. 气虚血滞

症状：肢体痿软，难以站立，行走不正，握物不牢，一侧或两侧肢体驰缓性瘫痪，神疲乏力，面色无华，或午后潮热，颧红，舌紫黯，苔薄白或苔少。

证候分析：风热暑湿疫邪耗伤气血，阴津亏虚，肺叶焦枯，输布无源，气虚血行不畅，宗筋失养，故肢体痿软，不能站立，行走不正，握物不牢，重则肢体瘫痪，痿软无力。气血不足，故面色无华，神倦乏力。若阴津不足，则午后潮热，颧红。舌紫黯，苔薄白，为气虚血瘀之象。

治法：益气养阴，活血通络。

方药：补阳还伍汤加减。

方解：方中黄芪大补元气，当归尾、赤芍、川芎、桃仁、红花活血祛瘀，地龙疏通经络。上肢瘫痪者，加桂枝、桑枝祛风通络；下肢瘫痪者，加独活、桑寄生益肾通络。

4. 肝肾亏损

症状：患肢肌肉明显痿缩，短小而细，躯干各部发生畸形，骨骼及脊柱呈歪斜凸出，苔薄白，脉沉细。

证候分析：见于本病后期的瘫痪重证。由于长期瘫痪，经脉闭塞，气血不能濡养，导致肌肉萎缩。肝主筋，肾主骨，肝肾亏损，筋骨失养，故关节弛缓，骨骼畸形。

治法：补益肝肾，强筋壮骨。

方药：虎潜丸加减。

方解：方中的虎骨（或豹骨）强筋壮骨为主药，龟板、熟地黄、锁阳补肾益精，知母、白芍滋阴养血，陈皮、干姜温中和胃为辅佐，配伍颇佳。肢冷脉细者，加黄芪、桂枝益气温经；肢冷不温者，加桂枝、独活、威灵仙温经通络。

本证多属小儿麻痹后遗症，除药物治疗外，必须采取各种综合疗法，加强训练和锻炼，以改善功能。

（二）宏观其他疗法

1. 中成药

（1）金刚丸　每次 1/2~1 丸，每日 2 次。淡盐水送服。用于肝肾亏损证。

（2）虎潜丸　每次 1.5~3 克，每日 2 次，开水送服。

2. 经验方

牛膝、党参各 30 克，蕲蛇干 100 克，甘草 20 克。共研细末，水泛为丸，每次 2 克，每日 3 次。用于各型瘫痪，行走不正。

3. 外治疗法

（1）伸筋草 30 克，鸡血藤 50 克，络石藤 20 克，草乌、艾叶各 15 克，桂枝 10 克。加水 3 公斤，煎沸，待冷，倒入盆内，浸洗患肢，每日 1 剂，浸洗 2 次。用于瘫痪早期。

（2）红花10克，地龙粪、炭灰各120克。共炒热，加米酒20毫升，分2包，交替熨患肢，每日1次。用于瘫痪早期。

4. 针灸疗法

上肢瘫痪：主穴取肩贞、曲池、肩髃、外关，配穴取合谷、内关、手三里、尺泽。

下肢瘫痪：主穴取环跳、风市、血海、足三里，配穴取阳陵泉、阴陵泉、绝骨、解溪。

肌肉瘫痪：主穴取足三里、中脘、气海、天枢，配穴取三阴交、关元、曲骨。每日或隔日1次，用补法。

5. 推拿疗法

（1）㨰法　上肢瘫痪者取坐位，从大椎开始向患肢肩井→肩髃→曲池→阳池，往返操作5~10分钟，每日1次。下肢瘫痪者取平卧位，自腰部肾俞向患肢下肢前后侧至踝部5~10分钟，每日1次。

（2）拿法　上肢瘫痪者拿患肢的内外侧，下肢瘫痪者自患肢的内外侧向下，拿至跟腱，反复进行，每次3~5分钟，每日1次。

【预防与调摄】

（一）预防　本病预防更重于治疗。应积极做好小儿计划免疫，普遍接种疫苗，常用的有以下几种。

1. 灭活疫苗（IPV）优点是安全，一般用于免疫功能缺陷者及其家庭成员，也可用于接受免疫抑制剂治疗者易感成人。缺点是价格较昂贵，免疫维护时间较短，且需重复注射，肠道不能产生局部免疫能力。

2. 减毒活疫苗（OPV）优点是使用方便，95%以上的接种者产生长期免疫，并可在肠道内产生特异性抗体SIgA，接触者亦可产生免疫效果。由于活病毒，因此如用于免疫功能缺陷者或免疫抑制剂治疗者可引起瘫痪。我国从1960年开始自制脊髓灰质炎减毒活疫苗，一种是三型单价糖丸；另一种是混合多价糖丸，为Ⅰ，Ⅱ，Ⅲ型混合物。目前普遍采用此型疫苗，在－20℃可保存2年，4~8℃保存5个月。一般首次免疫从2月龄开始，连服3次，每次10粒，间隔4~6周，4岁时再加强免疫一次。服糖丸后2小时内不喝过热开水或饮料，也不给喂奶，以免影响预防效果。一旦发现病人，应自起病日起至少隔离40天，患者衣物用具应煮沸消毒或日光下曝晒2小时。密切接触者，应连续观察20天，未服过疫苗者可注射丙种球蛋白0.3~0.5ml/kg。

（二）调摄

1. 患儿居室空气流通，保持清洁卫生。饮食要易消化，富有营养。

2. 早期瘫痪患儿应绝对卧床休息。有肌痛者，可局部湿热敷。肢体瘫痪者，应将患肢置于功能位置，防止手足下垂等畸形发生。后遗症患儿，应鼓励锻炼，以求改善功能。

注：本疾病举例所选用的示范材料，均摘自高等教育规划教材：《儿科学》1999年10月第4版；《中医儿科学》1999年6月第1版。

本文献尽量按原样文字摘录，以证明中西医学宏观和微观两套论，完全可以互相沟通，互相结合。

四、妇科疾病

阴道炎症（带下病）

阴道炎症，是常见的女性生殖器炎症。它属于妇科多发病，具代表性的妇科疾病。女性生殖器炎症，一般包括外阴炎、前庭大腺炎、阴道炎、宫颈炎及盆腔炎等。而阴道炎、宫颈炎及盆腔炎均以白带增多为主症，故三者均属于宏观的带下病范围。此外，妇科恶性肿瘤亦引起带下增多，并可伴有排泄恶臭坏死组织分泌物，宜属于“流秽物”，“下白浊”，另立专病。

带下之名，首见于《内经》，正如《素问·骨空论》云：“任脉为病，……女子带下瘕聚。”带下一词，有广义与狭义之分，广义之带下是泛指“妇产科”而言，认识这些疾病都发生在带脉之下，故称为“带下”。正如《金匮要略心典》云：“带下者，带脉之下，古人列经脉为病，凡三十六种，皆谓之带下病，非今人所谓赤白带下也。”又如《史记·扁鹊仓公列传》记载：“扁鹊名闻天下，过邯郸，闻（赵）贵妇人，即为带下医。”所谓“带下医”，即指女科医生，近称妇科医生或妇产科医生。狭义之带下，即指“带下病”而言。

带下，本是妇女阴道分泌的一种无色无臭黏性液体。女子从青春期开始，在经期前后、月经中期、妊娠期分泌量稍增多，有润泽阴户，防御外邪感染的作用，称为生理性带下。正如《沈氏女科辑要》引王孟英医家语云：“带下，女子生而即有，津津常润，本非病也。”若带下量明显增多，或色、质、气味异常，即属于带下病。正如《女科证治约旨》云：“若外感六淫，内伤七情，酝酿成病，致带脉纵驰，不能约束诸脉经，于是阴中有物，淋漓下降，绵绵不断，即所谓带下也。”形成了带下病，属于病理性带下。在《诸病源候论》中还有五色带下的记载，即“青、赤、黄、白、黑”五色名候。临床上，以白带、黄带、赤白带为多见。带下病是妇科领域中仅次于月经病的常见疾病。

以带下增多为特征的阴道炎症，按微观病因特点可分为：滴虫性阴道炎（Trichomonas vaginitis），念珠菌性阴道炎（Monilial vaginitis），老年性阴道炎（Senile vaginitis）和幼女性外阴阴道炎等四种病症。

【病因及发病机理】

（一）微观病因及发病机理

1. 滴虫性阴道炎是由阴道毛滴虫所引起。微观“滴虫”：呈梨形，后端尖，约为多核白细胞的2～3倍大小。虫体顶端有鞭毛4根，体部有波动膜，后端有轴柱凸出，活的滴虫透明无色，呈水滴状，诸鞭毛随波动膜的波动而摆动。滴虫的生活史较简单，只有滋养体而无包囊期，滋养体生活力较强，能在3℃～5℃温度下生存21天；在46℃时生存20～60分钟；在半干燥的环境中生存10小时左右，在普通肥皂水也能生存45～120分钟。在PH5以下或7.5以上的环境中则不生长，患滴虫性阴道炎的阴道PH一般为5.1～5.4。月经前后，隐藏在腺体及阴道皱襞中的滴虫常得以繁殖，引起炎症的发作。它能消耗或吞噬阴道细胞内的糖原，阻碍乳酸的生成。滴虫不仅寄生于阴道，还常侵入尿道或尿道旁腺，甚至膀胱、肾盂以及男方的包皮褶、尿道或前列腺中。

滴虫的传染方式，其传染途径有：①直接传染：经性交传播；②间接传染：经公共浴池、浴盆、浴巾、游泳池、厕所、衣物、器械及敷料等途径传播。

2. 念珠菌性阴道炎由念珠菌中的白色念珠菌感染所致。其发病率仅次于滴虫性阴道炎，是一种较为常见的阴道炎症。此菌呈卵圆形，有芽生孢子及细胞发芽伸长而形成的假菌丝，假菌丝与孢子相连成链状或分枝状。念珠菌对热的抵抗力不强，加热至60℃，1小时即可死亡；但对干燥、日光、紫外线及化学制剂等抵抗力较强。一般认为白色念珠菌主要由肛门部传来，与手足癣疾病无关。

据统计，主诉白带增多的非孕妇女中约10%及孕妇中1/3的阴道中有此菌寄生，但因症状明显而就医的较少。当阴道中糖原增多，酸度增加时，最适于念珠菌繁殖引起炎症，故多见于孕妇、糖尿病人及接受大量雌激素治疗者。有念珠菌感染的阴道PH通常在4~5。如长期应用抗生素，改变了阴道内微生物之间的相互抑制关系，亦易使念珠菌得以繁殖而引起感染。

传染方式：念珠菌可存在于人的口腔、肠道与阴道黏膜上而不引起症状，这三个部位的念珠菌可互相传染。当局部环境条件适合时易发病。

3. 老年性阴道炎常见于绝经后的老年妇女，因卵巢功能衰退，雌激素水平降低，阴道襞萎缩，黏膜变薄，上皮细胞内糖原含量减少，阴道内的PH值上升，局部抵抗力降低，致病菌容易入侵繁殖引起炎症。

4. 幼女性外阴阴道炎，病因为幼女外阴发育差，缺乏雌激素，阴道上皮抵抗力差，易受感染。常见的病原体有葡萄球菌、链球菌及大肠杆菌等，滴虫或念珠菌也可引起感染。病原体可通过患病的母亲、保育员或幼儿园儿童的衣物、浴盆、手等传播；也可由于卫生不良、外阴不洁、经常为大便所污染或直接接触污物所引起。此外，外阴损伤或抓伤，尤其是蛲虫感染时可引起炎症。还有，可因误放异物于阴道内而引起。

（二）宏观病因及发病机理　主要病因是"湿"邪，《傅青主女科》云："夫带下俱是湿症。"湿有内湿与外湿之分别，外湿指外感之湿邪，如经期涉水淋雨，感受寒湿，或产后胞脉空虚，摄生不洁，湿毒邪气乘虚内侵胞宫，以致任脉损伤，带脉失约，引起带下病。内湿的产生与脏腑气血功能失调有密切的关系。胰（脾）虚运化失职，水湿内停，下注任带；肾阳不足，气化失常，水湿内停，又关门不固，精液下滑；素体阴虚，感受湿热之邪，伤及任带。总之，带下病系湿邪为患；而胰（脾）肾功能失常又是发病的内在条件；病位主要在前阴、胞宫；任脉损伤，带脉失约是带下病的核心机理。《妇人大全良方》中指出："人有带脉，横于腰间，如束带之状，病生于此，故名为带。"临床常见分型有胰（脾）阳虚、肾阳虚、阴虚挟湿、湿热下注、湿毒蕴结五种。

【临床表现】

（一）滴虫性阴道炎的主要症状是稀薄的泡沫状白带增多及外阴瘙痒，若有其他细菌混合感染则排出物呈脓性，可有臭味，瘙痒部位主要为阴道口及外阴，间或有灼热、疼痛、性交痛等。如尿道口有感染，可有尿频、尿痛，有时可见血尿。

少数患者阴道内有滴虫感染而无炎症反应，称为带虫者。有人认为滴虫单独存在时不能引起炎症，由于滴虫消耗阴道细胞内糖原，改变了阴道酸碱度，破坏了防御机制，促进继发性的细菌感染，故常在月经期前后，妊娠期或产后等阴道PH改变时，引起炎症发作。

检查时可见阴道黏膜有散在的红色斑点，后穹窿有多量液性泡沫状或脓性泡沫状的分泌物。带虫者阴道黏膜可无异常发现。

（二）念珠菌性阴道炎的主要症状为外阴瘙痒、灼痛。症状严重时坐卧不宁，痛苦异常。还可有尿频、尿痛及性交痛。急性期白带增加，典型的白带呈白色稠厚豆渣样。检查时可见小阴唇内侧及阴道黏膜上附着白色膜状物，擦除后露出红肿黏膜面。急性期还可能见到白色膜状物覆盖下有受损的糜烂面及表浅的溃疡。

（三）老年性阴道炎的主要症状为阴道分泌物增多，呈黄水状，严重者可有血样脓性白带。外阴有瘙痒或灼热感，检查时见阴道呈老年性改变，皱襞消失，上皮薄，阴道黏膜充血，有小出血点，有时有表浅溃疡，如溃疡面与对侧粘连，阴道检查时粘连可被分开而引起出血，粘连严重时可造成阴道闭锁，炎性分泌物引流不畅可形成阴道或宫腔积脓。

（四）幼女性外阴阴道炎的症状：因大量脓性分泌物刺激引起外阴痛痒，可使患儿哭闹不安或以手抓外阴。检查时发现外阴、阴蒂红肿，表面可能有破溃处，尿道口及阴道口黏膜充血、水肿，小阴唇可见粘连，阴道有脓性分泌物流出。可取阴道分泌物作涂片检查或送培养，寻找病原体，并注意阴道有无异物。

【实验室检查】

重点检查阴道滴虫及白色念珠菌，最简便的是悬滴法，在显微镜下观察，寻找到滴虫，可见其呈波状运动而移动位置，亦可见到周围的白细胞等被推移。若寻找到白色念珠菌，镜下见到芽孢和假菌丝。对可疑病人，数次悬滴法检查未能发现病原体，可取标本送培养。培养出滴虫，准确度可达98%左右。对顽固的白色念珠菌病例，应检查尿糖，必要时查血糖。阴道炎患者阴道清洁度为检查三度。

【诊断与鉴别诊断】

典型病例诊断较易，如能在阴道分泌物中找到滴虫或白色念珠菌，诊断即可肯定。对比较复杂的阴道炎病例，要在诊查的同时，详细询问病史，有无大量甾体激素或长期应用抗生素的病史，以探究发病的有关原因和条件。

各类阴道炎、宫颈炎、盆腔炎及妇科肿瘤均有带下增多之症状，主要依靠寻找病原体进行鉴别。微观通过化验检查找到滴虫、白色念珠菌、霉菌或其它致病菌，或肿瘤细胞，一般便可确诊。宏观则分辨带下之分泌量、性质、颜色及气味的不同，亦有一定的鉴别意义。察看典型病例，滴虫引起的带下多呈稀薄的泡沫状，白色念珠菌引起的带下多呈稠厚的豆渣样，老年性阴道炎的带下多呈黄水样。宫颈炎引起的带下呈多样变化，有白色黏液状，有淡黄色脓性，或有血性白带，而以子宫颈有不同程度的糜烂、肥大，或见息肉、囊肿、裂伤、外翻等特征。盆腔炎检查阴道内多发现大量的脓性分泌物，属厌氧菌感染则有腐臭气味，阴道充血，穹窿有明显触痛。恶性肿瘤引起的带下，多呈血性带下，且腐臭味较为剧烈。

宏观带下还须与“白淫病”的带下相鉴别：白淫指欲念过度，情愿不遂时，或纵欲过度，过贪房事时，从阴道内流出的白液，有的偶然发作，有的反复发作，与男子遗精相类。正如《素问·痿论》中云：“思想无穷，所愿不得，意淫于外，入房太甚，宗筋驰纵，发为筋痿，及为白淫。”说明白淫多在有所思或有所见时发作，与带下病绵绵不断而下秽物者不同。所谓“白淫病”，是由于精神情欲失调产生之毛病，因有了“脑髓主情欲”的生理功能，对此神经功能性疾患的病理变化，宏观与微观医理相结合，便十分容易理解。

【治疗】

（一）微观阴道炎，按不同证型治疗

1. 滴虫性阴道炎的治疗

（1）全身用药　灭滴灵（Metronidazol，Flagyl），每次200mg，每日3次，7天为一疗程，或400mg每日2次，共5天。对于初患者可单次给药2g，亦可收到同样效果。口服吸收好，疗效高，毒性小，应用方便，男女双方都能应用。服药后偶见胃肠道反应如食欲减退、恶心、呕吐等。此外，还可偶见头痛、皮疹、白细胞减少等，一旦发现，应立即停药。灭滴灵可通过胎盘进入胎儿体内，并可由乳汁排泄。在妊娠早期服用时，尚未能排除其对胎儿的致畸影响，因此在妊娠早期及哺乳期不服为妥。

（2）局部用药　局部用药种类较多，对控制症状比较有效，但常不能彻底消灭滴虫，停药后容易复发。常用灭滴灵200mg每晚塞入阴道1次，10次为一疗程，如先用1%乳酸、0.5%醋酸或1∶5000高锰酸钾溶液冲洗，将提高疗效。其它局部用药如滴维净、卡巴胂等也有一定效果。

（3）治愈标准　因滴虫性阴道炎常于月经后复发，故治疗后检查滴虫已为阴性时，仍应每次月经后复查白带，如经3次检查均为阴性，方可称为治愈。

（4）治疗中注意事项　治疗后滴虫检查转为“消失”（阴性）时，仍应于下次月经净后继续治疗一疗程，方法同前，以巩固疗效。另外，为了避免重复感染，内裤及洗涤用的毛巾，应煮沸5~10分钟以消灭病原；已婚者还应检查对方，是否有生殖器滴虫病，前列腺液有无滴虫，若有滴虫，需同时治疗。

2. 念珠菌性阴道炎的治疗

（1）消除诱因　如有糖尿病，给予积极治疗，及时停用广谱抗生素、雌激素。要勤换内裤，用过的内裤、盆及毛巾均应用开水烫洗。

（2）改变阴道酸碱度　造成不利于念珠菌生存的条件，可用碱性溶液如2%~4%碳酸氢钠液冲洗外阴及阴道，10次为一疗程。

（3）杀菌剂　以碱性溶液冲洗后，可选用下列药物：①制霉菌素（Nystatin）：粉剂、片剂、栓剂或软膏等塞入阴道或涂擦局部。每次10万~20万单位，每晚1次，10~14次为一疗程。外阴部也可涂以3%克霉唑软膏，效果最好；②1%龙胆紫（Gentianviolet）水溶液涂擦阴道，每周3~4次，连续2周，效果也很好，但必须注意用药过浓或过频均易引起化学性外阴阴道炎和表皮的破溃。

（4）顽固性病例的处理　①本病常与糖尿病并发，如久治不愈应查尿糖、血糖；②本病有时与滴虫性阴道炎并发，故应注意检查有无滴虫感染；③为防止肠道念珠菌的互相感染，可口服制霉菌素50万~100万单位，每日3次，7~10天为一疗程，以消灭肠道念珠菌。

(5) 合并妊娠的治疗　患念珠菌性阴道炎的孕妇，为了避免感染新生儿，仍应进行局部治疗，有时治疗需持续至妊娠8个月，以防复发。

3. 老年性阴道炎的治疗

治疗原则为增加阴道抵抗力及抑制细菌生长。①尼尔雌醇，口服，每日2.5～5mg；②己烯雌酚0.25～0.5mg，每晚塞入阴道1次，7～10天为一疗程，顽固病例可口服雌三醇1～2mg，每晚1次，7天一疗程，或己烯雌酚0.125～0.25mg，每晚1次，10次为一疗程；③磺胺噻唑，氯霉素等制成软膏或粉剂，局部涂擦，或吡哌酸200mg，塞入阴道，隔日1次，5～7次；④为增加阴道酸度，可用0.5%醋酸或1%乳酸冲洗阴道。

4. 幼女性外阴阴道炎的治疗

治疗原则为保持外阴清洁、干燥，减少摩擦；向阴道内滴入与病原相应药物。如有异物必须取出。此外，可同时口服己烯雌酚0.1mg，每晚1次，共服7～14日，注意己烯雌酚的用量不能过多，以免引起子宫内膜增生，停药后脱落而发生阴道流血。

(二) 宏观按带下病进行辨证论治

带下病的治疗原则是以健胰（脾）升阳，除湿止带为主，而以舒肝固肾为辅；同时，因湿浊可以从阳化热而成湿热，也可以从阴化寒而成寒湿，故要佐以清热除湿、清热解毒或散寒除湿等法。

1. 胰（脾）阳虚型

症状：带下量多，色白或淡黄，质稀薄，无臭气，绵绵不断，伴见神疲倦怠，四肢不温，纳少便溏，两足浮肿，面色㿠白，舌质淡，苔白腻，脉缓弱。

证候分析：胰（脾）阳虚弱，运化失职，水湿内停，湿浊下注，损伤任带二脉，约固无力，故带下量多，色白或淡黄，质稀薄，无臭气，绵绵不断；胰（脾）虚中阳不振，则神疲倦怠，四肢不温；胰（脾）虚运化失职，则纳少便溏；湿浊内盛，则两足浮肿；胰（脾）虚清阳不升，则面色㿠白。舌淡，苔白腻，脉缓弱，为胰（脾）阳不足之证。

治法：健胰（脾）益气，升阳除湿。

方药：完带汤加减，或合易黄汤。

方解：方中人参、山药、甘草健胰（脾）益气；苍术、白术健胰（脾）燥湿；柴胡、白芍、陈皮舒肝解郁，理气升阳；车前子入肾泄降而利水除湿；黑芥穗入血分祛风胜湿。全方寓补于散之中，寄消于升之内，肝、胰（脾）、肾三脏同治，重点具有健胰（脾）益气，升阳除湿之功效。

活用：若胰（脾）虚及肾，兼腰痛者，酌加续断、杜仲、菟丝子温补肾阳，固任止带；若寒凝腹痛者，加香附、艾叶温经理气止痛；若带下日久，滑脱不止者，可加芡实、龙骨、牡蛎、乌贼骨、金樱子等收敛固涩而止带。若内湿郁久化热，带下色黄黏稠而有臭味者，可合易黄汤化裁，加大清热消炎之功力。

2. 肾阳虚型

症状：带下量多，色白清冷，稀薄如水，淋漓不断，头晕耳鸣，腰痛如折，畏寒肢冷，小腹冷感，小便频数，夜间尤甚，大便溏薄，面色晦暗，舌淡润，苔薄白，脉沉细而迟。

证候分析：肾阳不足，命门火衰，气化失常，寒湿内盛，致带脉失约，任脉不固，故带下量多，色白清冷，稀薄如水，淋漓不断；肾阳虚胞络失于温煦，故小腹冷感；膀胱失于温煦，气化失常，故小便频数，夜间尤甚；火不温土，则大便溏薄；阳虚寒从内生，畏寒肢冷；肾阳虚外府失荣，故腰痛如折；肾虚髓海不足，故头晕耳鸣，面色晦暗。舌淡润，苔薄白，脉沉细而迟，为肾阳不足，虚寒内盛之证。

治法：温肾助阳，涩精止带。

方药：内补丸化裁(《女科切要》)。

方解：方中鹿茸、肉苁蓉、菟丝子温肾填精益髓；潼蒺藜、桑螵蛸补肾涩精止带；附子、肉桂温肾壮阳补火；黄芪益气固摄；白蒺藜疏肝泄风；紫菀温肺益肾。全方共奏温肾助阳，涩精止带之效。

活用：若腹泻便溏者，去肉苁蓉，酌加补骨脂，肉豆蔻；若精关不固，精液下滑，带下如崩，谓之“白崩”，治以补胰（脾）肾，固精髓，佐以涩精止带之品，方选《济阴纲目》之固精丸（桑螵蛸、龙骨、牡蛎、菟丝子、五味子、韭子、白石脂、白茯苓）。

3. 阴虚挟湿型

症状：带下量不甚多，色黄或赤白相兼，质稠或有臭气，阴部干涩不适，或灼热感，腰膝痠软，头晕耳鸣，颧赤唇红，五心烦热，失眠多梦，舌红，苔少或黄腻，脉细数。

证候分析：肾阴不足，相火偏旺，损伤血络，复感湿邪，伤及任带二脉，故带下量多，色黄或赤白相兼，质稠，有臭气，阴部灼热感；阴精亏虚，阴部失荣，故干涩不适；肾阴亏损，髓海不足，则腰膝痠软，头晕耳鸣；阴虚内热，上扰脑神，则五心烦热，失眠多梦。舌红，苔少或黄腻，脉细数，为阴虚挟湿之证。

治法：滋阴益肾，清热祛湿。

方药：知柏地黄丸加芡实、金樱子。

4. 湿热下注型

症状：带下量多，色黄黏稠，有臭气，或伴阴部瘙痒，胸闷心烦，口苦咽干，纳食较差，小腹或少腹作痛，小便短赤，舌红，苔黄腻，脉濡数。

证候分析：湿热蕴积于下，损伤任带二脉，故带下量多，色黄黏稠而臭秽；湿热熏蒸，则胸闷心烦，口苦咽干；湿热内阻，则纳食较差；湿热蕴结，瘀阻胞脉，则小腹或少腹作痛；湿热伤津，则小便短赤。舌红，苔黄腻，脉濡数，乃湿热充斥于下焦之证。

治法：清热利湿，化浊止带。

方药：止带方加减(《世补斋·不谢方》)。

方解：方中猪苓、茯苓、车前子、泽泻利水除湿；茵陈、黄柏、栀子清热泻火解毒；赤芍、牡丹皮凉血化瘀，合牛膝活血引药下行，直达病所以除下焦湿热。

活用：若肝经湿热下注者，症见带下量多，色黄或黄绿如脓，质黏稠或呈泡沫状，有臭气，伴阴部痒痛，头晕目眩，口苦咽干，烦躁易怒，便结尿赤，舌红，苔黄腻，脉弦滑而数。治宜泻肝清热除湿，方用龙胆泻肝汤(《医宗金鉴》)加苦参、黄连。此方以龙胆草、黄芩、栀子清泻肝胆湿热为主药，辅以木通、泽泻、车前子清热利湿，佐以生地、当归养阴血防燥泄，使用甘草和中解毒，柴胡疏泄肝胆引诸药归经，合用共奏清除肝胆经下注湿热之功。再加入清热利湿，化浊止带之要药苦参与川连，效果颇佳。

若湿浊偏甚者，症见带下量多，色白，如豆渣状或凝乳状：阴部瘙痒，脘闷纳差，舌红，苔黄腻，脉滑数。治宜清热利湿，疏风化浊，方用萆薢渗湿汤(《疡科心得集》）加苍术、藿香。方中萆薢、薏苡仁、赤茯苓、泽泻、滑石、通草清热利湿以化浊；黄柏、牡丹皮清热凉血；苍术、藿香疏风化浊以止痒。

5. 湿毒蕴结型

症状：带下量多，色黄绿如脓，或赤白相兼，或五色杂下，状如米泔，臭秽难闻，小腹疼痛，腰骶痠痛，口苦咽干，小便短赤，舌红，苔黄腻，脉滑数。

证候分析：湿毒内侵，损伤任带二脉，秽浊下流，故带下量多；热毒蕴蒸，损伤脉络，则色黄绿如脓，或赤白相兼，甚或五色杂下，状如米泔，秽臭难闻；湿毒蕴结，瘀阻胞脉，故小腹疼痛，腰骶痠痛；湿浊毒热上蒸，故口苦咽干；湿热伤津，则小便短赤。舌红，苔黄腻，脉滑数，为湿毒蕴结之征。

治法：清热解毒，除湿止带。

方药：五味消毒饮(《医宗金鉴》）加土茯苓、薏苡仁

方解：方中蒲公英、金银花、野菊花、紫花地丁清热解毒，消炎止带；天葵子、土茯苓、薏苡仁清热祛湿，化浊止带；全方共奏清热解毒，除湿止带之效。

活用：若腰骶痠痛，带下恶臭难闻者，酌加半枝莲、穿心莲、鱼腥草、樗根皮、白花蛇舌草等清热解毒，化湿除秽。若小便淋痛，兼有白浊者，酌加土牛膝、川萆薢、扁蓄、虎杖、甘草梢等化浊止带。

【其他疗法】

（一）外治法

1. 塌痒汤　鹤虱、苦参、威灵汕、归尾、蛇床子、狼毒。水煎熏洗，临洗时加猪胆汁1~2枚更佳，每日1~2次，7~10日为1疗程。用于湿虫滋生型，外阴溃疡者勿用。

2. 蛇床子散　蛇床子、花椒、明矾、苦参、百部各10~15克。煎汤趁热先熏后坐浴，每日1次，10次为1疗程。若带下阴痒溃破者，则去花椒。

3. 阴道干枯，洗浴后可涂4%紫草油。

4. 急性炎症可用1%雷锁辛加1%利凡诺溶液，或3%硼酸液湿敷，洗后局部涂擦4%氧化锌油膏；慢性瘙痒可用皮质激素软膏或2%苯海拉明软膏涂擦。

（二）针灸疗法

主治带下病。取穴：带脉（双）、中极、足三里（双）。若系白带加少商，赤带加少冲，黄带加隐白，青带加大敦，黑带加涌泉。手法：用毫针，带脉斜向下刺，针2~2.5寸，中极1~1.5寸，足三里以得气为度。用捻转提插，平补平泻，留针30分钟。带脉、足三里针后加灸。以上选加穴，都针1~2分深，重刺激，不留针。每隔日针1次。

【预防】

阴道滴虫及白色念珠菌属于隐匿性传染性疾病，预防的重点是作好卫生宣教，积极开展普查普治工作，消灭传染源。严格管理制度，应宣传禁止滴虫患者或带虫者进入游泳

池。浴盆、浴巾等用具要消毒。医疗单位要作消毒隔离，以防交叉感染。

注：本疾病举例所选用的示范材料，均摘自高等教育规划教材：《妇产科学》1995 年 10 月第 3 版；《中医妇科学》1998 年 6 月第 1 版。

本文献尽力按原样文字摘录，以证明中西医学宏观和微观两套理论，完全可以互相沟通，互相结合。

五、皮肤科疾病

丹毒（丹毒—三焦流火）

丹毒（Erysipelas），宏观是因邪毒感染，皮肤突然发红，色如涂丹的一种急性皮肤疾病。古代早便取名“丹毒”。微观系指由溶血性链球菌感染引起的皮肤及皮下组织内淋巴管及其周围组织的急性炎症。古代曾称之为“三焦流火”，微观相当于急性网状淋巴管炎。生于下肢，称为“流火”；生于头面，称为“抱头火丹”；新生儿多生于臀部，称为“游赤丹”。

【病因及发病机理】

（一）微观病因及发病机理：病原菌是 A 族乙型溶血性链球菌，又名丹毒链球菌。多数病例先有损伤或其它不易发现的细微皮肤破损，细菌藉此侵入皮肤引起真皮组织发炎，或通过血行感染。有时也可通过污染的器械、敷料和用具等间接接触受染。一般足癣及下肢皮肤外伤可诱发小腿丹毒；鼻腔、咽、耳等处损伤可诱发面部丹毒。营养不良、酗酒或患有糖尿病、肾炎等易引发本病。

（二）宏观病因及发病机理：宏观病因认为是火毒外邪，乘人体皮肤黏膜有破损（如搔抓后鼻黏膜或耳道皮肤或头皮破伤、皮肤擦伤、脚湿气糜烂、毒虫咬伤、臁疮等），毒邪乘隙侵入而成。凡发于头面者挟有风热，发于胸腹者挟有肝火，发于下肢者挟有湿热，发于新生儿则多由胎热火毒所致。

【临床表现】

微观发病开始，患者先有周身不适、畏寒、发热、头痛、恶心、呕吐等前驱症状。皮损好发于小腿和面部。表现为境界明显的鲜红色水肿性斑片，表面紧张发亮，有灼热感，损害迅速向周围扩大。有时皮损中心区出现大、小水泡，疼痛及压痛明显，常伴邻近淋巴结肿大。病程多为急性。婴儿及年老体弱者可继发肾炎及败血症。血液白细胞总数及中性粒细胞常增高。如皮损于同一部位反复发作者，称复发性丹毒，久者可引起慢性淋巴水肿，发生于小腿的亦称象皮腿。

宏观初起先有突然恶寒发热，头痛骨楚，胃纳不香，便秘溲赤等全身症状。随之局部皮肤见小片红斑，迅速蔓延成大片鲜红，稍高出皮肤表面，边界清楚，压之皮肤红色减退，放手即恢复，表面紧张光亮，摸之灼手，肿胀触痛明显。一般预后良好，约经 5～6 天后消退，皮色由鲜红转暗红或棕黄色，最后脱屑而愈。病情严重的在红肿处可伴发瘀点、紫斑、或大小不等的水疱；偶有化脓或皮肤坏死的。亦有一面消退，一面发展，连续不断，缠绵数周的。发于小腿者，愈后容易复发，常因反复发作，皮肤粗糙增厚，下肢肿胀而形成象皮腿。新生儿丹毒常游走不定，多有皮肤坏死，全身症状严重。

本病由四肢流向胸腹，或头面攻向胸腹者多逆。尤以新生儿及年老体弱者，火毒炽盛易致毒邪内攻，见壮热烦躁，神昏谵语，恶心呕吐等症，可危及生命。

实验室检查血象：血白细胞总数常在 20.0×10/L 以上，中性粒细胞 0.80～0.90。

【诊断及鉴别诊断】

1. 微观根据起病急剧，境界清楚的水肿性红斑，局部疼痛及压痛，结合好发部位及全身症状等，不难诊断。应与下列疾病相鉴别：

①接触性皮炎　有刺激物或致敏物接触史，皮疹为密集成片的红斑、丘疹及水疱，自觉瘙痒而无疼痛及多无发热等全身症状。

②蜂窝织炎（Cellulitis）为境界不清的深在性浸润性红斑，局部有明显凹陷性水肿，可化脓破溃。

③癣菌疹（Dermatophytid）常伴发于浸渍糜烂性或伴继发感染的足癣，表现为足背或小腿部大小不等的红斑，无局部疼痛及压痛。

2. 宏观对丹毒进行诊断，主要依据疾病的临床表现、传变、发展及转归情况，确立诊断。宜注意与下列疾病加以鉴别：

①发红肿色紫红或暗红，以中央显著并隆起，周边较轻而边界不清，稍发硬而坚实，疼痛呈持续性胀痛，化脓时呈跳痛，大多化脓溃烂。

②接触性皮炎　常有接触过敏物质史，皮损以肿胀、水疱、丘疹为主，焮热，瘙痒，一般无明显全身症状。

③类丹毒　多发生于手部，与职业有关，来势慢，范围小，症状轻，无明显全身症状。

【治疗】

（一）微观综合治疗

1. 一般疗法　注意休息，如患小腿丹毒，则应卧床，抬高患肢。积极治疗足癣，以防复发。如患面部丹毒，应寻找鼻腔、口腔及耳部等处有无病灶，并给予相应处理。重症者尚应加强支持疗法。

2. 全身疗法　以青霉素为首选，可用水溶性青霉素 G 80～240 万 U/d，分 2 次肌内注射。对青霉素过敏者，可选用红霉素、四环素、庆大霉素、林可霉素（洁霉素）或磺胺类药物，用药一般需持续 10～14 天。

3. 局部疗法　局部可外涂 15%～20% 硫磺鱼石脂软膏，或以 50% 硫酸镁溶液湿热敷。如有水疱，应抽出疱液，再用 0.1% 乳酸依沙吖啶或 0.5% 新霉素溶液湿敷。

4. 物理疗法　复发性丹毒，可作紫外线照射。

（二）宏观辨证论治

1. 内治

（1）风热毒蕴　发于头面部，恶寒发热，皮肤焮红灼热，肿胀疼痛，甚则发生水疱，眼胞肿胀难睁。舌红，苔薄黄，脉浮数。治宜散风清热解毒，方用普济消毒饮加减。大便干结者，加生大黄、芒硝；咽痛者，加生地、玄参。

（2）湿热毒蕴　发于下肢，除发热等症状外，局部以红赤肿胀，灼热疼痛为主，亦可发生水疱、紫斑，甚至结毒化脓或皮肤坏死。苔黄腻，脉洪数。反复发作，可形成大脚风（象皮腿）。治宜清热利湿解毒，方用五神汤合萆薢渗湿汤加减。

（3）胎火蕴毒　发于新生儿，多见于面部，局部红肿灼热，可呈游走性，并有壮热烦躁。治宜凉血清热解毒，方用犀角地黄汤合黄连解毒汤加减。

2. 外治

用金黄散或玉露散以冷开水或金银花露调敷。有皮肤坏死者，若有积脓可在坏死部位切一二个小口，以引流脓液，掺九一丹。

下肢复发性丹毒，患部消毒后，用七星针或三棱针叩刺患部皮肤，放血泄毒，亦可配合拔火罐，常能减少复发。抱头火丹及赤游丹禁用。

【预防与调摄】

1. 若有皮肤黏膜破损，应及时治疗，以免染毒。

2. 卧床休息，多饮开水，床边隔离。流火患者应抬高患肢30°~40°。

3. 下肢复发性丹毒患者，必须彻底治疗脚湿气，以减少复发。

注：本疾病举例所选用的示范材料，均摘自高等教育规划教材：《皮肤性病学》1999年10月第4版；《中医外科学》1998年6月第1版。

本文献尽量按原样文字摘录，以证明中西医学宏观和微观两套理论，完全可以互相沟通，互相结合。

第九章 论中医学基本理论的重大变革

一、伟大的历史使命

伟大的领袖毛主席早在1928年就提出“用中西两法治病”。1956年明确教导我们：“把中医中药的知识和西医西药的知识结合起来，创造中国统一的新医学和新药学”。敬爱的周恩来总理1971年具体指示要“以五年为一期，通过几个五年的实践，使中西医互相结合，共同提高，逐步达到融会贯通。”党的庄严号召，领袖的谆谆教导，使广大医务人员得到巨大的鼓舞和无穷的力量。许多医务工作者沿着领袖指引的方向阔步前进，积极摸索探讨，深入实践，继承发掘中医药知识宝库，勇于钻研攀登。由于正确贯彻执行党的卫生工作四大方针，广大中西医药卫生人员消除了旧社会形成的那种中西互相歧视，互相排斥，互相隔阂，逐步形成了互相团结，互相学习，取长补短，共同提高的真正的同行关系。

二、深刻的历史教训

如何对待中医和西医，古往今来，一直存在着激烈的斗争。明清至解放前，西医学传入我国，并逐渐得到发展。随着封建统治的结束，资产阶级的唯心论和形而上学一度在中国占了统治地位，在政治上盛行崇洋媚外，民族虚无主义思潮则在医学领域猖獗一时。诬蔑“中医不科学”。硬说“中医无理论”，如余云岫之流，公然代表反动统治者叫嚷要“废止中医”，或者“废医存药”。也曾有人打着“中医科学化”的幌子企图消灭中医，全盘否定中医理论，旧社会，排斥、打击、迫害中医的历史教训是绝对不能忘记的。这是对待中医中药态度的一个极端。另一个极端，则是认为中医中药已经有一套完整的理论，历史悠久，贡献巨大，完美无缺，不再需要发展改进，因而故步自封，甚至薄今厚古，开口闭口都说今不如昔，非经典之书不读，非经典之理不从。这两种对待中医中药的态度都是不正确的。随着新中国的诞生，马克思列宁主义的辨证唯物论和历史唯物论在中国占了主导地位，祖国医学获得了新生。

三、基础理论的结合刻不容缓

当前，中西医结合，也和其他科学领域一样，存在一个速度问题。成绩肯定，为何速度进展不快呢？这个问题确实发人深省。从毛主席号召创造新医学新医药的一九五六年算起，二十二年的时间过去了，中西医结合创造中国统一的新医药学的眉目还不清楚，近年来进展不够快也是事实，笔者觉得，除了其他一些原因影响之外，忽视基础理论的结合是一个大问题。众所周知，对于中西医结合的途径，许多学者作过不少的探讨，对于中医辨证与西医辨病相结合探讨的比较多。对于具体病症的治疗，有些提出以中医理论为指导结合，有些以西医理论为指导结合，做到了各取所长，取长补短，但理论阐述还是没有结合。这些年来，中医的生理、病理、病因、诊断、治疗等方面都有不少研究成果，但理论解释障碍重重，仍旧中说中的，西说西的，互相对照联系还可以，若结合起来论述就有困难，关键在于基础理论没有结合好。道理很简单，要建设高楼大厦，没有打好牢固的基础是不行的。就算勉强建了起来，基础不稳，往往很快会倒塌、崩溃。由于基础理论的结合不解决，所以临床各科的中西结合发展到一定程度就会遇到障碍，减慢速度，甚至停滞不前，出现“不很快”的局面。我们决不能满足于目前这样的速度，要争取高速度。只有高速度，才能赢得更多的时间。笔者觉得，中西医结合是否能高速度发展，关键也在于基础理论的结合。因此基础理论的结合必须努力搞好，打好基础，才能取得更多更高的科学突破。

对于中西医基础理论的结合，曾有人认为是“土琵琶和洋提琴，拉不出一个调”。抱有这种观点的人，看到中、西医理论差距较大，产生历史背景不同，医学术语不同，理论体系不同，一下子不容易相互结合，而看不到中、西医的共同点，这种悲观论调是片面的。姑且不论中、西医如何发展起来，理论术语如何不同，但都是研究人体解剖、生理、病理、诊断、治疗、预防的学问。研究的对象一致，有共同的物质基础，尽管讲道理的术语暂时不同，但迟早可以沟通，没有逾越不了的鸿沟。当然，理论体系差异较大，需要通过大量对照探讨，阐明机理，弄清实质，逐步靠拢，逐步贯通，需要经过一定的时间，反复实践，才可能实现有机的结合。在理论上、实践上都需要做许多工作，很不容易。但不容易并不等于不可能。经过广大医药卫生人员二十二年的努力，已经摸索出许多结合的门径，做出了许多成绩，各方面都做过一些探讨、尝试，积累了一定的资料，再经过数十年的努力，中西医结合创造我国统一的新医学新药学，笔者认为是可以做到的。问题在于道路是否走得正确。要高速度发展，就要打破常规。不破不立，不打破常规，不敢改革、发展，中、西医理论互不靠拢，就会出现结合“遥遥无期”的局面。于此，笔者对原有中医基础理论提出重大的变革。特别是对于基本理论的核心—脏腑学说作较大的改革，要为中西医基础理论的结合扫除障碍。

四、中医基础理论急需改进与发展

为加快中西医结合的步伐，早日实现创造中国统一的新医药学的伟大历史使命，必须加速完成基础理论的结合。在结合过程中，对于互不相称的地方，要作相应的改革。这种改革，本身就意味着改进与发展。按照取长补短，共同提高的原则，在基础理论方面，本文重点讨论中医基础理论的变革。至于西医基础理论的某些改革，另作他论。这并不等于只改革中医的理论而不改革西医的理论。中西医理论都是在不断向前发展的，纵观两种医学发展的历史，各有各的特点。一般来说，西医理论的改革较快，较频繁，因为它不仅吸收我国医务工作者的研究成果，还经常吸收世界各国的医学成果，西医理论的大胆改革，不断更新，正是西医学近年来获得高速发展的一个重要因素。中医理论的变革与发展也在不断地进行着。自古至今，各个朝代特点不同，如《中国医学源流论》云：“中国医学，可分数期。自西周以前为萌芽之期，春秋战国为成热之期……”。由此看出中国医学成熟较早，可谓“历史悠久，源远流长”。经典巨著《内经》的出现标志着医学理论基本完备。至汉朝有《伤寒》、《金匮》，唐朝有《外台》、《千金》，医学最为发展昌盛，影响到世界上许多国家，故国外称祖国医学为“汉医”或者“唐医”。至宋朝铸成针灸铜人，金元四大家发展了中医学术理论，明清温病学迅猛崛起，皆有许多充实和发展。遗憾的是在基本理论方面，继《内经》、《难经》之后，注释发挥或勘误校正者较多，而改革扬弃者实属较少，纵然有之，亦不能成为现实，此乃受历史条件限制矣。

上文谈到，对待中医学理论有走两个极端的态度：一是全盘否定，一是固步自封。前者谎谬反动，不堪一驳；后者过于保守，有碍进步。要深入学习中医学基本理论，继承宝贵遗产。但只讲继承，不讲发扬或只能注释，不能变革发展的做法就不妥。变革得少，发展就慢。因而目前中医有些医理还比较原始、直观、笼统，需改进与发展，此是其一；由于重要脏腑缺乏统一的解剖实体而只论脏象，最根本的物质性不统一，阐述的理论学说各持已见，再经发挥引申，差异甚大，仲裁误谬，缺乏客观依据。因而重要脏腑的解剖部位需基本统一确定，此是其二；只有在统一重要脏腑部位的基础上，在解剖学基础上发展起来的生理、病理、药理、寄生虫、微生物等学科才能互相对照，互相参考，西医学基础知识才能为中医学所吸收引用。中医学基础理论才能被西医学理解引用。从中医学解剖、生理、病理、药理、治疗等方面发展及中西医结合的角度看，中医基础理论急需改进与发展。此是其三。

由于近代中医基本理论变革较少，有些变革之处亦未能在医籍中系统反映出来，因而现在需要改进与发展之处亦不少，也就是称之为重大变革的缘故。变革的目的：第一，是为了改进与发展中医基本理论，不是为了废除中医基本理论，而是为了使中医医理能更好地指导中医临床实践，进一步提高医疗质量。第二，既为中西医结合架桥铺路，又不至于打乱中医的理论体系。变革后，中西医的基础医学能互相对照，便于结合，利于沟通，而不是扩大分歧，背道而驰。但应该保持着中医理论的基本体系。目前，中西医基础理论的结合问题尚未解决，待我们努力完成这一基础工程的建设后，中西医理才能融会贯通、互相结合。第三为中西医药的结合提供一些新的研究课题，特别是基础理论结合的研究，引起更多学者的重视，以期加速中西医药结合的步伐。

五、关于中医学基本理论核心—脏腑学说的变革

脏腑学说是中医学的理论核心。中医学“脏腑”，不单是个解剖学的概念，也是生理学的概念，因此，有些书称之为“脏象学说”，着重论述脏腑的功能。重要的脏腑一般指“五脏六腑”，五脏即心、肝、脾、肺、肾；六腑即指胃、胆、大肠、小肠、膀胱、三焦。还有一些脏腑器官列为“奇恒之腑”，包括脑、髓、女子胞、胆、骨、脉等。此外，尚有心胞络作为心的外围器官。五脏六腑大多与现代解剖学的解剖部位相符或相近，这是中西医结合的一个重要基础。只有少数脏腑的解剖部位与现代解剖学不相符或者各家意见不统一，如脾与三焦。对于解剖部位基本一致的脏腑，改革的重点在于其生理功能的归属与调整；对于解剖位置不一致的脏腑，改革的重点在于确定基本解剖位置，随之论述其生理功能。

革命导师恩格斯教导说：“世界的真正的统一性是在于它的物质性”。这是马克思列宁主义的辨证唯物论与历史唯物论一个重要真理。在医学上，只有所指的脏腑器官同一，才能判断所论述的生理功能是否正确。否则，就会出现所指脏腑器官不同，论理各抒己见，争持难下的局面。所以脏腑学说的变革发展，当务之急在于确定基本解剖部位，随后将生理功能调整归属，然后再逐步发展。

（一）关于心的理论

中医学理论所说的心，是五脏六腑之主宰。因而比喻为“君主之官”，居于主宰地位，其两大生理功能：一是心主血脉，即主宰血液循环及脉搏跳动等功能，为循环系统的主要功能。因为心脏是血液循环的重要器官，所以心脏功能的变化往往都反映在血液循环及脉搏跳动上。《素问·痿论》云：“心主身之血脉”。《素问·六节脏象论》云：“心者，生之本，其华在面，其充在血脉”。可见主管血脉乃心的主要功能，心主血脉与现代解剖生理病理均能互相吻合。后者所谓心主神明，就是主管精神意识、思维活动等。概括为心主管一切精神意识思维活动，甚至主宰人身的一切生命活动，相当于大脑皮质及皮质下中枢的功能（可包括整个中枢神经系统功能），而不是心脏本身所具有的功能，因而必须改革转还于脑。

为何古代会有“心主神明”，而没有“脑主神明”呢？这是历史条件所形成的。古代解剖学相对比较简单，生理学水平也较低，脏腑学说以直观联系，简单概括为主，以代表经典著作《内经》来说，书中清楚地记载“脑”和“髓”。只是未把“脑”和“髓”列入一般的脏腑——五脏六腑，而是列为奇恒之府来论述的。如《素问·五脏别论》：“脑、髓、骨、脉、胆、女子胞，此六者，地气所生也。皆藏于阴而象于地，故藏而不写，名曰奇恒之府”。此处还要指出，《内经》区分脏与腑，以藏为主的属脏。即脏有藏之意，五脏以藏精为特点；以泻为主属腑，即腑有府库之意，消化水谷，分布津液，六腑以通泻转输为特点；故属脏者，当藏而不泻；属腑者，当泻而不藏。《内经》认为上述六者形体似腑而功能似脏，非脏非腑，亦脏亦腑，比较特别，故把它们列为“奇恒之府”。古人既已发现有“脑”有“髓”、而未将“脑”、“髓”与神明相联系，加之大脑不在胸腹腔内，因而古人把神明赋予心脏，形成“心主神明”之理论。历史上以心代脑的习惯用语很多。例如哲学上常用“唯心主义”，“唯心论”而不说“唯脑主义”、“唯脑论”；文学上常用“忠心耿耿”，“狼子野心”、“心情恍惚”等，而不说“忠脑耿耿”、“狼子野脑”、“脑情恍惚”。总之，大家习惯于以心代脑，有些甚至形成专有名词、成语，只要能充分表达原意，改不改问题不大。但是医学上，中医学若继续保持以心代脑，和现代解剖生理学，即和西医学说法不一，就很难结合。反过来，还会阻碍中医学理论的发展。所以，最好通过“心脑相应”的桥梁将主神明的功能转还给大脑。

其次，关于心主宰调节其他脏腑的功能。《素问·灵兰秘典论》云：“故主明则下安，以此养生则寿……主不明则十二官危，使道闭塞而不通，形乃大伤，以此养生则殃……”。《灵枢·口问篇》云：“心者，五脏六腑之大主也，……故悲哀忧愁则心动，心动则五脏六腑皆摇”。明与不明及悲哀忧愁当然属于神明方面的功能，而不是血脉方面的功能。这与大脑皮质通过植物性神经系统对各脏器生理功能进行调节是相符合的。也吻合大脑皮质与内脏相关学说。

在病理方面，内脏的病变往往影响到脑神经的功能，出现所谓神志症状，如小便癃闭会导致神志昏迷，严重的大便秘结会出现烦躁谵语。临床实践证明，如惊惕、怔忡、失眠、烦乱、谵语、神昏、喜笑不休等“心神”症状，都属于神经系统的症状，故转还由脑髓主管是理所当然的。

国内研究资料显示，有人认为“心阳虚”出现神经衰弱症状如心悸、惊恐、健忘、疲乏、失眠等，所谓归脾汤主治症状之类，相当于大脑皮质功能衰弱。“心阴虚”出现的神经衰弱症状，如盗汗、失眠、烦躁、惊惕等，所谓补心丹主治症状，相当于兼有植物神经功能紊乱，而以交感神经兴奋为主。临床的“痰迷心窍”，即出现突然昏倒、不省人事、抽筋搐搦等症状，以及神志异常出现登高而歌，弃衣而走、胡言乱语、不避亲疏，甚则殴打伤人等癫狂症状，多见于癫痫、精神分裂症、癔病等，都属于神经系统的病症。足以证明“心主神明”的病变实质就是脑髓的病变，神经系统的病变。

在治疗及药理方面，“补心安神”及“补心复脉”是两个较重要的治法。“补心复脉法”常用方药如复脉汤（炙甘草汤）、三甲复脉汤、生脉散等。这些方药能调整心脏的节律、速率，增强其搏动，消除其间歇（如消除促、结、代脉象），已为药理研究及临床疗效所证实，“补心安神法”常用方药如补心丹、既济丹、朱砂安神丸等。这些方药具有安神镇静，调节神经功能，治疗思虑过多，“心”血不足而见怔忡、失眠、健忘等症。相当于西医所说的神经衰弱，而不是心脏血脉的病变，这些方剂选择了较多安神镇静药物，如补心丹中有酸枣仁、柏子仁、远志、五味子、茯神、朱砂等药，可镇静安神，调节神经，补益脑髓，若相应改名为“补脑丹”，把“补心安神”改为“补脑安神”则更加合理，何乐而不为呢？像大脑这样重要的脏腑，长期被排斥在“十二官”之外，由心托管，其生理病理以及治疗药理均无法详加研究探讨，更加难于发展提高了。长此以往，祖国医学的脏腑学说怎能谈得上高速发展前进呢？若当改而不改，需变而不变，中西医结合恐怕真会“遥遥无期”。

提倡脑主神明，在中医学理论中也有所依据。《素问·脉要精微论》云：“头者精明之府，头倾视深，精神将夺矣。”这说明神明为脑所主，与《内经》另外篇章中，神明为心所主之说对立。何以同一书中出现两种不同的论点呢？据考证，《内经》是秦汉以前众多医家的合作，篇章较多，内容广泛，并非出自一人之手笔，所以不同的医学观点，互现在本书的不同篇章中，乃是不足为奇的。只不过当时占主流的观点是把神明赋予心所主，而把脑髓列为奇恒之府罢了。

后世许多医学家对“心主神明”提出异议，重申《脉要精微论》关于“头为精明之府”的论点。同时，由于近代解剖生理学的发展，也影响到中医学基本理论，“头为精明之府”言之有理，渐为许多医家所接受。明代著名医药学家李时珍提出：“脑为元神之府”（《草本纲目》）。所谓“元神”，相当于形容高级中枢神经机能，揭示大脑是精神、思维活动的发源地。清代汪訒菴云：“今人每记忆往事，必闭目上瞪而思索之”。（《本草备要》）描述记忆思维的活动场所在于头脑。到了清代，具有革新风格的医家王清任，论述更加明确，王氏在《医林改错》一书的“脑髓说”中公开提出：“人之记性不在心而在脑”。他写道：“灵机记性不在心在脑一段，本不当说，纵然能说，必不能行。欲不说，有许多病，人不知源，思至此，又不得不说。不但医书论病，言灵机发于心，即儒家谈道德，言理性，亦未有不言灵机在心者。因始创之人，不知心在胸中，所办何事”。王氏明知此说有理，却担心“必不能行”，这是有历史根源的。中医学自《内经》、《难经》以来，历经千余年的补充发展，历代众多的医家，遵经释义，引申发挥，谁敢背经离道呢？庆幸的是，党中央重视中医的发展，广大医务工作者积极推进医学的进步和发展，中西医结合的道路必将越走越宽。

（二）关于脑与髓的理论

脑即大脑，亦称脑髓、髓海，包裹在颅骨之内，髓包括脊髓与骨髓，脊髓也是骨中之髓，寓于脊椎骨之内。由于脊髓的功能与一般骨髓不同，故分别论述之。与大脑关系密切经常相提并论之髓是指脊髓。

脑髓为脏，脊髓为腑，都是从奇恒之府变革发展出来的。脏为阴，腑为阳，一阴一阳，互为表里，互相贯通。

脑髓与脊髓的分界以风府穴为界。上为脑髓，下为脊髓，这在中医经典理论及许多医籍均有记载，并非按西医划分。《灵枢·海论》：“脑为髓之海，其输上在于其盖，下在风府。”说明脑髓之下界止于风府穴水平线，这便是脑髓与脊髓的分界。风府穴正当枕骨大孔之处，这与西医现代解剖生理学的划分是一致的。可喜的是，中医在二千多年前便能把脑髓与脊髓划分开，而且与现代解剖生理学的划分如此一致，说明我国古代解剖学是卓有成绩的。后世医家也有不少阐述，如李时珍、汪訒菴、王清任的论述，上文已引述过，不必重赘。至于有关脑与髓的解剖学范围及重要功能的论述，明代医家李梴在《医学入门》中指出：“脑者髓之海，诸髓皆属于脑，故上至脑下至骶尾，皆精髓升降之道路也。”这说明脑与脊髓，以至于脊神经，是上下贯通的。所谓“精髓升降之道路”，形象地说明神经系统传入传出的通道及神经通过精细物质传异各种信号的功能。

脑与髓的生成，古人认为与先天、后天都有密切关系。先天依赖于肾精，《灵枢·经脉篇》云：“人始生，先成精，精成而脑髓生。”阐明脑与髓都来源于先天之肾精。《灵枢·本神篇》谈到：“故生之来为之精，两精相搏谓之神。”指出神明由先天之两精相结合而后生成。故精与神每相提并论，极为密切，精是生命的物质基础，神是生命活动的主宰，物质与功能紧密联系着。由此也说明，脑髓与神明的关系密切而不可分割。后天脑髓的充养依赖于水谷精微，如《灵枢·决气篇》云：“谷入气满……泄泽补益脑髓。”《灵枢、五癃津液别论》谈到：“五谷之津液，和合而为膏者，内渗于骨空，补益脑髓。”《灵枢·平人绝谷篇》云：“神者，水谷之精气也。”若水谷精微缺乏或营养物质消化吸收障碍，脑髓发育难以健全，神明功能则随之而虚弱。若后天营养断绝，则会危及生命活动。《素问·平人气象论》云：“人绝水谷则死”。与脑髓生成的先后天因素有关问题，下面再结合生理病理详加阐述之。

脑与髓，过去作为奇恒之腑看待，其生理功能及病理变化，不论在《内经》，还是后世医籍，都欠缺系统的阐述。笔者依据古今中外的一些有关资料，对其生理功能，结合病理变化，先归纳出如下几点：

1. 脑主神明，脊髓主传神

大脑主宰一切精神情志，思维意识活动。而大脑与周围器官组织的联系是通过脊髓传导而实现的。因此，脊髓主管传导神明的功能是有依据而合理的。如果脊髓的功能正常，传神准确，则机体反应灵敏、快捷；如果脊髓功能失调，传神不准或障碍，则反应迟钝，举止差错，此乃脊髓具有的第一个生理功能。

病理变化与生理功能联系，若脊髓发生病变或严重损伤，传神失调，功能乖错，有两方面表现：其一，若太过，则功能兴奋，会导致外周肢体肌肉产生痉挛、厥逆、抽搐、瘈瘲等变化；其二，若不及，则功能衰弱，会导致外周肢体肌肉驰缓痿软，麻木无力。因此，归结为“脊髓主痉”及“脊髓主痿”，这是脊髓病变的重要表现。

2. 脑髓主内风，脊髓主外风

中医论风，有内风与外风之分，外风多属表证，为皮毛、肌表、腠理之病变及肺卫之病变。除了流涕、咳嗽、喷嚏等肺卫症状为肺脏司管之外，皮毛、肌表、腠理（包括汗腺）病变所见的发热、恶寒、恶风、肌体疫楚、有汗无汗等表症，亦为脊髓所司管，特别是汗腺及肌表的调节，脊髓起着重要的作用，外感表证出现邪犯经输的身骨疼痛，疫楚或项背强几几等症状，或者破伤风引起的角弓反张，项背强直等症状，均与脊髓功能有关。因此，提示脊髓主外风是合理的，有临床依据的。现代生理病理学也认为，脊髓对体表皮肤及汗腺有一定调节作用。此点结合上文谈到的脊髓传神及主痉功能更好理解。内风多属里证，包括温热病传里的热极生风，袭扰神明；肝风内动，上扰神明和血虚生风，神明失养等。温病传里，热极生风，如发热性疾病，由于热邪灼伤津液营血，导致筋脉失养，袭扰神明，出现惊厥、抽搐、神昏谵语等症状。这和西医所说发热引起抽搐的机理是一致的，只是解释用语不同而已；肝风内动，上扰神明，如中风、眩晕等病症，则因肝阳上亢，扰乱神明而出现头晕、目眩、耳鸣、面赤，甚则突然昏倒、半身不遂、口眼歪斜，二便失禁等症，这和西医高血压脑病、脑血管意外等所引起头晕、眼花、偏瘫的机制是一致的。血虚生风，神明失养之症如虚劳、眩晕等，则因血虚津少，筋脉失养，脑髓空虚，常出现头晕、目眩视暗、耳鸣如蝉叫、四肢麻木无力，瘈疭搐搦等症。这和严重的贫血引起的脑缺血缺氧及低血糖、低血钙所导致的头晕、眼花、抽搐，病理机制相通。脑主内风之理论，不仅在生理病理上非常切合，而且在指导临床实践上，应用是极其广泛的。

由于历史条件限制，尽管《内经》时代古人已发现了脑与髓，也发现了许多类似于神经的结构—经筋。这些经筋属经络系统，是沟通全身的筋，不是现代解剖学肌腱、韧带之类的筋。十二经筋也按手足三阴三阳来命名，有一定的次序，有一定的循行部位和规律，有些地方与现代解剖学的神经分布是很相像的。如“手太阳之筋”循行记载有“起于小指之上，结于腕，上循臂内廉，结于肘内锐骨之后，弹之应小指之上。”（《灵枢·经筋篇》）这个弹筋反应的精彩记载，使我们联想到手太阳之筋实质就是尺神经。又如“足少阳之筋，……左络于右，故伤左角，右足不用，命曰维筋相交”。（《灵枢·经筋篇》）这个“维筋相交”就像“锥体束交叉”，描述得非常形象。经筋的病变，以转筋、痹痛为主，还包括角弓反张、项背挛急（“脊反折，项筋急”）、手足抽搐（“转筋脚跳”、“腘挛”）或偏瘫（“右足不用”，“右目不开”）、口眼㖞斜（“口目为噼眥”，“卒口僻”）、眼睑麻痹（“急者目不合，热则筋纵目不开”）、舌呆失语（“转筋舌卷”），还有“不用”、“不举”、“不能左右”、“不能俯仰”、“不摇”、“不收”等之描述，基本上都是神经系统的病变。由于当时把脑髓作为奇恒之府列于次要地位，不能与经筋的功能联系起来。而《内经》认为五脏六腑中，以肝脏最贵(《素问·阴阳类论》云：“以其脏最贵”）故把筋，包括经筋（经脉之筋）及肌腱韧带之筋（筋骨之筋）统统归为肝脏所主，作为肝风内动的外在征象。历史上已将该理论广泛应用于临床，大凡肝阴不足，肝阳上亢而出现眩晕、抽搐、筋脉挛急之症，使用镇肝熄风方药治之，每每收到立杆见影的效果。现在，一下子把“肝主筋”直接改为“脑主筋”显得比较生硬。笔者觉得，通过脑主内风，包括了肝风在内，而把脑和筋的关系密切联系起来，这样处理更为妥善。

3. 脑司肾气，脊髓司二便

脑髓对于人体的生长发育及生殖功能起着重要的调节作用。这也是先天之本生理功能的体现。《灵枢·经脉篇》云："人始生，先成精，精成而脑髓生。"《灵枢·本神篇》提出："故生之来谓之精，两精相搏谓之神"。说明脑髓主神明与两精相搏直接相关，是一种先天功能的表现，临床上常见的小儿发育失常，出现"五迟五软"之症，与脑髓空虚，大脑发育不良有关，中西医都认为其医理一致。然而由于历史条件所限，把脑髓列为奇恒之腑，其功能分别由其它脏器所托管，上文谈到主神明的功能由心代管，主筋之功能由肝代管，而主生长发育及生殖之功能则由肾气所托管。肾气与生长发育及生殖功能的密切关系将在下文有关肾的变革中详加阐明。同理，脑主生长发育及生殖的先天功能，可以通过"脑主肾气"而实现。"脑主肾气"还可说明脑对肾的各种功能的调节作用。这与"肾生髓，通于脑"的功能互相呼应，形成脑与肾相互促进，互相关联而不可分割的密切联系。

脊髓司二便的功能不难理解。因为脊髓对于大、小二便的影响相当直接而显著，现代解剖生理学已证实："脊髓的腰骶段为排尿、排便的低级中枢"。临床上，由于脊髓病变、受损或压迫，如急性脊髓炎，脊髓压迫征（截瘫）等常见疾患，都出现二便失调的症状。所以，脊髓司二便在生理、病理、诊断、治疗上都是合理的，临床上也具有重要指导意义。

4. 脑髓开窍于五官

有关脑髓的病变，《内经》中已有一些记载，如《灵枢·海论》云："髓海有余，则轻劲多力，自过其度；髓海不足，则脑转耳鸣，胫酸眩冒，目无所见，懈怠安卧。"所谓"轻劲多力，自过其度"是形容人体在进行活动及劳动中，动作轻快而灵活有力，超过一般的常度（尺度），这是脑髓充足之表现。所谓"脑转耳鸣"，"眩冒、目无所见"，是形容脑髓虚衰时出现头旋、眼花、耳响、目暗欲倒之表现。所谓"胫痠懈怠安卧"是形容肢体软弱无力，恶动喜卧之表现。由此可归纳出两点：一是脑开窍于五官，脑髓充足则五官敏锐，反应灵通；脑髓不足则五官失灵，反应迟钝。不单耳鸣失聪，目眩视暗，而且鼻嗅不灵，口味不香，舌呆麻木，五官感觉与脑髓的盛衰是密切相关的。二是脑司肾气，上文已阐述过脑髓对生长发育及生殖的司管，这里从脑髓病变出现胫痠肌软，全身乏力，但欲寐等症，均属肾气虚衰，元阳不足之象，这也是对"脑主肾气"的佐证。

以上四点是对脑髓基本生理病理的归纳概括。经过考察医史源流，再从解剖、生理、病理、药理、临床等方面论述引证，说明大脑与脊髓，作为中医一对崭新的重要脏腑出现是完全可以确立的。

（三）关于包络

包络原称"心包络"，又称"心包"，《内经》中有时还以"膻中"代称之。原为心之外围脏器，因其包裹心，对心起着一定的保护作用而命名。《灵枢·胀论》云："膻中，心主之宫城也。"又将它比喻为臣使之官，代君行令。如《素问·灵兰秘典论》："膻中者，臣使之官，喜乐出焉。"这种对心脏的保护、辅助作用，与现代解剖学所指的心包是一致的。但考察中医之心包络作为一个脏器，与六腑中的三焦互为表里，其功能特征从卫外作用发展为代心受邪，特别是它的病理变化——"心包症状"属于神明病变，而不在于血脉。因而，心包络不属于狭义的心脏外围之范畴，而属于脑髓外围的范畴。《灵枢·邪客论》云："心者，五脏六腑之大主也，精神之所舍也，其脏坚固，邪不能容也。容之则心伤，心伤则神去，神去则死矣。故诸邪之在于心者，皆在于心之包络，此处所指之"心"，实质就是"脑髓"；所谓"代心受邪"便是"代脑受邪"；所谓"心之包络"，实质便是"脑之包络"。

心包的病理变化常常出现，如温病热入心包，出现神昏谵语，循衣摸床、撮空理线、抽搐瘈疭，或者颈项强直、角弓反张、语言艰涩、表情呆滞等症，均伴有不同程度的意识障碍，属于现代神经系统病变，多见于流行性脑脊膜炎、化脓性脑膜炎、结核性脑膜炎、各种脑炎、中暑等病。其他如败血症、中毒性痢疾、中毒性肺炎等高热疾病，当病变影响脑髓脑膜，也会出现上述类似症状，足证中医学"热入心包"的实质就是"热入颅脑"，"刺激脑膜"，"刺激脑髓"，因此，从解剖部位必须与生理、病理协调一致的角度来讲，随着上文"脑"从"心"中分离出来，其外围脏器——"包络"也要从"心包络"中分离出来，去掉心字，称为"脑之包络"。变革发展的"包络"是脑之包络"，其解剖部位应落实在"脑膜"上。"脑膜"对脑髓有包裹卫外作用，"脑膜"的病变常会出现上文所说的心包症状（包络症状），故脑膜作为脑髓的外围脏器在病理上也是适合的。

考虑到习惯术语的使用，笔者主张先使用"包络"或"脑之包络"，而不要做"脑膜"，更忌简称为"脑包"，避免有些人不清楚变革，弄得莫名其妙，待习惯以后，再称为"脑之包膜"、"脑包膜"，或直言是"脑膜"，那都可以通用了。例如"温邪上受，首先犯肺，逆传心包"，"逆传心包"改为"逆传包络"或者"逆传脑髓"，只要离开原来心的范畴，对出现的一系列神经系统症状便容易理解，治疗上采用清宫泄热，安神开窍之法，更觉得丝丝入扣，较为贴切。中医本身的理法方药能吻合一致，中西医理又能互相靠拢，更利于进一步融会贯通，真是一举两得矣。

从经络角度看，对于手厥阴心包经，在《内经》中便有不同的意见，在重点论述针灸的《内经·灵枢》部分，各篇章观点也不同：有些篇章未阐述手厥阴经的存在，如"阴阳系日月篇"、"本输篇"等；有些篇章把手心主和手少阴经合而为一，也就是把心包经与心经合而为一，如"邪客篇"、"五乱篇"、"口问篇"等；有些篇章阐述详细，经络与脏腑配合，称为"心主手厥阴心包络之脉"，如"经脉篇"。对于手厥阴经不单独存在而附于手少阴经，以往类比为心包不单独存在而附于心，现在变革类比为"包络"（脑膜）附于脑髓。对于手厥阴经和手少阴经合而为一，过去类比为心包与心的生理病理融合，现在变革为类比"脑之包络与脑"的生理病理融合，这两个特征在临床实践上具有一定指导意义。"治心（脑）离不开包络，治包络便是治心（脑）。"西医学也认为，各种脑膜炎症或病变，往往影响到脑髓，同时出现脑髓受损的症状，反之，各种脑髓的病变也常波及到脑膜，而出现脑膜刺激征。总而言之，从经络及脏腑的关系考察，结合现代解剖生理病理学知识，把"包络"的解剖部位落实在"脑膜"上也是十分合理的。

（四）关于脾（胰）的理论

中医学的脾脏，主要生理功能是主运化。所谓运化，就是运输与消化，即指对食物的消化吸收及运输水谷精微、运送津液、运化水湿，是消化吸收兼调节水液代谢的代表脏器。而现代解剖学所命名的脾，属于西医网状内皮系统，与消化吸收关系不大。可见中、西医的脾在主要功能方面差异较大，值得探讨。历年来，许多学者医家对此进行过大量研究，特别对消化吸收、输送营养、排泄水液等机理做了许多有益的实验，提供了许多宝贵资料，丰富和发展了中西医理，澄清了不少问题。遗憾的是，如何处理中西医理不同的分歧及如何落实中医脾脏的解剖部位未能解决。因而，不论教学、临床、科研，讲到脾，都要分别说明是中医的脾还是西医的脾，有些病人甚至因为中、西医生所讲的“脾”含义不同，出现一些不必要顾虑或疑问。更重要的是，无论在理论方面还是临床方面，这都阻碍着中西医的结合和融会贯通。

从功能特点对照来分析，中医脾的功能是统血，而西医脾的功能变化会影响到血液，特别是对于血小板的影响很显著，如有些出血性病症与脾功能亢进有关，同时，脾在胚胎时有一定的造血功能，与中医的“脾统血”可以互相联系。但中医确立此脏器的首要功能是主运化，其主统血的功能相对属于稍次的地位。

中、西医生理功能对照考察，中医的“脾”脏概括了胰腺、小肠以及肝胆的消化吸收及调节水液代谢等综合功能，亦有人认为其概括消化系统大部分功能，与现代医学的肝、胰、胃、肠以及肾上腺皮质功能都有一定的关系。涉及如此复杂广泛，不经过一番研究探讨是不容易下结论的。

首先考察肝脏，按照现代生理学的论述，肝脏是人体最大的消化腺，它对食物的消化吸收，对营养物质贮藏与运输，特别是对于脂肪质的代谢起着重要的调节作用，肝胆对脾胃的影响是非常明显的，中医理论认为，肝病必然传脾，故不单治肝，还要治脾，如《金匮要略》云：“见肝之病，知肝传脾，当先实脾”。肝胆通过这样的途径影响与调节消化吸收功能。

其次考察小肠，按照现代生理学的论述，小肠确是消化吸收的重要场所，小肠黏膜的绒毛运动对吸收与运输营养起着相当重要的作用，小肠还分泌一定的消化液参与食物消化吸收，因此小肠的消化吸收功能往往影响到整个机体的营养状况，故平常许多医家多使用“肠胃失调”或者“肠胃不好”表示消化吸收功能的障碍，这是有道理的。但从多方面考察，小肠以吸收运送养料为主，虽然也分泌肠液参加消化，但其功能特点还是以吸收输送为主，通泻为主，藏精较少，消化吸收功能比不上胰腺，故笔者认为胰主运化为主，而小肠主运化（化物）为次。

胰腺是第二大消化腺，重要性仅次于肝。首先，它的位置正当中脘，与中医的脾属中焦之说十分吻合。其次，胰腺是葡萄形状的腺体，形如古人所描述之“散膏”。重量为60~100克，约为古代的半斤，故胰腺的形状与“散膏半斤”相符合。第三，胰腺分泌大量内含多种消化酶的胰液，每日达1200~1500毫升，比肝脏分泌胆汁的量还要多。胰液含有多种消化酶，如胰蛋白酶、胰淀粉酶、胰脂酶等，对于蛋白质、糖类（碳水化合物）、脂肪等三大主要营养物质均能大量消化吸收，消化吸收功能比较全面。据现代生理学考察，“如果胰液分泌缺乏，即使其他消化液的分泌都正常，仍不能使食物达到完全消化”。可见把胰腺作为整个消化吸收功能的代表脏器是当之无愧的。第四，胰腺还具有内分泌结构——胰岛，它的内分泌素——胰岛素对于糖及水液代谢起着重要调节作用，也与中医理论的运输津液、运化水湿的功能非常切合与相似。第五，据医经典籍考证，胰作为主运化之脾的解剖实体是有根据的。《难经》记载：“脾重二斤三两扁广三寸，长五寸，有散膏半斤，主裸血，温五脏，主藏意。”所谓散膏，就是指胰，古代把它作为脾之副脏，当然必定具有运化的功能。清代医家张锡纯在《医学衷中参西录》一书中说："散膏即瘁也。之瘁质为胰子，形如膏，而时时散其膏之液于十二指肠之中，以消化胃输于肠未化之余食，故日散膏，为脾之副脏……九言脾化食者，指脾之副脏散膏而言也。"足以证明真正主运化的是胰，而不是脾本身。根据清代医家王清任在《医林改错》一书中的描述："脾中间有一管，体相玲珑，名曰珑管。水由珑管分流两边，入出水道。"他把"古人脏腑图"画的脾（见图9-1）改变为"亲见改正脏腑图"的脾（见图9-2），并附加说明："脾中有一管，体象玲珑，易于出水，故名珑管。脾之长短与胃相等，脾中间一管，即是珑管。另画珑管者，谓有出水道，令人易辩也。"

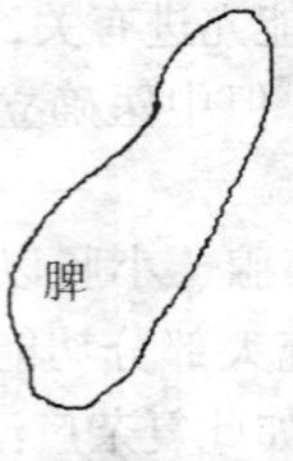

图9-1　古人脏腑图中的脾

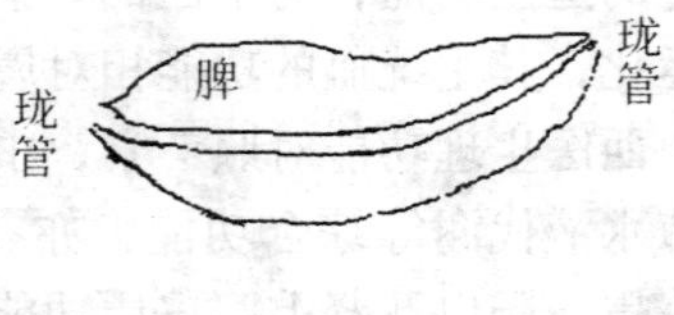

图9-2　《医林改错》中的脾

王氏所绘之亲见改正脏腑图经过"访验四十二年，方得的确，绘成全图"。他冲破封建礼教的束缚，不怕脏臭，不避污秽，亲自到义冢、杀人刑场观察数十具尸体，并通过走访、实验等方式进行研究，为我国解剖学的发展做出了一定的贡献。有些学者认为王氏所绘的改正图可能是把胰和脾混淆了。这仅是推测而已。笔者认为，从解剖学上证明，主运化之脾，应当落实在胰脏上。这与上文张锡纯之意见是基本一致的。鉴于以上五点，笔者主张变革，把原来司管运化的主脏（脾）和副脏（胰）重新倒转过来，改成以"胰主运化为主脏，脾主统血为副脏"。

上文谈到中、西医的脾与统血的功能有关，至于胰与统血的联系，据现代生理解剖学的发现，胰的多数静脉在腺体内已构成丰富的吻合，为腹腔内器官静脉吻合最丰富的脏器，并且门静脉的每一个大支都接受来自胰腺静脉的血液，这也是主统血的佐证材料之一，可供参考。

至于病理方面，常见急、慢性胰腺炎，出现上腹部疼痛、恶心、呕吐、腹胀、腹泻、黄疸、消化不良、腹水、小便短少等症状，都与中医脾脏病变出现的症状相吻合。特别是慢性胰腺炎出现胰腺功能不足（如腹胀、脂肪泻等），与中医的脾虚导致泄泻、腹胀等症状类似。由于胰腺炎症水肿，压迫总胆管产生的阻塞性黄疸，与中医的脾蕴湿热，健运失常，影响肝胆疏泄而出现黄疸的原理基本一致。胰腺炎症出现的腹胀、腹水、小便不利等相当于中医的水湿肿满之症，所谓"诸湿肿满，皆属于脾"，可见胰腺病变的症状与中医脾脏病变的症状是基本相符合的。胰岛内分泌功能失常导致的糖尿病，相当于中医的消渴病。特别是以多食为特点的中消证，责之于脾胃有热，消谷善饥，这里所指患病之"脾"，实质就是胰，胰岛的病变。我们改变术语说"胰胃内热，消谷善饥，导致中消症——相当于糖尿病"，这样，中、西医理便可贯通，初步结合。现代生理学认为，胰岛素是调节血糖的重要物质，对蛋白质及脂肪质的代谢也发生一定的影响。用中医的术语说，胰岛素直接关系着"运化水谷精微"的胰腺病变，胰岛素分泌失常，"运化水谷精微"便产生障碍。随之，调节糖代谢的连琐反应，由于渗透压的变化，及糖代谢结果产生水和二氧化碳，胰岛素也对水液代谢起着重要调节作用。胰腺病变，上文已谈到出现腹胀、腹水、腹泻、小便短少及消渴病的小便过多等症，都与水液代谢有关，属于“运输津液”及“运化水湿”的障碍。总之，胰腺的病理变化和中医学原来的脾脏病变基本一致。从以上各方面考察，以胰易脾，完全合乎情理。

（五）关于肾的理论

在中医的脏腑学说里，肾是一个比较重要而复杂的脏器。它的主要生理功能有几个方面：1. 肾主水，肾为水脏；2. 肾主藏精，为先天之本；3. 肾主作强、主纳气，为五脏六腑之根本；4. 肾主骨，生髓，通于脑；5. 肾开窍于耳及二阴。国内外许多学者研究表明，肾的上述重要功能概括了现代解剖生理学所指的肾脏本身、肾上腺、主要性腺及大脑（下丘脑—垂体）的部分功能，还涉及部分植物性神经系统及甲状腺的功能。笔者认为，应先确定其基本解剖位置，然后阐述其生理功能，把脏器的基本组织结构弄清楚以后，生理功能才能更好地归属统一于物质性。同时，把不属于本脏器的生理功能转让给其他脏腑，而通过“脏腑相关学说“去阐明其互相之间的联系。

笔者提出，中医学的“肾”，其基本解剖部位落实于现代生理解剖学的肾与肾上腺。其生理功能也按此二者概括与归纳，而把包括大脑在内的部分及有关神经系统的功能转让给脑与髓；把包括主要性腺的功能转让给生殖脏器，至于甲状腺功能及对其他脏腑的影响，则用脏腑相关学说解析之。我们不能完全按照西医的观点，将脑髓及有关脏腑都作为“肾”，那样范围太广，不够确切，也不能把中医的肾统一于西医泌尿系统的肾，那样范围太小，无法显示中医肾的特征。之所以提出如此变革，有下列多方面依据：

第一，从解剖学基础出发，因肾上腺与肾同在肾包膜之内，二者有理由合而为一。肾上腺的名称就是因为它靠近肾而得此命名，所以把肾上腺和肾当作一个单位来看待，在古代是有解剖学根据的，在现今看来，也有合理之处，不能按西医的不同系统便截然分开，否则就会失去中医脏腑学说的特色，变成以西医代替中医了。

第二，从主要生理功能考察，肾主水是最好理解的，肾脏本身是泌尿系主要器官，对于水液排泄起着主导作用，水肿之出现也以肾脏病变为多见，同时，肾上腺皮质激素对于水液代谢的调节（如促进水钠潴留）也起着一定的调节作用。因此，肾主水是中西医机理的共通处。临床上，小便过多或小便过少、浮肿、腹水等病变，如慢性肾炎（阴水）、尿失禁（遗尿—尿崩症）、尿毒症（癃闭），都属于中医学“肾”的病变。

第三，关于肾藏精，为先天之本，包含两方面内容：一是藏五脏六腑之精华，二是藏生殖之精。前者表明肾对五脏六腑能起一定的促进作用，所以古人形容肾为人之根本，肾阴（肾精）称为元阴，对五脏六腑均有滋养作用；肾阳（命门火）称为元阳，对五脏六腑均有温养作用。中医学之肾对五脏六腑的这种促进调节作用，实质便是肾上腺功能的表现。有些学者认为，命门的实质便是肾上腺，这是有依据的。后者表明肾对生殖功能也起着一定的促进作用。因此，女子不孕，月经失调，男子遗精、阳痿、早泄等性功能的病变，中医皆责之于肾，实即概括了性腺的功能，这方面则要从肾上腺结合脑垂体对生殖功能的调节来考虑。通过“脑主肾气”及“肾精主生殖”把“下视丘—垂体—肾上腺”轴和“下视丘—垂体—性腺”轴联系起来，这样，有关中医学肾的复杂机理，就比较容易解析清楚了。

第四，关于肾主纳气，中医学认为，呼吸之气为肺所主，但其根本在肾。所吸之气必须下纳于肾，才能呼吸有力而均匀。若肾虚不能纳气，就会出现吸气无力，呼多吸少之喘息。临床上久病肺虚，吸气困难之病症，往往通过补肾纳气治疗而奏效。表明肾主纳气的机理与肾上腺的内分泌功能有关，众所周知，肾上腺髓质的内分泌激素，有解除支管平滑肌痉挛的作用，可使其扩张，利于气体通过。临床上支气管哮喘发作时，常用注射肾上腺素达到解痉止喘的治疗目的。并且在久喘气促呼吸困难之时，给予肾上腺皮质激素或皮促素（A. C. T. H）注射，则很快奏效，止喘解痉，缓解症状。由此推理，肾上腺的内分泌激素，具有类似于中医温补元阳，纳气平喘的作用。肾主纳气的机理离开了肾上腺是难以解析得通的。

第五，关于肾生髓，通于脑与肾生髓，主骨。肾生髓有两方面含义：一是对脊髓、脑髓有滋生作用，故肾气充，则脑、髓健壮而聪明，“有神”、反应灵敏、发育正常；二是对骨髓有滋生促进作用，故肾气足则骨坚强壮，小儿囟门按期闭合，行动有力。现代生理学药理学证明：肾上腺皮质激素具有提高中枢神经系统兴奋性的功能。肾上腺髓质激素能升高血压，加强心搏，增加血循环量，对于提高脑髓的工作效率有一定的协助作用。据实验计算，在工作时脑的血流量可达到人体总血流量的三分之一。由此可见脑髓功能的重要性，确非一般脏器可比，也足以证明中医“肾生髓，通于脑”是很有道理的。现代生理学、药理学还证明：骨髓具有造血功能，是生血的主要场所，肾生髓，这和肾上腺内分泌激素具有促进血液新生的功能是一致的。特别是肾上腺皮质激素对红细胞及血小板的生长起促进作用尤为明显。可见骨髓充足，骨骼坚强与肾气、肾精之旺盛关系十分密切。

第六，关于肾主作强。《素问·灵兰秘典论》云：“肾者，作强之官，伎巧出焉。“所谓作强，便是强壮兴奋、温养促进之意，也就是说，肾对五脏六腑具有一种强壮促进作用。(《素问·上古天真论》云：“肾者主水，受五脏六腑之精而藏之”)，具有对五脏六腑的滋养促进作用。肾生髓，通于脑，也是作强功能的具体表现。因脑髓充足，聪敏灵活，则主伎巧功能得到更好的体现。肾主纳气，也是作强功能的具体表现，说明肾对肺的强壮促进作用，肾藏先天之精，也是作强功能的具体表现，说明肾对生殖脏器具有一定促进作用。此外，肾对其他各脏都有强壮之意，故概括为肾主作强是合理的。

作强功能主要来源于肾上腺，除了上文谈到肾上腺皮质及髓质所分泌的激素起着强壮促进作用外，还有抗炎作用、抗过敏作用、抗风湿作用、解毒作用及调节蛋白质、醣类、脂肪质代谢，调节水电解质代谢作用。对于机体来说这些，都是具有一定强壮含义的。肾上腺一旦切除，尽管其他脏器都正常，人体就不能再继续生活，可见肾上腺对于人体的重要，难怪众多学者把它喻为“命门”，作为人之根本看待。

第七，关于肾气与生长发育及生殖的关系。《素问·上古天真论》云：“女子七岁，肾气盛，齿更发长；二七而天癸至，任脉通，太冲脉盛，月事以时下，故有子：三七肾气平均，故真牙生而长极；四七筋骨坚，发长极，身体盛壮，五七阳阴脉衰，面始焦，发始堕；六七三阳脉衰于上，面皆焦，发始白，七七任脉虚，太冲脉衰少，天癸竭，地道不通，故形坏而无子也。”又云：“丈夫八岁，肾气实，发长齿更；二八肾气盛，天癸至，精气溢泻，阴阳和，故能有子，三八肾气平均，筋骨劲强，故真牙生而长极；四八筋骨隆盛，肌肉满壮；五八肾气衰，发堕齿槁，六八阳气衰竭于上，面焦，发鬓颁白；七八肝气衰，筋不能动，天癸竭，精少，肾脏衰，形体皆极；八八则齿发去。”清楚而详细地阐明肾气的盛衰对于人体的生长发育及生殖功能起着决定性的作用，这也是肾上腺内分泌功能的主要体现。临床上，对于生长发育不良及过早衰老之症，中医运用治肾之方药，往往取得满意之效果。如治疗小儿发育不良的五迟五软，采用补肾方药效果很好。对于生殖脏器之病症，如男子阳痿、遗精，女子不孕、白浊，中医运用治肾之方药，每每大奏其功。一些所谓延年益寿药物，如何首乌、黄精、枸杞子、金樱子、熟地黄、川杜仲等，大都属于补肾药物，这和中医的理论密切相关。古人把补脑、补肾、补生殖脏器均融合在补肾之中，今天我们把三者逐步分解开，这对于发展中医理论，提高临床疗效促进中西医结合都是非常有益的。

关于生长发育及生殖功能的影响与调节，从现代解剖生理学的认识来讲，除了与肾上腺的内分泌有关之外，脑垂体的内分泌功能调节也很重要。因此，这里所指的肾气功能实质上便是"下视丘—垂体—肾上腺皮质系统"功能的具体表现。所谓先天之本，应当是以肾（肾与肾上腺）为基础，而以脑为主导，故此，上文先确立"脑主肾气"，把"下视丘—垂体—肾上腺皮质系统"联系起来，再通过"肾气主发育与生殖"，又把"下视丘—垂体—性腺系统"密切地联系起来，这对于沟通和理解中、西医理论具有很大的启发作用。

第八，关于肾开窍于耳及二阴。肾的开窍比较特殊，有上开窍于耳与下开窍于二阴之说。《素问、脉度篇》云："肾气通于耳，肾和则耳能闻五音矣"。这是《内经》对肾开窍于耳的主要论述。《灵枢·本脏篇》云："高耳者，肾高；耳后陷者，肾下；耳坚者，肾坚；耳薄不坚者，肾脆"。说明肾和耳的关系非常密切。耳的听觉功能正常，需依赖肾精、肾气的充养，故肾和，耳才能听闻五音；肾不和（肾精亏损或肾气虚弱）则出现耳鸣、听力减退，甚则失聪耳聋。临床上，运用补肾方药，往往使肾虚耳鸣迅速奏效，听力逐步康复。证明肾开窍于耳是有道理的。然而，道理何在呢？用经络理论不易解析。因足少阴肾经起于足趾，上行走过胸腹，最后循喉咙，挟舌本而止，没有循行联系到耳部。再扩大范围，考察其"是动、所生病"，也没有涉及到耳部的病变。古时只能通过五行学说取类归属联系解析之。现今通过变革，以"肾生髓，通于脑"，而脑主五官解析之。结合现代解剖生理学，联系"下视丘—垂体—肾上腺皮质系统"的内分泌功能，用这种类似于神经—体液机制解析就容易得多了。

肾开窍于二阴。所谓二阴，即指前阴与后阴，前阴包括外生殖器及尿道，后阴则指肛门而言，其具体内容包含两方面：一是体现肾与生殖功能的联系，一是体现肾与大小二便排泄功能的联系。肾对大便排泄功能的影响与调节，可通过肾对脾胃功能的影响来解析。经过医理变革与发展，还可通过肾生髓解析之。所谓肾生髓，当然包括脊髓与脑髓，明言联系到脊髓，而"脊髓司二便"在现代生理学上已经得到证实，所以把"肾司二便"和"脊髓司二便"联系起来，机理就更加明白了。随着中西理论的发展及中、西医理的贯通，过去许多难以解析的病机，都将获得较新较清楚的解析。

近年来，国内有关肾的一些研究资料表明，对一些分类不同的疾病，像功能性子宫出血、支气管哮喘、妊娠毒血症、红斑性狼疮、冠心病、神经衰弱、硬皮病等有肾虚表现者，发现其红细胞酵解与氧化强度有差异（肾阴虚组比正常值高，肾阳虚组比正常值低），经调补肾阴肾阳后，红细胞的糖分解代谢恢复正常。提示补肾类药物有调整能量代谢的作用。又发现肾阳虚患者24小时尿的17－羟皮质类固醇含量较正常值低三分之二，经补肾治疗后均有所提高。通过促肾上腺皮质试验，初步认为肾阳虚的实质是垂体—肾上腺皮质系统兴奋性低下，而温补肾阳可提高之。这些资料对于肾的研究很有启发作用，也很有代表性及说服力。

综上所述，肾上腺皮质及髓质所分泌的激素对神经、循环、呼吸、消化、泌尿生殖等系统的功能起着很大的调节作用。如对蛋白质、脂肪、糖类三大营养物质的代谢，对水电解质的平衡，对造血功能的影响，对抗炎症，对抗变态反应的作用，对一些平滑肌及横纹肌以及汗腺的调节等。基本上可以概括中医“肾”的各种功能特征。将脑髓及生殖脏器的功能划分开，概括现代解剖生理学所指中医肾与肾上腺的“肾脏”，其解剖位置及生理功能就比较确切。

（六）关于生殖脏器的理论

中医学所述的女子胞，便是生殖脏器的唯一代表，作为奇恒之腑而存在，没有与其他脏腑的表里关系，主要生理功能为主月经及孕育胞胎，论述比较简单。整整一个生殖系统仅作为一个奇恒之腑而简单分列，导致后人对生殖系统的生理、病理、诊断、治疗等内容无法深入研究与阐述，基础理论落后于临床学科的发展。

中医妇产科学历史悠久、源远流长。《内经》已记录了不少妇科病名，妇科学开始萌芽。汉代医家张仲景所著《伤寒杂病论》中，已形成妊娠、产后、杂病三个妇产科专篇，至宋代妇产科已发展成熟，太医局设置九个分科中，产科已成立为一个独立专科。以后，妇产科学的专著日益增多，各家学说丰富多彩。如宋代陈自明所著的《妇人良方大全》，明朝王肯堂所著的《妇科准绳》，以及武之望所著的《济阴纲目》，清朝傅山所著的《傅青主女科》等，在医界中均享有盛誉。当今，妇产科学的发展更加迅速，因此，中医生殖系统的基础理论必须出现一个突飞猛进的局面，才能适应临床学科发展的需要，才能真正称得上指导临床的医学基础。

为了能够较圆满而详细地阐述生殖系统各部分的功能特征及病理变化，笔者主张在重要脏腑中确立一对生殖脏器，即建立一脏一腑。脏属阴，腑属阳，互为表里，脏称为“生殖脏”，腑称为“生殖器”，一般统称为“生殖脏器”。生殖脏在女性指女子胞，相当于现代解剖学所指的子宫及其附件（包括卵巢、输卵管等），其主要生理功能为主月经，主胞胎。生殖器在女性指狭义的阴器，相当于现代解剖学所指的阴道及外阴，其主要功能为主带下，主交媾。中医妇科学有胎、产、经、带四大方面内容，而产育方面功能与整个生殖脏器都有关，故为生殖脏器共同主管。生殖脏在男性以睾丸（包裹在阴囊之内）为代表，包括睾丸、附睾及精囊腺、前列腺、尿道球腺等分泌精液的腺体，其主要生理功能为主生精及主藏精。生殖器在男性以阴茎为代表，包括输精管，射精管（包括部分尿道）等管道结构，其主要生理功能为主竖阳主交媾排精（即射精）。男、女的生殖脏器都确定基本解剖部位，随之确立基本生理功能，其病理、诊断、治疗就能较为准确地与临床学科相联系，中、西医学理论也较容易融会贯通。

对于生殖器——交媾器官，结合阴阳学说解析，男为阳，女为阴。故有时把男性生殖器称为“阳器”或者“阳事”。勃起称为“竖阳”或“举阳”或“举阳事”，阴茎不能勃起而软弱者，称为“阳痿”，临床是比较多见的。至于阴茎勃起在交媾排精后长时间仍不变软复原者，称为“阳强不倒”，可能为一种异常亢进现象，有些也属于病理变化，临床上较为少见而已。变革以后，对生殖系统疾病（如阳痿之类）的解析，病变机理清楚，部位确切，显得更加合理。

不论解剖部位还是生理病理方面，生殖脏器过去都概括在肾的范畴之内，如把“阴囊”称为“肾囊”，把“睾丸”称为“肾子”或者“外肾”。今天，通过变革，大致澄清，分别确立各自功能，则是医学理论发展的需要。基础理论变革以后，再通过临床实践进一步观察、验证、治疗方面也要从“肾”中逐步分离出来。治疗生殖系统的疾患，便不能再停留在笼统治“肾”的方法上，应该有新的发展与提高。

生殖脏器的功能具体表现在性功能、生育、月经变化等方面，其功能实质到底如何呢？除了上文论述肾上腺皮质功能以外，房劳过度，精液流失过多所形成的“肾虚证”，与脑髓的变化有着更加密切的关系。Pearse 氏研究表明，性交后兔的脑垂体前叶细胞改变，嗜碱与嗜酸细胞染色性均显示脑垂体前叶功能减低，这说明与肾精、肾气有关的生殖脏器的变化，实质便是“下丘脑—垂体—性腺系统”功能变化的具体表现。中医学阐述的生殖功能是受先天之精所主宰和支配的。现代生理学也证实竖阳反射的低级中枢在骶脊髓。其高级中枢则在于大脑皮质、丘脑及丘脑下部。对生殖功能的支配与调节，是通过对垂体前部的促性腺机能而实现的。

关于生殖脏器与经络系统的联系，考察生殖脏器本身的功能特征，结合十六经脉的功能特征，再参考“下丘脑—垂体—性腺”系统的功能特征，笔者主张把生殖脏（以胞宫为代表）与冲脉相联结，因为冲脉起于胞宫，与任脉一起主月经，主胞胎，符合“冲为血海，任主胞胎”之说，又形成“脑髓—冲任脉—生殖脏”功能系统。把生殖器（以阴道为代表）与带脉相联结，带脉主管带下病，与阴道的功能相符合。带脉与督脉密切相关，故又形成“脊髓—督带脉—生殖器”功能系统。这样，任督二脉便具有双重联系：联系中枢神经系统功能，可称为“脑经”与“脊髓经”；联系生殖系统功能，则可称为“生殖脏经”与“生殖器经”。冲、任、督三脉皆起于胞宫，均与带脉相连，它们的生理功能、病理变化与生殖系统密切相关是不言而喻的。这种变革既符合中医传统理论，又发展了中医基本理论，并与现代生理病理互相贯通，一举两得，事半功倍。应用于指导临床诊疗实践，则较以往更加全面而细致。

（七）关于三焦的理论

众所周知，三焦为六腑之一，也是争论最多，意见最难统一的脏腑之一。有关三焦之记载，首见于《内经》，由于阐述偏重于生理功能，而对其形态结构仅作摘要性描绘，故解剖部位不够明确落实。自《难经》以下，各家意见不一，古今中外，论说纷纭。古代之争，一是在于三焦有形还是无形？二是有形究为何物？查考历代对三焦均有专论阐发，篇章颇多，不胜枚举。近代更多学者对三焦作过深入探讨，并试以现代医学知识来揭示三焦的实质，取得较大进展，但意见仍然分歧很大。计有脂膜、胰腺、消化系、神经系、胸膜腔、淋巴系、整体代谢系统等学说，各持论据，各有引证，真是百家争鸣，百花齐放。尽管论说诸多，但近年趋于淋巴系和胰腺之说较多，毕竟越争越明。只要我们坚持辨证唯物主义和历史唯物主义观点，对古代的解剖生理学有一个客观的认识，紧密联系病理及临床实践，坚持中西医结合的大方向，抓住重点，全盘考虑，一定能够把三焦及各脏腑的基本解剖部位落实下来，进而调整及归属其生理功能，阐明病理变化，更好地指导临床实践，并为中西医结合，创造我国统一的新医药学奠定基础。

由于《内经》对三焦的形态结构描绘简单，所以各家寻找其解剖部位都从其生理功能入手，常引用作为依据的经文有如下几段：（1）《素问·六节脏象论》云：“脾、胃、大肠、小肠、三焦、膀胱者，仓廪之本，营之居也，名曰器。能化糟粕，转味而入出者也。”说明三焦是六腑之一。又说明腑者，即器也。这里顺便证明，确立生殖器作为一个腑是有根据而合理的。（2）《素问·灵兰秘典论》云：“心者，君主之官也，神明出焉；肺者，相傅之官，治节出焉；肝者，将军之官，谋虑出焉；胆者，中正之官，决断出焉；膻中者，臣使之官，喜乐出焉；脾胃者，仓廪之官，五味出焉；大肠者，传导之官，变化出焉；小肠者，受盛之官，化物出焉；肾者，作强之官，伎巧出焉；三焦者，决渎之官，水道出焉；膀胱者，州都之官，津液藏焉，气化则能出矣。此十二官者，不得相失也。”这是一段有关于脏腑生理解剖的重要经文，对十二官之职责阐述得如此分明，体现为以下几方面：（1）重点是突出生理功能，并且是最主要的生理功能，中医五脏六腑的生理功能就是以这段经文为基础发展起来的，脏腑学说在古代称为“脏象”，原因也在于此。（2）五脏六腑分工如此清楚，配合如此紧密，说明当时已有一定的解剖学基础，否则，就不可能详细分出十二官，只是由于历史条件所限，欠缺详细的解剖描绘而已。（3）脏腑十二官既有明确分工，又有密切协作，彼此不能相失，相失就会乱套，乱套就会危害生命。因此，我们在探讨十二官的实质时，不能仅仅解决某一脏腑，还要全盘考察，统筹安排，考虑到十二官之间的互相关系。切忌抓住一点，不顾全局的做法。

观“三焦者，决渎之官，水道出焉”，“决渎”二字，均从水旁，水道出焉，更明言是管水的。无论从字义还是从职责方面考察，三焦就被喻为一个管水道的官职，用现代的话可比喻为“水利部长”。

《灵枢·本输篇》云：“三焦者，中渎之府也，水道出焉，属膀胱，是孤府也，是六府之所与合者。”这说明《灵枢》与《素问》都认为三焦司管水道，意见是一致的，不像有些学者认为《灵枢》与《素问》原意不符。至于“是孤府也”，孤者，寡也，即孤独，特别之意。三焦既是六腑之一，又独特在何处呢？明朝医家李念莪认为：“十二藏中惟三焦独大，诸藏无与匹敌，故称孤府。”阐明之所以称孤府是由于三焦“独大”，至于大到什么程度，古人还没阐述得清楚，但已给后人描绘出三焦之雏形，提供了寻找的途径。今天看来，作为淋巴系统的暗示不是很有意义吗！孤府还有另一个含义，就是孤独地处在五脏六腑之外。正如《难经》云：“其经属于少阳，此外府也。”故又称三焦为“外府”。还有，“是六府之所与合者”。所谓“与合”，意即与之相合，形容三焦与其他六府互相关联、紧密结合。这种既单独存在于五脏六腑之外，又紧密与六府相合的状况，作为淋巴系统的描绘，是非常概括而形象化的。

综合以上《内经》几段经文原意，说明三焦的职责主要是司管水道的。它是一个比较独特的脏器，独特之处一在于它范围独大，二在于它处在其他脏腑之外而又与各脏腑紧密相关联。

《内经》以后，《难经》继之加以阐发，如《难经·三十一难》云：“三焦者，水谷之道路，气之所终始也。”《难经·三十八难》云：“所以有六府者，谓三焦也，有原气之别焉，主持诸气。”这就补充说明，三焦具有另外两个功能，即协助运化水谷精微以及调节诸气。《难经》是对《内经》的阐发与补充，所以这两个功能是次于管水道功能的，不能喧宾夺主，乱封官职，否则，就会乱套，令人无所适从。后世各家对三焦的阐述与发挥，意见诸多，于此不再罗列了。

再从形态结构看，众所周知，也应以《内经》的阐述为基础，再结合后世医家的合理发挥去考虑。《灵枢·营卫生会篇》云："上焦出于胃上口，并咽以下，贯膈而布胸中；……中焦亦并胃中，出上焦之后；……下焦者别回肠，注于膀胱而渗入焉。"又云："上焦如雾，中焦如沤，下焦如渎，此之谓也。"《难经》第三十一难补充云："上焦者，在心下，下鬲，在胃上口，主纳而不出；……中焦者，在胃中脘，不上不下，主腐熟水谷；……下焦者，当膀胱上口，主分别清浊，主出而不纳，以传导也，……故名曰三焦。"《难经》与《内经》论述基本一致，亦为后世医家所公认，上、中、下三焦的划分描绘是清楚的，后世较为突出的发展首推华氏《中藏经》的阐述："三焦者，人之三元之气也，号曰中清之府，总领五脏六腑，营卫经络，内外左右之气也。"还指出三焦又名"玉海，水道"。"中清之府"，"玉海水道"的描述，给后世医家学者很大启发，不断对此加以阐发，引证论据，深入探讨，提出各种学说。近年来，结合现代生理解剖学深入研究，进展更加迅速。

综合以上引证，可知三焦是六腑之一，生理功能以司管水道为主，也能运化水谷精微并调节诸气。其特征之一是"独大"，许多脏器不能与之匹敌；其特征之二是"孤府"、"外府"，孤独处在其他脏腑之外而又与各脏腑保持着密切联系；其特征之三是配合脏腑概括地划分为上中下三部，故名"三焦"也。局部的功能特征是"上焦如雾，中焦如沤，下焦如渎"。依据这些特征，全面考察，抓住主要矛盾，笔者认为，把三焦的解剖部位落实在胸腹内有较大的淋巴管道为代表的淋巴系统是比较合理的。论据补充如下：

1. 解剖部位及形态结构方面

淋巴系统状似水道，淋巴液所含水分约占95%，这是多"水"的特征。淋巴系统也可以认为是一个管道系统，大小淋巴管道尤如渠道纵横，水网四布，贯通胸腹上下左右，里面流注着清洁的水液。人体全身有九条淋巴干，在胸腹腔内分别汇入胸导管（左淋巴导管）、乳糜池及右淋巴导管。这些都可以用肉眼辨认出来，特别是汇入肠干的小肠淋巴管，由于吸收来自肠腔的大量脂肪，淋巴液形成乳汁样（呈玉白色），故又称为乳糜管。肉眼最易辩认，这是"道"的特征。由于淋巴液在淋巴管中流速很慢，仅为静脉流速1/10，因而淋巴管道纵横分布，确实状似"水道"四布，描绘得非常形象，非常妙绝！在胸腹腔内形成较大的淋巴管道，最后汇入乳糜池、胸导管。宽大的乳糜池与细小的淋巴管相比，尤如大海比小川，把乳糜池形容为"玉海"，最形象化了。淋巴液在含脂肪质多的时候呈玉白色，在含脂肪质较少的时候则色纯澄清，故形容为"中清之府"，确实非常贴切。总之，《中藏经》，在《内经》论述的基础上把三焦描绘为"玉海水道"，"中清之府"，对三焦的形态结构有了新的发现，描绘得更为具体而形象化了，完全符合古代的解剖学肉眼所见。胸腹腔以外的淋巴管道指的是"毛细林巴管"和"淋巴管"，比较细，又没有较大的乳糜池、胸导管联系，这部分显然不属于脏腑范畴，应属于经络的范围。据笔者研究，应属于经络系统中"十二经水"的组织结构。

整个淋巴系统在宏观上可分为两个部分：其一，分布在胸腹腔内较大的淋巴管道，解剖部位包括乳糜池，左、右淋巴导管及9条淋巴干，属于淋巴系统的中心部分，形成一个庞大的水液网络府库，古代统称为"三焦"，包括上焦、中焦和下焦，属于腑器。其二，指分布在胸腹腔以外的四肢部分的淋巴管道。解剖部位包括淋巴管和毛细淋巴管。属于淋巴系统的外周部分，众多的淋巴管道形成一个水液网络结构，称为经络系统中的“十二经水”，常与“十二经脉”相伴运行，其特征正是“水津四布，五经并行，”纵观“三焦”属于脏腑，“经水”属于经络，脏腑连接着经络，完全符合祖国医学关于脏腑经络学说的理论。至于胸腹腔内淋巴系统的中心部分（三焦）与外周四肢部分的淋巴管道（经水）的分界线，笔者主张，上肢以腋淋巴结群为分界线，下肢以腹股沟淋巴结群为分界线，淋巴结以内的淋巴干、淋巴导管、乳糜池等属于“三焦”，淋巴结以外的淋巴管及毛细淋巴管属于“经水”。

三焦的特征之一是“孤府独大”，从淋巴系统与其他脏腑的范围比较来说，淋巴系统是较大的，是数一数二的，描绘得合乎情理。三焦的特征之二是“外府”，又是“六府之所与合者”，这与淋巴系统独立存在于其他脏腑之外，而又贯穿于其他脏腑之中的结构是相符合的。三焦的特征之三是既可以划分为三部，又不失为一个整体，而淋巴系统按照有关脏腑所管辖的部分划分，显示出不同的功能特点是。总而言之，三焦的形态结构和各个特征描绘得如此具体，说明古人是有一定解剖学依据的，并不是从理论上推演出来的，只不过时代不同，使用词语不同，医学水平不同，描绘的深度不同而已。

2. 生理功能方面

三焦的基本生理功能，《素问·灵兰秘典论》云：“三焦者决渎之官，水道出焉。”依据《难经》的阐述，三焦还有两个次要功能：一是协助运化水谷精微，二是主持诸气。纵观近年关于三焦之争，有些学者为把三焦的解剖部位落实在胰腺或消化系之上，竟把运化水谷精微作为三焦最主要的功能，与《素问》的原意相违背。

三焦的主管水道，在人体不同的区域，协作的脏腑不相同，因而就有“上焦如雾，中焦如沤，下焦如渎”之分别，尽管如此一分为三，“雾”、“沤”、“渎”三字都紧紧结合着含水之意，离不开水液代谢的含义，可见《灵枢》的论述与《素问》是一致的，发展而不是歪曲了《素问》的论述。

所谓“上焦如雾”，就是形容上焦司管水道的功能特征，其实质就是淋巴系统协同心肺输布津液。由于心肺位置居高，尤如雾露四布，从上往下盖罩灌溉各脏腑器官，充养全身。《灵枢·决气篇》云：“上焦开发，宣五谷味，薰肤、充身、泽毛，若雾露之溉，是谓气。”气者，功能也，雾者，应理解为水气弥漫，不应理解为水谷精气弥漫。这里指的是心肺开发输布功能，是气血运行，即包括血液循环与淋巴液循环，心脏主管大循环，肺脏主管小循环，合之代表整个血液循环、淋巴液循环。淋巴系统在胸腔内有左右两条支气管纵隔干，收集整个胸部的淋巴液，当然包括心肺全身在内。因此，上焦如雾便可以理解为淋巴系统对血液循环的协同作用。这与西医学认为“淋巴系统是循环系统的辅助器官”，“发源于身体各部而引导组织液归返血液”的论述是一致的。

所谓“中焦如沤”，就是形容中焦司管水道的功能特征，其实质就是协同胰（脾）胃腐熟水谷、吸收、消化、运送营养精微，沤是形容水谷腐熟时水气泡沫浮游之象，而不是形容“脾气散精”，沤是腐熟之过程，不是腐热的结果，不能乱套上散精，古人对中焦腐熟食物使用“沤”而不使用“炒”来形容，就是强调水的参与作用，缺乏水，便不成沤。一个“沤”字，把中焦腐熟水谷的功能实质描绘得非常透彻，十分生动。由此可见，古代医家不单论理高明，而且文墨非常精练，真是“知其要者，一言而终”。淋巴系统在腹腔有肠干及左、右腰干等三条较大淋巴管道，其中肠干是收集整个腹腔的脏腑淋巴液回流，最后注入乳糜池。由于小肠淋巴管吸收来自肠腔的大量脂肪，淋巴液呈乳白色，故小肠淋巴管常称为乳糜管。腹腔脏器除了小肠，当然还包括胰胃在内，因此，淋巴系统对于营养物质，特别是对于产热量较大而颗粒较粗的脂肪质的消化吸收运输起着很大的作用。淋巴管道众多，水网四布，通透性又高，各种营养物质均很容易进入淋巴管道，因此，淋巴系统对于协助消化吸收运送养料所起作用不小，可见“中焦如沤”是言之有理的。《灵枢·营卫生会篇》云：“中焦亦并胃中，……此所以受气者，泌糟粕，蒸津液，化其精微上注于肺脉，乃化而为血。”所谓蒸津液，化其精微上注于肺脉，乃三焦协助胰胃吸收运送营养精微的具体描述，是三焦的第二个生理功能，也正是中焦功能的具体表现。

所谓“下焦如渎”，就是形容下焦司管水道的功能特征。其实质就是协同肾、膀胱、大肠等脏腑排泄废料，从前后二阴通过水液排泄出体外，渎是形容水液不断往下流，决者，疏通也。《灵枢·营卫生会篇》云：“下焦者，别回肠，注入膀胱而渗入焉，故水谷者，常并居于胃中，成糟粕而俱下于大肠而成下焦，渗而俱下，济泌别汁，循下焦而渗入膀胱焉”。这段经文大意是水分与食物常同时进入胃中，经消化吸收后，离开回肠形成糟粕，下传大肠排出体外，属下焦功能范围；部分水液经过泌别汁（肾的作用），循下焦水道渗入膀胱（形成从前阴排出的尿液）也属下焦功能范围。很明显，下焦的决渎功能就是三焦与肾、膀胱、大肠互相协作的体现，《灵枢·本脏篇》云：“肾合三焦膀胱”。说明在排泄废物上，三者是密切合作的，需知糟粕从大肠排出，尿液经膀胱排出，都需要有适量的水分，然后才能排泄通畅。尿路水少则小便排泄不出，屎路水少大便秘结难出，尿路水多则小便频数如注，屎路水多则肠鸣泄泻。当然，小便的形成与排泄，主要与肾小球的域过滤率、肾小管的重吸收，膀胱的储存功能有关，但也与血液，淋巴液的循环量有关。淋巴液含水分占95%，整个淋巴液系统就像一个水网四布的大水库，随时可以调节各个区域所输布的水量，以达到各个脏腑器官适量水分的需要，同样道理，大肠对粪便水分的吸收，也可以通过淋巴系统的水分来协助调节。三焦（淋巴系统）不能取代肾、膀胱、大肠的功能，但可以协助肾、膀胱、大肠发挥其排泄功能，而且是从水液的角度去协助各个脏腑的，这便是三焦决渎功能的实质。

三焦还有一个重要的生理功能，就是“主持诸气”。所谓诸气，包括脏腑之气与营卫之气等。主脏腑之气，已具体表现在上、中、下三焦的生理功能上。至于主营卫之气，三焦以主卫气为主。《灵枢·营卫生会篇》云：“营气出于中焦，卫气出于下焦，”说明营卫之气与三焦关系密切。《灵枢·五味篇》云：“谷始入于胃，其精微者，先出于胃之两焦，以溉五脏。别出两行，营卫之道。”《灵枢·营卫生会篇》云：“人受气于谷，谷入于胃……清者为营，浊者为卫，营在脉中，卫在脉外，营周不休，五十而复大会，阴阳相贯，如环无端。”这里的营，行在脉管中，是指血液循环；这里的卫，居于脉管之外，是指淋巴循环，营卫均流动不休，循行一定时间又复会合，卫在脉外为阳，营在脉中为阴，阴阳互相贯通，如循环往复，没有端末，这就把血液循环和淋巴循环所走的不同途径及其互相贯通的联系描绘的非常清楚了。淋巴系的实质是“水”，循环系的实质是“血”，祖国医学认为“津血同源”，这一观点在此也找到了解剖学基础，可见古人描绘得十分恰当。卫气和淋巴系在这里也明确联系起来了。

卫气是泛指人体之卫外阳气，其性剽悍滑疾，因其主要功能为卫外固表、抗御外邪而命名。《灵枢·本脏篇》云：“卫气者，所以温分内，充皮肤，肥腠理，司开阖者也。”又云："卫气和则分内解利，皮肤调柔，腠理致密矣。"所谓分肉、皮肤、腠理均属肌表，范围，故卫气具有温养肌表，调节腠理的作用。

卫气的主要功能，即卫外作用与淋巴结的主要功能，即机体防御机制是互相吻合的。淋巴系统里的淋巴结，是人体重要防御机制之一，它可以制造巨噬细胞和淋巴球，并能产生抗体，还能对细菌及异物起截留、消灭、过滤等作用。淋巴结有八大群，广泛分布于人体上下内外，对机体起着重要的保护作用，确实好比"保卫身体的前哨。"三焦司管卫气，卫气功能好像是淋巴结的功能，故把三焦视为淋巴系统是合乎情理的。三焦主管卫气，这便是三焦的第三个生理功能。

总之，从三焦主管水道、协助运输水谷精微及司管卫气等主要生理功能来看，把三焦的解剖部位落实在胸腹腔内有较大淋巴管道为代表的淋巴系统是比较合理的。

3. 病理变化方面

关于三焦的病理变化，《内经》已有不少论述。《灵枢·邪气脏腑病形篇》云："三焦病者，腹气满，小腹尤坚，不得小便，窘急，溢则水留，即为胀。"《灵枢·五癃津液别论》云："三焦不泻，津液不化，水谷并行肠胃之中，别于回肠，留于三焦，不得渗膀胱，则下焦胀，水溢则为水胀。"《灵枢·四时气篇》云："小腹痛肿，不得小便，邪在三焦约"。这些经文说明，三焦病变多为水液行走失常导致胀、满、肿、痛、约塞、小便不利等。概言之即决渎失职。至于在不同的部位，协助所在脏腑司管水道的功能特点便有所不同，故有"上焦如雾、中焦如沤、下焦如渎"的具体表现，其病变时就会出现如《海藏》所云："上焦如雾，雾不散则喘满；……中焦如沤，沤不利则留饮不散，久为中满；……下焦如渎，渎不利则为肿满……"。据《千金方》及《中藏经》综合归纳：上焦虚寒则精神不宁，短气不续，语声不出；上焦实热则胸膈闷窨，额汗出，舌干，嗌肿，喘满。中焦虚寒则腹痛肠鸣，洞泄不利，腹满喜按；中焦实热则腹满膨胀，散吐，不能食，喘急。下焦虚寒则大便洞泄不止，小便清长或遗尿，腹满体肿；下焦实热则大小便不通或尿血或下利脓血。从以上症状分析，上焦除了有关心肺症状，中焦除了有关脾胃症状，下焦除了有关肾膀胱与大肠症状外，其余症状的特点均为水液失运之征象，故医家李东垣把三焦水气病变归结为上焦雾不散——喘满；中焦沤不利——中满（水饮留滞），下焦不利—肿满。姑且不论喘满、胀满、肿满的大同小异，三焦病变，反正离不开水液代谢失常，出现胀、满、肿、痛、闭塞不通的症状，这是肯定无疑的。

有关三焦的具体病症，如临床上较常见的，责之于"下焦虚寒而导致清浊不分"的乳糜尿，祖国医学称为"膏淋"，因其小便白浊如脂如膏而得名。现代医学认为乳糜尿多由于血丝虫病所引起，其机理是由于微丝蚴寄生在淋巴系统，阻塞淋巴管道，导致淋巴液漏出，淋巴液中含有较多的脂肪质，故检查之则有所谓"乳糜试验阳性"。这点对落实三焦的解剖部位于淋巴系统，在病理角度看，是一个有力的证明。

临床上还有一种疔疮，叫做"红丝疔"。因其发展沿着皮肤上出现一条红线向上（向心）蔓延，中医谓之三焦热毒所成，对于疔疮走黄，治疗以清热解毒为主，大泻三焦热毒，代表方药为黄连解毒汤，其方义为黄芩清上焦热毒，黄连清中焦热毒，黄柏清下焦热毒，栀子能清三焦热毒，四药配合，大清三焦热毒，而以清热解毒之力较强的黄连统率而得名，中医确认是三焦热毒形成的红丝疔，无论理、法、方、药哪一环节，都紧扣住三焦立论，这是三焦的病变可以肯定。而在西医学观点，认为这种疔疮向上蔓延，是炎症沿着淋巴管向心蔓延，也是众所公认的。一个确认是三焦，一个公认是淋巴管道，可见把三焦的解剖部位落实在淋巴系统，从临床角度看，不单是合理的，而且是中西医理互相贯通的。

至于有些学者阐述温病学“邪恋三焦”之证候，认为其临床特点主要在于“湿”，从“湿”联系到“水”，从“水液”联系到“淋巴系统”，从“水”联系到“中焦”宣泄失常，又把三焦和淋巴系统联结起来，通过临床上取得良好效果，认为这是温病学对《内经》三焦的发展，具有独特意义。而有些学者则认为“不是采用《内经》三焦生理机能的意义。”前者认为是继承发展，后者认为是离经叛道，争论不休，难以定案。笔者觉得，关键在于三焦的解剖实体未确立，只要解决解剖实体，生理病理随之迎刃而解，临床上像这样的问题就不必再争了。

杂病中有关水泛浮肿之病症，相当于上焦肿满的肺原性心脏病，中焦肿满的肝硬化腹水，下焦肿满的肾小球肾炎等。按《内经》所阐述的治疗法则，均宜“通利二便，疏决三焦”。肺原性心脏病每用温阳利水奏效，肝硬化腹水每用温中利水或逐水奏效，肾炎水肿每用温阳利水或逐水奏效。姑且不论浮肿在上、在中、在下，都用温阳利水或逐水治法奏效，这便是共性，其实就是“通利二便，疏决三焦”的具体运用。运用温阳利水或逐水法治疗上述杂病是否与淋巴系统有关呢？这也是争论的焦点之一。有些学者认为，治疗肺原性心脏病只与循环系统、呼吸系统有关，治疗肝硬化腹水只与门静脉高压及血浆蛋白降低有关，治肾炎水肿只与肾小球的滤过率及肾小管的重吸收有关，而与淋巴系统无关。这种观点是形而上学孤立、静止地考察事物的表现，是很片面的。其实，循环系的血浆与淋巴系的淋巴液、组织液是密切联系的，机体内大量水液从二便排出体外，不管病变属哪个脏腑，大量的水液代谢都是离不开淋巴系统的。上文已引述过现代生理病理：“不论何种原因引起的水肿。淋巴流入、流出、滞留和生成的变化，总是在一定程度上与水肿联系着的。”水肿发生的基础是：“组织液或淋巴液的流入和流出所起变化的综合。”水肿的形成与淋巴系统紧密关联。所以治疗某一脏腑的水肿病变，如果消退水肿的方法是通过大、小便把水分排出体外的，那肯定与淋巴系统调节水分密切相关。

回顾近代医学史，主张把淋巴系看作是三焦者，首推章太炎氏之论说，国内外较多学者同意该主张。笔者依据《内经》及有关著作进行考证，从中西医结合，以及中医学向前发展的观点出发，通过对形态结构、生理机能、病理变化、临床实践等方面的考察，认为把三焦的解剖部位落实在以胸腹腔内有较大淋巴管道的淋巴系统是十分合理的。从中、西医学重要脏腑分工的对照考察，结合上文对胰的论述，把三焦落实在淋巴系统较之落实在胰或消化系更为切合。还是遵循《内经》的原意，三焦主司水道，理应封为“决渎之官”，胰（脾）胃主司运化，理当封为“仓廪之官”。从人体整个脏腑布局看（详见附后《中西医重要脏腑经络对照表》）把三焦当作淋巴系，就能把中医的脏腑和西医的各个系统全面对照联系起来，便于今后进一步有机结合，融会贯通。总之，通过全面考察，重点变革，在中西医结合过程中进一步发展中医基本理论，在发展中结合，在结合中发展，为创造我国统一的新医药学奠定基础。

六、关于中医学基本理论的主导思想—阴阳学说的变革

（一）阴阳学说的发展

1. 阴阳学说的发展与其科学性

阴阳学说原是一种古代哲学思想。最早载于《易经》，属于朴素的唯物论和辩证法思想。引入中医学作为论理工具已二千多年。由于其被广泛引用以阐述有关中医学的预防、解剖、生理、病理、诊断、治疗等，涉及面广泛，又渗透到其他各个学说中，深入到理、法、方、药各个环节，并广泛使用于指导临床实践。在古代，阴阳学说一直作为中医学的首要的基本理论；现今评价也将阴阳学说与脏腑学说并重。脏腑学说既可作为中医学的理论核心，阴阳学说则可称为中医学理论的主导思想。笔者认为，阴阳学说不单不能否定，而且应该发扬光大，加以提高。在今天新的历史时期，阴阳学说也要向中西医结合的方向发展，为中西医早日结合，创造我国统一的新医药学多作贡献。

阴阳学说的实质的是什么？是否具有科学性，往往作为中医学理论是否具有科学性的焦点之一。在近代，反动派曾要“废止中医”，或者“废医存药”，或者企图打着科学化的幌子消灭中医，其关键就是认为“中医不科学”，“中医无理论”。这是民族虚无主义在医学领域的具体表现，早已被批透批臭了。然而，中医学理论的科学性，特别是阴阳学说的科学性到底何在，我们必须了解清楚，遇到逆风恶浪不会转舵迷航，坚定走中西医结合的道路，勇往直前。

阴阳学说的实质，笔者认为就是矛盾法则，即用阴与阳构成矛盾的双方，毛主席在《矛盾论》一书中开头就说：“事物的矛盾法则，即对立统一的法则，是唯物辩证法的最根本的法则”。笔者认为，阴阳学说引入医学的领域，实质就是对立统一法则在医学上具体运用，其科学性是肯定无疑的。比之形而上学的观点，阴阳学说更具有优越性。现代医学也引用对立统一法则，如“人体的生理活动和病理变化过程中，充满着无数的矛盾。这些矛盾的互相斗争，互相依存，决定着机体的生命”。这段现代病理学的论述，说明现代生理病理学对矛盾法则的运用也相当重视。现代医学还直接引用阴阳学说来阐明对立统一的联系，如阳性与阴性，在西医症状学，体格检查，化验结果等方面经常引用，只是内容较中医的阴阳学说更简单而已。难道西医学引用对立统一法则，引用阴阳学说就有科学性，而中医学引用对立统一法则，引用阴阳学说多些就不科学了吗？否定中医科学性的说法，一是出于恶意攻击，二是出于无知，满脑子充塞着民族虚无主义的观点。

为了考察中医学基本理论的科学性，我们还必须看到，不单中医学、西医学引用阴阳学说，而且其他不少自然科学也引用阴阳学说，如电学中的阳电（正电）与阴电（负电），阳电子与阴电子，阳极与阴极等，用以说明电流、电子、电极的两方面不同特征及其对立统一关系。这在电学的基本知识中是不可缺少的。化学中的阳离子与阴离子，说明在化学分子结构中阴、阳离子的不同特征以及互相依存，互相结合，又互相对立，互相排斥的对立统一关系，数学中的正数与负数，乘方与开方，微分与积分，也是阴阳学说—矛盾法则贯穿在数学中的具体表现。总之，数、理、化里面也有阴阳学说。数、理、化引用阴阳学说大家公认是有科学性的，为何中医学引用了阴阳学说却认为不科学呢？诬蔑“中医无理论”污蔑“中医不科学”，显然是一种恶意中伤。

表 9-1　中西医重要脏腑经络对照表

古代中医学脏腑名称		新中医学脏腑名称		联络主要经络名称		相配关系	现代解剖部位	所属系统
脏(阴)	脏(阳)	脏(阴)	脏(阳)	阴经	阳经			
奇恒之府—脑 奇恒之府—髓		脑	脊髓	任脉	督脉	里表	脑 脊髓	中枢神经系统
心	小肠	心	小肠	手少阴经	手太阳经	里表	心 小肠	循环系统 配消化系统
心包络	三焦	包络(脑) (心)	三焦	手厥阴经	手少阳经	里表	脑膜 淋巴系	中枢神经系统 配中心淋巴系统
肺	大肠	肺	大肠	手太阴经	手阳明经	里表	肺 大肠	呼吸系统 配消化消化系统
脾	胃	胰(付脾)	胃	足太阴经	足阳明经	里表	胰(付脾) 胃	消化系统 附配网状内皮系统
肝	胆*	肝	胆*	足厥阴经	足少阳经	里表	肝 胆	消化系统
肾	膀胱	肾	膀胱	足少阴经	足太阳经	里表	肾+肾上腺 膀胱	泌尿系统配内分泌系统 附下丘脑—垂体—肾上腺皮质系统
奇恒之府—女子胞		生殖脏	生殖器	冲脉	带脉		子宫(女) 睾丸(男) 阴道(女) 阴茎(男)	生殖系统配内分泌系统 附下丘脑—垂体—性腺系统
奇恒之府—脉 奇恒之府—骨		心所主并入心 肾所主并入肾					血管系 骨骼系	循环系统 骨骼系统
概属支配系统及理论学说		植物性神经系统 神经—体液学说 皮质—内脏学说		外周神经系统 神经—体液学说 生物电学说				

*胆原来也属奇恒之府，又属六府之一，并入府。

阴阳学说在自然科学领域里的应用，体现了一种唯物辩证法的观点，因而是具有科学性的。阴阳学说本身是一种辩证法。用在具体的自然科学上，就成为唯物的辩证法了。在古代，由于历史条件限制，自然科学水平较低，许多事物发展变化的规律古人不能掌握，不易理解，因而在阐述机理时，参杂了一些推测，假设，甚至臆想，是不足为奇的。由于对某些医理不够清楚，在古代医学水平较低，自然科学水平较低的情况下古人对事物的认识掺杂了主观臆测的成分，将其分为阴阳是在所难免，完全可以理解的。

在此，还要弄清楚一个问题，阴阳学说在古代既是一种哲学思想，本身又是一种辩证法，可以为各个领域所引用，唯物论固然可以和它结合，唯心论也可以和它结合，前者和它结合成为唯物辩证法那是科学的；后者和它结合成唯心辩证法，那便是不科学的了。例如算命占卦，属于唯心论的东西，亦引用阴阳学说作为论说工具，所以便形成一个唯心辩证法的体系。唯心的阴阳学说和唯物的阴阳学说是两码事。绝不能混为一谈！中医学的阴阳学说是用以解释人体的解剖、生理、病理、诊断、治疗、预防等具体内容的，是唯物的阴阳学说，与其他数、理、化自然科学引用的阴阳学说一样，是科学的阴阳学说。特别需要指出的是，在古代中医学的阴阳学说很早便和具有朴素唯物论特征的五行学说结合起来，共同引入中医学作为论理工具，阴阳五行学说反对巫医和神学，在古代曾是一个突出的特征。总之，中医学基本理论的阴阳学说，属于唯物辩证法的范畴，具有科学性是肯定无疑的。至于它的笼统，直观等缺点，是由于古代自然学说水平较低，历史条件限制所形成的。今天，我们把它发扬光大，渗透贯穿到医学领域各个学科中去，相信在中西医结合的过程中，随着中医学基本理论的变革发展，阴阳学说的内容肯定将变得更加丰富多彩。

2. 阴阳学说也要沿着中西医结合的大方向发展

阴阳学说既然在数、理、化等自然科学里也有引用。因此，中医学的阴阳学说和西医学的有关内容结合起来是不难的。在此，笔者主张全面扩大阴阳学说在中、西医学理论中的应用，并迅速加以发展和充实。

首先，阴阳要有一个明确的中医结合的基本定义，这个基本定义要把中医传统理论的阴阳内容概括进去，如“天为阳，地为阴”（即上为阳，下为阴），“火为阳，水为阴”（炎热向上为阳，寒凉向下为阴）。至于“日为阳，月为阴”也是从炎热程度及光亮程度的不同来概括的，考字义，“陽”字简化为“阳”，“陰”字简化为“阴”，阴阳两字去掉字旁便是月与日，可见阴阳二字的结构是非常有意义的。“外为阳，内为阴”引申为“背为阳，腹为阴”，“腑者为阳，脏者为阴”。还有“阳化气，阴成形”，“动为阳，静为阴”以及“阴在内，阳之守也；阳在外，阴之使也。”与“阴者藏精而起亟也，阳者卫外而为固也。”则是从功能与器质的不同特征角度概括。结合以上经文引申，联系西医学里的有关内容，这个基本定义也要概括西医学引用对立统一法则的内容。如兴奋为阳，抑制为阴，亢进为阳，衰退为阴；功能为阳，器质为阴等。这样，初步形成一个中西医结合的总的阴阳基本定义：“是具有热力的、活动的、无形的、增长的、兴奋的、亢进的、强壮的、功能的……等特性的事物属于阳，是具有寒冷的、静止的、晦暗的、在下的、在内的（包括向下、向内的）重浊的、有形的、减退的、抑制的、衰退的、虚弱的、器质的……等特性的事物属于阴。”这个定义由于具西医学术语特征的内容，对于西医学习中医最好理解，了解中医的内容最透彻，对中西医理论的结合是一个有力的促进。

其次，在对阴阳学说几个基本规律的阐述时，除了重点阐明中医的内容外，对西医学的有关内容也要联系起来阐述，从举例说明逐步发展为向全面推进，以便最后形成有机的结合。如在阐述阴阳互根规律时，可以引用它解释西医脏器的功能与脏器的物质结构之间互相依存的辨证关系。又如在阐述阴阳消长规律时，可以引用它结合西医体温与体液之间互相消耗的辨证关系，体温升高就要消耗体液，体温越高，消耗体液就越厉害，这便是“阳长阴消”的病理现象，故治疗高热性疾患，输液（补充津液）是退烧一个重要治疗手段，特别在儿科，输液在治疗中占据着较为重要的地位。用阴阳学说的术语解释，阴液充足，亢阳才可潜降，即是通过“补液育阴”，使“阴长阳消”，便能治愈“阳长阴消”之症，使之恢复新的阴阳相对平衡，又如在阐述阴阳转化规律时，对于阳证转为阴证，阴证转为阳证，在什么情况下转化，转化以后特征怎样，也可以举例一些西医常见的疾病，例如流行性脑膜炎（流脑），一般亦可看作是高热性疾病，中医辨证属于热邪为患，常见高热、头痛、呕吐、颈项强硬等症，但当高热不退而到了呼吸、循环衰竭时，出现所谓

"华一佛氏综合征"，突然体温骤降，面色苍白，大汗淋漓，脉搏细速（脉象细疾欲绝）血压下降，呼吸急促，口唇及四肢出现紫绀……，出现一派阴寒症状，这便中医论述所谓"重阳必阴"、"重热必寒"的转化，此时的治疗原则，便要从原来的清热解毒法急转为回阳救逆法，临床常使用参附龙牡汤，固元救脱，重振阳气。配合西药抗呼吸、循环衰竭的治疗，效果颇好。经临床大量实践证明，此时若继续使用清热解毒法，往往难于救回，只有及时转机，急投四阳救脱之剂，重振阳气，才可免死。待体温再度回升，阳热之症重现，阴证转化为阳证，再重投清热解毒之剂，使体温渐降，诸症渐退，疗效甚佳。这个由阳转阴，由阴转阳的突变，临床上若掌握得好，往往在危重绝境中妙手回春；若把握不住，固执不变，则往往毙命于转瞬之间，可见掌握阴阳转化规律在临床上很有指导意义。像重型肺炎，"乙脑"、麻疹等所谓高热性疾病，在严重阶段时往往阴阳转化变证都相当常见，在此不一一分述。不管是从事中医治疗还是从事西医治疗，这个关键性的阴阳转变对于医护人员来说，实在是不可不知的。

结合西医的具体内容去阐述阴阳学说的几个基本规律，这样做，既丰富和发展了阴阳学说的内容，又使中西医结合前进了一步。笔者认为，这是值得推广应用的具体做法。

3. 关于改革西医学里阴性与阳性的基本含义

阴阳学说在医学上的应用，已深入到预防、解剖、生理、病理、诊断、治疗、药物等环节，对临床实践也起着重要的指导作用，这点已被公认。至于阴阳学说能否迅速向西医方面发展，广泛运用于解释西医学里的对立统一的关系，则是有待解决的问题。上文已举例阐述了阴阳学说几个基本规律在西医学方面的应用，表明中西医理是可以结合的。下文为了进一步发展阴阳学说，从中西医结合的大方向出发，取长补短，互相渗透，便于有机结合，融会贯通。笔者在此提出建议：改革西医学阴性与阳性的基本涵义，广泛引入中医学阴阳学说的观点，共同将阴阳学说运用于医理阐述中，建立新的医理体系。

在西医学的表述方式中，阴性是表示正常的，阳性则是表示不正常的。如阴性体征表示正常生理性体征，阳性体征表示异常病理体征。这与中医阴阳学说的基本含义不同。中医阴阳学说认为，太过与不及都属于异常，只有阴阳处在相对平衡时才属正常。如太过称为阳盛，出现的症状称为阳证；不及称为阴盛，出现的症状称为阴证。为何要改革西医学阴性与阳性的基本含义呢？理由如下：

第一，阴性作为正常，阳性作为异常，不符合阴阳学说的原始基本含义，也不符合其他自然科学引用阴阳学说的基本含义。

第二，阴性作为正常，阳性作为异常，在解释西医学本身的内容上也不够完善。西医学的症状、体征、化验结果等具体内容也有明显的太过与不及现象。如体温过高都属于不正常的体温。功能过于亢进与过于衰退，过于兴奋与过于或过低抑制，反射过于亢进与过于减弱，化验结果显著偏高与显著偏低，都是属于不正常的，像是阴阳学说太过与不及的具体表现。举例来说，小便过多（尿崩症之类）与小便过少（尿毒症之类），都是不正常的病理症状。甲状腺功能亢进与甲状腺功能低下（黏液性水肿），都是属于内分泌系统的病理现象。又如膝反射过于亢进与过于减弱，都属于神经反射的异常表现，如血糖过高与血糖过低，都属于血液生化的病理变化……。总之，许许多多的症状、体征、反射、化验结果，都证明单用"阳性"还没有说清楚是偏高还是偏低，是亢进还是减弱，是兴奋还是抑制。若改用太过与不及说明就比较全面、合理了。西医检验中，鉴别不同特征的细菌所使用的固紫染色试验，它的结果引用革兰氏阳性与革兰氏阴性表示。这种引用和中医阴阳学说相适应。

第三，若吸取中医阴阳学说的长处，西医阴性与阳性的基本含义变革不难进行，只要将属于生理正常范围的症状、体征、化验结果等都统一称为“正常”或“平常”。属病理范围的称作“异常”或“不正常”，异常之中则分为阴性反应（不足），如体温过低，小便过少，甲状腺功能低下，膝反射减弱、低血糖等；阳性反应（太过），如体温过高，小便过多、甲状腺功能亢进、膝反射亢进、高血糖等。

依据以上理由进行变革，既发展了阴阳学说，把它广泛应用到西医学各个环节中去，又统一了中、西医引用阴阳学说的基本含义及有关术语；既利于中、西医理论进一步融会贯通，又能更具体地说明病理变化的实质，一箭双雕，事半功倍。

（二）新八纲的建立

笔者主张大力发展阴阳学说在医学领域的应用，上文已论述了阴阳学说在西医学方面的发展及相应的变革，这里提倡建立及采用“新八纲”，则是阴阳学说在中医学里发展变革的又一个具体表现。

所谓“新八纲”，就是把原来八纲中阴阳两纲纯粹作为总纲概括，增加实质性的“气血”两纲，以阐明疾病的具体部位及实质，形成统属于阴阳总纲的表里、寒热、虚实、气血八个具体辨证纲领。

在八纲中，“表里”两纲主要是辨别病势部位的深浅，概要的区分疾病的深浅程度。在表，病邪浅入，意味着病情一般较轻；传里，病邪深入，意味着病情较重，“寒热”两纲主要是辨别疾病的性质，特别是突出病邪的性质，寒邪与热邪明显相对差异，这对于辨证具有显示疾病特性的重要意义。“虚实”两纲则主要是辨别人体正气的强弱和邪气的盛衰，特别是正邪斗争（消长）的相互关系，在一定程度上，也反映了病邪的性质；在不同阶段，也反映了病情的轻重，然而，上述六纲均未能反映了病变的具体所在。这点原来用“阴阳”两纲来阐述，但阴阳毕竟含义广泛，作为具体纲领则较笼统，不够具体。因此，笔者认为，通过变革增加“气血”两纲以解决辨证中能具体反映病变的所在，具体辨别出病在气机方面，还是病在血分方面。这就使八纲辨证更加具体，更加全面了。

“气血”两纲，通过阴阳基本定义的联系，病在气，属阳，也就是病在气机功能方面；病在血，属阴，也就是病在血液器质方面。这样，八纲辨证就易引入西医学。西医学称之为功能性疾病和器质性病变，便可以引入八纲辨证加以详细辨别。在此基础上使用中医方药治疗便不再生搬硬套，而是有所准绳，有一定客观标准了。

通过阴阳基本定义的概括，“气血”两纲，气为阳，血为阴，津液也属于阴液之范畴，区别仅在于清者为津，浊重为液而已。上文在论述三焦时，已提到祖国医学有“津血同源”之说。血性较稠，属于液的范畴。此处必须阐明，在“气血”两纲中，“血分”一纲，广义应包括津、液、血，狭义则仅指血而言。“气分”一纲，指以气机功能为主。气虚与阳虚应该是大同小异，还有一定差别，气虚以指功能低下而言，阳虚则包括有一定的寒冷表现。气虚可概括在阳虚之中，而气虚则比阳虚更具体。病变导致功能低下，温度低下，属阳虚范畴；病变导致津液亏少，血液虚衰，脏器损坏等均属阴虚范畴。由于增加“气血”两纲，明确了病变的性质及阴阳部位，阴阳才能真正作为总纲而确立。

“气血”两纲紧密联系，按照阴阳基本规律，它们之间互为根本，互相消长，互相转化的对立统一关系在医理上很受重视。用中医的术语常可归纳为“气为血帅，气行则血行，气滞则血瘀；血为气母，血旺则气足，血虚则气少”。大意是说，气对血有统帅推动作用，所以气机功能正常，血液才能运行正常，气机功能壅滞，则影响血液运行也阻滞，常称之为血瘀；反过来，血液对气机功能有资生促进作用，故称为气之母，血液旺盛充盈，则生化出气机功能便充沛；若血液虚少，生化无源，则气机功能便随之虚衰。气与血这种辨证关系在医理运用上对临床启发很大。举个例子，中药方剂有条著名的“当归补血汤”，由当归与黄芪两味药组成，而当归与黄芪用量之比例是1：6，重用补气之黄芪六倍于补血之当归，而名曰补血汤，道理便是通过大量补气来促进补血，有其独特之法度。例如临床上对于治疗某些大失血的病症，在大量出血，血虚欲脱之际，中医治疗往往急投独参汤补气救脱，然后才继投补血之剂。这种缓急先后的独特治法，是依据“有形之血不能急生，无形之气所当急固”而归纳出来的，疗效很好，实在发人深醒。特别是在古代未能掌握运用输血方法的情况下，或者在今天而输血条件未备之情况下，这种包含着补气固脱，补气益血，补气止血等机理的治法，对于抢救出血危重病例是中医应急一着绝招，具有重要的临床意义，运用得当，妙手回春。然而，只有清楚了解气与血之间这种互相依存，互相促进，互相资生的密切关系，才能更好地运用上述独特疗法于临床。“气血”两纲内容丰富，联系广泛，而又十分具体。笔者期待通过对“新八纲”进一步的推广使用及探讨，对阴阳学说的发展及中西医学理论的融会贯通将起着更大的促进作用。

“气血”两纲本身的主要病理变化，在气机方面，常见有气虚、气滞、气逆、气陷等症；在血液方面，常见有血虚、血瘀、血热、出血等症。所谓气虚，是指功能衰退的病理现象。所谓气滞，是指功能抑郁，运行不畅的病理现象。所谓气逆、是指功能失调，气机上逆的病理现象。所谓气陷，是指功能低下，脏器下垂或外邪向里深陷。总之，气机病变便是功能失调的各种表现。所谓血虚，是指各种原因导致血液不足之病理现象。所谓血瘀，是指血液运行不畅，留滞凝聚的病理现象。所谓血热，是指血液受热邪所侵出现的病理现象。所谓出血，是指各种原因导致血液离开脉管，溢出其外的病理现象。总之，血液病变便是血液器质方面受到损坏的各种表现。

除了“气血”两纲本身的主要病理变化外，“气血”两纲还可以与其他六纲互相配合，阐述辨证。如气虚配合表里两纲，可分辨属表气虚还是里气虚；气实习惯多称气滞，也可辨别属表证气滞还是里证气滞，气滞还可配合寒热两纲辨别因寒而凝滞还是因热而壅滞。又如“气逆”，除了与其他六纲配合辨证外，还可与脏腑辨证配合，辨别气逆属于肺气上逆，肝气横逆，还是胃气上逆。气陷主要辨别中气下陷还是正气内陷，中气下陷与脏腑辨证配合，多见胃下垂、肝下垂、肾下垂等内脏下垂之症。正气内陷每见于各种疾病处于邪气盛而正气不足，病邪深陷之严重阶段。与“寒热”两纲配合，可分辨寒邪直中还是热邪内陷，还可与脏腑辨证配合，辨别内陷与哪个脏腑有关。又如血虚，可与“寒热”两纲配合，辨别血分虚热还是血分虚寒。血实习惯上多称血瘀，可与“表里”两纲配合，分辨表有血瘀还是里有血瘀，与“寒热”两纲配合，则分辨血热而瘀还是血寒凝滞，与“虚实”两纲配合，还可分辨因血实而壅塞还是因虚衰而不运。八个具体纲领有时都可有所关联。血热可分为血分虚热还是血分实热，血热在表还是血热在里；血热在表多见肤痒或出斑疹，血热在里则多见瘀热内攻之证。出血常可辨别在表还是在里，在表多见斑疹、紫癜；在里则多见内积瘀血之证。吐血、便血、尿血等一般属于出血在里，往外排出则是标证而已。出血还可以分辨是由于血热而妄行还是由于血寒凝滞，瘀血内阻而不止，或是由于胰（脾）气失调，统摄不固等。广泛联系，详细分辨，则见内容丰富多彩，较之原来八纲，显得更加全面而又具体细致了。

所谓“气血津液”辨证，因血分概括了津液，实即“气血”辨证，气为阳，血为阴，故实质便属八纲辨证的范畴。通过变革，把“气血”两纲增入原有八纲内，既突出了阴阳作为总纲的意义，又使内容联系广泛具体化，在兼并结合形成“新八纲”以后，就不必再多设一个“气血津液”辨证纲领了。总之，“新八纲”的建立不仅在理论上发展了阴阳学说，而且利于中、西医理论融会贯通。至于在临床辨证上，也必将起着更加重要的指导作用。

七、关于建立脏腑相关学说以代替五行学说的变革

（一）关于五行学说的优缺点

五行学说是一种朴素的唯物论，也是我国古代的一种哲学思想，认为木、火、土、金、水是构成宇宙万事万物的最基本物质，自然界许许多多事物都可按其性质用五行来比象取类，引以说明事物间的各种联系。作为论理工具，它和阴阳学说都已引入中医学二千多年，主要用于说明人体内部各脏腑器官组织结构之间的相互联系及人体与自然界的相互联系。在古代，它与唯心论的宗教迷信、巫医、神学作过斗争，以其突出的唯物观点起着很大的进步作用。

五行学说和阴阳学说互相配合，用于阐述中医学多方面医理，内容涉及面也相当广泛，因而也成为中医学重要基本理论之一，故常常并称为阴阳五行学说。阴阳学说着重用于解释事物二者之间的辨证关系。五行学说则可解释事物二者以上互相之间的辨证关系。五行的生克制化尚能阐明一些较为复杂的医学道理，可弥补阴阳学说的一些不足之处，这也是五行学说的优点。

五行学说在中医学的广泛应用，经过长期临床实践，通过历代医家学者的阐发与总结，归纳总结出不少临床上行之有效的治疗法则，给予后世学者很大的启发，属于祖国医学遗产的宝贵财富。今天，对于中医临床实践仍然具有一定的指导作用。总之，五行学说的优点不能否定，应该努力继承下来并加以提高。

然而，运用“一分为二”的观点来考察，由于历史条件所限，五行学说这种朴素的唯物论，又是属于一种机械唯物论。一方面由于它的机械循环离不开形而上学的哲学范畴；另一方面，由于取类比象只能从事物外部特征直观地笼统地加以概括，对于事物的内在联系，特别是人体内部的联系，缺乏具体的认识。正如伟大导师恩格斯在《反杜林论》一书中谈到：“这种观点虽然正确地把握了现象的总画面的一般性质，却不足说明构成了这幅总画面的各个细节；而我们要是不知道这些细节，就看不清总画面”。这样，五行学说不论在逻辑推理，还是在引申应用上，都难免有时陷入牵强附会，或者是主观臆测的境地。这是五行学说最大的缺点与局限性。

对于古代理论学说的研究与评价，还必须用发展的观点去考察，一个古典理论学说，存在有原始、朴素、直观、笼统等缺点是难免的。关键不在于其缺点多一些还是少一些，而是在于它能否迅速向前发展，只要向前发展了，内容不断充实丰富了，缺点与局限性便

会随之减少，应用的价值则随之大大提高了，充实发展多了，到达一定程度便会产生飞跃，道理不难懂，因为事物的量变到了一定程度便会产生质变的飞跃。

回过头来具体考察，五行不像阴阳那样容易发展。阴阳容易成为通用的代名词，只要事物具有对立统一的两方面就可用阴阳来概括之。五行归纳则需要借助五个方面或者五种事物，取类比象不容易进行。一些事物的相互联系，有时只从三个方面解释得通，而另两个方面解释不通；有时四种事物联系得上，还有一种联系不上，勉强联系，显出有些地方牵强附会，难以解释。有时六、七种平衡相关的事物联系五行，如“六淫”、“七情”、“六腑”，就有些为难了，只好硬把它们压缩为五种或五个方面，难免牵强附会。有时不足五种事物或五个方面的联系，如春、夏、秋、冬四季，配五行不够数，只好硬划出一段时间称为“长夏”来搭够五数。这表明五行学说的局限性相当大。连原有的基本内容也难于圆满解释，要进一步推广使用就更加困难了。再考察其他自然科学如数学、物理学、化学、西医学等自然科学领域，极少有引用五行学说的。从中、西医结合的大方向出发，五行也难与西医学的具体内容取类比象。不能互相渗透，必然不能进一步融会贯通。总之，从多方面考察，五行学说由于缺点与局限性较大，又难于向前发展，因此，笔者主张在保留其合理内容的基础上进行变革、扬弃五行学说，建立脏腑相关学说代替之。

（二）关于五行学说的具体变革

变革扬弃五行学说后，为何要建立脏腑相关学说呢？主要目的是为了保留五行学说的部分合理内容。进行变革去掉五行学说的不合理部分并不等于全盘否定。必须把五行学说的合理部分继承下来，五行学说有哪些合理内容需要保留下来呢？有下列几个方面：

第一，五行学说中一些重要治疗法则必须继承下来，如“培土生金”、“滋水涵木”、“扶土抑木”、“水火相济”（交通心肾）法等。这些治疗法则经过长期实践证明是行之有效的。也是脏腑之间互相联系的具体表现，属于祖国医学遗产的精华，应当继承保留，继续通过临床实践及科学实验进一步发展提高。

第二，五行学说中所谓“相生”、“相克”的联系，大部分是合理的，应继承下来。把不合理的部分去掉，这样，便等于把机械唯物的往复循环去掉。保留一些合理的“相生”、“相克”是很有用的。同时再把“相生”从“互相资生”引申为“互相促进”，把“相克”从“互相克伐”引申为“互相抑制”，与西医学的术语相通，这样，既利于中医理论的发展，又利于中西医理的互相渗透，为进一步融汇贯通创造了条件。

第三，五行学说中“制化规律”，对其合理部分也需继承下来，它的实质便是相生与相克的综合联系，故变革后不再称为“制化规律”而应改称为“制化联系”，或者称为“相生与相克的综合联系。用新的术语说便是互相促进与互相抑制相结合的综合联系。

第四，五行学说中，还有不少脏腑与各器官或组织结构之间的联系，如“开窍”与目、舌、口、鼻、耳等五官的联系；与“形体”中筋、脉、肉、皮毛、骨等组织结构的联系；与“七情”中怒、喜、忧、思、悲、恐、惊等情志的联系。与“六淫”中的风、寒、暑、湿、燥、火等六气的联系。还有与酸、苦、甘、辛、咸等五味的联系；与青、赤、黄、白、黑等五色的联系等。其中有部分是合理的，能够说明一定程度的医学道理，并具一定的临床实用价值。对于合理内容必须继承下来，进一步研究探明其机理，加以发展提高。

（三）关于脏腑相关学说的建立

脏腑相关学说的建立是对五行学说变革发展的具体表现。它担负着继承五行学说上述四方面合理内容，并加以发展提高的重任。同时，又要把五行学说中机械唯物的不合理内容去掉。这种变革，不是废除，而是扬弃，属于改进与发展的变革。新建立的脏腑相关学说以解释重要脏腑之间的互相联系，重要脏腑与各器官组织结构的联系为主。

脏腑相关学说是在脏腑学说变革发展的基础上建立的。由于脏腑的新发展，脑、髓正式列为重要脏腑，生殖脏器正式列为重要脏腑，包络与三焦也落实了脏腑的基本解剖部位。原来六脏六腑已发展成为八脏八腑，它们互相之间的联系也随之更加复杂，原来五行学说所阐述的相生相克及制化联系便更加难以解释。故笔者认为，在新建立的脏腑相关学说中，除了保留上述五行学说四方面合理内容外，必须大力吸收历代医家阐述有关脏腑之间互相联系的合理内容，加以充实，发展，使新的理论更为全面、更加合理。从中西医结合的大方向出发，对西医学里阐述脏腑、器官、组织、结构之间互相联系的有关内容，只要适合中医学发展使用的，也可适当引入。例如西医学的“皮层内脏学说”，对于解释大脑与各脏腑之间的联系（即大脑皮层对各脏器的调节功能），有很大的启发作用，将其引进中医学，既利于中医学基本理论的发展，又利于中西医理互相渗，融汇贯通，真是两全其美。笔者展望未来，脏腑相关学说的建立及发展与完善，将对中西医基本理论的有机结合作出一定的贡献。

八、关于经络学说的变革

经络学说也是中医学重要基本理论之一。它主要阐述经络系统的组织结构、生理功能病理变化，以及经络与脏腑之间的互相关系。由此可知，经络学说与脏腑学说是息息相关的。所以便有脏腑经络学说之提法。目前，关于经络的实质，尚是一个有待解决的问题，尽管国内外许多学者都重视研究，做过大量的实验，积累了大量资料，运用了各种各样的科学仪器和方法，提出了各种各样的设想和学说，但毕竟未能证实解决，尚有待进一步研究与探讨。

经络学说对针灸疗法直接起着指导作用。近年来，由于我国认真贯彻党的中医政策，大搞中西医结合群众运动，广泛开展西医学习中医及推广应用新针疗法，特别是我国首创的针刺麻醉高速度发展，取得了卓越的成绩，轰动了世界医坛，对世界医学的影响十分巨大而深广。现在，针刺麻醉不仅用于外科小手术，而且经常用于胸部以上较大手术，以其卓越的疗效，显赫的成绩吸引着全世界许多医务工作者学习、研究和深入探讨这一新生事物。目前，对于经络实质的研究，有神经学说，神经—体液学说，生物电学说等，这些学说都有一定的实验室资料和临床实践资料为依据，但均未能准确地、全面地解决经络的实质，尚有待进一步的研究与探讨。由于近年在对针刺镇痛机制的研究中发现了内源性吗啡样物质（因子）的释放，对于解决经络的实质，笔者认为“神经—体液”学说便显得更加合理而全面了。

鉴于经络实质及针麻原理都未圆满解决，目前，经络学说的变革，还得从中医学的脏腑经络学说观点出发，在脏腑学说变革的基础上，作出相应的变革，以便继续保持脏腑与经络之间的紧密联系，据以解释有关医学道理，更好地指导临床实践。

在上文脏腑学说变革中，除了全面落实各重要脏腑的解剖部位及重新调整了它们的某些生理功能外，还新增加了两对重要脏腑：一对是脑髓与脊髓，一对是生殖脏与生殖器，前者是从奇恒之府“脑”与“髓”发展而来，并从“心”来甄别、分离、归纳出它们的具体功能。后者则是从奇恒之府“女子胞”发展而来，并从扩大发展生殖系统的功能着眼，中西对照、全盘考虑，扩建为一脏一腑，并落实其解剖部位及主要生理病理。考察奇恒之腑，原来均没有与经脉相联系的。发展成为重要脏腑之后，按照脏腑经络学说的基本规律，“每一个重要脏腑都必须联系着一条重要经脉”，以便能把脏腑的生理功能及病理变化迅速反映到经脉上来，通过针灸治疗，调整经络气血，驱除外邪，恢复正常生理，达到治愈脏腑疾病的目的。对脑、脊髓、生殖脏、生殖器等四个新建立的重要脏腑，各与哪条重要经脉联系为宜，这便是关于经络学说变革发展的主要课题。

（一）任脉与督脉联结脑与脊髓

观新建立的重要脏腑脑与脊髓、一脏一腑，一阴一阳、互为表里。脑主神明，是生命的最高主宰，（“为五脏六腑之大主”），脊髓主传导神明，互相搭配，共同完成主持神明，维系生命之重任。在联结重要经脉方面，考察任脉与督脉是奇经八脉中最首要的两条，两者纵贯躯体，构成一环，又有较多的经穴可供临床使用，并具有重要的总领功能。笔者认为，任、督二脉联结脑与脊髓是最为适宜的。

1. 督脉联结脊髓

确立督脉与脊髓联结，有如下主要依据：

第一，按照经络循行部位及功能特点，督脉与脊髓联系最为密切，督脉就像是脊髓的外围组织，互相紧靠，犹如相依而行。第二，脊髓的最主要功能是传导神经，对外围组织器官在一定程度上起着调节作用。脊髓功能正常，对各脏腑器官的调节就能协调一致，运动有力，这点与督脉为“阳经之海”，具有总督诸阳经之阳动功能是互相吻合的。第三，督脉的主要病症为脊柱强直，角弓反张，脊背疼痛，精神失常，小儿惊厥等。这些病症归结起来不外两方面病变：一是脊柱局部的病变，一是神经系统的症状。这两方面病变正是脊髓病变最具体、最切合的反映。所以从病理变化的角度看，督脉与脊髓互相联结是相当合理的。第四，督脉起于下极会阴处，沿脊柱上行，循行整个脊柱，经颈项部以风府穴为转折，进入颅脑之内，属脑，再上至颠顶。《素问·骨空论》云：“上额交颠入络脑”。作为脊髓经脉，按表里经循行关系“络脑”，像十二经脉按表里关系互相交络那样，这是相当合理的。同时，还表明督脉与整个中枢神经系统关系极为密切。可见脊髓与脑髓相表里，督脉与任脉相表里，它们之间的互相关系，不单从脏腑角度考察解释得通，而且从经络角度考察，这种相互联系也是非常贴切，非常合理的。

2. 任脉联结脑髓

确立任脉与脑髓的联结，主要依据如下：

首先，脑髓主管神明，为“五脏六腑之大主”。有统率与调节各脏腑器官的最高主宰功能，这与西医学的皮层内脏学说是相符合的。而任脉为“阴经之海”，任有“担任”之意，即能够担任统领诸阴经之功能，脑髓与任脉都有统率作用，前者统率脏腑，后者统率经络，互相联结，统率作用便更大，更加全面了。其次，按照脏腑经络的表里相配关系，脑髓与脊髓，一脏一腑，一阴一阳，而任脉与督脉，依据“背为阳，腹为阴”，任脉属阴，督脉属阳，任为阴经之海，督为阳经之海，也是一阴一阳，故任脉联结脑髓与督脉联结脊髓是互相呼应的。第三，从主治病症方面考察，任脉不单主治泌尿生殖系病，胃肠病、肺和咽喉病症，而且还主治神志病，精神情志皆属脑髓主管，这点从病理方面证明，任脉联结脑髓也是合理的。

3. 关于任、督脉相交点的变革

在督脉联结脊髓、任脉联结脑髓的基础上，笔者提出进一步变革，把任脉与督脉的相互交接点从上、下唇（齿交穴与承浆穴）改为头顶部正中的百会穴。变革的依据是：《灵枢·脉度篇》云：“督脉、任脉各四尺五寸，二四八尺，二五一尺，合九尺。”说明任脉与督脉的长度是一样的，都是长四尺五寸。任督二脉同起于胞宫，也即躯体下极正中点的会阴穴，分开前后循行，督脉上行背部属阳，沿脊直上，经颈项入颅脑、络脑，再上行至颠顶百会穴（人体最高的正中点），属阳的背面已经循行完毕，故应终止。若继续下行循前额、鼻、上唇等处，均系腹面、属阴、阳经循行阴面，不够合理，二脉长度也不相同了。故应由阴经任脉担负循行前额、鼻、上唇等处。所以相应改为任脉循行。这样，任脉起于胞宫，从会阴穴向前沿腹面正中线上行，至上唇的齿交穴后，除原来有一支分行至两目下处，应有一支继续沿中线上行，从鼻咽入颅脑，属脑，再从上唇、鼻、前额等处沿中线上行，直至百会穴与督脉相交。这样变革有几点好处：（1）变革后，阳经只循行阳面，阴经循行阴面，循行部位较为合理。（2）任督二脉与脑、髓联系更加密切。（3）变革后，任脉（主要阴经）督脉（主要阳经）更加对称。（4）变革后经穴联系更加合理。不单诸阳经脉的穴位通过督脉聚集于百会穴，而且诸阴经脉的穴位通过任脉也可聚集于百会穴。

（二）冲脉与带脉联结生殖脏与生殖器

新建立的生殖脏与生殖器，一脏一腑，是从奇恒之腑女子胞发展而来的。以女性为代表，生殖脏指子宫及其附件，生殖器指阴道及外阴，前者主管月经，主胞胎，后者主管带下，主交媾。而冲脉与带脉皆属与生殖功能密切相关的经脉，故冲脉联结生殖脏，带脉联结生殖器，比较容易理解，不需过多论述。首先，冲脉起于胞宫，与任、督、带脉贯通，四者关系非常密切。正如医家张子和所说：“冲、任、督三脉同起而异行，皆络于带脉。”冲脉本身起于胞宫，与胞宫联结是自然而然的了。其次，从生理功能考察，冲脉与生殖功能及妇女月经的关系是十分密切的。如《素问·上古天真论》云：“女子二七而天癸至，任脉通，太冲脉盛，月事以时下，故有子；……七七任脉虚，太冲脉衰，天癸竭，地道不通，故形坏而无子”。

王冰注解说：“任脉、冲脉皆奇经也。肾气全盛，冲任流通，经血渐盈，应时而下。冲为血海，任主胞胎，二脉相资，故能有子”。王氏的注释非常适当，故此处常为后世医家推崇并引用，可见冲、任二脉与胞胎、月经等生殖功能的关系是非常密切的。第三。从病理及临床角度看，依据《内经》的论述，后世对于不育，胎产、月经等疾患，皆责之于冲、任二脉的虚衰或失调，使用填补冲任或调理冲任之法治疗，每每收到满意的效果。以上所述，足以证明冲脉与生殖脏联结是十分合理的。

顺便论述清楚一个问题，既然任脉之任，有“妊娠”之意，联系生殖脏与冲脉配合共主胞胎主月经；任脉之任，又有“担任”之意，总领诸阴经脉，联结脑髓，主宰精神情志。一方面与脑髓密切联系，另一方面又与胞胎生殖密切联系，这种双重联系意味着什么呢？从中西医结合的观点考察，笔者认为，这类似于“下丘脑—垂体—性腺”系统的功能，用中医的术语描述，这种综合功能可按阴阳分成两系，即“脑髓—冲任脉—生殖脏”功能系统与“脊髓—督带脉—生殖器”功能系统。总的来说，这清楚表明中枢神经系统与生殖系统的功能是紧密相互关联的。

至于带脉与生殖器的联结，从经络的角度看，带脉是通过冲、任、督三脉与生殖器联结的。由于冲、任、督、带四脉原属奇经八脉，通过变革从奇经发展为重要经脉——正经。这与脑、髓、生殖脏、器原属于奇恒之府，通过变革发展为重要脏腑相适应。从病理变化角度来讲，带脉为病，以主妇女带下病为特征。所谓带下病，按西医学病理论述，实质便是阴道分泌物的异常增如，妇科常见的阴道炎症、阴道滴虫感染、阴道酵母菌感染等疾患，都会出现白带增多，白带质量发生病理变化的症状。中医女性生殖器的解剖部位正是阴道，可见从中西医结合的角度考察，把带脉与阴道（生殖器）联结起来的变革是非常恰当的。

鉴于经络学说以上变革，重要经脉从十二条发展为十六条，联系脏腑方面也增添了不少新的内容，脏腑经络学说变得更加合理，更加全面，更加充实了。这便是中医学基本理论向前进一步发展以及中西基础理论开始互相靠拢结合的一个重要标志。

九、关于六经辨证与其他方面的变革

（一）六经辨证的变革

所谓六经辨证，是从汉代医家张仲景所著《伤寒论》中概括出来的，其实质就是伤寒论辨证。《伤寒论》的辨证论治纲领即是六经。其中贯穿着八纲八法，内容非常丰富。关于六经病证，按照原来顺序便是“太阳病、阳明病、少阳病、太阴病、少阴病、厥阴病”。

关于六经的实质，历代医家意见不一，有人认为是经络气机，有人认为是归纳证候群，有人认为是经络脏腑气机，以气机为主，有人认为是辨证论治分阶段而设。国内较多学者赞成最后一种意见，日本有些学者也赞成这种意见。笔者也认为这种意见比较合理并具有较高的实用价值。如温病学的“卫气营血”辨证论治具有明显的阶段性特征，就显示出较强规律性，对临床实践具有重大的指导意义。

既然确认六经辨证的实质便是分六个阶段而辨证论治，在此基础上笔者提出变革，因按原来的六经排列次序是不够妥当的，应该改革排列为：“太阳病、少阳病、明阳病、太阴病、厥阴病、少阴病”。何以必须改变排列次序呢？笔者以为有如下依据：

第一，少阳病是三阳病的半表半里，不是六经病的半表半里，故应该排列在太阳病与阳明病之间，而不应排列在阳经与阴经交接之间。即少阳病按原来排列便处在六经的第三阶段，不够合理，而应改排列在第二阶段，众所周知，在三阳病中，太阳病主表证，阳明病主里证，少阳病介于太阳与阳明之间，故才称为半表半里证，若继续把主里证的阳明病排列在主半表半里证的少阳病之前，显然是不够合理的。

第二，三阴病中也要相应改变少阴病与厥阴病的排列次序，原来排列的是“太阴病、少阴病、厥阴病”，即把厥阴病作为最后的第六个阶段。它的主要依据便是认为厥阴最深，这种观点不够全面。从六经与脏腑联系考察，太阴主要联系脾（胰），厥阴主要联系肝，少阴主要联系肾。论病症的轻重，肝经病证不是最严重、最后的阶段，不论在医理上还是临床实践上看，肾阳衰微，心阳衰微才是疾病发展最严重、最后的阶段，出现了心肾阳衰的亡阳证，生命往往处在垂危之中，往往急需回阳救逆。否则，元阳衰败会导致心阳不振，心脉停博，全身冰冷而死亡。考查少阴病的具体病症，如四逆汤证，白通汤证，附子汤证等，都是少阴病的代表汤证，均以扶阳固脱，重振元阳为急务，可见把少阴病作为最后、最严重的第六阶段才较为符合疾病发展的传变规律。

第三，至于把厥阴病改作为第五阶段排列，也是有依据的。厥阴病的特点是厥热胜复，即是说厥冷与发热往复交替出现，有时厥冷加重，有时发热加重，当邪气胜过正气，厥冷加重意味着病进；当正气胜过邪气，发热加重意味着病退，这个以邪正激争而出现厥热交替为特征的病理阶段，不应该是疾病传变的最后阶段，而应该是过渡阶段，既可向前发展而病进，也可向后转机而病退，故作为三阴病的中间阶段介于太阴与少阴之间是最合适的了。再考察厥阴病中的主要病证，如乌梅丸证，干姜黄连黄芩人参汤证，当归四逆汤证等，都具有上热下寒或厥热胜复之特征，作为第五阶段较为适宜。还有，三阳病的中间阶段特征是往来寒热（阵冷—阵热—阵交替出现）而三阴病的中间阶段特征是热厥胜复（厥—阵热—阵时热多厥少，时热少厥多，交替出现），互相对照，三阳病与三阴病都有一个正邪抗争的中间过渡阶段。这样变革，更加符合疾病发展传变规律，是应该进一步推广使用的。

（二）八纲辨证的变革（附于阴阳学说变革，详见上文）

（三）其他方面的变革

以上论述了脏腑学说、阴阳学说、五行学说、经络学说以及八纲辨证、六经辨证的重大变革，内容繁复，涉及面是比较广泛的。此外，如病因、诊断、治则等篇章也有以邪关系到基本理论的变革，因其内容变更不多，不必一一详加论述。例如病因学分类的变革，目前主要是从“三因”变为“二因”问题。宋代医家陈无择依据《金匮要略》论述疾病的发生有三个途径（“千般灾难，不离三条”）确立所谓“三因学说“即把病因分为外因—外感六淫、内因—内伤七情、不内外因—房室（房劳所伤）、金刃（跌打刀伤）虫兽所伤均属外来因素，应并入外因。这样变革是合理的，尽管仍然承认房室、金刃、虫兽所伤是属于致病因素的，但分类不同，含意也有所差异，有所改进，故也属于合理的变革。

十、在新的长征中勇往直前

笔者在医疗实践及教学中经常探讨中西医基础理论结合的课题，思考对中医学基本理论目前该发展到什么程度？能否进行一个较大较全面的变革？经历一番考察、构思、笔者写下了这篇浅作，对中医学重要的基本理论作了一个较系统的变革，目的是想进一步发展中医基本理论，并为中西医基础理论的结合架桥铺路。由于个人学术水平有限，错误之处一定很多，仅以此作抛砖引玉，诚恳希望广大医务界多多给予批评指正。

凌国枢

一九七八年十二月十一日

写于北海市中医院

附编　体表部位名称简释

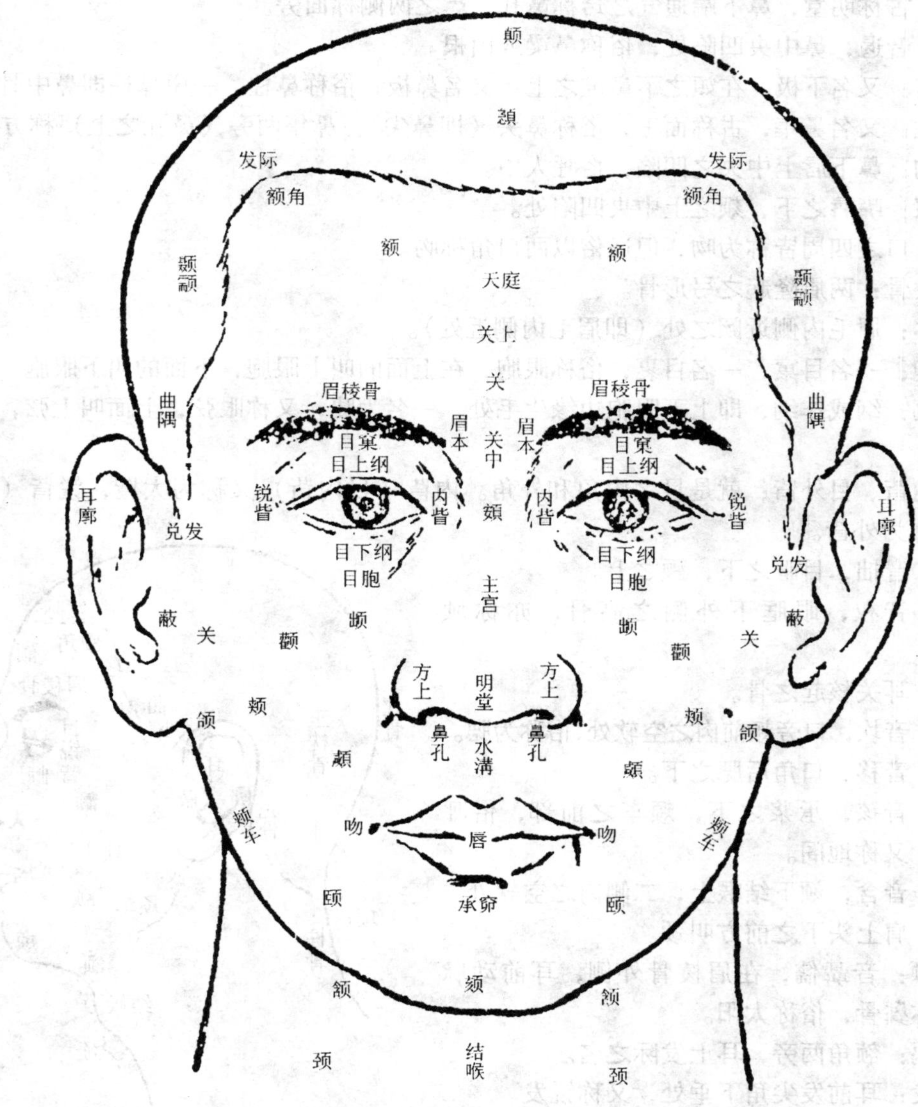

图1　头颈部—前面

头：亦称首，自颈以上皆为头的部位。

颠：同巅，俗称头顶，为头的中央最高处。

顖：音信，与囟通。即婴儿前顶跳动之处。

发际：即发之边缘，顖前额上，为前发际，项后发之边缘称后发际。

额：本作頟，又称额颅，是发下眉上之处。一名颡，额之两侧发际近处称额角，或简称角。

颜：是额之中部，一名天庭，或简称为庭，一说指眉目之间，又自天庭至下极，皆称为颜。

阙：音缺，为两眉之间，一名印堂，俗称眉心。两眉之间微上处称阙上，两眉之间称阙中。

鼻：古称明堂，鼻下端通气之窍称鼻孔，鼻之两侧称面旁。

頞：音遏，鼻中央凹陷处，俗称鼻梁或山根。

王宫：又名下极，在頞之下鼻准之上，又名鼻极，俗称鼻柱，一说鼻柱即鼻中骨。

明堂：又名鼻隼，古称面王，俗称鼻头（即鼻尖），鼻隼两旁（鼻孔之上）称方上。

水沟：鼻下唇上中央之凹陷，俗呼人中。

承浆：嘴唇之下，颏之上中央凹陷处。

吻：口之四周皆称为吻，但通俗以两口角称吻。

眉棱骨：两眉隆起之弓形骨。

眉本：眉毛内侧近阙之处（即眉毛内侧近处）。

目胞：一名目窠，一名目裹，俗称眼胞，在上面的叫上眼胞，下面的叫下眼胞。

目纲：纲或作网，即上下眼胞边缘生毛处。一名为睫，又称眼弦，上面叫上弦，下面叫下弦。

目内眥、目外眥：就是目之内角和外角。内眥（目内眥）又称为大眥，锐眥（目外眥）又称为外眥。

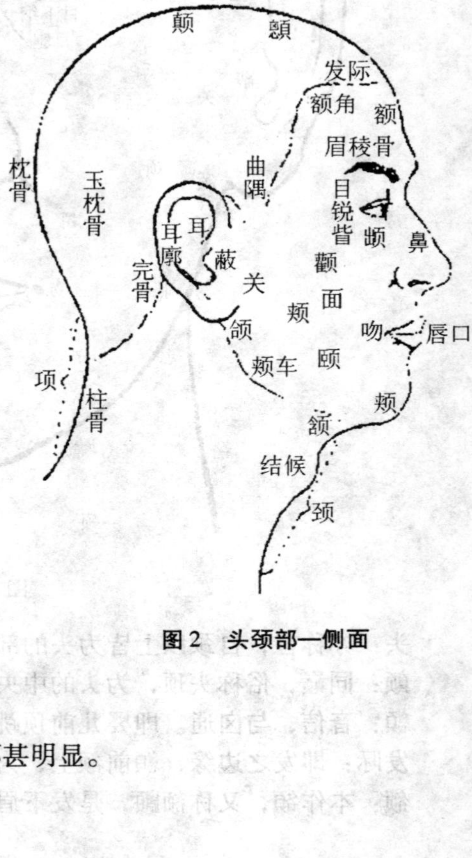

图 2　头颈部一侧面

䪼：音拙，目眶之下，颧之上。

颧：音权，眼眶下外侧之高骨，亦称頄（音求）。

关：耳关核起之骨。

顑：音坎，口旁颊前肉之空软处，俗称为腮。

颐：音移，口角后腮之下。

颏：音孩，承浆之下，颊车之前部，俗呼下巴壳，又称地阁。

颔：音含，颏下结喉上，二侧肉之空软处。

颈：肩上头下之前方叫颈。

颞颥：音聶儒，在眉棱骨外侧，耳前动脉处，亦称鬓骨，俗称太阳。

曲隅：额角两旁，耳上发际之名。

兑发：耳前发尖角下垂处，又称锐发。

蔽：耳前小珠，俗称耳门。

颌：耳下骨，又称辅车。

颊：面两旁称颊，牙下骨称颊车，又名牙车或下牙床，因其曲而向前，故又称曲颊或曲牙。

结喉：颈间喉外隆起之骨，又名喉结，女子不甚明显。

耳廓：俗称耳朵或耳输。

玉枕骨：即枕骨二旁高起之处。

柱骨：大椎上接脑下椎骨。

枕骨：头后中央隆起之骨，俗称后山骨。

完骨：耳后之高骨，又称寿台骨。

项：肩上头下之后方叫项。

缺盆：在颈之下巨骨之上凹陷处，像盆一样。

胸：缺盆下，腹之上，或仅指两乳之间。

膺：音应，胸前两旁肌肉隆起之处。

膻中：位在两乳中间。

髑骬：音曷于，胸骨下端蔽心之骨，一称鸠尾或蔽骨，一说即缺盆下骨。

腹：胸以下当脐之上下左右都称为腹，俗名肚。又脐以下称少腹或小腹，一说脐下称小腹，脐两旁称少腹。

丹田：脐下正中之处。

横骨：两股之间，横起的骨。

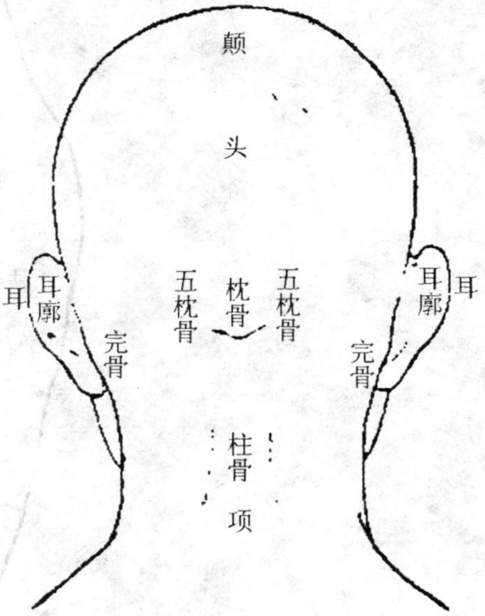

图3　头颈部—后面

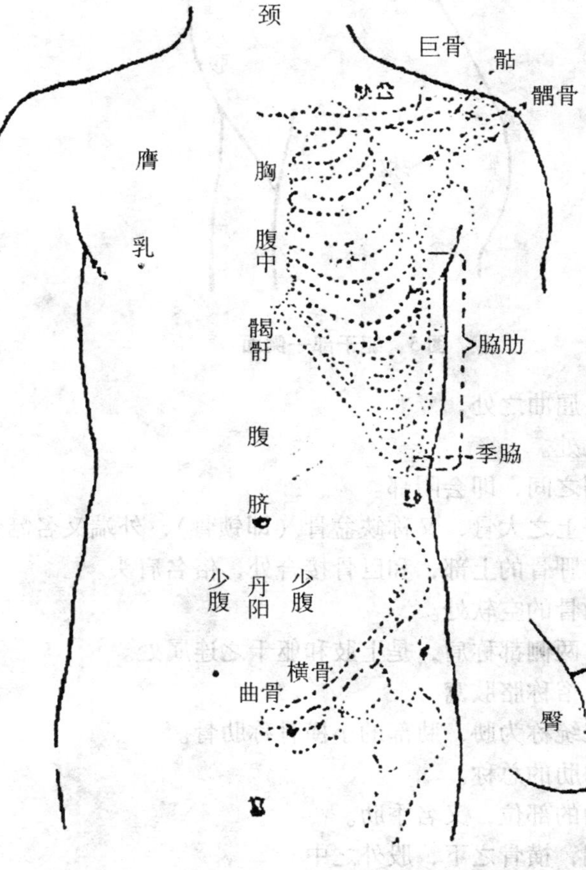

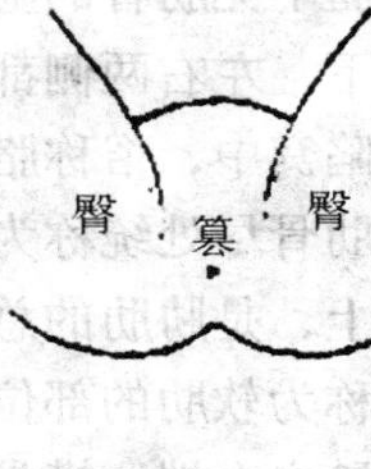

图4　躯干部—前面

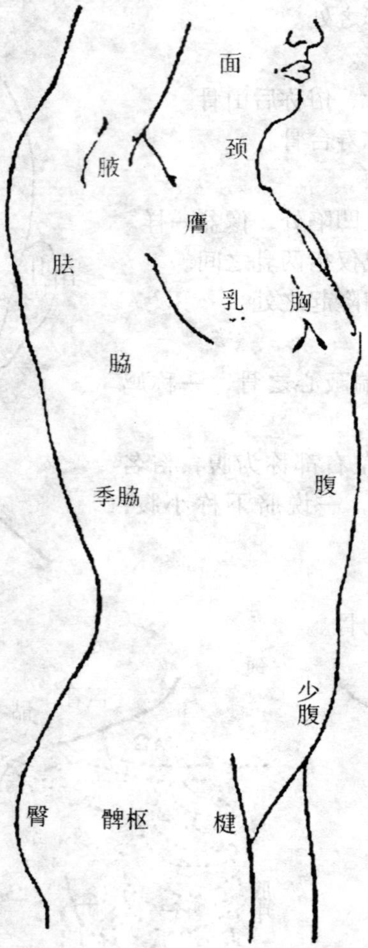

图 5　躯干部—侧面

曲骨：就是横骨中央屈曲之处。

毛际：即阴毛丛生之处。

纂：音串，前后二阴之间，即会阴部。

巨骨：肩端前横于膺上之大骨，又称缺盆骨（即锁骨），外端又名髃骨。

髃骨：髃音鱼，为肩胛骨的上部，和巨骨接合处，俗名肩头。

眇：音渺，胁下无肋骨的空软处。

肩：颈项之下，左右两侧都称肩，是上肢和躯干之连属处。

腋：在肩下陷窝中，俗称胳肢窝。

胁：腋下至肋骨尽处统称为胁，胁部的小横骨称肋骨。

胠：腋下胁上，是胁肋的总称。

季胁：即俗称为软肋的部位，又名季肋。

楗：音见，髀之上端，横骨之下，股外之中。

髀枢：楗骨下髀以上，即股骨之上端关节部。

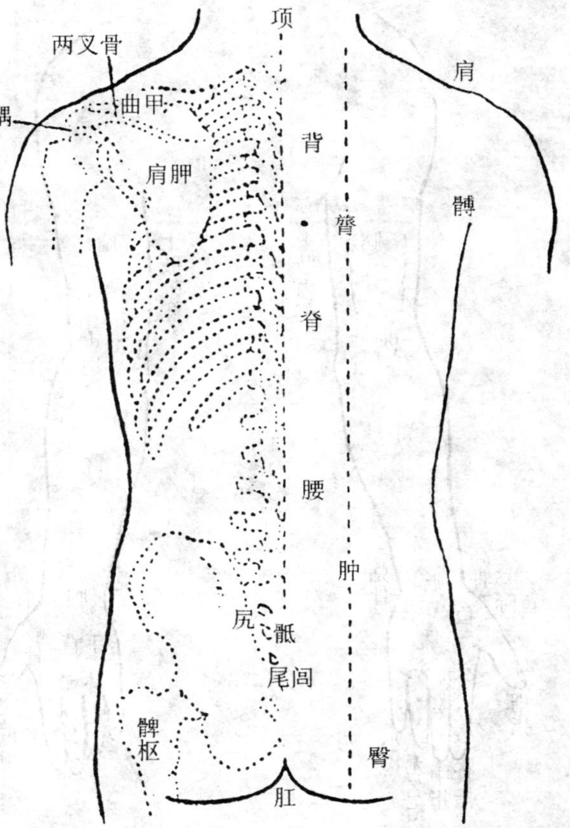

图6　躯干部—背面

肩胛：肩下成片之骨，又称为膊。
肩角：就是肩端骨缝。
两叉骨：肩胛和肩端相连处。
曲甲：肩胛骨上三分之一弯曲而突出之处。
背：躯干之后面，统称为背。
脊：项后背部中央突起之骨，统称为脊，共有二十一节。
腰：躯干二侧空软处，在肋骨与髀骨之间，统称为腰。
膂：脊旁劲起之肉。
胂：音申，腰下二旁髀骨上之肉。
骶：脊骨的最末一节处称尾骶，一名尾闾，又叫穷骨。
尻：腰以下十七椎至二十一椎及两旁骨骼的总称。
臀：音屯，腰以下二股之上的大肉为臀。
肛：大肠的下口，名叫肛门，一称魄门为七冲门之一。
掌：指以上腕以下，手之内侧为掌，俗称手心。
鱼：大指后掌侧隆起之肉，其外方赤白肉分界处叫鱼际。
手背：掌之反面。

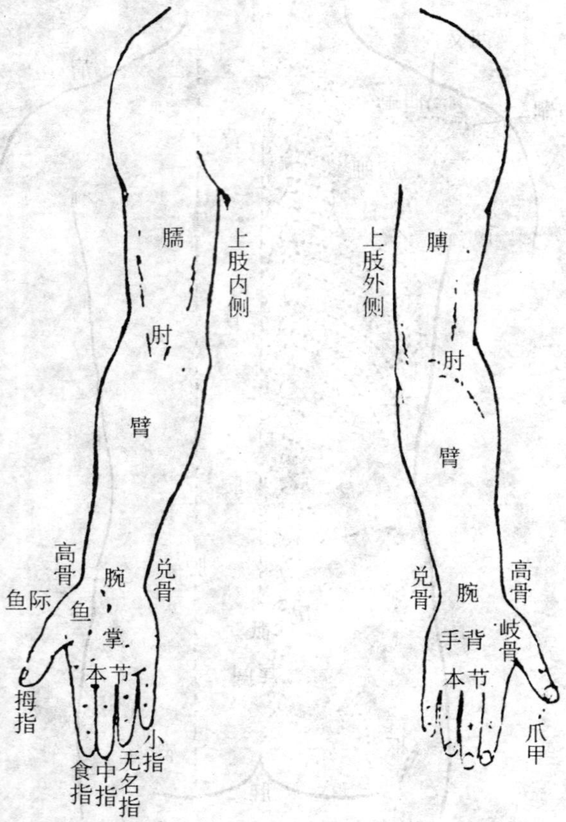

图 7　上肢部—上肢内侧外侧

歧骨：大指和食指的交叉处，又凡骨之交叉者皆名歧骨。

本节：手足指的最上一节，统称本节，即指与掌相连的关系。

拇指：即大指，又称互指。

食指：大指侧的次指。

将指：俗称中指。

无名指：又称环指，即第四指。

爪甲：即指甲。

腕：臂与手相连的关系部。

兑骨：即小指侧臂骨下端的高骨，又称锐骨。

高骨：大指侧的臂骨之端。（即中指按脉之处）

膊：音博，通称上肢的上节外侧为膊。

臑：音柔或如，上肢的上节内侧称臑。

肘：膊臑与臂相连的关节部叫肘。

臂：肘以下腕以上为臂，俗称前臂或小臂，一说肩以下腕以上通称为臂。

髀关：在大腿前方上端的交纹处，即鱼腹股之外侧，伏兔之上方。

鱼腹股：大腿内侧，当阴股之下，其形如鱼腹故名。

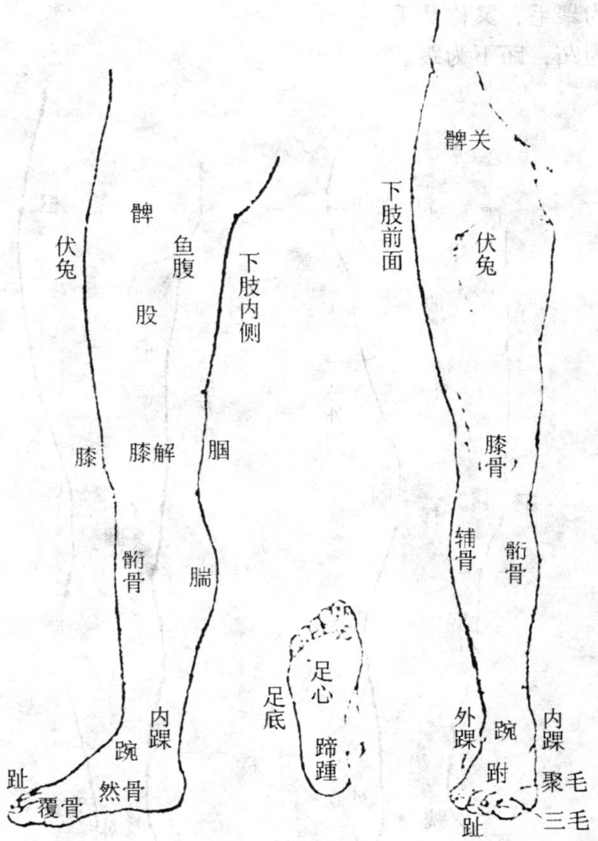

图8　下肢部—前面内侧

伏兔：大腿前列隆起之肉，形如兔伏。

膝解：膝关节之骨缝，即膝之节解处。

辅骨：①挟膝两侧之骨，内侧名内辅，外侧名外辅；②胫外侧相对之长骨，亦称辅骨。

骭骨：骭，音行或恒，即胫骨，一说指胫骨之上端。

腕：胫与足相连之处。

踝：音科，足上胫下两侧隆起之圆骨，内侧名内踝，外侧名外踝。

跗属：外侧近踝处为跗属，一说足前后皆为跗。

跟：足后跟之骨，名为跟。

京骨：足外侧跟前大骨称京骨。

束骨：小趾本节后隆起之骨，称束骨。

踔：即足底，足跟着地处为踵。

腨：音善或锻，一称腓踹，俗名小腿肚。

然骨：内踝下前起之大骨。

覆骨：覆音核，足大趾后内侧半圆骨，又名核骨。

三毛：大指爪甲后为三毛。

聚毛：三毛后为聚毛，又称丛毛。

跖蹠：大趾下为跖，跖下为蹠。

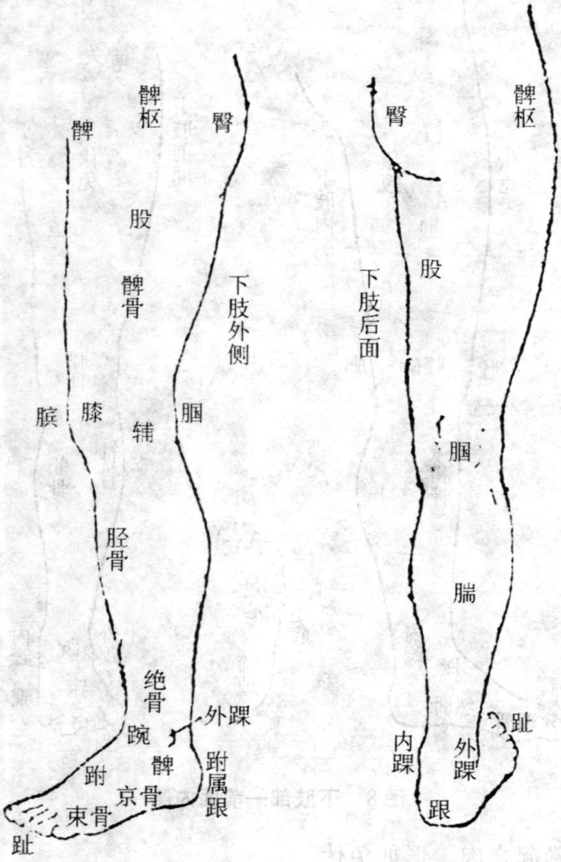

图 9　下肢部—后面外侧

髀：音俾或皮，股之上段，一说大腿部膝以上通称为髀。髀骨即膝上之大骨。

股：膝以上叫股，通称大腿，一说包括大腿、小腿皆称为股。

腘：音谷，膝后曲处，俗称膝湾。

膑：膝关节前面的肩圆形骨，俗称膝盖骨，又名连骸。

跗：即足背面，又称趺或称足趺。

绝骨：外踝上隆起之骨突然凹陷处。

膝：大腿与小腿交接之关节部。

后 记

关于完成中西医理论结合，创立中国新医学模式的科研成果分析报告

一、课题来源：国家课题“把中医中药的知识和西医西药的知识结合起来，创造祖国统一的新医药学”。

二、课题宗旨：（一）中西医学理论对照结合，是中医、西医向前发展的必然趋势和最佳抉择。（二）中西医平等结合，不是废除中医，亦不是消灭西医；而是弘扬国宝，加速发展中医；同时进一步充实与发展西医，最后形成具有中西特色的“结合医”新模式。坚持贯彻中医、西医、中西医结合三支力量都要大力发展、长期并存的方针。（三）中西医在理论和临床上对照结合后，能取长补短，共同提高，优势互补，结合双赢。“结合医”能掌握全套本领，总比掌握半套本领强。要发挥其知识广博，技术全面的优势，利于更好为民保健，防病治病。

三、中西医理论结合的可行性与趋势

（一）可行性：中医学和西医学都是研究人类疾病发生、治疗、预防的医学科学道理。二者研究的对象、研究目的亦是统一的。中医从宏观角度出发认识疾病，西医从微观角度出发认识疾病；差异在于，在不同历史时期，联系到社会科学和思维科学的观点不同，所使用的医学术语不同，采用的治法及药物不同，但其治愈疾病的目的相同，治愈疾病的机理相通，故可对照研究，探讨清楚。只要找准“结合点”，肯定可以互相沟通，互相结合。

（二）趋势：中医和西医之间的斗争史在近百年来从未停止，民国时期当政者重视西医，想废除中医，造成中西医不团结，互相争斗，互相倾轧，对中医造成了很大的负面影响。这是中、西医分道扬镳所造成的惨痛历史教训！解放后，党和政府既重视西医，又大力扶持中医，主张团结中西医，提倡中西医结合，进而创造祖国新医药学。七十年代广泛开展西学中群众运动，八十年代形成西医、中医、中西结合医（简称“结合医”）三支技术力量。

1997 年，《中共中央、国务院关于卫生改革与发展的决定》明确提出“中西医要加强团结，互相学习，取长补短，共同提高，促进中西医结合。”2003 年 10 月 1 日实施的《中华人民共和国中医药条例》明确规定“推动中医、西医两种医学体系的有机结合，全面发展我国中医药事业。”2003 年 11 月 5 日，国家中医药管理局印发了《关于进一步加强中西医结合工作的指导意见》。2005 年 3 月 21 日温家宝总理亲笔题词：“实行中西医结合，发展传统医药学。”2008 年 9 月 10 日，卫生部陈竺部长撰文题为“打破中西医壁

垒”，他说：“打破中西医之间的壁垒，是东西方两种知识力量的聚汇，是现代医学向更高境界提升和发展的一种必然趋势。”赞成尽快完成中西医结合。国家中医药管理局王国强局长在中国中西医结合学会第六次全国会员代表大会上的讲话：“中西医结合作为继承和发展中医药学、推动中医药现代化的重要途径和我国卫生工作的一大优势，已经成为中国特色社会主义卫生事业不可或缺的重要内容，是全面贯彻我国卫生工作方针和中医药政策的重要体现，在保护和增进人民健康中肩负着重要使命。进入新的历史时期，中西医结合工作迎来了难得的发展战略机遇。”11 月 27 日，中西医结合学会在北京召开会议，隆重纪念毛泽东同志关于西医学习中医重要批示发表 50 周年，全国人大副委员长韩启德为大会题词：“西学中是推进中西医结合的有效手段，当前仍应大力提倡。”中西医结合学会陈凯先会长最近在《上海中医药大学学报》撰文所说：“中西医结合恰恰是汲取了中医药学宏观整体和西医药学微观局部的各自优势，相互取长补短和相辅相成，把两者结合起来，正是整体医学时代所追求的目标。中西医结合正代表了整体医学的发展方向，代表了未来医学发展的方向。”

（三）客观规律不以人们意志为转移：历经三十年时间，大规模西学中为主的研究始终找不到中西医结合点。有人误以为中西医结合已无希望。有些学者仍坚持研究，出了成果，但苦于找不到理论依据。另有少数人误以为中医真的不科学，故又发表偏激言论。如有人搞所谓“签名活动”，借机攻击中医，重演余云岫之恶作剧！有人则掀起关于中医的“世纪大论战”，想制造舆论，施压于当政者，抛出批评中医论，实质想消灭中医；怎知引起更多的人捍卫中医、挽救中医、思考中医、发现中医、认识中医、爱上中医。群众表态拥护中医，赞扬中医；政府表态中医是国宝，绝对不能废除！事实证明，想废除中医不过是痴心妄想！中西医要讲团结，识大体，继续坚持走中西医结合的道路，只要找准了结合点，中西医理论结合肯定会成功的。

四、中西医理论结合的步骤和方法

（一）全力以赴，找好“结合点”

（1）吸取教训，不再找功能性结合点：前车之鉴，“汇通学派”先辈们，找生理、病理或药理等作为“结合点”都汇而不通，因其属于功能性的，难以统一；必须要找物质性的。革命导师恩格斯曾说过：“世界真正统一性在于物质性”。

（2）在基础医学中，解剖学的物质性最突出：学过基础医学的人都知道，先学解剖，后学生理、病理，因为解剖学是论述人体全身各个部分物质结构组成的知识。解剖是基础的基础。正如革命导师恩格斯评价说：“没有解剖学就没有医学”。依据以上两点启发，笔者寻找到“脏腑解剖学”作为“结合点”，因为脏腑实体解剖属于物质结构；物质是基础，是第一性的；生理功能、病理变化属于功能，是上层建筑，是第二性的；物质决定功能，即脏腑的解剖部位和物质结构，决定其生理功能和病理变化。

（3）能否就用“脏腑解剖学”作为结合点呢?!问题相当复杂，由于近代中医学基础理论的教科书出现了误导，都传说中医学是不讲解剖学内容的，只讲述生理和病理。查看《中医学基础》、《中医基础理论》等教材，关于脏象学说的概念，都说是“通过对人体生理、病理现象的观察，研究人体各个脏腑的生理功能、病理变化及其相互关系的学说”。

明明脏和腑都是属于解剖学概念，就是不阐述其解剖部位和组织结构。到底中医学讲不讲“脏腑解剖学”？经笔者反复研读、查阅祖国医学最早、最权威、公认的理论经典著作《内经》和《黄帝八十一难经》，发现祖国医学十分重视人体解剖学。《内经》、《难经》记载有丰富的解剖学内容，尤其是脏腑解剖学，不单能解剖出六脏六腑（五脏六腑加心包络），同时解剖出脑和髓（脊髓），清楚阐明其所在位置及范围，并能准确划分出大脑与脊髓的分界线在风府穴的水平线（相当于枕骨大孔水平线），与现代解剖学的划分完全一致。还能解剖出以“女子胞”为代表的生殖系统脏器，为今天适应指导临床实践需要而发展到八脏八腑奠定了物质基础。考察《内经》、《难经》不少篇章，成篇、成段阐述解剖学知识，懂得观察活体解剖和尸体解剖标本，掌握多种测量长度、高度、宽度、容积、重量以及质地柔脆等特征的解剖方法和指标，解剖结果基本准确。故有学者认为，《内经》亦是世界上最早的解剖学著作。遗憾的是，《内经》、《难经》之后，受封建礼教的束缚，有些医著不敢继承《内经》、《难经》的正确观点，以致于误入岐途，作茧自缚，遗留后世，以讹传讹。今天，重新研究清楚，必须弘扬《内经》、《难经》提出的正确学术观点，证实祖国医学亦是以解剖学为基础的医学，要纠正后世一些违背《内经》、《难经》正确观点的说法与概念。总之，经过艰难而严肃的拨乱反正，才能找到被长期隐秘的“脏腑解剖学”作为具有物质性特征的，沟通中西医学理论的“结合点”。

（4）“脏腑解剖学”是个“双结合点”：现今进入医院诊病，都有大量检测仪器以协助确诊疾病，验证疗效，判断病情好转或加重，预后疾病发展与转归，对提高医疗质量具有相当重要的作用。作为医院里的中医，在“一个枕头，三个指头”的基础上，如何使用好这些仪器设备，为我中医所用，是很有必要的。例如医生用祖传秘方治疗脑肿瘤，取得疗效后用CT摄像观察肿瘤有否缩小？对医生的诊疗很有帮助。这些仪器不单姓西，亦姓中，更姓中西结合。关键是你先要学习和掌握新的科技知识，了解仪器的检测方法与解剖位置，因为科技仪器的制造都是针对人体一定的解剖部位和组织结构而设计的。中医学所确立的脏腑，若不与现代解剖学所指的部位和结构相一致，临床上就会闹矛盾。例如现代解剖学所指的脾（在左胁），可以切除；而中医所说的脾（在上腹中央，邻近胃），是指具有消化吸收功能的胰脏，不能切除！总之，研究结果证实：脏腑解剖学，不单是中医学和西医学基础理论的关键“结合点”，而且又是中医学和现代科技仪器的基本“结合点”。掌握好这个“双结合点”，中医就能大胆使用科技仪器设备，得心应手，锦上添花；若轻视、抛弃这个“双结合点”，中医要向现代化、科技化发展，谈何容易！

（二）研究经络学说发展的成果：通过研究发现，祖国医学所创立的经络系统不是虚幻设想的理论体系，而是一个具有解剖学物质基础的管道系统。详细对比经络系统各个组成部分，都能落实了解剖部位和组织结构。一般而言，经脉相当于整个血管系统。正经相当于动脉血管；经别相当于静脉血管；络脉相当于血管侧支；浮络相当于毛细血管；长期被埋没而遗忘掉的“经水”，相当于周围淋巴系统；经筋相当于周围神经系统；经穴与皮部相当于皮肤反应点。遵循中医脏腑经络学说的原理，即每一个重要脏腑必须络属一条重要正经。原来六脏六腑配属十二正经，为适应更好指导临床实践需要，吸取古人调节“江河”与“湖泽”蓄水量平衡的原理，效仿《针灸铜人经穴图经》和《十四经发挥》

的做法，正经既可以发展为十四条，也可以发展为十六条，这样，把拥有一定体表经穴的任、督、冲、带四脉增加为正经，其中任脉络属脑髓，督脉络属脊髓，冲脉络属生殖脏，带脉络属生殖器，最终研制出“八脏八腑配属十六正经”这样一个比较完整的脏腑经络体系。

（三）研究中、西医病因学和发病学取得进展：发现中医认识疾病的致病因素，以风寒暑湿燥火为代表，属气象因素作用于人体，分析归纳其病因特点，称为“宏观病因”。而西医以细菌、病毒、原虫、病原体为代表，归纳其特点称为“微观病因”。宏观与微观病因通过证候的联系和沟通，能够互相对照结合起来。例如“风寒侵犯人体→产生风寒感冒表证→某些细菌病毒感染人体”联系起来。“湿热交结侵袭肠道→产生湿热下痢证候→某型痢疾杆菌大量繁殖侵犯于肠道”联系起来。前后互相对照，互相沟通而结合。从病因结合，再联系到辨证、诊断、治疗及预防等方面的结合；含接开头的解剖、生理、病理的结合，最后形成中、西医基础理论的全面大结合。从“宏观病因”产生“宏观医理”，进而确认为“宏观医学”；从“微观病因”产生“微观医理”，进而确认为“微观医学”。经过概念的转换，中、西医结合，就是中国的“宏观医学”与“微观医学”相结合，最终创造出“中国新医学”的模式。

五、创立中国新医学模式科研成果的应用

（一）中国新医学模式建立后，宜扩大研究成果，让中西医结合模式进一步发展成为世界医学一个创新的模式。放眼世界，再吸收各国民族医药的精华充实其中，促进其具有普遍性特色。扩大传播与交流，促使中西医学结合的新成果为各国人民的医疗保健服务，造福于全球人民。

（二）临床实践上，促进中医医院和西医医院都名正言顺地发展成为具有中西医结合特色的新医院。今后，中、西医会诊改称宏观医学与微观医学会诊。病房和门诊书写病历，都要采用宏观医理与微观医理相结合的格式，宏观重点辨证，微观重点辨因，证因综合，客观如实反映病情，两法结合优选用药，争取获得最佳、最理想的治疗效果。中药房宜改称本草药房、自然药房或天然药房；西药房宜改称合成药房或化学药房。一切改革措施与设置，均从加强中西医真诚团结大局出发。

（三）医学教育上，促进医科大学和中医药大学都名正言顺地向具有中西医结合特色的“新医科大学”发展。尽快组织全国结合医专家、教授编写出各个专科的结合医新教材。改革亦可在原医科大学内增设“宏观医学院”，教授以宏观医学为主，微观医学为辅的专业；而在中医药大学内开设“微观医学院”，讲授微观医学为主，宏观医学为辅的专业。“新药科大学”的组建与“新医科大学”基本相同。

（四）医学科研上，主要成立“新医学研究院”，重点研究结合医专业的发展为主。相应地把原中医研究院（所）改称为宏观医学研究院（所）；把西医研究院（所）改称为微观医学研究院（所）。至于药学方面，主要成立新药学研究院，重点研究包含自然药（原中药）和合成药（原西药）两种成分结合的新制剂。把中药研究院（所）改称为宏观药学研究院（所）；把西药研究院（所）改称为微观药学研究院（所）。当前，重点是开展宏观药理与微观药理相结合研制新药，特别是运用微观药物化学及现代科技制药技术对中草药宝库进行开发，必将很快研制出大量高效、特效的新中药制剂，这对于人类在新世纪的治病及保健，将作出十分巨大的贡献。

总之，正如有识之士预言："新的世纪是中医的世纪，中西医结合的世纪"。响应创造祖国新医药学的庄严号召，笔者自愿业余开展研究。通过变革，发展了中医学基本理论，找到"结合点"，完成中西医理论结合的课题项目，设计出一套结合方案，采用写书的形式报告科研成果。已在广西自治区版权局进行了作品版权登记，登记号为：20－2008－A－331号。本中西医结合方案业已写成，正式公布于世，现按通知申报科研成果，请求给予评审。谨呈

广西中医学院北海教学医院
北海市中医院中医工作者　凌国枢　敬上

二零零八年十二月十一日